◎彩色版◎

神农本草经

第一卷

常国良　编

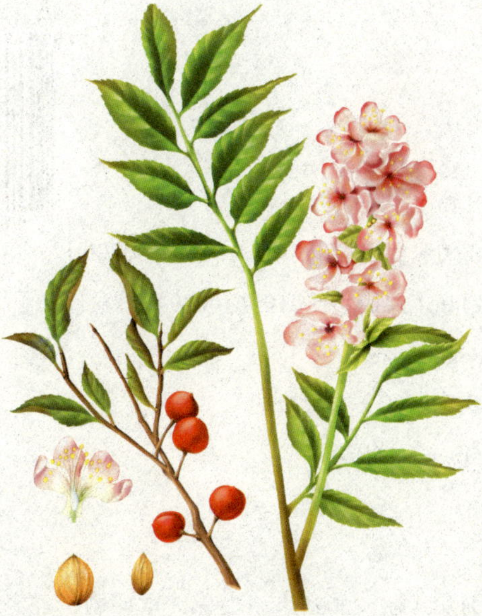

中医古籍出版社
Publishing House of Ancient Chinese Medical Books

图书在版编目（CIP）数据

神农本草经：全三册 / 常国良编 . -- 北京：中医古籍出版社，2025. 5. -- ISBN 978-7-5152-2403-9

Ⅰ . R281.2

中国国家版本馆 CIP 数据核字第 2025TQ0447 号

神农本草经（全三册）

常国良　编

策划编辑　姚　强

责任编辑　吴　迪

封面设计　法思特

出版发行　中医古籍出版社

社　　址　北京市东城区东直门内南小街 16 号（100700）

电　　话　010-64089446（总编室）010-64002949（发行部）

网　　址　www.zhongyiguji.com.cn

印　　刷　德富泰（唐山）印务有限公司

开　　本　640mm × 960mm　1/16

印　　张　57

字　　数　830 千字

版　　次　2025 年 5 月第 1 版　2025 年 5 月第 1 次印刷

书　　号　ISBN 978-7-5152-2403-9

定　　价　296.00 元（全三册）

ISBN 978-7-5152-2403-9

前 言

《神农本草经》简称《本草经》或《本经》，是中国现存最早的药物学专著，也是早期临床用药的第一次系统总结，被历代誉为中药学经典著作。

《神农本草经》成书于东汉时期，并非出自一时一人之手，而是秦汉时期众多医学家总结、搜集、整理当时药物学经验成果的专著，是对我国中草药的第一次系统总结。全书分三卷，载药365种（植物药252种，动物药67种，矿物药46种），将药物按照效用分为上、中、下三品，是古人长期养生、防病、治病实践经验的智慧结晶。全书文字简练古朴，详细阐明各药性味、归经、配伍、运用要点，所论四气五味、升降浮沉、七情合和等药物学知识，构成了独具特色的中药传统理论研究体系，在几千年的用药实践中发挥了巨大作用。《本经》在很长一段历史时期内都是医生和药师学习中药学的教科书，到了今天仍是医药工作者的主要理论依据和操作规范。

《神农本草经》是中国当之无愧的中药学开山和扛鼎之作，我们本着学习、借鉴、介绍、传播的想法，编写了这本《神农本草经》（彩色版），以图解、图鉴的方式重新解读经典著作。本书依据清代顾观光的辑本加以编译，精炼的白话译文和方便实用的速查形式完全符合现代人的阅读习惯，通俗易懂。书中精选原著中的300余种中草药，对药物的性状做了简单描述，并配有精美的植物手绘图，对植物的根、茎、叶、花、子等部位做了详细的解读说明，使植物各部位的药性一目了然。本书更是集各家之精华于一体，在阅读此书的过程中，读者同时可以浏览到众多医学名著精华。另外，其中还穿插了一些中药的传说和小故事，使读者能够获得更全面的中药知识，将中药与日常生活更好地结合，发挥其最大的养生保健作用。

目录

序录……1

上品　植物篇

菖蒲……10
菊花……15
人参……21
天门冬……25
甘草……28
干地黄……33
术……39
菟丝子……44
牛膝……48
茺蔚子……53
女萎……57
防葵……61
麦门冬……63
独活……67
车前子……71
木香……74
薯蓣……78
薏苡仁……80
泽泻……84
远志……88
龙胆……92
细辛……96
石斛……100
巴戟天……103
白英……106
白蒿……108

赤箭……110
菴閭子……114
菥蓂子……115
蓍实……116
赤芝……119
黑芝……121
青芝……122
紫芝……123
黄芝……125
白芝……126
卷柏……127
蘼芜……130
蓝实……131
黄连……133
络石……138
蒺藜子……140
黄芪……143
肉苁蓉……148
防风……152
蒲黄……157
香蒲……160
续断……162
漏芦……166
天名精……168
决明子……171
丹参……174
飞廉……179
五味子……181
旋花……184
兰草……186
蛇床子……190
地肤子……193
景天……196
茵陈蒿……198
杜若……201
沙参……202
云实……206
徐长卿……208
石龙刍……211
王不留行……212
松脂……216
菌桂……218
牡桂……220
槐实……222
枸杞……224
柏实……227
茯苓……230
橘柚……232

干漆……234
榆皮……237
酸枣仁……238
蔓荆实……240
杜仲……242
辛夷……246
桑上寄生……247
女贞实……249
蕤核……251
藕实茎……253
大枣……257
蓬藥……260
葡萄……262
苦菜……265
胡麻……267
麻贲……272
鸡头实……274
冬葵子……276
苋实……277
白瓜子……279
屈草……280
瓜蒂……282

上品 矿物篇

丹砂……286
云母……289
玉泉……292
石钟乳……294

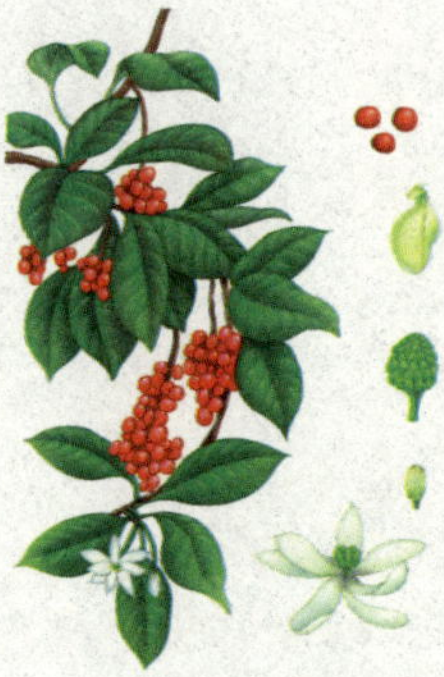

序录

【原文】

上药一百二十种为君，主养命以应天，无毒，多服、久服不伤人，欲轻身益气，不老延年者，本上经。

【译文】

上等药材有一百二十种，是药中的君王，主要功效是调养人的生命使之与天相相合，这些药材没有毒性，服用的剂量大、长期服用对人体不会造成伤害。想要身体轻捷、补养气血、益寿延年的人，要依据《神农本草经》的上经部分。

【原文】

中药一百二十种为臣，主养性以应人，无毒有毒，斟酌其宜，欲遏病补羸者，本中经。

【译文】

中等药材有一百二十种，相当于药材当中的臣子，重要作用是调养人的性情使之与人体自身相合，这些药材有的没有毒性，有的具有毒性，使用时应斟酌它们各自的药性。想要消除疾病，修养虚损羸弱身体的人，就要依据《神农本草经》的中经部分。

【原文】

下药一百二十五种为佐使，主治病以应地，多毒，不可久服，欲除寒热邪气，破积聚，愈疾者，本下经。

【译文】

下等的药材有一百二十五种，它们是药材中充当辅助作用的药物，主要功效是治疗疾病，使之与地气相合，这些药材中的大多数具有毒性，不能长期服用。想要祛除寒热邪气，破除体内积聚之物，治愈疾病的人，要根据《神农本草经》的下经部分。

【原文】

三品合三百六十五种，法三百六十五度。一度应一日，以成一岁，倍其合七百三十名也。

【译文】

这三种品类的药材加起来共有三百六十五种，以三百六十五天日月星辰的行度为依据。每一个行度都与一天相对，从而构成一年，其倍数相加合起来就是七百三十种。

【原文】

药有君臣佐使，以相宣摄合和，宜用一君、二臣、三佐、五使，又可一君、三臣、九佐使也。

【译文】

药材中有君王、臣子和佐使，各种药物相互配合就像君王下诏书那样，下诏书的为君药，辅佐君王的做臣药，配合臣药的为佐药，起协调作用的为使药。下药的时候应该是一味君药，两味臣药，三味佐使药，五味佐使药，或者是一味君药，三味臣药，九味佐使药。

【原文】

药有阴阳配合，子母兄弟，根茎花实，草石骨肉。有单行者，有相须者，有相使者，有相畏者，有相恶者，有相反者，有相杀者。凡此七情，合和视之，当用相须相使良者，勿用相恶相反者。若有毒宜制，可用相畏相杀者，不尔勿合用也。

【译文】

药中具有阴阳配合的属性，它们具有类似母子兄弟那样的关系，比方说药材的根与茎，花与实，草与石，骨与肉，它们有单独使用的，有相互配合的，有相互指使的，有相互畏惧的，有相互厌恶的，有相互对立的，有相互克制的。这七种情形，在配合使用时一定要注意。应当使用能相互配合、相互指使的，这样的效果比较好，不要一起使用那些药性相互厌恶、相互对立的。如果药物的毒性需要克制，可以使用药性与之相互畏惧、相互克制的药材，不是这样就不要合用。

【原文】

药有酸、咸、甘、苦、辛五味，又有寒、热、温、凉四气及有毒无、毒，阴干、暴干，采造时月生熟，土地所出，真伪陈新，并各有法。

【译文】

药材具有酸、咸、甘、苦、辛五味，又具有寒、热、温、凉四气，并且具有有毒和无毒的属性，分为阴干和晒干，采摘制造的时间、采摘时是否成熟，出产的地域环境，真伪的鉴别，药材是陈旧还是新鲜，各种药材都有各自不同的制作方法。

【原文】

药性有宜丸者，宜散者，宜水煮者，宜酒浸者，宜膏煎者，亦有一物兼宜者，亦有不可入汤酒者，并随药性不得违越。

【译文】

药材的性质有的适合制造成丸状，有的适合制作成散剂，有的适合用水来煎煮，有的适合用酒来浸泡，有的适合煎制成膏剂，也有的各种方式都适用，还有不能使水煮酒泡的，都要根据它们的药性选择，不能违背。

【原文】

欲疗病，先察其源，先候病机，五脏未虚，六腑未竭，血脉未乱，精神未散，服药必活；若病已成，可得半愈；病势已过，命将难全。

【译文】

想要治病，就要先检查出病源，先判断病症的关键之处，如果人体的五脏没有虚损，六腑没有衰竭，血脉没有散乱，精神没有涣散，服用药物之后必定能够存活，如果重病已经形成，可能有一半治愈的希望，如果病情到了晚期，生命就难以保全了。

【原文】

若用毒药疗病，先起如黍粟，病去即止，若不去倍之，不去十之，取去为度。

【译文】

如果使用有毒的药材对疾病进行治疗，就要在开始时只用粟米大小的剂量，病愈后马上停止使用，如果不见好转再将用量加倍，如果还是没有治愈，就将剂量增加至十倍，以能去除病痛为依据。

【原文】

疗寒以热药，疗热以寒药；饮食不消以吐下药；鬼疰、蛊毒以毒药；痈肿疮瘤以疮药；风湿以风湿药。各随其所宜。

【译文】

治疗寒证要使用药性温热的药材；治疗热证则使用药性寒凉的药材；饮食如果不消化就使用呕吐、下泻的药材；鬼疰、蛊毒等证就要使用毒药来治疗；痈肿、疮瘤等则使用治疮的药材治疗；风湿就使用祛除风湿的药材。根据病证的不同来对症下药。

【原文】

病在胸膈以上者，先食后服药；病在心腹以下者，先服药而后食；病在四肢、血脉者，宜空腹而在旦；病在骨髓者，宜饱满而在夜。

【译文】

疾病的部位如果在胸膈以上，就要先进食后吃药；病痛的部位如果在心腹以下，就要先吃药后进食；疾病如果在四肢和血脉上的，吃药的时间应该在早晨空腹时服用；病痛如果在骨髓之中，用药的时机应在夜里吃饱之后。

【原文】

夫大病之主，有中风，伤寒，寒热，温疟，中恶，霍乱，大腹水肿，肠澼，下痢，大小便不通，贲豚，上气，咳逆，呕吐，黄疸，消渴，留饮，癖食，坚积癥瘕惊邪，癫痫，鬼疰，喉痹，齿痛，耳聋，目盲，金疮，踒折，痈肿，恶疮，痔，瘘，瘿瘤，男子五劳七伤，虚乏羸瘦，女子带下、崩中、血闭、阴蚀，虫蛇蛊毒所伤。此大略宗兆，其间变动枝叶，各宜依端绪以取之。

【译文】

人体较严重的疾病主要有中风，伤寒，寒热，温疟，中恶，霍乱，大腹水肿，肠澼，下痢，大小便不通，贲豚，上气，咳逆，呕吐，黄疸，消渴，留饮，癖食，坚积癥瘕惊邪，癫痫，鬼疰，喉痹，齿痛，耳聋，目盲，金疮，踒折，痈肿，恶疮，痔，瘘，瘿瘤，男子五劳七伤虚损瘦弱，女子赤白带下、崩中、血闭、阴蚀症，还有被毒虫、毒物所伤的疾病。这些大概是主要的病证，其他稍微有所变化的分支部分，应该根据这个头绪来寻找相应的药材和治疗方法。

上品

植物篇

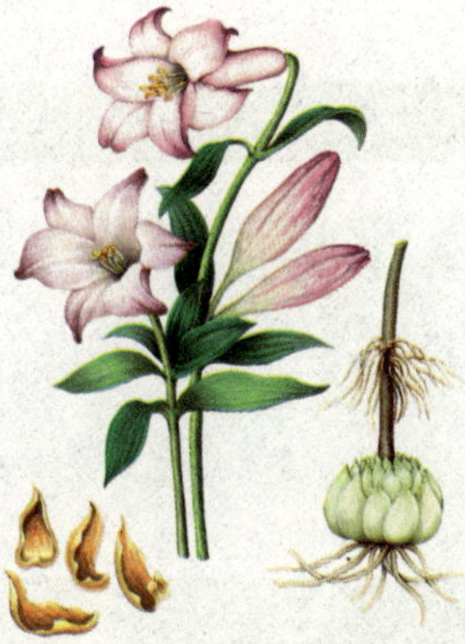

菖蒲

产地分布： 分布于我国南北各地。

成熟周期： 花期 6–9 月，果期 8–10 月。

形态特征： 根状茎横走，粗壮，稍扁。叶基生，叶片剑状线形，叶基部成鞘状，对褶抱茎，中部以上渐尖，中助脉明显，两侧均隆起。花药淡黄色，子房长圆柱形。

功　　效： 能除风寒湿痹，咳逆上气，开心窍，补五脏，通九窍。

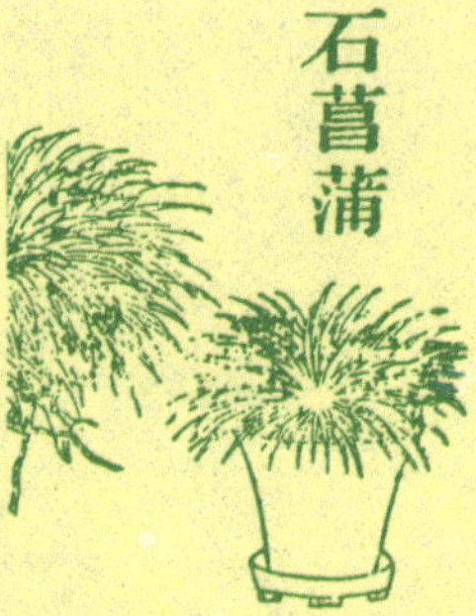

【原文】

菖蒲，味辛，温。主风寒湿痹；咳逆上气；开心孔，补五脏；通九窍，明耳目，出声音。久服轻身，不忘，不迷惑，延年。一名昌阳。生池泽。

【译文】

菖蒲，味辛，性温。主治风寒湿痹之症，咳嗽逆气，能使心窍通畅，补益五脏，能够通利九窍，使人耳聪目明，能使声音发出来。长期服用能使身体轻捷，增强记忆力，而且不迷糊，延年益寿。又称为昌阳。生长于沟渠、水塘等水草丛生处。

叶[性味]味辛，性温，无毒。
[主治]洗疥疮、大风疥。

根[性味]味辛，性温，无毒。
[主治]能除风寒湿痹，咳逆上气，补五脏。

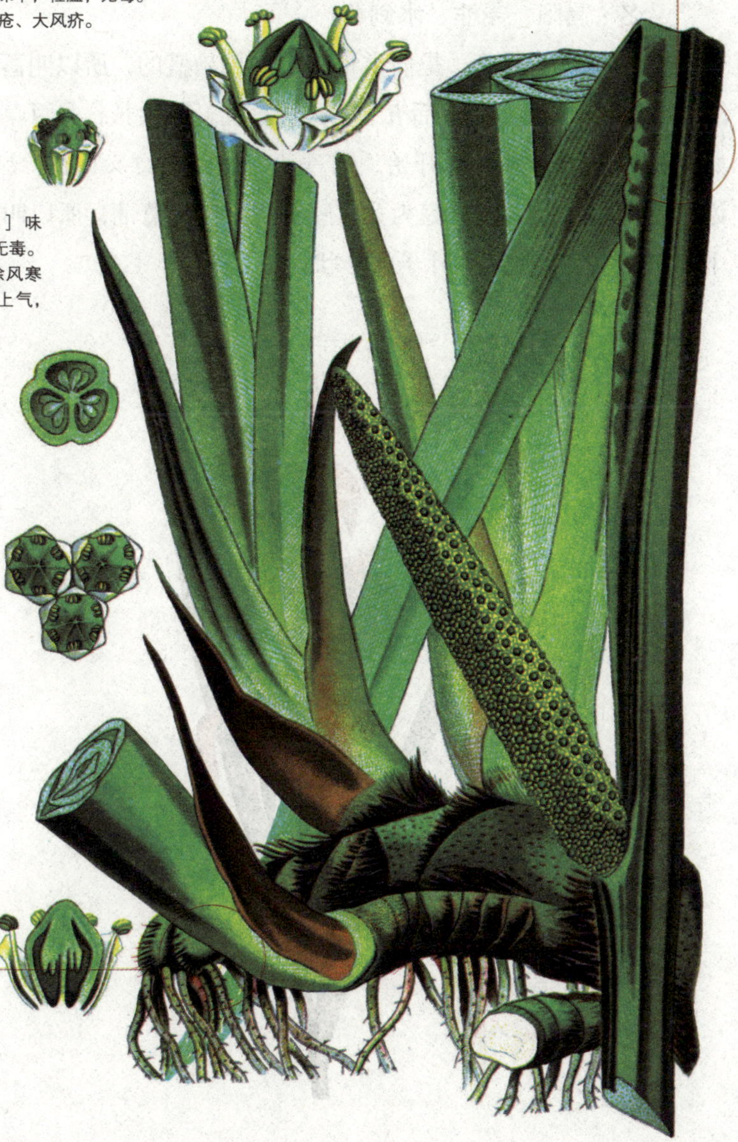

【释名】

又名：昌阳、尧韭、水剑草。

李时珍说，菖蒲，是蒲类植物中生长昌盛的，所以叫菖蒲。又有《吕氏春秋》中说，冬至后五十七天，菖蒲开始生长，是百草中最先开始生长的，标志耕种的开始，则菖蒲、昌阳的意义在此。《典术》中说，尧帝时，天降精于庭为韭，感百阴之气为菖蒲，所以叫尧韭。方士称它为水剑，是因它叶子的形状。

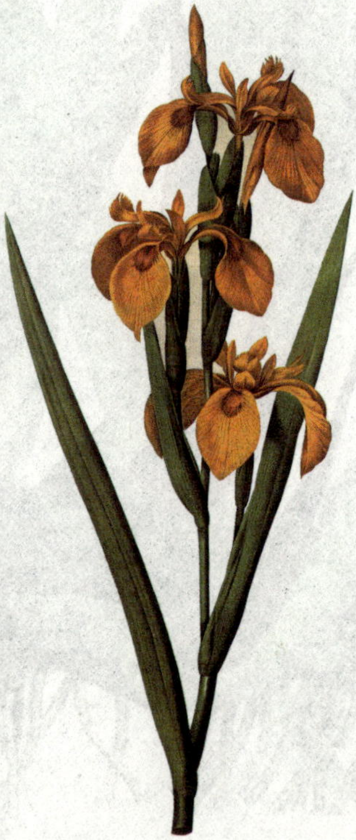

【集解】

《日华子诸家本草》载，菖蒲以生长在石涧中，坚小，一寸九节的为好。

苏颂说，菖蒲春天生青叶，长一二尺，其叶中心有脊，形状像剑。如今人们在五月初五收取。它的根盘曲有节，一根旁边引出三四根，旁根的节更密，也有一寸十二个节的。菖蒲刚采时虚软，晒干后才变得坚实。将其折断，中心呈微红色，嚼之辛香少滓。人们多将它种植在干燥的砂石中，腊月移栽更易成活，黔蜀蛮人常随身带着它，用来治突然心痛。菖蒲以生长在蛮谷中的尤其好。人们移栽的也能用，但干后辛香坚实比不上蛮谷中的。这都是医方中所用的石菖蒲。

李时珍说，菖蒲有五种，生长在池泽中，蒲叶肥，根长二三尺的是泥菖蒲，也叫白菖；生长在溪涧中，蒲叶瘦，根长二三尺的是水菖蒲，也叫溪荪；生长在水石之间，叶有剑脊，瘦根密节，根长一尺多的是石菖蒲；人们用砂石栽种一年的，到春天剪洗，越剪越细，高四五寸，叶如韭，根如匙柄粗的，也是石菖蒲；经多次剪洗，根长二三分，叶长一寸多的，称为钱蒲。服食入药用的只有上面所说的两种石菖蒲，其余的都不可用。此草新旧相代，四时常青。

菖蒲根

[性味] 味辛，性温，无毒。

徐之才说：与秦皮、秦艽相使，恶地胆、麻黄。

[主治] 四肢湿痹不能屈伸，小儿温疟身热不退，可用菖蒲煎汤洗浴。(《名医别录》)

治耳鸣、头昏、泪下，杀诸虫，疗恶疮疥瘙。(甄权)

将菖蒲根作末炒，趁热外敷，能除风下气，疗男子肾病、女子血海冷败，治健忘，除烦闷，止心腹痛，霍乱转筋及耳痛。(《日华子诸家本草》)

治痰蒙清窍引起的昏迷、癫痫，疗崩漏，安胎漏，散痈肿。捣汁服，能解巴豆、大戟毒。(李时珍)

[发明] 李时珍说，开国之初，周颠仙见太高祖皇帝经常嚼食菖蒲喝水，便问其中的原因。高祖皇帝说吃了不会有腹痛的毛病。这在高祖皇帝的御制碑中有记载。菖蒲性温味辛，入手少阴、足厥阴经。心气不足的人用它，是虚则补其母。肝苦急用辛来补治它就是了。

菖蒲叶

[主治] 洗疥疮、大风疥。(李时珍)

【百草堂】

中国的端午节有门前“插青”的习俗。这“青”是指艾蒿和菖蒲，因其颜色青绿，故称为“插青”。

关于“插青”的习俗，有这么一段传说。传说唐末黄巢起义，各地方官员四处逃窜，同时大肆传谣，说起义军有“隔山妖剑”之术。群众闻讯，纷纷逃避。黄巢义军经过宁化县境内时，见一妇女带着两个孩子慌乱逃跑，只见她把年长的大孩子背在身上，而把年幼小孩子用手牵着走，母子行走均显得吃力难行。黄巢即上前询问，那妇女答道：“大的孩子是嫂嫂所生，而哥嫂已病故，不能再生孩子，故需用心爱护；小的是我亲生，若遇危难，我宁可丢弃亲生儿，背着嫂嫂的孩子跑，以保其命。"黄巢听罢，甚为感动，特授一法给该妇：赶快带子侄返家，不必逃避；若有军队骚扰，可在门楣插上艾蒿和菖蒲，定可保安全。该妇听其言，带子侄返家后，即在自家门前插上了艾蒿和菖蒲。士兵们经过此地时，见青而过，概不干扰。这天恰好是端午，远近群众纷纷仿效，确保了家庭安全。为了纪念此事，民众开始于端午节插此以作纪念，或有贴上对联云："菖蒲驱恶迎吉庆，艾叶避邪保平安。"

对症下药

病症	配方	功效
肾虚耳聋	石菖蒲同熟地黄、黄柏	补益肾气，促耳聪
湿痿及湿疮	石菖蒲同白术、苍术、木瓜、薏苡仁、石斛、萆薢、黄柏	清热利湿，养血祛风
心虚气郁	石菖蒲同人参、麦冬、枣仁、茯神、远志、生地黄	清养心神，解郁

菊花

产地分布：全国各地均有种植。

成熟周期：花期 9–12 月。

形态特征：多年生草本植物。株高 20~200 厘米，通常 9~30 厘米。茎色嫩绿或褐色，除悬崖菊外多为直立分枝，基部半木质化。单叶互生，卵圆至长圆形，边缘有深裂或粗大锯齿。头状花序顶生或腋生，一朵或数朵簇生。

功　　效：散风清热，平肝明目。用于风热感冒，头痛眩晕，目赤肿痛，眼目昏花。

【原文】

菊花，味苦，平。主风，头眩，肿痛，目欲脱，泪出；皮肤死肌，恶风湿痹。久服利血气，轻身，耐老，延年。一名节华。生川泽及田野。

【译文】

菊花，味苦，性平。主治各种风邪所致的头部眩晕胀痛，目胀肿痛，眼睛流泪；肌肤麻木不知痛痒，风湿痹痛、恶风等症。长期服用能调理血气，使身体轻捷，延缓衰老，延年益寿。又叫作节花。生长于河边溪畔水草丛杂处及田野上。

【释名】

又名：节华、女节、女华、女茎、日精、更生、傅延年、治蔷、金蕊、阴成、周盈。

李时珍说，按陆佃《埤雅》所说，菊本作蘜，从鞠。鞠，穷尽的意思。《四民月令》：九月菊开黄花。因花开到此时就穷尽了，故谓之蘜。节华之名，也是取其与节候相应。崔寔《四民月令》中说，女节、女华是菊花的名称。治蔷、日精是菊根的名称。《抱朴子》说，仙方中所说的日精、更生、周盈，指的都是菊，只是根、茎、花、实的不同叫法。

【集解】

《名医别录》载，菊花生长在雍州川泽及田野，正月采根，三月采

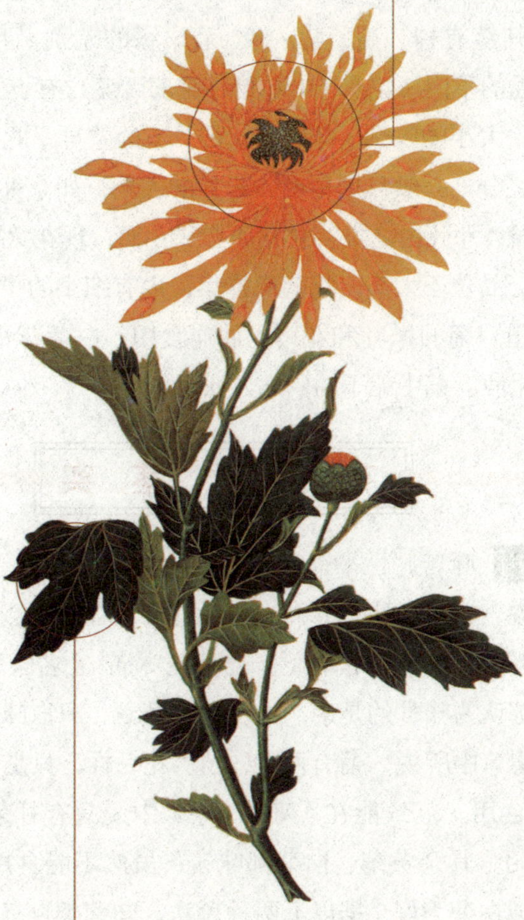
花 [性味] 味苦，性平，无毒。
[主治] 治诸风，头眩肿痛。
叶 [性味] 味苦，性平，无毒。
[主治] 治恶风及风湿性关节炎。

叶，五月采茎，九月采花，十一月采实，都阴干备用。

吴瑞说，花大而香的，为甘菊；花小而黄的，为黄菊；花小而气味不好的，是野菊。

李时珍说，菊的品种不下百种，宿根自生，茎、叶、花、色，各不相同。宋朝刘蒙泉、范志能、史正志虽然都著有菊谱，也不能全都收载。其茎有株、蔓、紫、赤、青、绿的差别；叶有大、小、厚、薄、尖、秃的不同；花有千叶单叶、有蕊无蕊、有子无子、黄白红紫、杂色深浅、大小的区别；味有甘、苦、辛的差异；此外还有夏菊、秋菊、冬菊之分。一般只用单叶、味甘的入药，如《菊谱》中所载的甘菊、邓州黄、邓州白之类。甘菊原产于山野，现在人们都有栽种。它的花细碎，品位不太高，花蕊像蜂巢，内有细小的子，也可将菊枝压在土中分植。菊的嫩叶和花可以油炸食用。白菊花稍大，味不很甜，也在秋季采收。菊中无子的，称为牡菊。

花、叶、根、茎、实

[性味] 味苦，性平，无毒。

李杲说，味苦、甘，性寒，可升可降，属阴中微阳。

李时珍说，《神农本草经》说菊花味苦，《名医别录》载菊花味甘，各家都认为味甘的是菊，味苦的是苦薏，只取味甘的入药。按张华《博物志》中所说，菊有两种，苗、花一样，只是味稍有不同。味苦的不能食用。范致能在《菊谱·序》中说只有甘菊一种可以食用，也可入药用。其余黄菊、白菊都味苦，虽然不能食用，却可入药用。治头风尤以白菊为好。据以上两种说法，知菊类自有甘苦两种。作食品必须用甘菊，入药则各种菊都可以，但不能用野菊，即苦薏。

[主治] 治腰痛无常，除胸中烦热，安肠胃，利五脉，调四肢。（《名医别录》）

治头目风热，晕眩倒地，脑颅疼痛，消身一切游风，利血脉。（甄权）

用菊作枕头可明目，菊叶也能明目，生熟都可食。（《日华子诸家本草》）

养肝血，去翳膜。（张元素）

主肝气不足。（王好古）

白菊

[性味] 味苦、辛，性平，无毒。

[主治] 治风眩，能令头发不白。（陶弘景）

可用来染黑胡须和头发。同芝麻、茯苓制成蜜丸服用，能去风眩，延年，益面色。（陈藏器）

[发明] 李时珍说，菊，春天生长，夏天繁茂，秋天开花，冬天结实，备受四时之气，饱经霜露，叶枯而不落，花槁而不凋，味兼甘苦，性禀平和。过去人们说它能除风热，益肝补阴，殊不知菊得金水的精华尤其多，能补肺、肾二脏。补水能制火，益金能平木，木平则风息，火降则热除，用来治疗头目的各种风热，意义深奥微妙。黄菊入金水阴分，白菊入金水阳分，红菊行妇人血分，都可入药。它的苗可做蔬菜，叶可食用，花可做糕饼，根及种子可入药，装在布袋里可做枕头，蜜酿后可做饮品，自上而下，全身都是宝。古代圣贤将菊比作君子，《神农本草经》将它列为上品，隐士采摘它泡酒，文人墨客采食其花瓣。

【百草堂】

相传从前有个叫阿牛的农民，自幼丧父。母亲靠纺织度日，子幼丧夫加上生活艰辛，经常哭泣，把眼睛都哭烂了。阿牛一边给财主做工，一边起早摸黑开荒种菜，靠卖菜换些钱给母亲求医买药。一天夜里，阿牛梦见一位美丽的姑娘对他说："沿运河往西数十里，有个天花荡，荡中有一株白色的菊花，能治眼病。这花要在九月初九重阳节才开放，到时候你用这花煎汤给你母亲吃，定能治好她的眼病。"阿牛按照梦里姑娘所说治好了母亲的眼病。

张财主得知此消息想霸占白菊花，于是便派人去抢，双方争夺，结果菊花被折断。阿牛十分伤心，坐在被折断的白菊旁哭泣。夜半时分，他恍惚看到了梦中的那位姑娘。姑娘告诉他自己是天上的菊花仙子，并将种植菊花的秘诀传授给他："三分四平头，五月水淋头，六月甩料头，七八捂墩头，九月滚绣球。"阿牛按照菊花仙子的指点去做，第二年九月初九重阳节，阿牛的屋前便又开出了一朵朵芬芳四溢的白菊花。后来，九月九也被称为菊花节，并形成了赏菊花、喝菊花茶、饮菊花酒等风俗。

对症下药

病症	配方	功效
风热头痛	菊花、石膏、川芎各三钱，同研末，每服一钱半，茶调下	散风清热
膝风疼痛	用菊花、陈艾叶做护膝，久则自除	散风止痛
病后生翳	白菊花、蝉蜕等分，研为末，每次取二三钱，加蜜少许，水煎服	平肝明目

人参

产地分布：上党山谷、辽东、河东诸州、泰山、河北榷场和闽中等地。

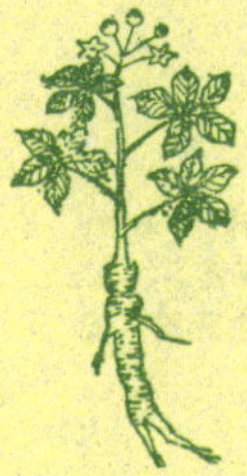

成熟周期：花期 5–6 月，果期 7–8 月。

形态特征：主根肥大、肉质，呈圆柱形或纺锤形，长 15~25 厘米不等，表皮为黄白色。

功　　效：大补元气，宁神益智，益气生津、补虚扶正，延年益寿。

【原文】

人参，味甘，微寒。主补五脏，安精神、定魂魄、止惊悸；除邪气；明目，开心益智。久服轻身、延年。一名人衔，一名鬼盖。生山谷。

【译文】

人参，味甘，性微寒。主要作用是补益五脏，安定心神魂魄，止惊悸；并有祛除邪气，明目，开心窍、益神智的作用。长期服用使身体轻巧、延年益寿。人参又被称为人衔、鬼盖。生长于山中的深谷处。

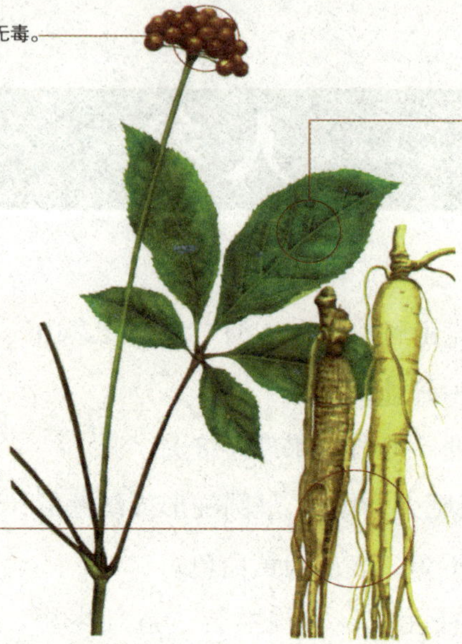
子 [性味] 味甘，性微寒，无毒。
[主治] 定魂魄，止惊悸。
叶 [性味] 味甘，性微寒，无毒。
[主治] 除邪气，明目益智。
根 [性味] 味甘，性微寒，无毒。
[主治] 补五脏，安精神。

【集解】

《名医别录》载，人参生长在上党山谷及辽东等地。在二、四、八月上旬采根，用竹刀刮去泥土，然后晒干，不能风吹。

陶弘景说，上党在冀州的西南部，那儿出产的人参，细长色黄，形状如防风，大多润实而甘。通常用的是百济产的，形细、坚实、色白，气味薄于上党的参。其次用高丽产的，高丽地处辽东附近，那儿的参形大虚软，不如百济、上党所出的。人参一茎直上，四五片叶子相对而生，开紫色的花。

苏颂说，如今河东诸州以及泰山都有，又有河北榷场及闽中来的叫新罗人参，都没有上党的人参好。人参春天长苗，多生长在深山背阴，靠近椵、漆树下湿润的地方。初生时较小，三四寸长，一桠五叶；四五年后，长成两桠五叶，没有花茎；至十年后长成三桠；

时间更长的便长四椏，每椏各五叶。中心生一茎，俗称百尺杵。三月、四月开花，花细小如粟米，花蕊如丝，紫白色。秋后结籽，有的有七八枚，如大豆，没成熟的时候为青色，成熟以后变为红色，自然脱落。

李时珍说，上党也就是如今的潞州。当地人认为挖人参会造成危害，不再去挖取。现在所用的，都是辽参。秋冬季采挖的人参坚实，春夏季采挖的虚软，这并不是说因产地不同而有虚实之分。辽参连皮的色黄润如防风，去皮的坚实色白如粉。假人参都是用沙参、荠苨、桔梗的根来伪造的。沙参体虚无心而味淡，桔梗体实有心而味苦。人参则体实有心，味甘、微带苦味，余味无穷，俗名叫作金井玉阑。像人形的人参，叫孩儿参，伪品尤其多。苏颂《图经本草》所绘制的潞州参，三椏五叶，是真人参，其所绘滁州参，为沙参的苗叶，沁州、兖州的，是荠苨的苗叶，江淮产的土人参也是荠苨，都没有详细审核。现在又有不道德的人把人参浸泡后取汁自饮，然后将它晒干，再卖出去，称为汤参，根本不能入药用，不可不察。

人参根

[修治] 陶弘景说：人参易蛀，但只要将它放在新器中密封好，可经年不坏。

[性味] 味甘，性微寒，无毒。

张元素说，人参得升麻引用，补上焦之元气，泻肺中之火；得茯苓引用，补下焦之元气，泻肾中之火。得麦门冬则生脉，得干姜则补气。

李杲说，人参得黄芪、甘草，乃甘温除大热，泻阴火，补元气，又为疮家圣药。

朱震亨说，人参入手太阴经。与藜芦相反，服人参一两，入藜芦一钱，则人参功效尽废。

[主治] 治胃肠虚冷，心腹胀痛，胸胁逆满，霍乱吐逆。能调中，止消渴，通血脉，破坚积，增强记忆力。(《名医别录》)

主五劳七伤，虚损痰弱，止呕哕，补五脏六腑，保中守神。消胸中痰，治肺痿及痫疾，冷气逆上，伤寒不下食，凡体虚、梦多而杂乱者宜加用人参。(甄权)

有除烦之功。(李杲)

消食开胃，调中治气，杀金石药毒。(《日华子诸家本草》)

治肺胃阳气不足，肺气虚促，短气少气，补中缓中，泻心肺脾胃中火邪，止渴生津液。(张元素)

治男女一切虚证，发热自汗，眩晕头痛，反胃吐食，疟疾，滑泻久痢，小便频数淋沥，劳倦内伤，中风中暑，痿痹，吐血、咳血、下血，血淋、血崩，胎前产后诸病。(李时珍)

[发明] 陶弘景说，人参为药中要品，与甘草同功。

李杲说，人参性味甘温，能补肺中元气，肺气旺则四脏之气皆旺，精自生而形体自盛，这是因肺主气的缘故。张仲景说，病人汗后身热、亡血、脉沉迟的，或下痢身凉，脉微血虚的，都加用人参。古人治疗血脱用益气的方法，这是因为血不能自主，须得到生阳气的药乃生，阳生则阴长，血才旺。如果单用补血药，则血无处可生。《素问》中说：无阳则阴无以生，无阴则阳无以化。所以补气必须用人参，血虚的也须用。

《本草纲目·十剂》载：补可去弱，如人参、羊肉等。人参补气，羊肉补形。

王好古说，洁古老人说用沙参代替人参，是取沙参的甘味。但人参补五脏之阳，沙参补五脏之阴，怎么没有差别呢？虽然说都是补五脏，也须各用本脏药相佐使引用。

【百草堂】

相传明神宗时，皇太后患了眼疾，太医名流医治无效，反而使病情加重，眼看渐渐失明，这使太医们心急如焚，皇上也寝食难安。这时有位大臣听说民间有位叫“彭医妇”的女医生,有“女神医”之誉，尤其擅长治疗眼科疾患，便将此事告诉皇上，皇上闻知便立即召医妇进宫。

彭医妇诊视太后眼病之后，发现前面几位医生治疗时，形成了障翳，使之经久不退，乃至久医不愈。遂用人参补托，又行针灸，不久皇太后目翳全消，痊愈如初。神宗皇帝大喜，当即御赐金匾曰：“女神医”，人参明目的功效也被世人所了解。

对症下药

病症	配方	功效
阴虚少津	生脉散：人参同五味子、麦冬	补阴生津液
血虚发热	人参同甘草、当归身、五味、麦冬	补血去热
血虚腹痛	人参同白芍、甘草	补血止痛
霍乱吐泻、烦躁不宁	人参同陈皮、生姜	安神，止泻

天门冬

产地分布：华南、西南、华中等地区。

成熟周期：花期6–8月。

形态特征：为多年生常绿、半蔓生草本植物，茎基部木质化，多分枝丛生下垂，叶状枝丛状扁形似松针，绿色有光泽，花多白色，果实绿色，成熟后红色，球形种子黑色。

功　效：养阴清热，润肺滋肾。用于治疗阴虚发热、咳嗽吐血、肺痈、咽喉肿痛、消渴、便秘等病症。

【原文】

天门冬，味苦，平。主诸暴风湿偏痹；强骨髓，杀三虫，去伏尸。久服轻身，益气延年。一名颠勒。生山谷。

【译文】

天门冬，味苦，性平。主治各种暴感风湿所致的偏痹，能强健骨髓；能杀灭蛔虫、赤虫、蛲虫等寄生虫，能消除伏尸这种传染病。长期服用能使人身体轻巧、益气延年。又叫作颠勒。生长于山中的深谷处。

【百草堂】

天门冬膏是将天门冬去皮、根须，捣碎，用白纱布绞取汁，文火将汁熬成膏，放入瓷罐内。食用时空腹温酒送服。据说此膏具有健体强身，轻身益气，防病延年的功效。

天门冬酒则是将天门冬用竹刀剖去心，之后与水同入砂锅煎煮，去渣取液，兑入高粱酒中，装瓶密封待用。据说此酒能降虚火之上炎，利血脉，主治因肺、肾阴虚所致的劳咳咯血，口燥咽红，便秘，肢体、肌肉酸痛麻木，更可润肺滋肾，调整血脉。

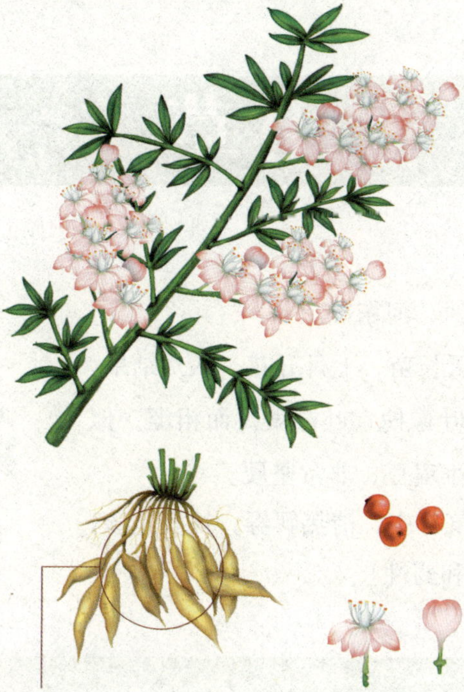

根 [性味] 苦、平、无毒。

[主治] 虚劳、气喘咳嗽、吐血、低热不退。

对症下药

病症	配方	功效
消渴	天冬同麦冬、五味子煎膏	清肺降火，润燥滋阴
阴血两虚	天冬同生地黄、人参	滋养阴血
妇人骨蒸	天冬同生地黄、麦冬为丸，煎逍遥散下	补气，养血，安神，清肺热，解劳热

甘草

产地分布：陕西、河东等。

成熟周期：春天长苗，七月开花，八月结果。

形态特征：枝叶像槐，叶端微尖而粗涩，似有白毛，子像小扁豆，非常坚硬。

功　　效：益气补中，清热解毒，祛痰止咳，缓急止痛，调和药性。

草甘

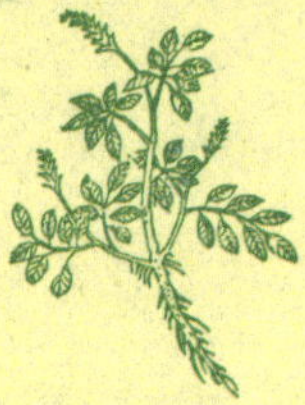

【原文】

甘草，味甘，平。主五脏六腑寒热邪气；坚筋骨，长肌肉，倍力；金疮，尰；解毒。久服轻身延年。生川谷。

【译文】

甘草，味甘，性平。主治五脏六腑内的寒热邪气；能够使筋骨坚实，使肌肉增长，气力增加；消除刀枪所致的疮肿；能解毒。长期服用可使身体轻巧、延年益寿。生长于山川、河谷之处。

【集解】

《名医别录》记载，甘草生长在河西川谷积沙山及上郡。二月、八

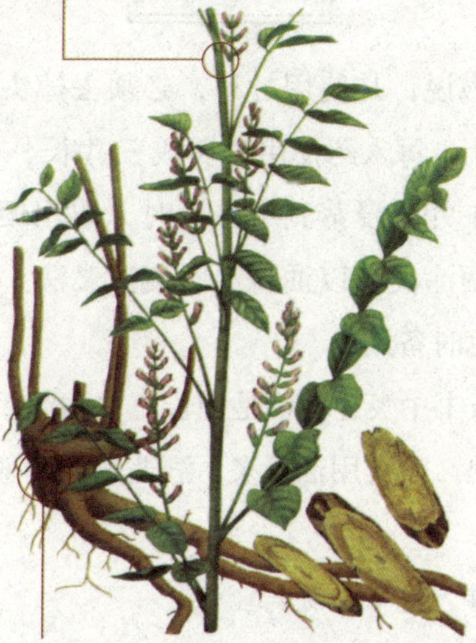
梢 [性味] 味甘，性早，无毒。
[主治] 生用治胸中积热、祛阴茎中痛。
根 [性味] 味甘，性平，无毒。
[主治] 治五脏六腑寒热邪气，长肌肉，倍气力。

月的黄道吉日采根，曝晒，十日成。

陶弘景说，河西上郡现在已不通商贸易。现在的甘草出产于蜀汉中，多从汶山诸地而来。赤皮断理，看起来坚实的，是抱罕草，最佳。抱罕是西羌的地名。也有像火炙干的，理多虚疏。又有如鲤鱼肠的，被刀破，不复好。 青州也有甘草，但是不好。又有紫甘草，细而且实，没有的时候也可以用它来代替。

苏颂说，今陕西、河东等州郡都出产甘草。春天长出青苗，高一二尺，叶像槐叶，七月开紫色的花像柰冬，结的果实为角状，像毕豆。

李时珍说，甘草的枝叶像槐，高五六尺，但叶端微尖而粗涩，好似有白毛，结的果实与相思角相像，成熟时果实自然裂开，子像小扁豆，非常坚硬。现在的人只以粗大、结紧、断纹的为好，称为粉草。质轻、空虚、细小的，其功用都不如粉草。

甘草根

[修治] 雷敩说，凡使用甘草，必须去掉头尾尖处。其头尾尖部服后会使人呕吐。每入药使用时切成三寸长，擘作六七片，盛入瓷器，用酒从上午九时浸蒸到中午一时，取出晒干搓细用。一法：每斤甘草用油七两涂炙，以油耗尽为度。又法：先将甘草炮制，使其里外都是赤黄色时备用。

李时珍说，方书中炙甘草都是用长流水沾湿后炙，炙熟后刮去红皮，或用浆水炙熟，没有用油酥炙、酒蒸的。一般补中宜炙用，泻火宜生用。

[性味] 味甘，性平，无毒。

[主治] 温中下气，用于烦满短气、伤脏咳嗽，并能止渴，通经脉，调气血，解百药毒，为九土之精，可调和七十二种矿石药及一千二百种草药。(《名医别录》)

除腹中胀满、冷痛，能补益五脏，治疗惊痫，肾气不足的阳痿，妇人血淋腰痛。凡体虚有热者宜加用本品。(甄权)

安魂定魄，能补各种劳伤、虚损，治疗惊悸、烦闷、健忘等症，通九窍，利血脉，益精养气，壮筋骨。(《日华子诸家本草》)

甘草生用泻火热，炙用散表寒，去咽痛，除热邪，扶正气，养阴血，补脾胃，润肺。(李杲)

治疗肺痿咳吐脓血及各种疮肿痈疽。(王好古)

解小儿胎毒，治惊痫，降火止痛。(李时珍)

甘草梢

[主治] 生用治胸中积热，祛阴茎中痛，加酒煮延胡索、苦楝子效果更好。(张元素)

甘草头

[主治] 生用能行足厥阴、阳明二经的瘀滞，消肿解毒。(朱震亨)

主痈肿，适宜与吐药配合使用。(李时珍)

[发明] 朱震亨说，甘草味甘，大缓各种火毒邪气，要使药效到达下焦，必须用甘草梢。

李杲说，甘草气薄味厚，能升能降，为阴中的阳药。阳不足者，用甘味药补益。甘温药能除大热，故生用则性平，补脾胃的不足并大泻心火；炙用则性温，补三焦元气并散表寒，除邪热，去咽痛，补正气，养阴血。凡是心火乘脾，腹中急痛、腹肌痉挛的患者，宜加倍使用甘草。甘草功能缓急止痛，又调和诸药，使方中各药不相冲突。所以，热药中加入甘草能缓和热性，寒药中加入甘草能缓和寒性，寒热药并用时加甘草，能协调寒热药的偏性。

李时珍说，甘草外红中黄，色兼坤离；味厚气薄，滋补脾土。调和众药，有元老的功德；能治各种病邪，有帮助天帝的力量而无人知晓，敛神仙的功力而不归于自己，可说是药中良相。但是，腹满呕吐及嗜酒者患病，不能用甘草；并与甘遂、大戟、芫花、海藻相反。

苏颂说，根据孙思邈《千金方》所说，甘草解百药毒。有服马头、巴豆中毒的病人，甘草入腹即解，效果显著。方书上说大豆汁能解百药毒，我多次试验后都无效，加入甘草的甘豆汤，则疗效神奇。

【百草堂】

从前，有位草药郎中，他住在一个偏远的山村里。一天，郎中出诊未归，家里又来了很多求医的人。郎中妻子暗自琢磨包点儿草药把这些求医的人们打发走。她想起灶前烧火用的一大堆草棍子，拿起一根尝了尝，居然还有点儿甜。于是就把这些小棍子切成小片，用纸包成小包，发给那些看病的人，并谎称这些药是郎中走时留下的，那些人每人拿了一包药告辞致谢而去。

几天后，好多人拎了礼物来答谢草药郎中，说吃了他留下的药，病就好了。郎中听妻子道完事情原委后，问那几个人原来得了什么病，他们回答说，有的脾胃虚弱，有的咳嗽多痰，有的咽喉疼痛，有的中毒肿胀……

从那时起，草药郎中就把“干草”当作中药使用，用以治疗脾胃虚弱，食少，腹痛便溏；生用，治咽喉肿痛，消化性溃疡，痈疽疮疡，解药毒及食物中毒；又以其润肺功能治咳嗽多痰。不单如此，郎中又用它调和百药，每帖药都加一两钱进去，并正式把“干草”命名为“甘草”。自此，甘草一直沿用下来。

对症下药

病症	配方	功效
心火旺	甘草同川黄连、木通、赤茯、生地	泻心火
热痢	黄芩汤：甘草同川黄连、白芍、升麻、滑石	解毒止痢
泄	甲已汤：甘草同白芍	止泻
健忘	甘草同人参、菖蒲、益智、龙眼肉、枣仁、远志	健脾养心
咽喉炎	甘草同桔梗、玄参、牛蒡、天花粉	利咽喉

干地黄

产地分布：主产北京、天津、山东、河北。

成熟周期：花期 4–6 月，果期 7–8 月。

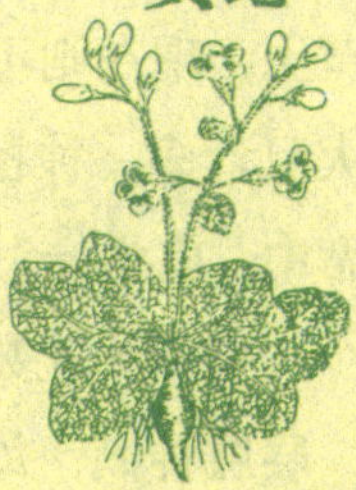

形态特征：多年生草本植物，全株有白色长柔毛和腺毛。叶基生成丛，倒卵状披针形，基部渐狭成柄，边缘有不整齐钝齿，叶面皱缩，下面略带紫色。花茎由叶丛抽出，萼 5 浅裂，花冠钟形，紫红色，内面常有黄色带紫的条纹。蒴果球形或卵圆形，具宿萼和花柱。

功　　效：清热生津，凉血，止血。

【原文】

干地黄，味甘，寒。主折跌绝筋，伤中，逐血痹，填骨髓，长肌肉，作汤，除寒热积聚，除痹，生者尤良。久服轻身不老。一名地髓。生川泽。

【译文】

干地黄，味甘，性寒。主治跌打损伤、骨折筋断；内脏受损，能驱散血瘀，强壮骨髓，增长肌肉。煎熬成汤服用，能祛除寒热积聚，消除各种痹病。生地黄的疗效尤其好。长期服用能使身体轻捷、延缓衰老。又被称为地髓。生长于河边沼泽水草丛生处。

【集解】

《名医别录》载，原产在咸阳的山川及沼泽地带，以长在黄土地上的为佳，二月、八月采根阴干。

苏颂说，种植地黄很容易，将根栽入土中即生长。以前说种地黄宜黄土，现在则不这么认为。它适宜在肥沃疏松的土壤里生长，就会根大且汁多。种植法：用苇席围如车轮，直径一丈多，将土壤填充在苇席中，成为坛。坛上又用苇席围住，也用土壤填充，比底下的坛直径少一尺，如此数级如宝塔，将地黄根节多的断成一寸长，种植在坛上，层层种满，每日浇水使它生长茂盛。到春分、秋分时，自上层而取，根都又长又大且不会折断，这是由于没有被砍伤的缘故。得到根后晒干。产自同州的地黄光润甘美。

李时珍说，现在的人们只以怀庆产的地黄为上品，不过是因为各地随时代而兴废不同罢了。地黄的嫩苗初生时贴地，叶如山白菜而毛涩，叶面深青色，又像小芥，叶却要厚实些，不分丫杈。叶中串茎，茎上有细毛，茎梢开小筒子花，红黄色。结的果实如小麦粒。根长四五寸，细如手指，皮赤黄色，像羊蹄根及胡萝卜根，晒干后呈黑色。生食有土气味，俗称它的苗为婆婆奶。古人用种子播种，如今只栽植它的根。王旻《山居录》中说，地黄长嫩苗时，摘其旁生的叶做菜，对人很有益。本草书中说二、八月采集根，看来是不了解它的性质。八月残叶犹在，叶中的精气还没有完全归根。二月时，新苗已开始生长，根中的精气已滋生入叶，不如正月、九月采集的好，又与蒸、晒相适宜。

陈嘉谟说，江浙一带的地黄，因吸收了南方的阳气，质虽光润而功效微小；怀庆山出产的地黄，秉承了北方的纯阴之气，表皮虽有疙瘩但功效很强。

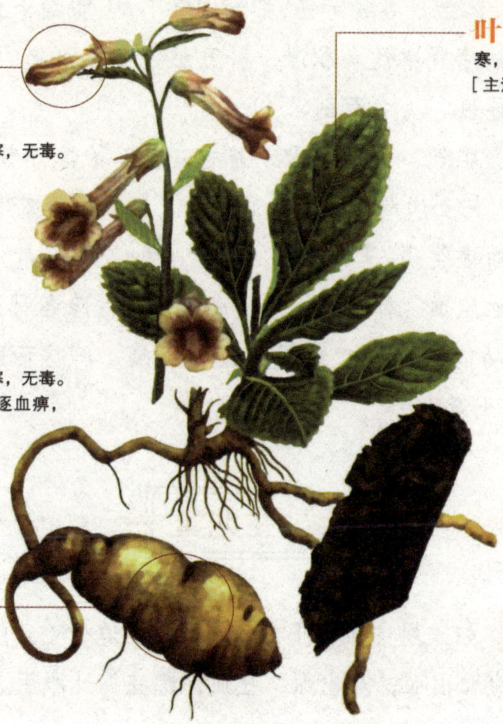
叶 [性味]味苦，性寒，无毒。
[主治]恶疮似癞。
花 [性味]味苦，性寒，无毒。
[主治]肾虚腰脊疼痛。
根 [性味]味苦，性寒，无毒。
[主治]元气受伤，驱逐血痹，填骨髓。

干地黄

[修治] 用生地黄一百斤，选择肥大的六十斤，洗净后晒至微皱。将剩下的地黄洗净，在木臼中捣烂绞干，然后加酒再捣。取捣出的汁拌前面选出的地黄，晒干，或用火焙干后使用。

甄权说，凡服地黄，应忌葱蒜、萝卜、各种血，否则会使人营卫枯涩，须发变白。

李时珍说，地黄用姜汁浸或酒制后就不损伤脾胃，鲜用性寒，晒干用性凉。

[主治] 治男子各种劳伤，妇女中气不足、胞漏下血，破恶血溺血，利大小肠，祛除胃中饮食积滞，补五脏内伤后引起的虚弱，通血脉，益气力，利耳目。(《名医别录》)

补助心、胆气，强筋壮骨，益志安神。治惊悸劳伤，心肺受损，吐血鼻出血，妇女崩漏下血所致眩晕。(《日华子诸家本草》)

治产后血虚腹痛。(甄权)

地黄凉血生血，补肾阴，治皮肤干燥，祛除各种湿热。(张元素)

主心脏功能失调引起的手心发热疼痛，脾虚而卧床不起，足下发热疼痛。(王好古)

生地黄

[主治] 妇人崩中血不止，产后血气上迫于心致闷绝，胎漏下血，堕坠骨折，瘀血出血，鼻出血，吐血，都宜捣汁服用。(《名医别录》)

[发明] 戴原礼说，如果阴衰阳盛，相火炽盛，乘阴位，日渐煎熬，为虚火之症，适宜用地黄来滋阴退阳。

李时珍说，《神农本草经》所说的干地黄，是阴干、晒干、烘干的，因此说生用效果更好。《名医别录》又说生地黄是刚挖掘出的新鲜品，因此性大寒，熟地黄是后人又蒸晒了的。许多本草书认为干地黄就是熟地黄，虽然主治证相同，但凉血、补血的作用稍有区别。因此另外又有熟地黄。

熟地黄

[修治] 李时珍说，熟地黄近时制法：拣取肥大而沉水的地黄，用好酒和砂仁末拌匀，放入柳木甑中在瓦锅内蒸透，晾干，再用砂仁、

酒拌匀蒸晾，如此反复九次。这是因为地黄性泥，得砂仁之香后窜，从而调理五脏冲和之气，归宿到丹田。现市中所售只用酒煮熟的不能用。

[主治] 填骨髓，长肌肉，生精补血，补益五脏内伤虚损不足，通血脉，利耳目，黑须发，治男子五劳七伤，女子伤中气、子宫出血、月经不调、产前产后百病。（李时珍）

补血气，滋肾水，益真阴，去脐腹急痛。病后胫股酸痛，不能久坐。（张元素）

治坐卧不安，视物模糊。（王好古）

[发明] 张元素说，生地黄性大寒而凉血，用于血热的人；熟地黄性微温而补肾，用于血衰的人。另外脐下疼痛属肾经，非熟地黄不能除，是通肾的良药。

王好古说，生地黄可治心火亢盛，手足心发热，入手足少阴厥阴经，能益肾水，凉心血。脉洪实的人宜用。若脉虚，则适宜用熟地黄，凭借火力蒸九次，可补肾中元气。张仲景的八味丸中，以地黄为众药之首，这是天一生癸水。汤液四物汤，治藏血也以地黄为君，癸乙同归一治。

李时珍说，据王硕《易简方》所说，男子多阴虚，适宜用熟地黄，女子多血热，适宜用生地黄。又说，生地黄能生精血，用天门冬引入所生之处，熟地黄能补精血，用麦门冬引入所补之处。虞抟《医学正传》中说，生地黄生血，但胃气虚弱的人服用，应防伤食。熟地黄补血，但痰饮多的人服了会损伤脾胃。也有人说，生地黄酒炒则不伤胃，熟地黄用姜汁炒后则不妨碍脾，这都是妙用地黄。

【百草堂】

蜜蜜罐是一种淡紫色的草花。花形似罐，花蕊蜜甜，村里人就给它起了个可爱的名儿，叫蜜蜜罐，也有叫它酒壶花的。每年四五月间，花开了，甜香四溢，招惹得那蝶儿蜂儿，纷至沓来，就连农村的孩子们，也跟蜜蜂蝴蝶抢蜜喝，贪婪地吮吸那美丽小花中的甜蜜。采花食蜜这种天然的生活乐趣，恐怕只有生活在农村的孩子才能体会了。而这种能让孩子们甜上半天的蜜蜜罐就是名贵中草药地黄开的花朵！

地黄，土名婆婆丁，俗称老婆子脚，多年生草本植物。秋季收获，根入药。新挖者，为鲜地黄，性寒，味甘、苦，有清热、凉血、止血之功能；烘焙后，为生地黄，性寒，味甘、苦，有滋阴补血之功能；再经黄酒浸泡蒸煮后，为熟地黄，性微寒，味甘，有补肾阴、益精血之功能。

对症下药

病症	配方	功效
产后烦闷	地黄同麦冬	祛除寒热积聚
男子精寒	地黄同沙苑子、肉苁蓉、鹿茸、山茱萸、北五味子	补肾益精
尿血	地黄同麦冬、五味子、牛膝、枸杞子、车前草、阿胶、天冬	滋阴降火，凉血止血
心虚怔忡健忘	地黄同人参、远志、麦冬、枣仁、柏子仁、茯神、甘草	益气养血、滋阴温阳

术

产地分布：主产蒋山、白山、茅山。

成熟周期：11月、12月采挖。

形态特征：表面灰黄棕色，有瘤状突起及断续的纵皱，并有须根痕，顶端有残留茎基和芽痕。

功　　效：健脾益气，燥湿利水，止汗，安胎。

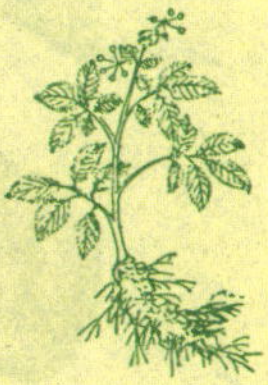

【原文】

术，味苦，温。主风寒湿痹，死肌，痉，疸，止汗，除热，消食作煎饵，久服轻身延年，不饥。一名山蓟。生山谷。

【译文】

术，味苦，性温。主治风寒湿痹，肌肉坏死，痉急，黄疸等症；具有止汗，除热，消化积食的功效。煎饵服用。长期服用能够使身体轻巧、延年益寿，没有饥饿感。又叫作山蓟。生长于山中的深谷处。

【集解】

陶弘景说，术如今到处都有，以蒋山、白山、茅山所产的为佳。

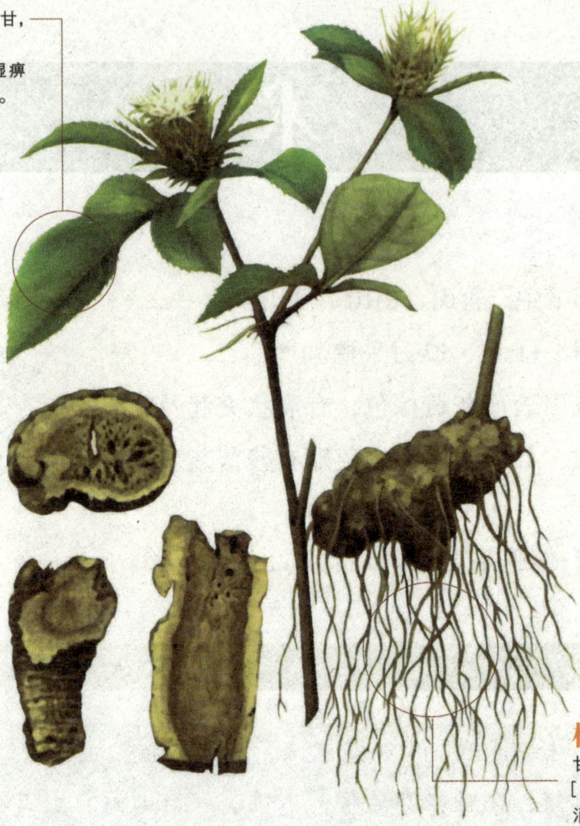
叶[性味]味甘，性温，无毒。
[主治]治风寒湿痹等，死肌，痉，疸。
根[性味]味甘，性温，无毒。
[主治]能止汗、消食、除热。

十一月、十二月采挖的好，多脂膏而味甘，其苗可以当茶饮，很是香美。

李时珍说，苍术也就是山蓟，各处山中都有生长。苗高二三尺，叶抱茎生长，枝梢间的叶似棠梨叶，离地面近的叶有三五个杈，都有锯齿样的小刺，根像老姜，色苍黑，肉白有油脂。白术也就是桴蓟，产于吴越一带。人们大都挖它的根来种植，一年就长得很稠密了。嫩苗可以吃，叶稍大有毛，根如手指大，形状像鼓槌，也有大如拳头的。当地人剖开晒干后叫削术，也叫片术。陈自良介绍说白而肥的是浙术；瘦而黄的是幕阜山所产，药效劣。以前的人用术不分苍、白。自宋以后才开始认为苍术味苦、辛，性燥烈，白术味苦、甘，性和缓，各自分用。不论苍、白术，都以秋季采的为佳，春季采的虚软易坏。

陈嘉谟说，浙术俗称云头术，种在土壤里，特别的肥大，易油润。歙术俗名狗头术，虽然瘦小但得到土气的充实，性燥色白，功用胜于浙术。

白术

李杲说，术味苦而甘，性温，味厚气薄，为阳中之阴，可升可降。

王好古说，入手太阳、少阴，足太阴、阳明、少阴、厥阴六经。

徐之才说，与防风、地榆相使。

甄权说，忌桃、李、菘菜，雀肉、青鱼。

[性味] 味甘，性温，无毒。

[主治] 主大风在身面，风眩头痛，流泪，消痰利水，逐皮间风水结肿，除腹胀满，霍乱呕吐腹泻不止，利腰脐间血，益津液，健脾暖胃消食。(《名医别录》)

治胸腹胀满，腹中冷痛及胃虚下痢，多年气痢。能除寒热，止呕逆。(甄权)

止反胃，利尿，主五劳七伤，补腰膝，长肌肉。治冷气，癥瘕积聚，妇人腹内积块。(《日华子诸家本草》)

能除湿益气，和中补阳，消痰逐水，生津止渴，止泻痢，消足胫湿肿，除胃中热、肌热。与枳实配用，可消气分痞满；辅佐以黄芩，可安胎清热。(张元素)

能理胃益脾，补肝息风。主舌本强，食则呕吐，胃脘疼痛，身体重，心下急痛，心下水痞。疗冲脉为病，逆气里急，脐腹痛。(王好古)

[发明] 张元素说，白术除温益燥，和中补气。其功用有九：一温中；二祛脾胃湿邪；三除脾胃热邪；四健脾胃，助消化；五和脾胃，生津液；六祛肌肤之热；七治四肢倦怠乏力，嗜睡，食欲不振；八止渴；九安胎。凡是湿阻中焦不能下利者，必须用白术以逐水益脾。非白术不能祛湿、非枳实不能消痞，所以枳术丸中以白术为君药。

苍术

[释名] 又名：赤术、山精、仙术、山蓟。

李时珍说，《异术》中说术是山之精，服后可长寿延年，所以有山精、仙术的名字。术有赤、白两种，主治相似，但性味、止汗、发汗不同。

[修治] 《日华子诸家本草》载，术须用米泔水浸泡一夜，才能入药。

寇宗奭说，苍术辛烈，必须用米泔水浸洗，再换米泔水泡两天，去掉粗皮入药用。

李时珍说，苍术性燥，所以用糯米泔水浸泡去油，切片焙干用。也有人用芝麻炒过，以此来制约它的燥性。

[性味] 味苦，性温，无毒。

李时珍说，白术味甘、微苦，性温和缓；赤术味甘而辛烈，性温燥烈，可升可降，属阴中阳药，入足太阴、阳明；手太阴、阳明、太阳经。禁忌同白术。

[主治] 治风寒湿痹，死肌，痉，疸。久服可轻身延年。（《神农本草经》）

主头痛，能消痰涎，除皮间风水结肿，除心下痞满及霍乱吐泻不止，能明胃助消化。（《名医别录》）

治麻风顽痹，胸腹胀痛，水肿胀满，能除寒热，止呕逆、下泄冷痢。（甄权）

疗筋骨无力，癥瘕痞块，山岚瘴气温疟。(《日华子诸家本草》)

明目，暖肾脏。(刘完素)

除湿发汗，健胃安脾，为治痿证要药。(李杲)

散风益气，解各种郁证。(朱震亨)

治湿痰留饮，脾湿下流，浊沥带下，滑泻及肠风便溏。(李时珍)

[发明] 张元素说，苍术与白术的主治相同，但苍术比白术气重而体沉。如果除上湿发汗，功效最大；如补中焦，除脾胃湿，药效不如白术。

术苗

[主治] 作茶饮很香，能去水。(陶弘景)

也能止自汗。

【百草堂】

术为白术和苍术的合称。相传宋代医道高明的大医学家许叔微年轻时异常勤奋，每天攻读至深夜才上床入睡。许叔微有一个睡前饮酒的习惯，几年后，他时时感到胃中漉漉作响，胁下疼痛，饮食减少，每过十天半月还会呕吐出一些又苦又酸的胃液来。夏天，他只有右半身出汗。许叔微不明白这到底是种什么怪病，遍求名医也总不见效，心中十分苦恼。于是，他摒弃了“医不自治”的信条，开始自己解救自己。他对自己的病情进行了认真的分析研究，认为自己的病主要是由“湿阻胃”引起的。于是，他按照自己一贯的“用药在精”的学术思想，选用苍术一味为主药，用苍术粉、大枣和生麻油半两调和制成小丸，坚持每天服用。数月后，他的怪病逐渐减轻，而且获得痊愈。

苍术为芳香之品，善能醒脾化湿，湿邪属阴之气，得温则化。许叔微辨证准确，选药精当，一味药而收神功。

对症下药

病症	配方	功效
面黄食不化	枳术丸：术同枳实作汤，治水饮，做丸	消化积食
脾虚肌热	术同白芍、白茯苓、甘草	健脾除热
脾虚泄泻	术同白芍、肉豆蔻丸	健脾止泻
胃湿热而瘦	术同苦参、牡蛎、猪肚丸	除热温胃

菟丝子

产地分布：全国大部分地区有分布，以北方地区为主。

成熟周期：在9–10月采摘。

形态特征：初生有根，攀附到其他草木上时，其根自断。菟丝子没有叶但有花，白色微红，香气袭人。果实像秕豆而细，色黄。

功　　效：补肾益精，养肝明目，固胎止泄。

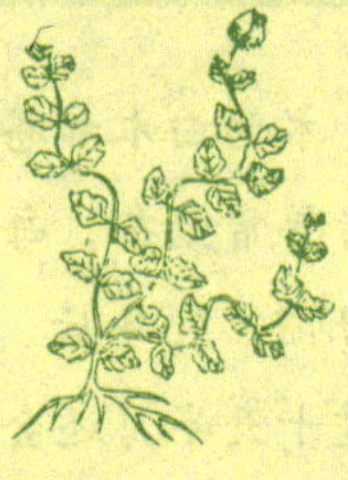

【原文】

菟丝子，味辛，平。主续绝伤，补不足，益气力，肥健；汁去面皯。久服明目，轻身延年。一名菟芦。生川泽。

花［性味］味辛、甘，性平，无毒。
［主治］养肌强阴，坚筋骨。

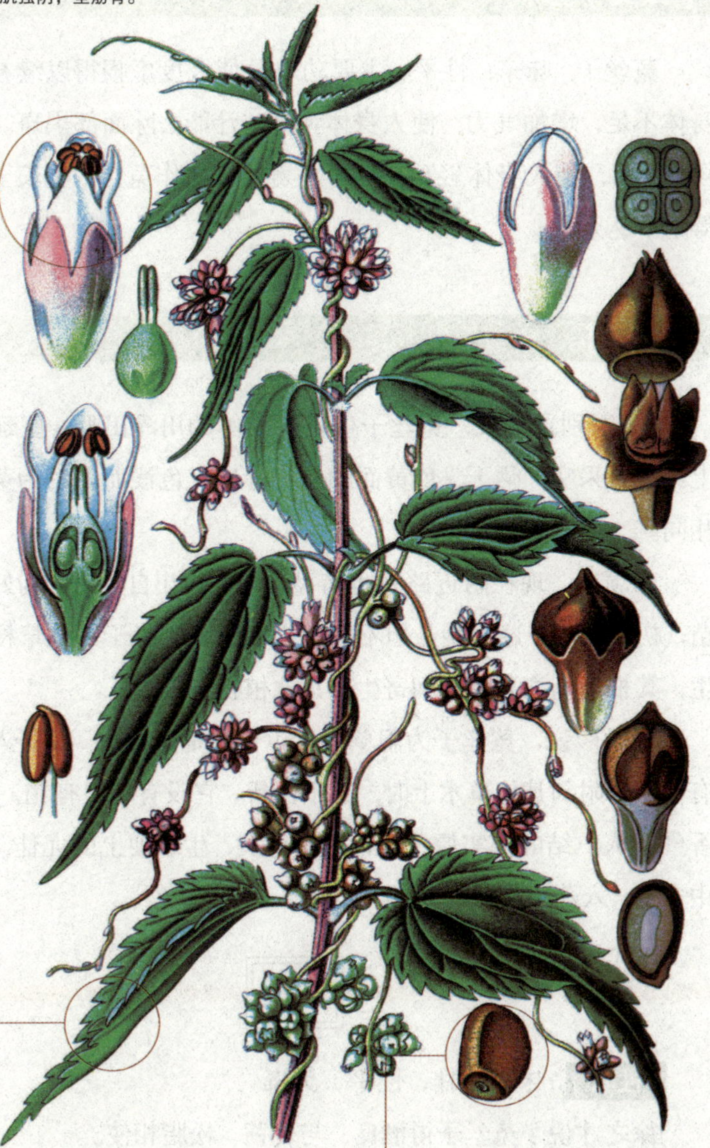

叶［性味］味辛、甘，性平，无毒。
［主治］补肝脏风虚。

子［性味］味辛、甘，性平，无毒。
［主治］续绝伤，补不足，益气力。

【译文】

菟丝子，味辛，性平。主要功效是使极度虚损得以续补；能够补身体不足，增加气力，使人身体强健；汁能去除面部黑斑。长期服用可以明目，使人身体轻巧，延年益寿。又叫作菟芦。生长于河边沼泽等水草丛杂处。

【集解】

《名医别录》载，菟丝子生长在朝鲜的川泽田野，蔓延于草木之上。九月采实，晒干。色黄而细的为赤网，色浅而大的为菟丝，功用相同。

苏颂说，现在附近路边也有菟丝子，以出自冤句的为好。夏天生苗，初如细丝，遍地生长但不能独立向上。攀缘于其他草梗则缠绕而生，其根渐渐离开地面而寄生于其他植物上。

李时珍说，菟丝子为阳草，多生长在荒园古道。其子入地，初生有根，攀附到其他草木上时，其根自断。它没有叶但有花，白色微红，香气袭人。结的果实像秕豆而细，色黄，生于梗上的尤佳，唯怀孟林中多有，入药更良。

子

[性味] 味辛、甘，性平，无毒。

徐之才说：菟丝子得酒良，与薯蓣、松脂相使。

[主治] 养肌强阴，坚筋骨，主茎中寒，滑精，小便余沥不尽，口苦燥渴，血寒瘀积。(《名医别录》)

治男女虚冷，能添精益髓，去腰疼膝冷，消渴热中。久服去面斑，悦颜色。（甄权）

补五劳七伤，治鬼交泄精，尿血，润心肺。（《日华子诸家本草》）

补肝脏风虚。（王好古）

[发明] 雷斅说：菟丝于稟中和凝正阳之气，一茎从树感枝而成，从中春上阳结实，故偏补人卫气，助人筋脉。

苗

[性味] 甘，平，无毒。

[主治] 挼碎煎汤，浴小儿，疗热痱。（弘景）

【百草堂】

相传从前有一个养兔成癖的财主，专门雇了一个长工给他养兔子，并且规定：如果死掉一只兔子，就要扣工钱。有一天，养兔的长工不小心将一只兔子的腰部打成重伤，害怕被财主看到，便将受伤的兔子悄悄藏到了黄豆地里。奇怪的是，过了两天他发现这只受伤的兔子并没有死，而且腰伤好像还慢慢好了。他把这件怪事告诉了父亲，父亲吩咐他定要将此事探个究竟。长工便按照父亲的吩咐，又将一只受伤的兔子放进了黄豆地里。他跟随伤兔仔细观察，发现受伤的兔子很喜欢吃一种缠在豆秸上的野生黄丝藤。不久，伤兔竟又一次渐渐痊愈了。于是，长工把观察到的情况告诉了父亲，父子俩并由此断定黄丝藤可以治疗腰伤。

于是长工便用这种黄丝藤给受伤的穷苦人疗伤，果然治好了许多人的腰伤。因为黄丝藤首先治好的是兔子，其形状又如细丝，于是便将它取名为“兔丝子”。又由于“兔丝子”是味草药，后人便给“兔”字加上草字头，也就成了“菟丝子”，沿用至今。

对症下药

病症	配方	功效
气血不足	菟丝子单服	补血
阴损	菟丝子同熟地黄做丸	养肌强阴
腰膝痛	菟丝子同牛膝	坚筋骨，补气力

牛膝

产地分布：主产河南。

成熟周期：花期8–9月，果期10–11月。

形态特征：多年生草本植物。茎直立，方形，有疏柔毛，茎节膨大。叶对生，椭圆形或阔披针形，顶端锐尖，基部楔形，全缘，幼时密生毛，成长后两面有疏毛。穗状花序顶生和腋生。

功　　效：补肝肾，强筋骨，逐瘀通经，引血下行。

膝牛

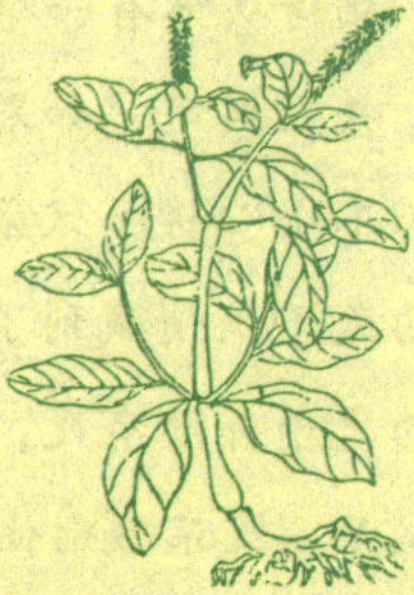

【原文】

牛膝，味苦，酸。主寒湿痿痹，四肢拘挛，膝痛不可屈伸，逐血气伤，热，火烂，堕胎。久服轻身耐老。一名百倍，生川谷。

【译文】

牛膝，味苦，酸。主治寒湿所致的痿软疼痛，四肢拘挛，膝盖疼痛不能屈伸，能够疏通血气，治疗烫伤皮肤溃烂，还能够堕胎。长期服用可使身体轻捷，抗击衰老。又叫作百倍。生长于山川河谷地带。

【集解】

苏颂说，江、淮、闽、粤、关中都有牛膝，但不及怀庆所产的好。它在春天生苗，茎高二三尺，为青紫色，茎上有节，形状像鹤膝及牛膝。其叶尖圆如匙，两两相对。节上开花成穗，秋季结很细的果实。其中以根长达三尺而柔润的牛膝最好。茎叶也可单用。

李时珍说，到处都有牛膝，称为土牛膝，作用差，不能服用。只有北方和巴蜀栽种的为好。秋天收种子，到春天种植。它的苗为方茎，节粗大，叶都是对生的，很像苋叶但长且尖。秋天开花，长穗结子，像小老鼠背着虫，有涩毛，都贴茎倒生。九月末挖根。嫩苗可作蔬菜。

牛膝根

[修治] 李时珍说，牛膝用酒浸泡后入药。取它下行则生用，滋补则焙干用，或者用酒拌后蒸用。

[性味] 味苦、酸，性平，无毒。

茎、叶［性味］味苦、酸，性平，无毒。
［主治］寒湿痿痹，久疟，小便淋涩，各种疮。

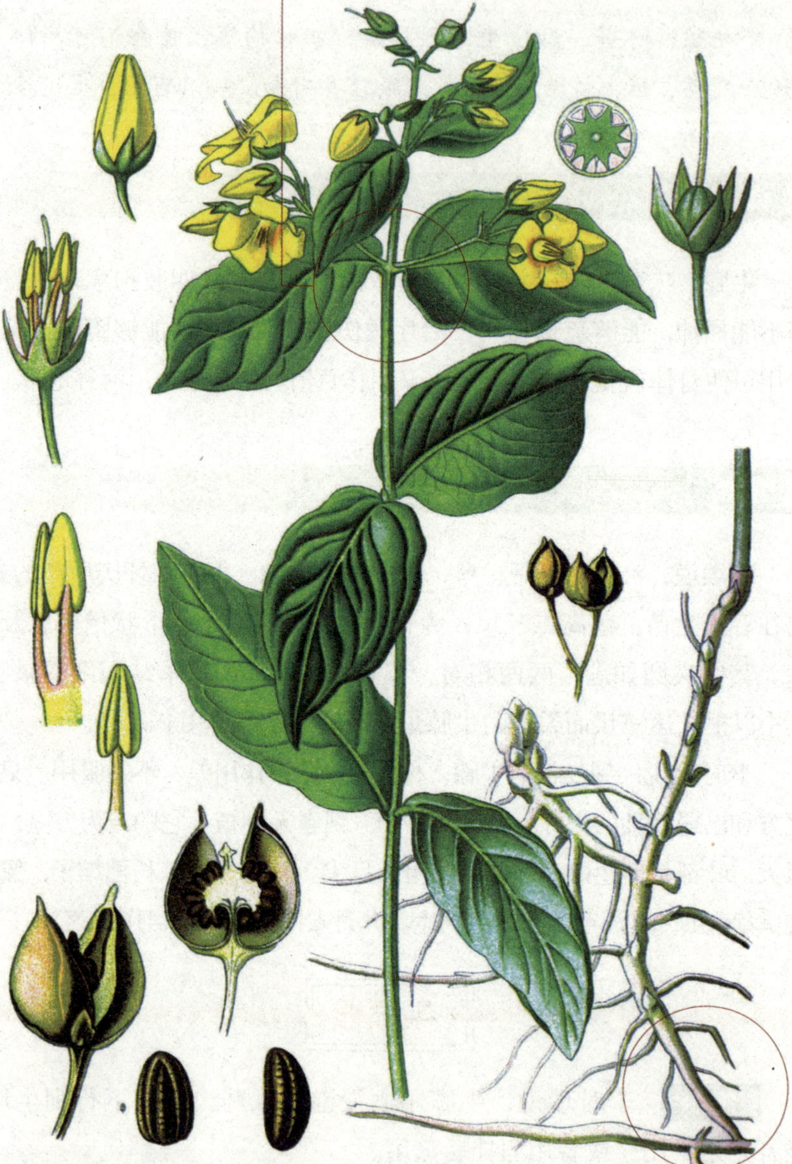

根［性味］味苦、酸，性平，无毒。
［主治］寒湿痿痹，四肢痉挛，膝痛不能屈伸。

[主治] 疗伤中气虚，男子生殖器萎缩，老年人小便失禁。能补中续绝，益精利阴气，填骨髓，止头发变白，除头痛和腰脊痛，治妇女月经不通，血结。(《名医别录》)

治阳痿，补肾，助十二经脉，逐恶血。(甄权)

治腰膝怕冷无力，破腹部结块，能排脓止痛。治产后心腹痛，下死胎。(《日华子诸家本草》)

强筋，补肝脏风虚。(王好古)

同苁蓉泡酒服，益肾。竹木刺入肉中，将它嚼烂敷盖在上面，刺即出。(寇宗奭)

治久疟，恶寒发热，五淋，尿血，阴茎痛，下痢，喉痹口疮，牙齿疼痛，痈肿，恶疮，折伤。(李时珍)

[发明] 朱震亨说，牛膝能引诸药下行，筋骨痛风在下的，宜加量使用。凡是用土牛膝，春夏季节用叶，秋冬季节用根，叶汁药效尤其快。

李时珍说，牛膝是足厥阴、少阴经的药。它主治的病症，一般酒制则能补肝肾，生用则能祛恶血。

牛膝茎、叶

[主治] 寒湿痿痹，久疟，小便淋涩，各种疮。功效与根相同，春、夏季节可用。(李时珍)

【百草堂】

相传从前有一位郎中，采药行医多年，却无妻无子。于是便收了四个徒弟，一边行医，一边授徒，几个徒弟学习也很刻苦。郎中老了，想为自己找个继承人。成为一名有声望的医师，精湛的医术是必须的，但更重要的是还要有高尚的医德。然而，徒弟们的思想品德如何，郎中心里还没个底，于是便对几个徒弟进行一番试探。

一天，郎中把四个徒弟叫到跟前，语重心长地对他们说：“我现在年纪大了，身体又差，以后看来再也不能采药行医了。你们几个跟了我好几年，也都学会了一般的采药、制药，以及看病的医术，现在你们各自谋生去吧！”几个徒弟听后都低下了头。

大徒弟认为师傅一生行医应该积攒了大笔钱财。于是便把师傅接到自己家里住。可是没过多久，大徒弟便发现师傅根本不名一文，就由开始时的嘘寒问暖变成了冷言冷语。郎中于是搬到了二徒弟家，谁知二徒弟也和大徒弟一样，发现师傅没钱时也冷下脸来。无奈，师傅只得搬到三徒弟那里。岂知三徒弟更是个十足的财迷，当他知道师傅只不过是个穷郎中时，便立刻将其扫地出门了。

郎中伤心不已，无奈带着行李流落街头。小徒弟得知后，连忙把师傅请到自己家里。小徒弟对师傅关怀备至，如同待亲生父母一般。后来郎中病了，小徒弟守候床前，寸步不离。病好后，郎中把小徒弟叫到跟前，解开贴身的小包，拿出一种草药对小徒弟说：“这是一种补肝肾、强筋骨的草药，我现在就传给你吧！”

不久，郎中去世了，小徒弟为其安葬送终。后来小徒弟就靠师傅传下的秘方，成为一位德高望重的郎中。因为这味草药没有名字，小徒弟见其茎上有棱节，很像牛的膝骨，就给它起了个药名叫“牛膝”。

对症下药

病症	配方	功效
劳疟积久不止	牛膝一把，生切，加水六升，煮取二升，分三次服，清晨、未发疟时及临发疟时各服一次	强筋健体
妇人下血块	牛膝根洗净切段，焙后捣成末，用酒煎后温服，效果很好	逐瘀通经，引血下行
口舌疮烂	用牛膝浸酒含漱，也可煎饮	排脓止痛
折伤及闪挫伤	将牛膝捣碎，外敷患处。也可治无名恶疮	强筋骨，通经络

茺蔚子

产地分布：产于全国各地。

成熟周期：秋季果实成熟时采割。

形态特征：本品呈三棱形。表面灰棕色至灰褐色，有深色斑点，一端稍宽，平截状，另一端渐窄而钝尖。果皮薄，子叶类白色，富油性。无臭，味苦。

功　　效：活血调经，清肝明目。

母益蔚茺

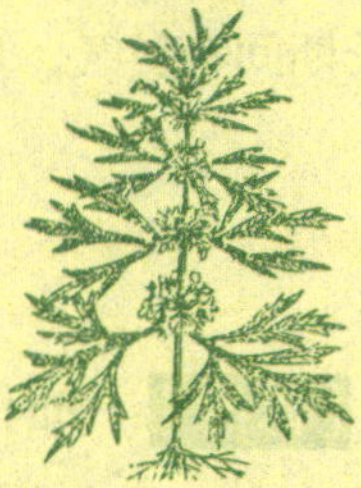

【原文】

茺蔚子，味辛，微温。主明目，益精；除水气。久服轻身。茎，主瘾疹痒，可作浴汤。一名益母，一名益明，一名大札。生池泽。

【译文】

茺蔚子，味辛，性微温。主要功效为明目、益精，逐除水湿邪气。长期服用可使身体轻巧。它的茎主治皮肤瘾疹瘙痒，可以煎成汤剂擦洗身体。又名益母、益明、大札。生长于池塘沼泽等水草丛生处。

【集解】

李时珍说，茺蔚在近水湿处生长繁茂。初春生苗，像嫩蒿，到夏天长至三四尺高，茎是方的，像麻黄茎。它的叶子像艾叶，但叶背为青色，一梗有三叶，叶子有尖尖的分叉。此草一寸左右长一节，节节生穗，丛簇抱茎。四五月间，穗内开小花，花为红紫色，也有淡白色的。每个花萼内有细子四粒，大小像茼蒿子，有三棱，为褐色。其草生长期间有臭气，夏至后即枯萎，根为白色。

子

[修治] 李时珍说，凡用，微炒香，也可以蒸熟，放烈日下晒干，舂簸去壳，取仁使用。

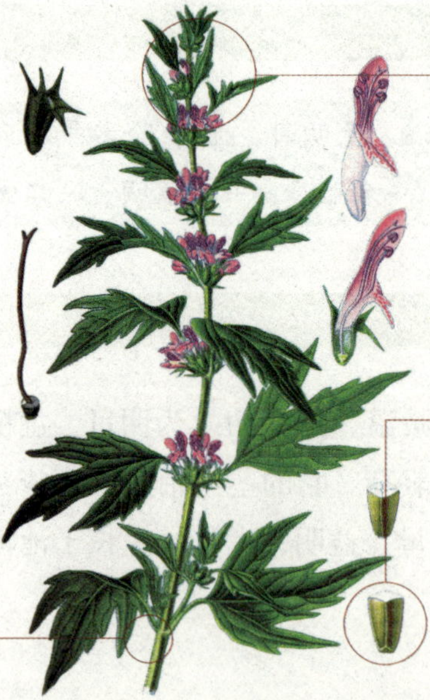
叶 [性味]味辛、微苦，性寒。
[主治]治荨麻疹，可做汤洗浴。
子 [性味]味辛、甘，性微温，无毒。
[主治]明目益精，除水气，久服轻身。
茎 [性味]味辛、微苦，性寒。
[主治]治荨麻疹，可做汤洗浴。

[性味] 味辛、甘，性微温，无毒。

[主治] 疗血逆高烧，头痛心烦。(《名医别录》)

治产后血胀。(《日华子诸家本草》)

春取仁生食，能补中益气，通血脉，增精髓，止咳润肺。(吴瑞)

治风解热，顺气活血，养肝益心，安魂定魄，调妇女经脉，治非经期大出血或出血不断，产后胎前各种病。长期服用令妇女有孕。(李时珍)

[发明] 朱震亨说，茺蔚子活血行气，有补阴的作用，故名益母。

李时珍说：茺蔚子味甘、微辛，性温，属阴中之阳，是手、足厥阴经的主药。茺蔚开白花的入气分，开紫花的入血分。治疗妇女经脉不调及胎产一切血气诸病，它是一种非常好的药物，但医方中很少应用。

茎、苗、叶、根

[性味] 陈藏器说，性寒。

李时珍说，茎、叶：味辛、微苦。花：味微苦、甘。根：味甘。均无毒。

镜源说，制硫黄、雌黄、砒石。

[主治] 捣汁服用，治浮肿，能利水。消恶毒疔肿、乳痈丹游等毒，都可用益母草茎叶外敷。另外，服汁可下死胎，疗产后血胀闷。将汁滴入耳内，治聤耳。捣碎外敷可治蛇虫毒。(苏恭)

用来作驻颜的药，可令人容颜光泽，除粉刺。(陈藏器)

活血破血，调经解毒。治流产及难产，胎盘不下，产后大出血，血分湿热，血痛，非经期大出血或出血不断，尿血，泄血，疳痢痔疾，跌打后内伤瘀血，大小便不通。(李时珍)

[发明] 李时珍说，益母草的根、茎、花、叶、实都可以入药，可同用。如治手、足厥阴血分风热，明目益精，调女人经脉，则单用茺蔚子为好。如果治肿毒疮疡，消水行血，妇人胎产诸病，则适宜一同使用。因其根、茎、花、叶专于行，而子则行中有补的作用。

【百草堂】

有一种中药叫益母草，种子叫茺蔚子，都是活血祛瘀的良药。传说从前有一个叫茺蔚的年轻人，他的母亲在生他时得了“月子病”，多年不愈，卧床不起。懂事后的小茺蔚外出为母亲问病求药，然而历尽艰辛却未能如愿。一天，他借宿古庙，庙内老僧见他一片孝心，就送他四句诗，让他去找一种草药。诗云：“草茎方方似麻黄，花生节间节生花，三棱黑子叶似艾，能医母疾效可夸。”茺蔚沿着河岸找了起来，终于找到了那种茎呈四方形、节间开满小花，结有黑色三棱形小果实的植物。母亲服用后不久竟痊愈了。

由于这种草是小茺蔚为医治母病而找到的，且又益于妇女，于是人们就把它取名为益母草，它的种子就叫茺蔚子。

对症下药

病症	配方	功效
带下赤白	益母草开花时采，将其捣为末，每次服二钱，饮前用温汤送下	活血破血，调经解毒
赤白杂痢	二灵散：益母草（晒干）、陈盐梅（烧存性）等分，研为末，每次服三钱，白痢用干姜汤送服，赤痢用甘草汤送服	消恶毒，通便
痔疮便血	取益母草叶捣汁服	活血行气

女萎

产地分布：山东省泰山山谷以及丘陵。

成熟周期：三月开青色的花，结圆形的果实。立春后可采摘。

形态特征：其叶像竹叶，两两相对。其根横生，根黄而多须，色黄白，长一二尺。

功　　效：滋阴解表。

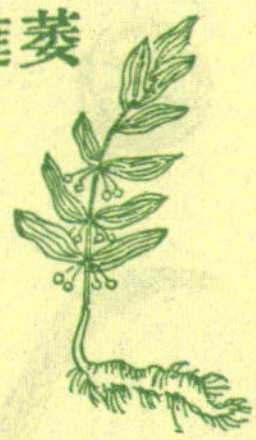

【原文】

女萎（萎蕤），味甘，平。主中风；暴热不能动摇，跌筋结肉，诸不足。久服，去面黑皯，好颜色，润泽，轻身，不老。一名左眄。生山谷。

【译文】

女萎（萎蕤），味甘，性平。主治伤风，热晒中暑而身体不能活动，筋肉凝结、肌肉萎缩等体虚不足。长期服用能去掉面部黑斑，令人颜色美丽，肌肤润泽，身体轻巧、延年不老。又叫作左眄。生长于山中的深谷处。

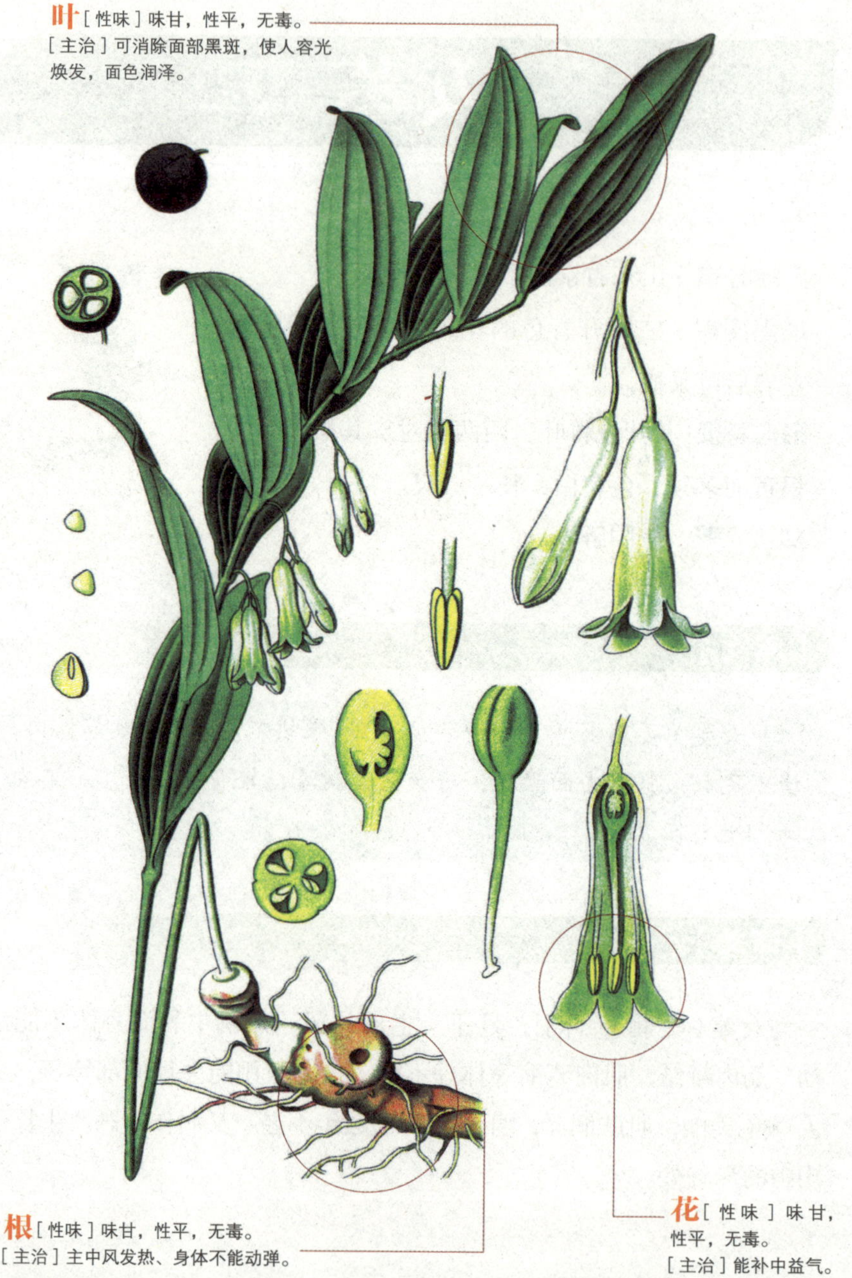
叶［性味］味甘，性平，无毒。
［主治］可消除面部黑斑，使人容光焕发，面色润泽。
根［性味］味甘，性平，无毒。
［主治］主中风发热、身体不能动弹。
花［性味］味甘，性平，无毒。
［主治］能补中益气。

【集解】

《名医别录》载，萎蕤生长于泰山山谷以及丘陵，立春后采，阴干使用。

苏颂说，萎蕤茎干强直，像竹箭杆，有节。叶狭而长。根黄而多须，大小如指，长一二尺。三月开青色的花，结圆形的果实。

李时珍说，各处山中都有萎蕤。其根横生，似黄精但稍微小些，色黄白，柔软多须，难干燥。其叶像竹叶，两两相对。可以采根来栽种，很容易繁殖。嫩叶和根都可煮淘食用。

萎蕤根

[修治] 雷敩说，使用时不要用黄精，因二药相似。萎蕤节上有须毛，茎上有斑点，叶尖上有小黄点，这是它们的不同之处。采来萎蕤后用竹刀刮去节皮，洗净，用蜜水浸泡一夜，蒸后焙干用。

[性味] 味甘，性平，无毒。

[主治] 疗胸腹结气，虚热，湿毒，腰痛，阴茎中寒，及目痛、眼角溃烂流泪。(《名医别录》)

用于流行疾病的恶寒发热，内补不足，去虚劳发热。头痛不安，加用萎蕤，效果好。(甄权)

能补中益气。(萧炳)

除烦闷，止消渴，润心肺，补五劳七伤虚损，又治腰脚疼痛。《日华子诸家本草》

服矿石药不适者，可煮萎蕤水喝。(陶弘景)

治风热自汗、发热，劳疟寒热，脾胃虚乏，男子小便频数、遗精和一切虚损。(李时珍)

[发明] 李杲说，萎蕤能升能降，为阳中阴药。其功用有四：一主风邪侵袭四肢，二疗目赤溃烂流泪，三治男子湿热腰痛，四祛女子面部黑斑。

李时珍说，本品性平味甘，柔润可食。我常用它治疗虚劳寒热及一切虚损，用它代替人参、黄芪，不寒不燥，大有特殊功效，不只是祛风热湿毒而已。

陈藏器说，体内有热者不宜用。

【百草堂】

古时的女萎，又被称为萎蕤，现在叫作玉竹。

相传，唐代有一个宫女，因不堪忍受皇帝的蹂躏逃出皇宫，躲入深山老林之中。深山之中无食物充饥，于是宫女便采玉竹为食，久而久之，身体轻盈如燕，皮肤光洁似玉。后来宫女与一猎人相遇，结庐深山，生儿育女，到六十岁才与丈夫子女回到家乡。家乡父老见她依然是当年进宫时的青春容貌，惊叹不已。

玉竹属滋阴、养气、补血之品，古人称玉竹平补而润，兼有除风热之功，故能驻颜润肤，祛病延年。

对症下药

病症	配方	功效
目赤涩痛	玉竹、赤芍、当归、黄连等分，煎汤熏洗	解目痛及眼角溃烂
发热口干，小便涩	用玉竹五两，煎水服	清热解毒
惊痫后虚肿	用玉竹、葵子、龙胆、茯苓、前胡等分为末。每服一钱，水煎服	祛风热湿毒，消肿

防葵

产地分布：山东等地。

成熟周期：三月三日采，六月开花即结实。

形态特征：其叶似葵，每茎三叶，一本十数茎，中发一干，其端开花，如葱花、景天辈而色白。根似防风。

功　　效：主症瘕，肠泄，溺不下，咳逆，温疟，癫痫，疗五脏虚气，小腹支满，除肾邪，强志。

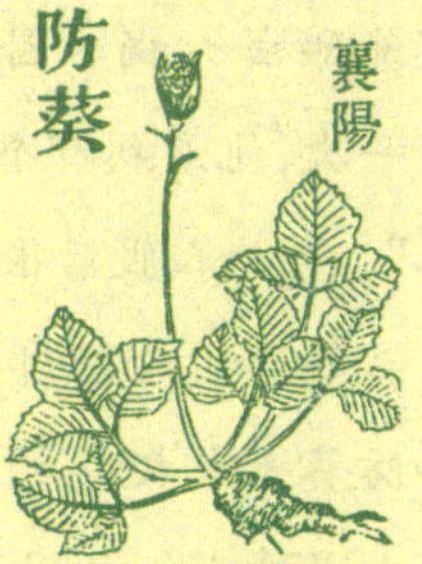

【原文】

防葵，味辛，寒。主症瘕，肠泄，膀胱热结溺不下，咳逆，温疟，癫痫，惊邪狂走。久服坚骨髓，益气轻身。一名黎盖。生川谷。

【译文】

防葵，味辛，性寒。主治症瘕，肠泄，膀胱积热而小便不出，咳嗽气逆，疟疾先发热、后发冷，癫痫病，惊邪狂走等症。长期服用强健骨髓、益气轻身。又叫作黎盖。生长于川泽河谷地带。

【百草堂】

“世上无难事，只怕有心人。”被人称为药圣的李时珍，之所以能写出《本草纲目》这样一部伟大的著作，一因为他出身医学世家，二因为他是有心人。

行医并不是一个简单的行业，所谓“人命关天”，稍不注意就有可能酿成大祸。因此，医者必须谨慎用心，这一点李时珍做到了。有一次，他看到有个同行给一癫狂病人开了一服药，其中有一味叫“防葵”，可病人服后很快就死了。按古籍记载，防葵是良药，不会致命。有心的李时珍经过仔细研究，发现人们把防葵和狼毒搞混了，狼毒和防葵长相极其相似，然而药性却是天南地北，防葵是良药，而狼毒却是毒药。由此，李时珍决定修订药典，以正视听。看来《本草纲目》成书，防葵也功不可没。

对症下药

病症	配方	功效
肿病	用防葵研为末，每服少许，温酒送下	行气散结
癫狂邪疾	用防葵研为末，每服少许，温酒送下	除邪镇惊
伤寒动气	防葵散：用防葵一两，木香、黄芩、柴胡各半两。各药混合后，每取半两加水一碗半，煎至八成，温服	清热通淋、益气填精

麦门冬

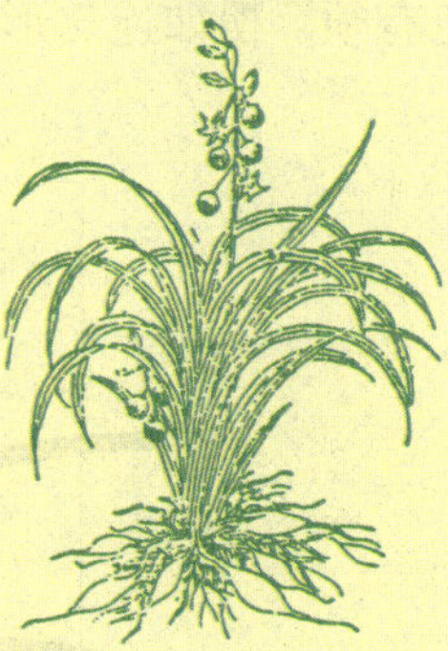

产地分布：主产浙江、四川。

成熟周期：花期 5–8 月，果期 7–9 月。

形态特征：多年生常绿草本植物。叶丛生，窄长线形。花葶比叶短，长 7~15 厘米；总状花序穗状，顶生，小苞片膜质；花梗略弯曲下垂，常于近中部以上有关节；花被片 6，披针形，淡紫色或白色；雄蕊 6，花丝极短；子房半下位，3 室。果实浆果状，球形，熟后暗蓝色。

功　　效：养阴生津，润肺清火。用于肺燥干咳，津伤口渴，心烦失眠、内热消渴。

【原文】

麦门冬，味甘，平。主心腹结气，伤中，伤饱，胃络脉绝，羸瘦短气。久服轻身，不老，不饥。生川谷及堤阪。

【译文】

麦门冬，味甘，性平。主治心腹间有邪气结聚，脏腑气伤，饱食伤胃，胃络脉有间断，身体瘦弱，体虚气短。长期服用使身轻体捷，延缓衰老，耐饥饿。生长于川泽河谷地带以及池塘的堤坡。

【集解】

《名医别录》载，麦门冬叶像韭叶，冬夏均生长。生于山谷及堤坡肥土石间久废处。二月、三月、八月、十月采根，阴干。

苏颂说，处处都有。叶青似莎草，长及尺余，四季不凋。根黄白色有须，根如连珠形。四月开淡红花，如红蓼花。实碧而圆如珠。江

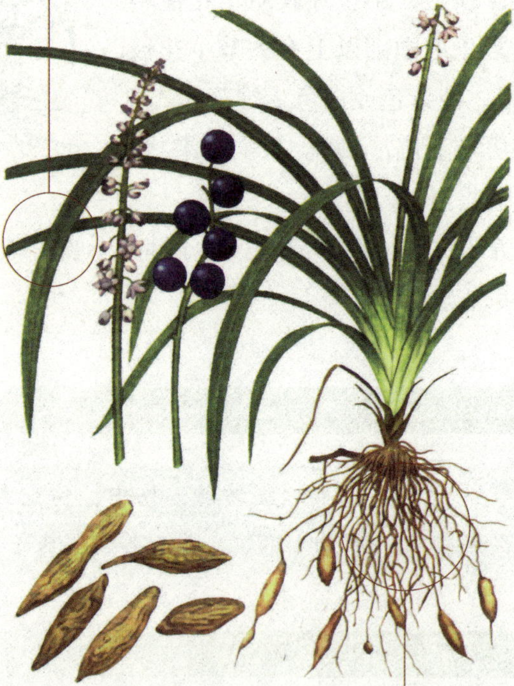
叶 [性味] 味甘，性平，无毒。
[主治] 去心热，止烦热，寒热体劳。
根 [性味] 味甘，性平，无毒。
[主治] 心腹结气，伤中伤饱，胃络脉绝。

南出者叶大，有的说吴地产者尤佳。

李时珍说，古时只有野生的，现多用栽种的，在四月初采根，种于肥沃的黑沙地，每年的六、九、十一月上三次肥、耕耘，于夏至前一天挖根，洗净晒干后收藏。种子也能种，只是生长期长。浙江所产的叶片像韭叶有纵纹且坚韧的甚好。

麦门冬根

［修治］李时珍说，凡入汤液中使用，以滚水润湿，少顷抽去心，或以瓦焙软，趁热去心。如入丸、散剂使用，须用瓦焙热后，立即于风中吹冷，如此三四次，即易燥，且不损药效。也可以用汤浸后捣成膏和药。用来滋补，则用酒浸后擂之。

［性味］味甘，性平，无毒。

李杲说，主降，入手太阴经气分。

徐之才说，与地黄、车前相使。恶款冬、苦瓠。畏苦参、青蘘、木耳。伏石钟乳。

［主治］疗身重目黄，胃脘部胀满，虚劳客热，口干燥渴，止呕吐，愈痿蹶。强阴益精，助消化，调养脾胃，安神，定肺气，安五脏，令人肥健，美颜色，有子。(《名医别录》)

去心热，止烦热，寒热体劳，下痰饮。(陈藏器)

治五劳七伤，安魂定魄，止嗽，治肺痿吐脓，时行病发热、狂躁、头痛。(《日华子诸家本草》)

除热毒，利水，治面目四肢浮肿，泄精。(甄权)

治肺中伏火，补心气不足，主血妄行，及经闭，乳汁不下。(张元素)

长期服用轻身明目。与车前、地黄为丸服用，能去温瘴，使面部白润，夜视物清晰。(陈藏器)

治疗食欲亢盛要药。(陶弘景)

[发明] 寇宗奭说，麦门冬治肺热之功很多，其味苦，但专泄而不专收，有寒邪的人禁服。治心肺虚热及虚劳，与地黄、阿胶、麻仁同为润经益血、复脉通心之剂；与五味子、枸杞子，同为生脉的药。

张元素说，如用麦门冬治疗肺中伏火、脉气欲绝，须加五味子、人参，三味药组成生脉散，补肺中元气不足。

【百草堂】

据《十州记》载，相传，在秦始皇时代，有一只鸟衔来一株草，绿叶像韭菜，淡紫色花瓣，与绿叶相映，煞是雅致。秦始皇便派人问鬼谷子，此草为何？据说鬼谷子擅长养性持身，精通医术，见此草便说："此乃东海瀛洲上的不死之药。人死后三天，用其草盖其身，当时即活，一株草就可救活一人。"秦始皇闻之，遂派方士徐福为使者，带童男童女数千人，乘楼船入东海，以求长生不老之药。当然，徐福只能一去不返，秦始皇寻仙药也只是梦想。而这种传说中的长生不老之药，就是麦门冬。

其实，麦门冬并不如鬼谷子所言，有那么神奇的功效。但是其所具有的养阴润肺、益胃生津、清心除烦的功效，也使其成为人们的养生佳品。

对症下药

病症	配方	功效
吐血、鼻血	用麦门冬（去心）一斤，捣烂取汁，加蜜二合，调匀，分两次服下	除热毒，止肺热
齿缝出血	用麦门冬煎汤漱口	止血
咽喉生疮	用麦门冬一两，黄连半两，共研为末，加炼蜜做成丸子，如梧子大。每服二十丸，麦门冬煎汤送下	益气和血、疏散邪热
下痢口渴	用麦门冬（去心）三两，乌梅肉二十个，搓细，加水一升，煮成七合，细细饮下，有效	益胃生津

独活

产地分布：陕西南部、四川和云南。

成熟周期：花期 7 月，果期 10 月。

形态特征：根粗厚而长，叶为 1~3 回羽状复叶，叶轴和羽片轴几无毛至疏被微柔毛。

功　　效：疏风解毒，活血祛瘀，止痛。

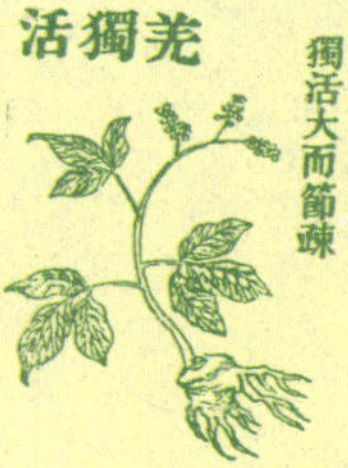

【原文】

独活，味苦，平。主风寒所击；金疮止痛；贲豚；痫痓，女子疝瘕。久服轻身耐老。一名羌活，一名羌青，一名护羌使者。生川谷。

【译文】

独活，味苦，性平。主治风寒，能止金属创伤疼痛，小腹有气上冲心下的贲豚症，痫症抽搐，女子疝瘕症。长期服用会使身体轻巧、延缓衰老。又称为羌活、羌青、护羌使者。生长于川泽河谷地带。

【集解】

苏颂说，独活、羌活现在以产自蜀汉的为好。它们春天生苗叶如青麻；六月开花成丛，有黄有紫。结实时叶黄的，是夹石上所生；叶青的，是土脉中所生。《神农本草经》上说二者属同一类，现在的人以

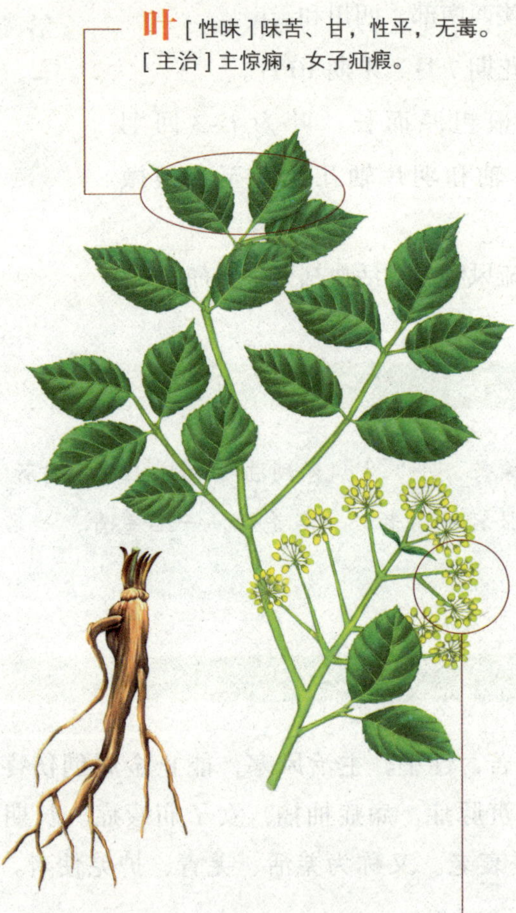
叶 [性味] 味苦、甘，性平，无毒。
[主治] 主惊痫，女子疝瘕。
花 [性味] 味苦、甘，性平，无毒。
[主治] 主外感表证，金疮止痛。

紫色而节密的为羌活，黄色而成块的是独活。大抵此物有两种，产自西蜀的，黄色，香如蜜；产自陇西的，紫色，秦陇人叫作山前独活。

李时珍说，按王贶所说，羌活须用紫色有蚕头鞭节的。独活是极大羌活有臼如鬼眼的。

独活根

[修治] 李时珍说，去皮或焙干备用。

[性味] 味苦、甘，性平，无毒。

张元素说，独活性微温，味甘、苦、辛，气味俱薄，浮而升，属阳，是足少阴行经气分之药。羌活性温，辛苦，气味俱薄，浮而升，也属阳，是手足太阳行经风药，也入足厥阴、少阴经气分。

[主治] 疗各种贼风，全身关节风痛，新久者都可。(《名医别录》)

独活：治各种中风湿冷，奔喘逆气，皮肤苦痒，手足挛痛劳损，风毒齿痛。羌活：治贼风失音不语，手足不遂，口面歪斜，全身皮肤瘙痒。(甄权)

羌活、独活：治一切风证，筋骨拘挛，骨节酸疼，头旋目赤疼痛，五劳七伤，利五脏及伏水气。(《日华子诸家本草》)

治风寒湿痹，酸痛不仁，诸风掉眩，颈项难伸。(李杲)

去肾间风邪，搜肝风，泻肝气，治项强及腰脊疼痛。(王好古)

散痈疽败血。(张元素)

[发明] 张元素说，风能胜湿，所以羌活能治水湿。独活与细辛同用，治少阴头痛。头晕目眩者，非此不能除。羌活与川芎同用，治太阳、少阴头痛，能利关节，治督脉疾病，脊强而厥。

王好古说，羌活是足太阳、厥阴、少阴经的药物，与独活不分作两种。后人因羌活气雄，独活气细，所以雄者治足太阳风湿相搏。头痛、肢节痛、一身尽痛者，非此不能除。细者治足少阴伏风。头痛、两足湿痹、不能动弹者，非此不能治，而不治太阳之证。

李时珍说，羌活、独活都能祛风湿，利关节，但二者气味有浓淡的差别。《素问》中说，从下而上者，引而去之。羌活、独活两药味苦辛，性温，为阴中之阳药，所以能引气上升，通达周身而散风胜湿。

【百草堂】

独活主治风寒，因此将独活、板蓝根、马鞭草、鸭脚草按一定比例用水煎服，对于风寒风热感冒有很好的疗效。

又因为独活性温味辛、苦，祛风湿，止痛，解表。所以许多人用独活、大豆、当归、黄酒配制成具有祛风补血功效的当归独活酒。此酒有祛风止痛，补血活血，祛湿止痹之功效，适宜产后血虚、中风口噤者服用。

对症下药

病症	配方	功效
下部湿热	同白术、苍术、秦艽、生地黄、薏苡仁、木瓜、石斛、黄柏	疏风解毒
风热牙疼	同生地黄、赤芍、甘草、牡丹皮、石膏	清热止痛
产后虚风	独活、白鲜皮各三两，加水三升，煮成二升，分三次服。能喝酒者可加酒同煮	补血活血
历节风痛	独活、羌活、松节等分，用酒煮过，每天空腹饮一杯	祛风止痛

车前子

产地分布： 分布几遍全国，但以北方为多。

成熟周期： 播种第2年秋季采收。

形态特征： 叶子铺地像匙面，连年生长的长一尺多。从中间抽出数茎，结长穗像鼠尾。穗上的花很细密，色青微红。果实为红黑色。

功　　效： 清热利尿，凉血，解毒。

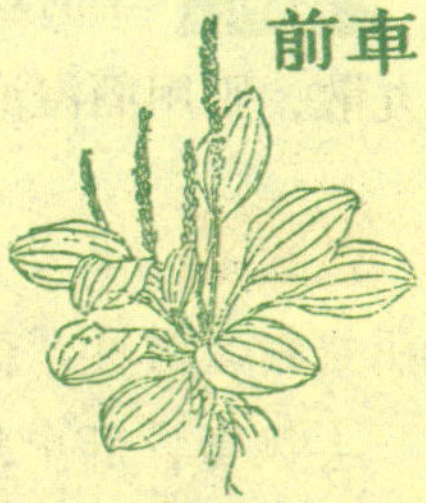

【原文】

车前子，味甘，寒，无毒。主气癃，止痛，利水道小便，除湿痹。久服轻身耐老。一名当道。生平泽。

【译文】

车前子，味甘，性寒。主治气淋，能止痛，有通水道、利小便的功效，可以祛除湿痹。长期服用能使身体轻巧、延缓衰老。又叫作当道。生长于水草丛杂的平地。

【集解】

苏颂说，车前草初春长出幼苗，叶子布地像匙面，连年生长的长一尺多。此草从中间抽出数茎，结长穗像鼠尾。穗上的花很细密，色青微红。它结的果实像葶苈，为红黑色。如今人们在五月采苗，七八月采实，也有在园圃里种植的。蜀中一带多种植，采其嫩苗当菜吃。

车前子

[修治] 李时珍说，凡用须以水淘去泥沙，晒干。入汤液，炒过用；入丸散，则用酒浸泡一夜，蒸熟研烂，做成饼晒干，焙后研末。

[主治] 主男子伤中，女子小便淋沥不尽，食欲不振，能养肺强阴益精，明目，疗目赤肿痛。（《名医别录》）

去风毒，肝中风热，毒风冲眼，赤痛障翳，头痛，流泪。能压丹石毒，除心胸烦热。（甄权）

清小肠热，止暑湿气伤脾所致的痢疾。（李时珍）

[发明] 王好古说，车前子，能利小便而不走气，与茯苓作用相同。

车前草及根

[性味] 味甘，性寒，无毒。

[主治] 主金疮出血，鼻出血，瘀血，血块，便血，小便红赤，能止烦下气，除小虫。（《名医别录》）

叶：主泄精，治尿血，能明目，利小便，通五淋。（甄权）

【百草堂】

西汉时有一位叫马武的名将，在一次戍边征战中其所率部队被

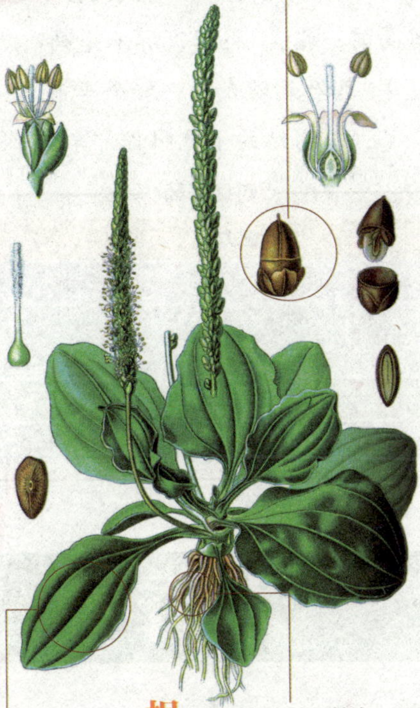
子［性味］味甘，性寒，无毒。
［主治］能利小便，除湿痹。
根［性味］味甘，性寒，无毒。
［主治］能止烦下气。
叶［性味］味甘，性寒，无毒。
［主治］主金疮出血，鼻出血，瘀血。

敌军围困。时值六月，酷热无雨。由于缺食少水，人马饥渴交加，肚子胀痛，尿痛血红，点滴艰涩。随军郎中诊断为尿血症。苦于无药束手无策。

一天，马夫张勇忽然发现他管的三匹马都不尿血了，精神也大为好转。经过观察他发现原来马啃食了附近地面上生长的牛耳形的野草。他灵机一动，心想大概是马吃了这种草治好了病，于是自己也拔了一些草，煎水一连服了几天，身体果然舒服多了，小便也正常了。

张勇把这一发现报告了马武。马武大喜，立即号令全军吃这种草。几天后，人和马的尿血症都治好了。马武问张勇："这草在什么地方采集到的？"张勇向前一指，"将军，那不是吗？就在大车前面。"

马武哈哈大笑："真乃天助我也，好个车前草！"从此，这草便被称为"车前草"了，而它结的子就叫作"车前子"。

对症下药

病症	配方	功效
小便不通	车前草一斤，加水三升，煎取一升半，分三次服	通便利尿
小便尿血	车前草捣汁五合，空腹服	清利湿热，滋阴降火，补益脾肾
金疮血出	车前叶捣烂外敷	凉血止痛，解毒生肌
热痢不止	车前叶捣汁一盏，加蜜一合同煎，温服	清热解毒，消荡积滞

木香

产地分布：我国陕西、甘肃、湖北、湖南、广东、广西、四川、云南、西藏。

成熟周期：秋、冬二季采挖。

形态特征：本品呈圆柱形或半圆柱形，表面黄棕色至灰褐色，有明显的皱纹、纵沟及侧根痕。有放射状纹理及散在的褐色点状油室。气香特异，味微苦。

功　　效：行气止痛，健脾消食。

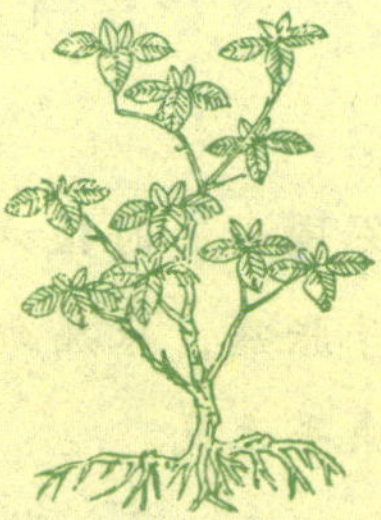

【原文】

木香，味辛。主邪气，辟毒疫温鬼，强志，主淋露。久服不梦寤魇寐。生山谷。

【译文】

木香，味辛。主治邪气，能祛除毒疫所导致的传染病，增强记忆力，主治被湿水浸伤。长期服用可使人睡眠安神，不做噩梦。生长于山中的深谷处。

【集解】

《名医别录》载，木香生长在永昌川谷。

陶弘景说，此即青木香，永昌不再进献，现今多从外国而来。

苏颂说，现今只从广州舶上来，其他地方没有。它的根窠如茄子般大小，叶像羊蹄而更长更大些，也有叶如山药而根大、开紫花的。木香一年四季都可采根芽为药，以形如枯骨，味苦粘牙的为好。江淮间也有此种，名土青木香，不堪药用。

寇宗奭说，过去多从岷州到塞外，获得木香，带回西洛。它的叶像牛蒡但狭长些，茎高二三尺，花为黄色如金钱，根即为木香，生嚼味极辛香，行气作用强。

李时珍说，木香，南方各地都有。《一统志》中载，木香叶像丝瓜，冬季采根，晒干备用。

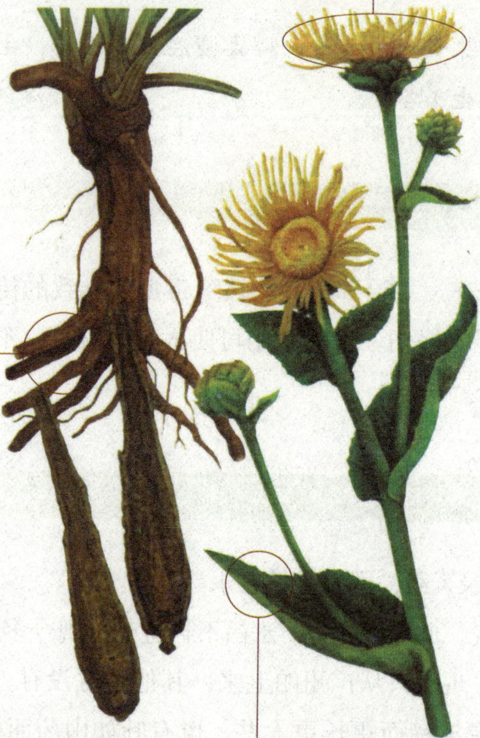
花 [性味]味辛，性温，无毒。
[主治]消毒，杀鬼精物，温疟蛊毒。
根 [性味]味辛，性温，无毒。
[主治]主邪气，辟毒疫温鬼，强志。
叶 [性 味]味 辛，性温，无毒。
[主治]治恶露淋漓。久服能安神。

木香根

[修治] 李时珍说，凡入理气药使用，只生用，不宜炒。如果用来实大肠，治泻痢，宜用面煨熟用。

[性味] 味辛，性温，无毒。

[主治] 消毒，杀鬼精物，温疟蛊毒，气劣气不足，肌肤寒冷，

引药之精。(《名医别录》)

治心腹一切气，膀胱冷痛，呕逆反胃，霍乱泄泻痢疾，健脾消食，安胎。(《日华子诸家本草》)

治九种心痛，积年冷气，痃癖癥块胀痛，壅气上冲，烦闷消瘦，妇女瘀血痛证，将其研末用酒送服。(甄权)

散滞气，调诸气，和胃气，泄肺气。(张元素)

行肝经气。煨熟，可实大肠。(朱震亨)

治冲脉为病，逆气里急，主小便不利。(王好古)

[发明] 陶弘景说，青木香，大秦国人用来治疗毒肿、消恶气，有效。经常用它煮汁沐浴对身体有益。

寇宗奭说，木香专泄决胸腹间滞塞冷气，其他的则次之。木香与橘皮、肉豆蔻、生姜相佐使绝佳，效果更快。

李时珍说，木香为三焦气分之药，能升降诸气。诸气膹郁，皆属于肺，所以上焦气滞用之，是金郁则泄。中气不运，皆属于脾，所以中焦气滞用木香，是因脾胃喜芳香。大肠气滞则后重，膀胱气不化则癃闭淋漓，肝气郁滞则为痛，所以下焦气滞也适宜使用，取“塞者通之”的原则。

【百草堂】

中医记载，木香味辛、苦而温。入脾、大肠、三焦经，为临床常用的行气之药，且有治痢之功，在临床以木香为主，配马齿苋、白芍、黄连，作为治疗痢疾的长效方。

木香可散郁结，直达肠胃，使气滞宣通，气和则病已。根据药理实验研究，木香对伤寒杆菌、痢疾杆菌、大肠杆菌及多种真菌有一定的抑制作用，马齿苋清热解毒，白芍止痛止痢，黄连祛湿清热，凉血解毒而止大便脓血。四药合用，具有清热解毒，治泻除痢之特效。凡肠胃湿热积滞所致的痢疾，用木香配伍，尤为适宜。

木香生食可行气，煨食可治痢，但木香辛香而散，苦温而燥，血虚有热及阴虚火旺者不宜服用。

对症下药

病症	配方	功效
胃气闷胀，不思饮食	青木香丸：青木香、诃子皮各二十两，捣烂筛过，加糖和成梧子大的丸子，每次空腹服三十丸。热盛者用牛乳送服，寒盛者用酒送服	散郁结，通肠胃，解胃气闷胀
心气刺痛	青木香一两，皂角（炙）一两，共研为末，调糊做成梧桐子大的丸子，每次服五十丸，用白开水送下	行气止痛
气滞腰痛	青木香、乳香各二钱，酒浸，饭上蒸，均以酒调服	气滞宣通，行气止痛
一切痢疾	木香一块（方圆一寸），黄连半两，用水半升同煎干。将黄连去掉，单取木香，切成薄片，焙干后研为末，分三次服。第一服用橘皮汤送下，第二服用米汤送下，第三服用甘草汤送下	祛湿清热，解毒止痢

薯蓣

产地分布：原产山西平遥、介休，现分布于我国华北、西北及长江流域各省区。

成熟周期：花期 6–8 月，果期 8–10 月。

形态特征：多年生草本植物，茎蔓生，常带紫色，块根圆柱形，叶子对生，卵形或椭圆形，花乳白色，雌雄异株。

功　　效：健脾益胃，助消化，滋肾益精，益肺止咳，降低血糖，延年益寿。

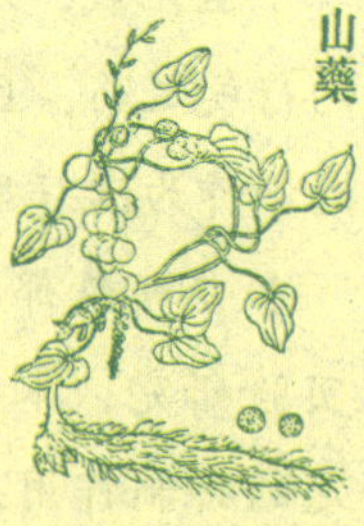

【原文】

薯蓣，味甘，温。主伤中，补虚羸，除寒热邪气。补中，益气力，长肌肉。久服耳目聪明，轻身，不饥，延年。一名山芋。生山谷。

【译文】

薯蓣，味甘，性温。主治脏腑之气受损，能补体虚羸弱，并能祛除寒热邪气。具有修补内脏，增加气力，使肌肉增长的功效。长期服用能够使人耳聪目明，身体轻巧，没有饥饿感，益寿抗衰。又叫作山芋。生长于山中的深谷处。

【百草堂】

相传很久以前，有两个国家发生了战争。兵败一方逃进了一座大山。山下则被敌军重重包围。

兵败一方在山中被困将近一年，内无粮草，外无救兵，然而他们不但没有被饿死，反而兵强马壮。原来山中到处长着一种草，这种草夏天开白色或淡绿色的花，地下的根茎呈圆柱状或棒状。士兵们在山中以它充饥，而马就吃树叶和这种草的藤叶。将近一年时间，兵败一方在山中休整了濒于溃散的军队，喂壮了疲劳待毙的马匹。一天夜里，趁敌军不备，黑夜杀下山去，大获全胜，夺回了失去的国土。

为了记住这种草，大家给它起了一个名字，叫作“山遇”，意思是说刚好在山里正缺粮的时候遇到了它。

之后，“山遇”就被人们逐渐食用了，后来渐渐被写作“山芋”。在食用中人们慢慢发现，它不仅能当作粮食，而且有健脾胃、补肺肾的功效，吃了它可以治疗脾虚泄泻等症，于是就将“山芋”改名为山药了。

对症下药

病症	配方	功效
痰风喘急	用生薯蓣（捣烂）半碗，加甘蔗汁半碗，和匀，一次饮服	益肺止咳
脾胃虚弱，不思饮食	用薯蓣、白术各一两，人参七钱半，共研为末，加水和糊做成丸子，如小豆大。每服四十至五十丸，米汤送下	健脾养胃，助消化
湿热虚泄	用薯蓣、苍术等分，加饭做成丸子，米汤送服	滋肾益精
手足冻疮	有薯蓣一截，磨泥敷上	除寒气，长肌肉

薏苡仁

产地分布：主产四川、辽宁和广西。

成熟周期：夏、秋采取。

形态特征：茎直立粗壮，节间中空，基部节上生根。叶鞘光滑，与叶片间具白色薄膜状的叶舌，叶片长披针形，先端渐尖，基部稍鞘状包茎，中脉明显。颖果成熟时，外面的总苞坚硬，呈椭圆形。种皮红色或淡黄色，种仁卵形。

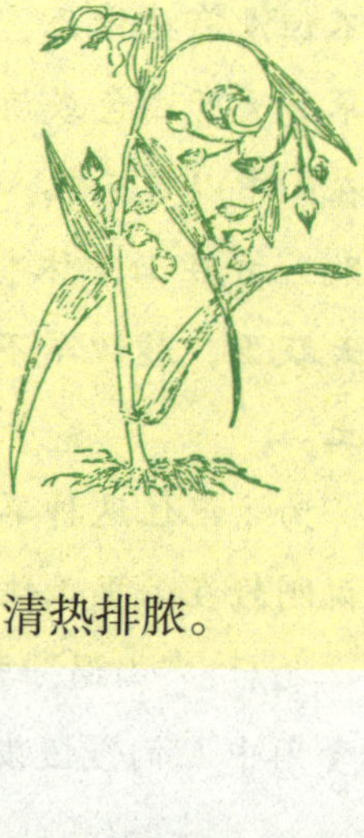

苡薏

功　　效：利水消肿，健脾去湿，舒筋除痹，清热排脓。

【原文】

薏苡仁，味甘，微寒。主筋急拘挛，不可屈伸，风湿痹，下气；久服轻身益气。其根，下三虫。一名解蠡。生平泽及田野。

【译文】

薏苡仁，味甘，性微寒。主治筋拘挛急紧，不能屈伸的风湿痹痛；具有使湿气下行的作用。长期服用能使身体轻巧，补益气血。它的根能驱除蛔虫、赤虫、蛲虫等寄生虫。又被称为解蠡。生长于水草丛杂的平地及田野之中。

【集解】

苏颂说，薏苡到处都有，春天生苗茎，高三四尺。叶像黍叶，开红白色花，作穗，五六月结实，为青白色，形如珠子而稍长，所以称为薏珠子。小孩常用线将珠穿成串当玩具。九月、十月采其实。

李时珍说，薏苡二三月间老根生苗，叶子像初生的芭茅。五六月间抽出茎秆，开花结实。薏苡有两种。一种粘牙，实尖而壳薄，是薏苡，其米白色像糯米，可以用来煮粥、做饭及磨成面食用，也可以和米一起酿酒。还有一种实圆壳厚而坚硬的，是菩提子，其很少，但可以将它穿成念经的佛珠。它们的根都是白色，大小如汤匙柄，根须相互交结，味甜。

薏苡仁

［修治］雷敩说，使用时，每一两加糯米一两，同炒熟，去糯米用。

也有的用盐汤煮过用。

[主治] 除筋骨麻木，利肠胃，消水肿，使人开胃。(《名医别录》)

煮饭或做面食，可充饥。用它煮粥喝，能解渴，杀蛔虫。(陈藏器)

治肺痿、肺气，消脓血，止咳嗽流涕、气喘。将它煎服，能解毒肿。(甄权)

可治干湿脚气。(孟诜)

健脾益胃，补肺清热，祛风胜湿。做饭食，治冷气。煎饮，利小便热淋。(李时珍)

叶 [主治] 煎水饮，味道清香，益中空膈。

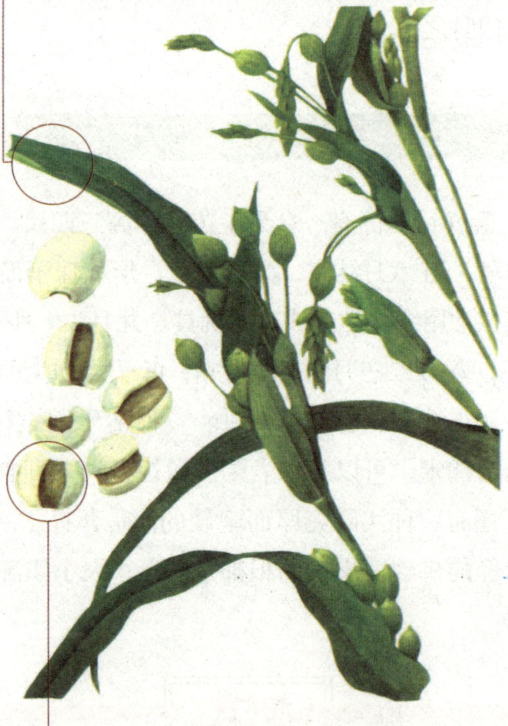

仁 [性味] 味甘，性微寒，无毒。

[主治] 主筋急拘挛、不能屈伸，风湿久痹，可降气。

[发明] 李时珍说，薏苡仁属土，为阳明经的药物，所以能健脾益胃。虚则补其母，所以肺痿、肺痈用之。筋骨之病，以治阳明为本，所以拘挛急风痹者用之。土能胜水除湿，所以泻痢水肿用它。

薏苡根

[性味] 味甘，性微寒。无毒。

[主治] 煮汁糜服，很香，驱蛔虫。（陶弘景）

煮服，可堕胎。（陈藏器）

治疗心急腹胀，胸胁痛，将薏苡根锉破后煮成浓汁服下三升即可。（苏颂）

捣汁和酒服用，能治黄疸。（李时珍）

薏苡叶

[主治] 煎水饮，味道清香，益中空膈。（苏颂）

暑天煎服，能暖胃益气血。初生小儿用薏苡叶来洗浴，有益。（李时珍）

【百草堂】

相传，薏苡仁原产于我国和东南亚等国。它作为宫廷的膳食之一，药用已有两千多年的历史。据《后汉书·马援传》记载：东汉大将军马援在交趾（相当于今广东、广西大部，越南北部和中部）作战时，因南方山林湿热蒸郁、瘴气流行，便经常食用薏苡仁，发现这种食物不仅能轻身，还能破除瘴疟之气。在马援平定南疆胜利归来时，装了一车薏苡仁，作为种子以引种栽培。却不料此举被一些居心叵测之人所用，反诬他搜刮了民间大量珠宝。为此，马援气愤地当众将这一车薏苡仁倒入漓江，谣言顿时不攻自破。当地人民热爱这位廉洁奉公的将领，便将漓江边的山取名为“伏波山”，而这薏苡仁也有了“薏珠子”的美称。

对症下药

病症	配方	功效
风湿身疼	麻黄杏仁薏苡仁汤：麻黄三两，杏仁二十枚，甘草、薏苡仁各一两，加水四升，煮成二升，分两次服	祛风胜湿
水肿喘急	郁李仁三两，研细，以水滤汁，煮薏苡仁饭，一天吃两次	消水肿，平喘
消渴饮水	用薏苡仁煮粥食用	解渴
肺痿咳吐脓血	薏苡仁十两，捣破，加水三升煎成一升，加酒少许服下	补肺清热，排脓止咳

泽泻

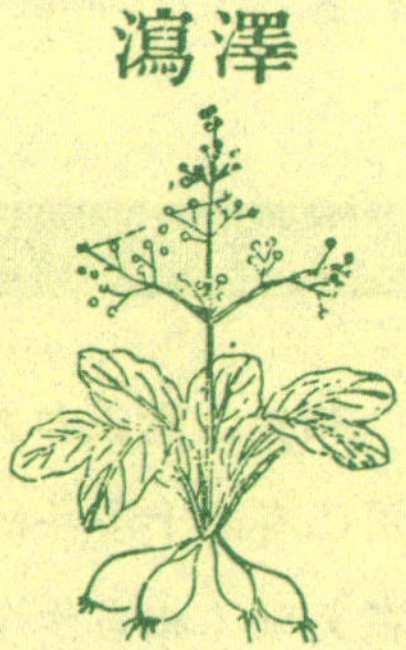

产地分布：主产黑龙江、吉林、辽宁、内蒙古、河北、山西等地。

成熟周期：3–4 月采收。

形态特征：沉水叶条形或披针形；挺水叶宽披针形、椭圆形至卵形。地下茎球形或卵圆形，密生多数须根。单生叶，数片单生基部，叶片椭圆形。花丛自叶丛中生出，为大型轮生状的同锥花序，小花梗长短不一。

功　　效：利小便，清湿热。

【原文】

泽泻，味甘，寒。主风寒湿痹，乳难，消水，养五脏，益气力，肥健。久服耳目聪明，不饥，延年，轻身，面生光，能行水上。一名水泻，一名芒芋，一名鹄泻，生池泽。

【译文】

泽泻，味甘，性寒。主治风寒湿痹，分娩困难，消除水液，补养心、肝、脾、肺、肾五脏，增加气力，强健体魄。长期服用能够使人耳聪目明，没有饥饿感，延年益寿，身体轻巧，容光焕发，免受水湿之气侵害。又叫作水泻、芒芋、鹄泻。生长于沟渠沼泽等水草丛生处。

【集解】

《名医别录》载，泽泻生于汝南沼泽地，五月采叶，八月采根，九月采实，阴干。

陶弘景说，泽泻易坏、易遭虫蛀，必须密封保存。

苏颂说，现在山东、河、陕、江、淮都有泽泻，以汉中产的为佳。泽泻春天生苗，多生长在浅水中。叶像牛舌，独茎而长。秋天开白花，成一丛丛的像谷精草。秋末采根，晒干。

泽泻根

[修治] 雷敩说，泽泻不计多少，细锉，用酒浸一夜，取出晒干，任用。

[性味] 味甘，性寒，无毒。

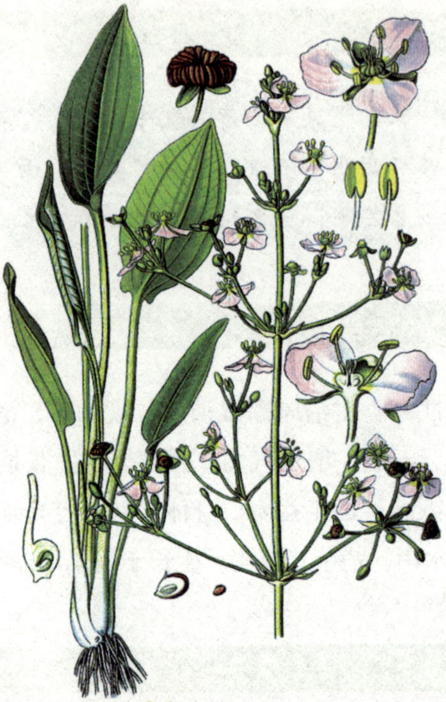

根 [性味] 味甘，性寒，无毒。
[主治] 主风寒湿痹，乳汁不通，能养五脏，益气力。

王好古说，泽泻属阴中微阳，入足太阳、少阴经。

扁鹊说，多服，伤人眼。

徐之才说，畏海蛤、文蛤。

[主治] 补虚损五劳，除五脏痞满，起阴气，止泄精、消渴、淋沥，逐膀胱三焦停水。(《名医别录》)

主肾虚遗精、滑精，治五淋，利膀胱热，能宣通水道。(甄权)

主头眩耳虚鸣，筋骨挛缩，通小肠，止尿血，主难产，补女人血海，令人有子。(《日华子诸家本草》)

入肾经，去旧水，养新水，利小便，消肿胀，能渗泄止渴。(张元素)

利水，治心下水痞。（李杲）

渗湿热，行痰饮，止呕吐泻痢，疝痛脚气。（李时珍）

[发明] 张元素说，泽泻是除湿的圣药，入肾经，治小便淋沥，去阴部潮湿。无此疾服之，令人目盲。

【百草堂】

作为中药的重要药材之一，历代医家对泽泻的功效都有过论述。《本经》把泽泻列为上品，称其味甘性寒，主治风寒湿痹，乳难，消水，养五脏，益气力，肥健。唐代如《药性论》《日华子诸家本草》《开宝本草》均言其具补虚损五劳。宋代苏颂《图经本草》为代表的医家却根据仲景五苓散、泽泻汤的立方之意，把泽泻定为行利停水，最为要药。明代李时珍写《本草纲目》时，注意到了泽泻能够治疗头重目昏耳鸣，他认为泽泻能祛除脾胃湿热，湿去热消，土令得运，清气上行而发挥它养五脏、益气力之效。清朝汪昂在《本草备要》中承时珍说，同时在诠释六味地黄丸时说："六味丸有熟地之湿，丹皮之凉，山药之涩，茯苓之渗，山萸之收，泽泻之泻，补肾而兼补脾，有补而必有泻，相和相济，以成平补之功，乃平淡之神奇。"六味地黄丸组方配伍"三补三泻"论沿用至今。

对症下药

病症	配方	功效
湿热	五苓散：泽泻同白茯苓、白术、猪苓、肉桂	祛除脾胃湿热
小儿行语迟、肾阴虚	都气汤：泽泻同山药、山茱萸、白茯苓、牡丹皮、生地黄、北五味子	补肾真阴，补益心脾
饮痰咳嗽	泽泻同白茯苓、建兰叶、猪苓	止咳化痰
水湿肿胀	白术、泽泻各一两，研末，每次用茯苓汤送服三钱	利水消肿

远志

产地分布：泰山及冤句的川谷中。

成熟周期：春、秋二季采挖。

形态特征：呈圆柱形，有较密并深陷的横皱纹、纵皱纹及裂纹，略呈结节状。

功　　效：安神益智，祛痰，消肿。

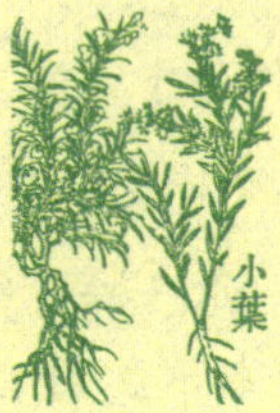

【原文】

远志，味苦，温。主咳逆伤中，补不足，除邪气，利九窍，益智慧，耳目聪明，不忘，强志，倍力。久服轻身不老。叶名小草，一名棘菀，一名葽绕，一名细草。生川谷。

【译文】

远志，味苦，性温。主治咳嗽气逆，能补气虚不足，祛除邪气；通利九窍，增益智慧，使人耳聪目明，过目不忘，增强记忆力，增加体力。长期服用能够使身体轻捷、抗击衰老。叶的名字叫小草。远志又被称为棘菀、葽绕、细草。生长于川泽河谷地带。

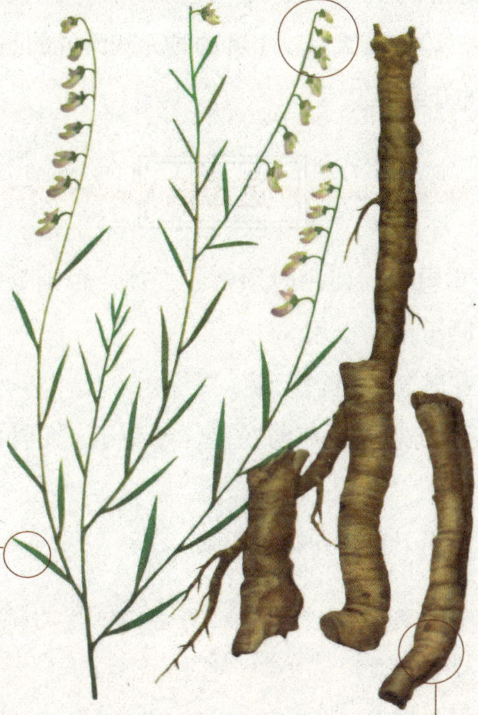
花[性味]味苦，性温，无毒。
[主治]治肾积，奔豚气。
叶[性味]味苦，性温，无毒。
[主治]能益精补阴气，止虚损梦泄。
根[性味]味苦，性温，无毒。
[主治]主咳逆伤中，补虚，除邪气。

【集解】

《名医别录》载，远志生长在泰山及冤句的川谷中，四月采根、叶阴干使用。

陶弘景说，现在此药从彭城北兰陵来。用的时候去心取皮，一斤只能得到三两。小草像麻黄而色青。

马志说，远志的茎叶像大青但小些。

李时珍说，远志有大叶、小叶两种。陶氏说的是小叶，马氏说的是大叶，大叶的开红花。

远志根

[修治] 雷敩说，使用时须将心去掉，否则令人烦闷。用甘草汤浸泡一夜，晒干或焙干用。

[性味] 味苦，性温，无毒。

徐之才说，远志、小草与茯苓、冬葵子、龙骨配伍使用，效果好。畏珍珠、藜芦、蜚蠊、齐蛤。

苏恭说，药录下卷有齐蛤的记载。

[主治] 利丈夫，定心气，止惊悸，益精。去心下膈气，皮肤中热，面目黄。(《名医别录》)

煎汁饮用，杀天雄、附子、乌头的毒。(徐之才)

治健忘，安魂魄，使人头脑清醒，还可补肾壮阳。(甄权)

生肌，强筋骨，治妇人血瘀所致口噤失音，小儿客忤。(《日华子诸家本草》)

治肾积奔豚气。(王好古)

治一切痈疽。(李时珍)

远志叶

[主治] 能益精补阴气，止虚损梦泄。(《名医别录》)

[发明] 王好古说，远志是肾经气分的药物。

李时珍说，远志入足少阴肾经，不是心经药。它的作用主要是安神、定志、益精，治健忘。精与志都是肾经所藏。肾精不足，则志气衰，不能上通于心，所以迷惑健忘。

【百草堂】

远志为远志科多年生草本植物，根和茎入药，别名“小草”。远志之所以又叫小草，据南宋刘义庆《世说新语》载，东晋大臣谢安，开始隐居东山不出，大有志向远大，超然世外的意味，然而他后来却又下山做了桓温的司马官。

当时有人给桓温送了不少中药，其中有远志，桓温就问谢安，这种（指远志）药又叫小草，为什么一样药又叫两个名字呢？在场的郝隆立即回答说：“处则为远志，出则为小草。”以诙谐反喻的语言讥笑谢安。

对症下药

病症	配方	功效
惊症、心神不安	远志同茯神、人参、生地、枣仁、丹砂。	镇心定惊
脾虚健忘	归脾汤：远志同木香、归身、枣仁、人参、白术、茯神、甘草、圆肉。	健脾养心，增强记忆力
心虚、神不守舍	远志同人参、枣仁、柏仁、麦冬、五味、归身、茯神、茯苓、益智、生地、甘草、沉香。	补气安神

龙胆

产地分布：多产于西南高山地区。

成熟周期：二月、八月、十一月、十二月采根阴干。

形态特征：多年生草本植物，暗绿色稍带紫色，圆柱状根，根稍肉质，土黄色或黄白色。

功　　效：清热燥湿，泻肝胆火。

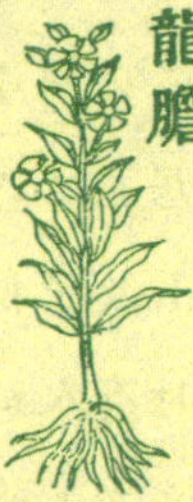

【原文】

龙胆，味苦涩。主骨间寒热，惊痫邪气，续绝伤，定五脏，杀蛊毒。久服益智不忘，轻身耐老。一名陵游。生山谷。

【译文】

龙胆，味苦、涩。主治病入骨间的寒热，惊痫邪气，能够接续极度损伤，安定五脏，杀灭蛊毒。长期服用可益智强心、增强记忆力，使身体轻捷，延缓衰老。又叫作陵游。生长于山中的深谷处。

【集解】

《名医别录》载，龙胆生长在齐朐山谷及冤句，二月、八月、十一月、十二月采根阴干。

陶弘景说，现在以产自吴兴的为好。它的根形像牛膝，味道很苦。

苏颂说，龙胆的老根是黄白色，地下可抽根十余条，像牛膝而短。其直上生苗，高一尺多；四月生叶如嫩蒜，细茎如小竹枝；七月开花，如牵牛花，呈铃铎状，为青碧色；冬后结子，苗便枯萎，俗称草龙胆。还有一种山龙胆，味苦涩，其叶经霜雪不凋。民间用它来治四肢疼痛。这是与龙胆同类的另一品种，采摘无时。

龙胆根

[修治] 雷敩说，采得龙胆后阴干。要用的时候，用铜刀切去须、土、头，锉细，入甘草汤中浸一夜，漉出，晒干用。

[性味] 味苦、涩，性大寒，无毒。

雷敩说，空腹服用，令人小便不禁。

徐之才说，与贯众、小豆相使，恶地黄、防葵。

[主治] 除胃中伏热，时气温热，治热泄下痢，去肠中小虫，能益肝胆气，止惊惕。久服益智不忘，轻身耐老。(《名医别录》)

治小儿壮热骨热，惊痫入心，时疾热黄，痈肿口疮。(甄权)

主客忤疳气，热病狂语，明目止烦，治疥疮。(《日华子诸家本草》)

去目中黄及目赤肿胀疼痛，瘀肉高起，痛不可忍。(张元素)

退肝经邪热，除下焦湿热之肿，泻膀胱火。(李杲)

疗咽喉痛，风热盗汗。(李时珍)

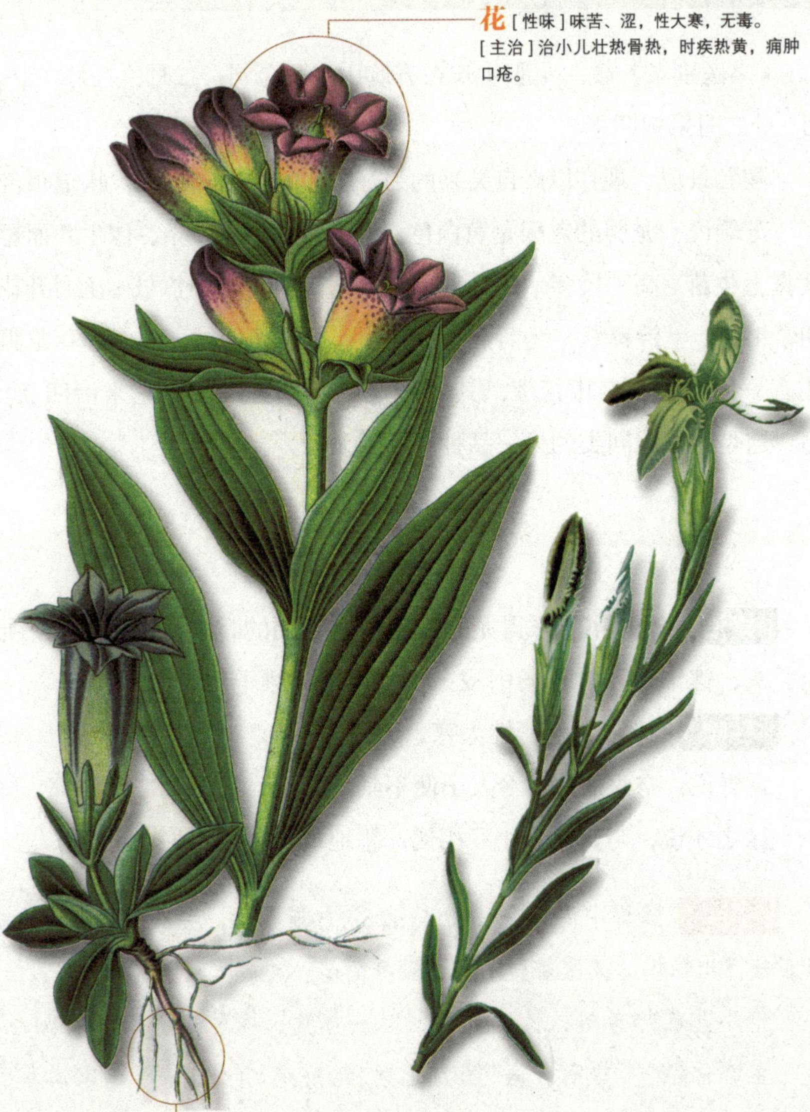
花 [性味] 味苦、涩，性大寒，无毒。
[主治] 治小儿壮热骨热，时疾热黄，痈肿口疮。
根 [性味] 味苦、涩，性大寒，无毒。
[主治] 主骨间寒热，惊痫邪气，续绝伤。

[发明] 张元素说，龙胆味苦性寒，气味俱厚，沉而降，属阴，为足厥阴、少阳经气分药。它的功用有四：一是除下部风湿，二是除下部湿热，三是止脐下至足肿痛，四是治寒湿脚气。龙胆下行的作用与防己相同；如用酒浸过则能上行；外行以柴胡为主，龙胆为使。龙胆是治眼疾必用的药物。

李时珍说，相火寄在肝胆，有泻无补，所以龙胆之益肝胆气，正是因其能泻肝胆的邪热。但是，龙胆大苦大寒，过多服用恐伤胃中生发之气，反而会助火邪，这和长期服用黄连反而从火化的道理一样。《名医别录》中久服龙胆轻身的说法，恐怕不足信。

【百草堂】

龙胆是一味苦寒的中药，清代医学家江笔花将龙胆列为凉肝猛将。它的苦味就像苦胆，就连黄连也要逊色三分。唐代李珣就曾经在他的诗中写道："尝胆不苦味若饴"，就是说，在品尝了龙胆以后再吃苦胆，苦胆的味道就像饴糖一样甘甜了。就是因为龙胆的大苦大寒，"过服恐伤胃中生发之气"（《本草纲目》），所以《神农本草经》中的"久服益智不忘，轻身耐老"的观点并不被医学界所认同。

作为中药龙胆虽然很苦，可它的花却是山花中的一绝，是我国特有的高山花卉。"深居高山人难见"，也正因如此，龙胆花天生便具有了一种优雅脱俗的美。宋代苏颂在《本草图经》中说："四月生叶如嫩蒜，细茎如竹枝，七月开花，如牵牛花，做铃铎状。"因其叶如龙葵，味似苦胆，所以被命名为龙胆。

对症下药

病症	配方	功效
伤寒发狂	将草龙胆研细，加入鸡蛋清、蜂蜜，化凉开水服二钱	泻肝定惊
四肢疼痛	将山龙胆根切细，用生姜汁浸泡一夜以去其性，然后焙干，捣为末，水煎一钱匕，温服	祛除寒热、止痛通络
蛔虫攻心，刺痛，吐清水	龙胆一两，去头锉碎，加水二盏，煮至一盏，头天晚上禁食，第二天清晨将药一次服完	定五脏，杀蛊毒
一切盗汗	龙胆草研末，每次服一钱，加猪胆汁两三滴，入温酒少许调服	滋阴补益，清虚劳之热
咽喉热痛	龙胆磨水服	散热止痛

细辛

产地分布：南起云南，北至陕西、吉林、黑龙江，西至西藏。

成熟周期：5–7 月采挖。

形态特征：多年生草本植物，有细长芳香的根状茎。花单生叶腋，贴近地面，常紫色，钟形。

功　　效：祛风散寒，通窍止痛，温肺化饮。

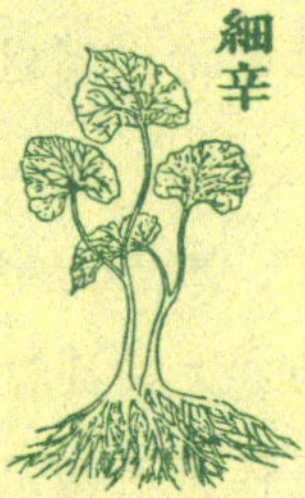

【原文】

细辛，味辛，温。主咳逆，头痛脑动，百节拘挛，风湿痹痛，死肌。久服明目，利九窍，轻身长年。一名小辛。生山谷。

【译文】

细辛，味辛，性温。主治咳嗽气逆，头痛眩晕，全身关节拘挛抽搐，风湿痹痛，肌肉坏死。长期服用能明目，通利九窍，使人身体轻巧，延年益寿。又叫作小辛。生长于山中的深谷处。

【集解】

《名医别录》载，细辛生于华阴山谷，二月、八月采根阴干。

陶弘景说，现在用东阳临海所产的也较好，但味辛烈不及华阴、高丽所产。用的时候要去头、节。

李时珍说，按沈括《梦溪笔谈》所说，细辛出自华山，极细而直，柔韧，深紫色，味极辛，嚼之习习如椒而更甚于椒。《博物志》上说杜衡乱细辛，自古已然。大抵能乱细辛的，不止杜衡，应从根苗、色味几方面来仔细辨别。叶像小葵，柔茎细根，直而色紫，味极辛的是细辛。叶像马蹄，茎微粗，根弯曲而呈黄白色，味也辛的是杜衡。杜衡干则作团，又叫作马蹄香。一茎直上，茎端生叶如伞形，根像细辛，微粗直而呈黄白色，味辛微苦的是鬼督邮。像鬼督邮而色黑的是及己。叶像小桑，根像细辛，微粗长而呈黄色，味辛而有臊气的是徐长卿。叶像柳而根像细辛，粗长呈黄白色而味苦的是白薇。像白薇而白直，味甘的是白前。

细辛根

[修治] 雷敩说：凡使细辛，切去头、土，用瓜水浸一夜，晒干用。必须将双叶的拣去。

花 [性味] 味辛，性温，无毒。
[主治] 治头痛脑动，风湿痹痛，死肌。

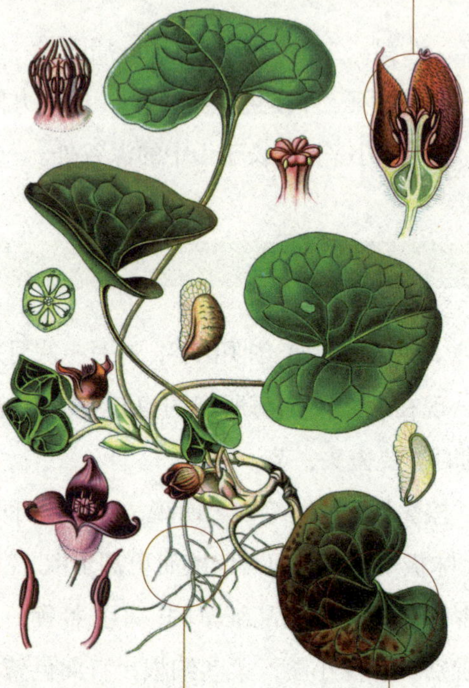

根 [性味] 味辛，性温，无毒。
[主治] 治咳逆上气。

叶 [性味] 味辛，性温，无毒。
[主治] 润肝燥，治督脉为病，脊强而厥。

[性味] 味辛，性温，无毒。

徐之才说：与曾青、枣根相使。与当归、芍药、白芷、川芎、丹皮、藁本、甘草同用，治妇科疾病；与决明子、鲤鱼胆、青羊肝同用，治目痛。细辛恶黄芪、狼毒、山茱萸。忌生菜、狸肉。畏消石、滑石。反藜芦。

[主治] 能温中下气，破痰利水道，开胸中滞结，除喉痹、鼻息肉，治鼻不闻香臭，风痫癫疾，下乳结，治汗不出，血不行，能安五脏，

益肝胆，通精气。(《名医别录》)

添胆气，治咳嗽，去皮风湿痒，疗见风流泪，除齿痛，血闭，妇人血沥腰痛。(甄权)

含之，能去口臭。(陶弘景)

润肝燥，治督脉为病，脊强而厥。(王好古)

治口舌生疮，大便燥结，起目中倒睫。(李时珍)

[发明] 寇宗奭说，治头面风痛，不可缺少细辛。

张元素说，细辛性温，味大辛，气厚于味，属阳，主升，入足厥阴、少阴经血分，是手少阴引经之药。

李时珍说，气厚者能发热，为阳中之阳。辛温能散，所以各种风寒、风湿、头痛、痰饮、胸中滞气、惊痫者，适宜使用。口疮、喉痹、齿痛等病用细辛，取其能散浮热，则火郁亦能发之。辛能泄肺，所以风寒咳嗽上气者也能用。辛能补肝，所以胆气不足，惊痫，眼目等疾病，宜用。辛能润燥，所以能通少阴经及耳窍，便涩的人宜用。

【百草堂】

细辛的药用部位是根部，于初春二月或仲秋八月采集。

《本草纲目》引《本草别说》:“细辛若单用末，不可过一钱。”并在细辛条附方项的治“虚寒呕哕，饮食不下”方中说:“细辛去叶半两，丁香二钱半，为末。每服一钱(其中实含细辛三分之二钱)，柿蒂汤下。”

而对于现代中青年妇女的多发病偏头痛而言，细辛是一味相当不错的中药，偏头痛时，将事先准备好的细辛含在口中，每日两次，直至痊愈，复发率低。

对症下药

病症	配方	功效
女子子宫冷不孕	细辛同川芎、当归、白芍、牡丹皮、藁本、甘草、白薇	暖宫
咳逆上气及筋骨疼痛	细辛同五味子、白芍、甘草、肉桂、炮姜、黄芪、苏梗	清热泄肺，解毒止痛
风湿痛	细辛同白芍、甘草、桂枝、木通、当归身。	去湿解痛
虚寒呕哕饮食不下	细辛去叶半两，丁香二钱半，共研为末，每次用柿蒂汤送服一钱。	益肝胆，助消化

石斛

产地分布： 主产于四川。

成熟周期： 花期约20天。

形态特征： 茎丛生，直立，上部略呈回折状，黄绿色，具槽纹。叶近革质，短圆形。总状花序，花大、白色，顶端淡紫色。落叶期开花。

功　　效： 益胃生津，养肝明目，强筋健骨。

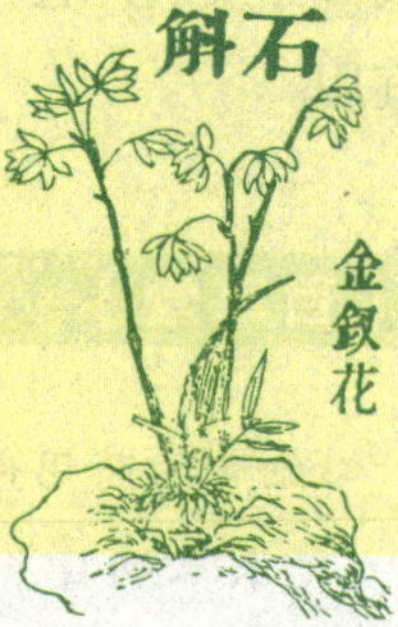

【原文】

石斛，味甘，平。主伤中；除痹，下气，补五脏虚劳，羸瘦，强阴。久服厚肠胃，轻身延年。一名林兰，生山谷。

【译文】

石斛，味甘，性平。主治中气损伤，祛除风痹，使胸膈之气下沉，又补五脏虚劳损伤、身体羸弱消瘦，使阴液强盛。长期服用可增强肠胃功能，身体轻巧，延年益寿。又叫作林兰，生长于山中的深谷处。

【集解】

《名医别录》说，石斛生长在六安山谷水旁的石上。七八月采茎，阴干。

经年不死，俗称千年润。

李时珍说，石斛丛生于石上，根纠结在一起。干的色白柔软。它的茎叶生的时候为青色，干后变为黄色。石斛开红色的花，节上生根须。人们也将它折下，用砂石栽种，或用物盛装挂在屋下，频浇水，经年不死，所以叫千年润。石斛短而茎中实，木斛长而茎中虚，很容易分别。石斛到处都有，以四川产的为好。

[修治] 雷敩说，将石斛去掉根头，用酒浸泡一夜，晒干，用酥拌蒸，从巳时至酉时，再徐徐焙干，用入补药有效。

李时珍说，味甘、淡、微咸。

徐之才说，与陆英相使，恶凝水石、巴豆，畏雷丸、僵蚕。

[主治] 补虚损，平胃气，长肌肉，逐皮肤邪热痱气，疗脚膝疼痛、冷痹、软弱，定志除惊，轻身延年。(《名医别录》)

益气除热，治男子腰脚软弱，健阳，逐皮肌风痹，骨中久冷，补肾益力。(甄权)

壮筋骨，暖肾脏，益智清气。(《日华子诸家本草》)

治发热自汗，痈疽排脓内塞。(李时珍)

[发明] 寇宗奭说，石斛治胃中虚热效果好。

李时珍说，石斛性平，味甘、淡、微咸，属阴中之阳，主降，是足太阴脾、足少阴右肾的药。

深师说，男子阴囊潮湿精少，小便余沥的，宜加用石斛。一法：用石斛二钱，加生姜一片，水煎代茶饮，能清肺补脾。

【百草堂】

相传南极仙翁为玉皇大帝的大将青龙和王母娘娘的侍女金凤所生。两人为了自由和爱情，不顾冒犯天规，毅然下凡到人间，隐居于寿仙谷，后来生下了南极仙翁。

南极仙翁自幼吸收谷中之灵气，聪慧过人，超凡脱俗，而又心地善良，长大后精通医术，常不畏艰险，腰系缆绳，飞渡百丈深谷，采集悬崖上饱浴云雾雨露之滋润、受天地之灵气、吸日月之精华的石斛，并且用它来治病救人、祛瘟辟邪，为民造福。因广积善德，千年之后，羽化成仙，被玉帝册封为主管人间健康长寿的老寿星——南极仙翁。

寿仙谷一带的百姓历来长寿，不知是否与吃了南极仙翁采摘的石斛有关呢？

对症下药

病症	配方	功效
五脏虚劳、阴虚	石斛同麦冬、五味子、人参、白芍、甘草、枸杞子、牛膝、杜仲	理伤中、补虚劳、强阴益精
胃热四肢软弱	石斛同麦冬、白茯苓、陈皮、甘草	健肠胃、强身体
口干舌燥，腿脚发软	石斛专一味，夏月代茶	生津润喉，健足力

巴戟天

产地分布：主产广东、广西。

成熟周期：花期 4–6 月，果期 7–11 月。

形态特征：根呈扁圆柱形，略弯曲。表面灰黄色或暗灰色，具纵纹及横裂纹。

功　　效：补肾阳，强筋骨，祛风湿。

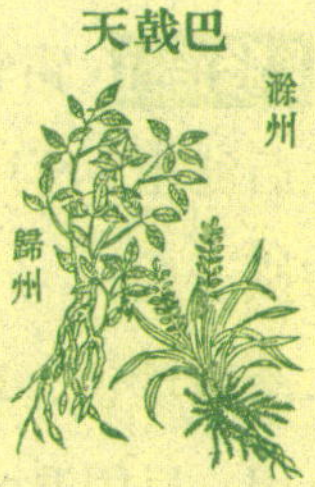

【原文】

巴戟天，味辛，微温。主大风邪气，阴痿不起，强筋骨，安五脏，补中，增志，益气。生山谷。

【译文】

巴戟天，味辛，性微温。主治严重的风邪症，阳痿不举，强筋健骨。能安定五脏，补中益气，增强记忆力。生长于山中的深谷处。

【集解】

《名医别录》载，巴戟天长在巴郡以及下邳的山谷中，二月、八月采根阴干用。

陶弘景说，现在也用建平、宜都所产的，根形如牡丹而细，外红里黑，用时打去心。

苏恭说，巴戟天的苗俗称三蔓草。叶似茗，冬天也不枯萎。根如连珠，老根为青色，嫩根为白紫色，一样使用，以连珠多肉厚的为好。

巴戟天根

[修治] 雷敩说，凡是使用巴戟天，必须先用枸杞子汤浸泡一夜，泡软后滤出，再用酒浸泡一伏时，滤出，同菊花熬至焦黄，去掉菊花，用布拭干用。

李时珍说，现在的制法是，用酒浸泡一夜，锉碎焙干后入药。如果急用，只用温水浸软去心也可。

[性味] 味辛、甘，性微温，无毒。

徐之才说，与覆盆子相使，恶雷丸、丹参、朝生。

[主治] 疗头面游风，小腹及阴部疼痛。能补五劳，益精，助阳利男子。(《名医别录》)

治男子梦遗滑精，强阴下气，疗麻风。(甄权)

治一切风证，疗水肿。(《日华子诸家本草》)

《仙经》中用巴戟天来治脚气，去风疾，补血海。(李时珍)

[发明] 王好古说：巴戟天，是肾经血分药。

甄权说：病人虚损，宜加量使用巴戟天。

【百草堂】

巴戟天具有补肾助阳、祛风除湿的功效，用于阳痿、冷痛、腰膝痹弱等症。

用巴戟天、牛膝、石斛、羌活、当归、生姜、酒配置而成的巴戟天酒具有补肾壮阳、活血通经、舒筋、利关节的功效，历来被列为养生佳品。

此酒内补肝肾筋骨，外祛风寒湿邪，中介活血通经，主治腹部瘀结冷痛，折伤闪挫，腰膝痹痛，足痿无力，肢节不利，四肢拘挛，肾虚阳痿。

对症下药

病症	配方	功效
阴痿	巴戟天同五味子、肉苁蓉、山茱萸、鹿茸、柏子仁、枸杞子、补骨脂	补肾阳，强筋骨
遗精	巴戟天同鹿角、柏子仁、天冬、远志、莲须、覆盆子、黄柏	补肾益精
肾阳虚衰，腰膝酸软，下肢无力	巴戟天酒：巴戟天、怀牛膝各等量。用约十倍的白酒浸泡。每次饮 1~2 小杯	补肾壮阳，强筋骨

白英

产地分布： 甘肃、陕西、山东及长江以南各省。

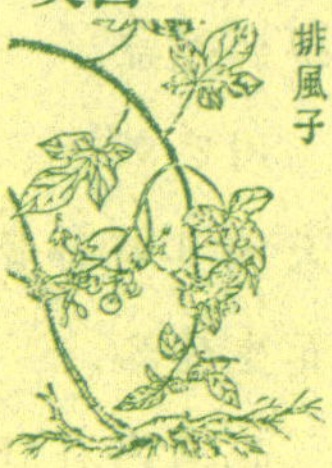

成熟周期： 花期 7–8 月，果期 9–10 月。

形态特征： 多年生草质藤本植物。茎、叶密生，被长柔毛。叶多为琴形，叶柄长约 3 厘米。圆锥花序顶生或腋外生，花疏生，花冠蓝色或白色。浆果球形，直径约 8 毫米，成熟后红色。

功　　效： 清热解毒，祛风利湿，化瘀。用于湿热黄疸，风热头痛，白带过多，风湿性关节炎。

【原文】

白英，味甘，寒。主寒热，八疸，消渴，补中益气。久服轻身延年。一名谷菜。生山谷。

【译文】

白英，味甘，性寒。主治身体的恶寒发热，八种黄疸，消渴症，具有补中益气的功效。长期服用使人身体轻巧、可益寿延年。又叫作谷菜。生长于山中深谷处。

叶[性味] 味甘，性寒。

[主治] 感冒发热，黄疸型肝炎，胆囊炎，胆石症，白带。

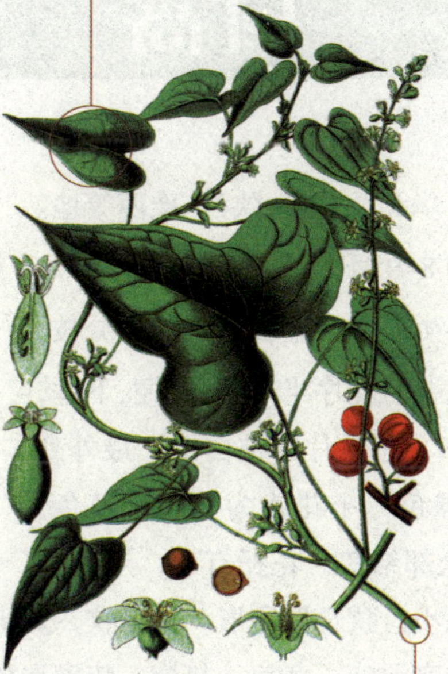

子[性味] 味甘，性寒。

[主治] 清热利湿，解毒消肿，祛风湿。

【百草堂】

白英又叫作白毛藤、毛风藤、毛葫芦、毛秀才。

白英具有清热解毒，祛风利湿，化瘀的功效。用于湿热黄疸、风热头痛、白带过多、风湿性关节炎等症。

白英花为蓝色或白色，在山坡或路旁经常可以看到它可爱的身影。

日常生活中如果遇到风热感冒，可以用等量的一枝黄花和白英一起用水煎服，据说具有不错的疗效。

白蒿

产地分布：东北、华北及甘肃、陕西、豫西等地。

成熟周期：花期8–9月，果期9–10月。

形态特征：二年生草本。茎被白毛，多分枝。单叶耳生，有柄。头状花序半球形，有梗，下垂，排成圆锥状花序，总苞片密被白毛，最外列者线形，灰黄绿色，小花皆为管状，黄色，表面有腺点，全部结实，花托有毛，毛几与小花等长。瘦果小，狭长倒卵形，具纵纹，黄褐色。

功　　效：治风寒湿痹，黄疸，热痢，疥癞恶疮和病毒感染（俗称上火）等。

白蒿

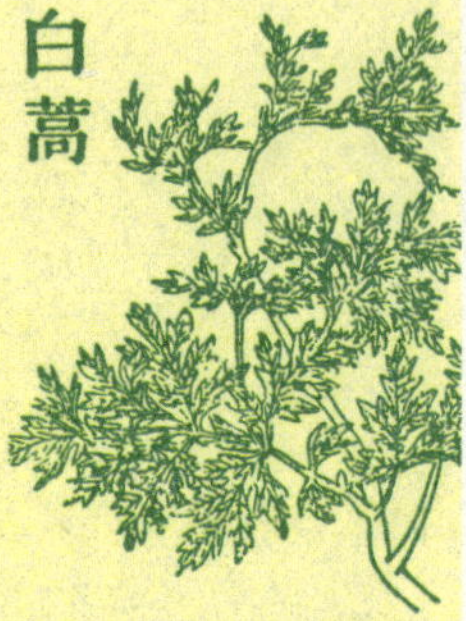

【原文】

白蒿，味甘，平。主五脏邪气，风寒湿痹，补中益气，长毛发，令黑，疗心悬，少食常饥。久服轻身，耳目聪明，不老。生川泽。

【译文】

白蒿，味甘，性平。主治五脏内的邪气，风寒湿痹之症；具有补中益气的作用；还能使人增长毛发、头发乌黑；治疗心悸不安，饭量小而常有饥饿感。长期服用使人身体轻巧，耳聪目明，延缓衰老。生长于山川沼泽。

【百草堂】

白蒿，学名茵陈蒿，别称茵陈或绵茵陈。菊科，多年生草本植物。多生于田间、地头、路边、沟边，尤其荒地里居多。

白蒿是山区里地道的野菜，生长在山坡上。常被山里人当作菜肴食用，最普遍的做法就是油炸白蒿和白蒿窝头。

油炸白蒿是先将从山上采来的白蒿用清水洗干净并控干水，然后打两个鸡蛋放到面粉里就着水和成面浆。把油烧烫，白蒿粘上面浆之后下油锅炸，直到呈现出微微金黄色就可以起锅了。白蒿窝头是将白蒿嫩茎叶去杂洗净，切碎，掺进玉米面，拌匀和好，蒸窝头。

这两种食物不仅做法简单、美味可口，而且具有防病治病的功效。因为这种被拿来当作野菜的白蒿是味中药，具有祛风除湿、利尿消肿、凉血止血、补中解毒、益肺的功效。

关于白蒿的记载，最早见于《诗经》："呦呦鹿鸣，食野之苹。"诗中所说的苹即白蒿，鹿所食的九种解毒之草，白蒿就是其中之一。

赤箭

产地分布：陈仓山谷、雍州及太山、少室山。

成熟周期：三月、四月、八月采根。

形态特征：赤箭即天麻，长圆扁稍弯，点状环纹十余圈，头顶茎基鹦哥嘴，底部疤痕似脐圆。

功　　效：定风补虚，平肝息风。

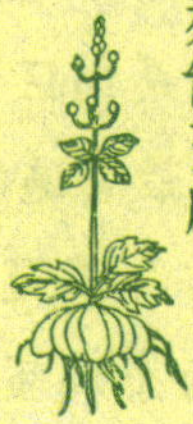

赤箭天麻

【原文】

赤箭，味辛，温。主杀鬼精物、蛊毒恶气。久服，益气力，长阴，肥健，轻身，增年。一名离母，一名鬼督邮。生川谷。

【译文】

赤箭，味辛，性温。主治鬼迷心窍、精神失常，能杀灭蛊毒恶气。长期服用能使人增长气力，增长阴液，强健身体，并能使人身轻体巧、延年益寿。又叫作离母、鬼督邮。生长于川泽河谷地带。

【集解】

《名医别录》载，赤箭生长在陈仓山谷、雍州及太山、少室山，三月、四月、八月采根晒干用。

苏恭说，赤箭属于芝类，茎似箭杆，红色，顶端开花，叶子为红色，远看就像箭上插了羽毛。它四月开花，结的果实像苦楝子，核有五六个棱，里面有白面一样的肉，被太阳晒就会枯萎。其根皮肉汁，非常像天门冬，只不过茎是空的。根下五六寸的地方，有十几个子长在周围，就像芋一样，可以生吃。

苏颂说，赤箭春天长苗，刚长出的时候像芍药，独发一茎，高三四尺，像箭杆的形状，青赤色，所以叫赤箭芝。茎中空，在茎干上部，贴着茎干长有少量的尖小叶。梢头长穗，开花结子如豆大，其子到了夏天也不脱落。其根形状如黄瓜，连生一二十枚。大的有半斤或五六两重，根皮黄白色，叫龙皮。根肉名天麻，在二月、三月、五月、八月里采。

李时珍说，在上品五芝以外，补益药物属赤箭为第一。世人被天麻的各种说法迷惑了，只知可用来治风病，实在是可惜。沈括的说法虽然正确，但天麻的根、茎都可入药用。天麻子从茎中落下，俗名还筒子。其根晒干后，肉白坚实，如羊角的颜色，叫作羊角天麻；蒸后发黄有皱纹如干瓜的，俗称酱瓜天麻，都可入药用。

雷敩说，凡用天麻时不要用御风草，这两种药物近似。只是叶、茎不同。御风草根茎上有斑点，叶背面发白有青点。用御风草就不要用天麻。如果二药合用，会使人得肠结的疾病。

[修治] 雷敩说，加工后的天麻十两，锉碎放入瓶中。取蒺藜子一镒，缓火熬焦，盖在天麻上，用三重纸封住，从晚上九时至凌晨一时，然后取出。取蒺藜炒过，方法同前，共七遍。用布擦去上面的水蒸气，劈开焙干，单独捣碎用。

李时珍说，这是用来治风痹的药，所以这样炮制。如果用来治肝经风虚，只是洗净后用湿纸包裹，放在糠火中煨熟，取出切片，用酒浸一夜，焙干用。

赤箭

[性味]《日华子诸家本草》载，味甘，性温。

王好古说，性平，味苦，为阴中阳药。

[主治] 消痈肿，下肢肿胀，寒疝便血。(《名医别录》)

天麻：主治各种风湿麻痹，四肢拘挛，小儿风痫惊气，利腰膝，强筋骨。久服益气、轻身、长年。(《开宝本草》)

治寒湿痛痹，瘫痪不遂，语多恍惚，善惊失志。(甄权)

助阳气，补五劳七伤，通血脉，开窍，服用没有禁忌。(《日华子诸家本草》)

疗眩晕头痛。治风虚眩晕头痛。(张元素)

[发明] 李杲说，肝虚不足的人，宜用天麻、川芎来补益。其功用有四：一治成人风热头痛，二疗小儿癫痫惊悸，三治各种风邪所致麻痹不仁，四治风热语言不遂。

李时珍说，天麻是肝经气分的药。《素问》上说，诸风掉眩，皆

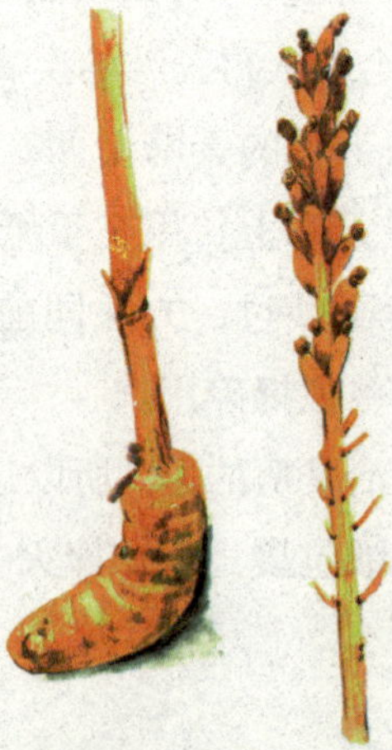

属于肝。所以天麻入厥阴经而治诸风眩晕一类的疾病。罗天益说，眼黑头眩，风虚内动，非天麻不能治。天麻乃是定风草，所以是治风的妙药。今有久服天麻引起遍身发出红疹的人，这是天麻祛风的验证。

还筒子（天麻子）

［主治］定风补虚，功效和天麻相同。（李时珍）

【百草堂】

赤箭以"其茎如箭杆",色赤而得名。在《本草纲目》里被称为"定风草",得名于"赤箭钻天,有风不动能定风,无风自动可祛风"的药谚。亦名赤箭芝、独摇芝、离母、合离草、神草、鬼督邮。后来被称为天麻，传说是因为这是天神所赐，所以就叫作"天麻"了。药农有"天麻、天麻，天生之麻，神仙播种，凡人采挖"的传说。

一株只长一个天麻的，叫独麻；一株长一窝天麻的，叫窝麻。天麻的籽很小，用肉眼根本看不见，古人说："深山天麻真是奇，神仙播种地下生,果实成熟见其踪,凡人无法能栽种。"所以称它为"神药"。

天麻作为珍贵名产，身价可与茅台酒齐名；作为地道药材，名气堪与人参媲美。

对症下药

病症	配方	功效
心烦头晕、肢节疼痛、偏正头痛	天麻丸：天麻半两，川芎二两，共研为末，炼蜜做成丸子，如芡子大，每次饭后嚼服一丸，用茶或酒送服	消风化痰，清利头目，宽胸利膈
痰厥头痛	天麻同半夏、黄芩、前胡、陈皮、白茯苓	消咳止痛

菴闾子

产地分布：广东、江苏、浙江、安徽及东北等地。

成熟周期：花期 7–8 月。

形态特征：多年生草本植物。叶互生，基部叶有柄，叶片阔卵形，叶基楔形，边缘有大小不等的缺刻状粗锯齿，茎生叶几无柄，倒卵形。小花梗生于茎上部叶腋间，集成总状圆锥花丛，中间小花两性，均为管状，淡黄色，两性小花花柱分枝先端为披针形突，渐尖。瘦果长约 2 毫米。

功　　效：行瘀，祛湿。治妇女血瘀经闭，产后停瘀腹痛，跌打损伤，风湿痹痛。

【原文】

菴闾子，味苦，微寒。主五脏瘀血，腹中水气，腹张，留热；风寒湿痹，身体诸痛。久服轻身，延年，不老。生川谷。

【译文】

菴闾子，味苦，性微寒。主治五脏内有瘀血，腹中有水气聚集，腹部胀满，长时间发热不退，风寒湿痹，全身各处疼痛。长期服用使身体轻巧，延年益寿。生长于川泽河谷地带。

【百草堂】

菴闾子为菊科植物菴闾的果实。味苦、辛，性温。

关于菴闾子的性状，古代医书的记载略有差异。《吴普本草》中说："苦，小温，无毒。"李当之《药录》称："温。"《本草经疏》："辛。"

《圣惠方》中有菴闾子酒的制法：菴闾子一斤，桃仁二两，大麻仁二升，捣碎浸入酒中，密封。五天后，每服暖饮三合，渐加至五合，日三服。治妇人夙有风冷，留血结聚，月水不通。

菴闾子虽然是妇科良药，但是除"五脏瘀血，腹中水汽"，因此孕妇忌服。

菥蓂子

产地分布：我国大部分地区均有分布。特产于江苏、浙江、湖南等地。

成熟周期：5–6月间果实成熟。

形态特征：属十字花科一年生草本植物，茎直无毛。叶倒披针形。开白色花。短角果倒卵形，种子黄褐色。

功　　效：清肝明目，清热利尿。

【原文】

菥蓂子，味辛，微温。主明目，目痛泪出，除痹，补五脏，益精光。久服轻身，不老。一名蔑菥，一名大戢，一名马辛。生川泽及道旁。

【译文】

菥蓂子，味辛，性微温。主要功效是使眼睛明亮，治疗目痛流泪，能除痹痛，调补五脏，给眼睛瞳子增添灵光。长期服用可使身轻体捷，延缓衰老。又叫作蔑菥、大戢、马辛。生长于河边泽畔水草丛杂处及道路两旁。

【百草堂】

菥蓂子又叫作遏蓝菜，或称大荠。江浙地区当作败酱草。属十字花科一年生草本，茎直无毛，叶倒披针形，开白色花，短角果倒卵形，种子黄褐色，嫩苗作野菜，可食，种子榨油及药用。清热、解毒、明目、利尿。以籽粒饱满、黑色、干燥、无灰土杂质者为佳。

菥蓂子治疗眼睛热痛十分有效，既可外用又可内服。

外用的方法是将菥蓂子捣筛为末，睡前点入眼中；内服的方法是将菥蓂子炒研细末，用米汤送服。

蓍实

产地分布：新疆、内蒙古及东北地区。欧洲、非洲北部、伊朗、蒙古也有广泛分布。

成熟周期：花果期 6–8 月。

形态特征：多年生草本植物，具细的匍匐根茎。茎直立，有细条纹。叶无柄，披针形、

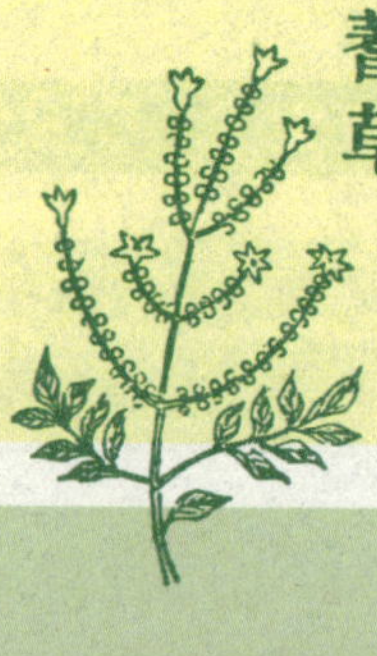

蓍草

矩圆状披针形或近条形。头状花序多数，密集成复伞房状；总苞矩圆形或近卵形，疏生柔毛；边花5朵，舌片近圆形，白色、粉红色或淡紫红色；盘花两性，管状，黄色，外面具腺点。瘦果矩圆形，淡绿色，有狭的淡白色边肋，无冠状冠毛。

功　　效：发汗，祛风。

【原文】

蓍实，味苦，平。主益气，充肌肤，明目，聪慧先知。久服不饥，不老，轻身，生山谷。

【译文】

蓍实，味苦，性平。主要功效是增补气力，使肌肤充实，眼睛明亮，增加智慧、提高洞察力。长期服用能够使人没有饥饿感，延年益寿，身体轻巧。生长于山中的深谷处。

【百草堂】

在古书的记载中蓍是一种长寿而有灵性的草，班固在《白虎通》中记载孔子云："蓍之为言耆也。老人历年多，更事久，事能尽知也。"陆佃《埤雅》云："草之多寿者，故字从耆。"《博物志》中说："蓍千岁而三百茎，其本已老，故知吉凶。"

《史记·龟策传》云："龟千岁乃游于莲叶之上。蓍百茎共一根。所生之处，兽无虎狼，虫无毒螫。"徐广注云："刘向言龟千岁而灵，蓍百年而一本生百茎也。"褚先生云："蓍满百茎，其下必有神龟守之，其上常有青云覆之。"传云："天下和平，王道得

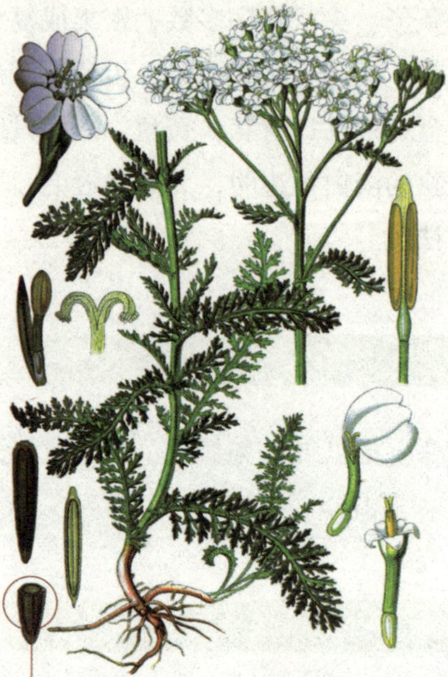

实［性味］味苦，平。
［功效］明目，充肌肤。

而蓍茎长丈，其丛生满百茎。方今取蓍者，八十茎已上，长八尺者，即已难得。但得满六十茎以上，长六尺者，即可用矣。今蔡州所上，皆不言如此。则此类亦神物，故不常有也。”时珍曰：“蓍乃蒿属，神草也。故《易》曰：蓍之德，圆而神。天子蓍长九尺，诸侯七尺，大夫五尺，士三尺。”

蓍是草中寿星、人间祥瑞，因此蓍实的神奇功效自然也令世人深信不疑了。

赤芝

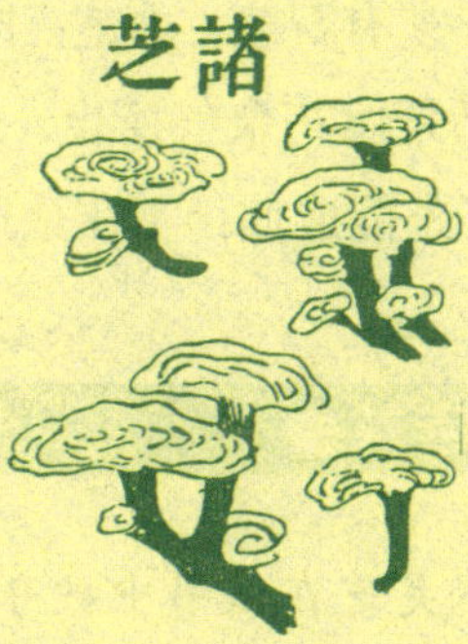

产地分布：《本草纲目》里记载：赤芝生霍山，即湖北、河南、安徽三省交界处的大别山区的赤芝最好。

成熟周期：采收季节在六月至八月。

形态特征：菌伞肾形、半圆形或近圆形，表面红褐色，有漆样光泽，分为有菌柄和无菌柄两种，菌柄与菌伞同色或较深。

功　　效：主胸中结，益心气，补中，增慧智，不忘。久食轻身不老。

【原文】

赤芝，味苦，平。主胸中结，益心气，补中，增慧智，不忘。久食轻身不老，延年，神仙。一名丹芝。生山谷。

【译文】

赤芝，味苦，性平。主治胸中郁结不舒，具有增益心气、滋养内脏、增长智慧、增强记忆力的作用。长期服用使身体轻巧、延缓衰老，飘飘欲仙。又叫作丹芝。生长于山中的深谷处。

【集解】

李时珍说，芝的种类很多，也有开花结实的。本草唯以六芝标明，但对其种属不能不知道。《神农本草经》载，吸收山川云雨、四时五行、阴阳昼夜精华而生长的五色神芝，是供圣王用的。《瑞应图》说，芝草常在六月生长，春青、夏紫、秋白、冬黑。葛洪《抱朴子》说，芝有石芝、木芝、肉芝、菌芝等，品种有数百种。时珍我常疑惑，芝乃是腐朽余气所生，就像人生瘤赘，而古今都认为芝是瑞草，又说吃了芝能成仙，实在是迂腐荒谬。

【百草堂】

灵芝在医书中被分为赤、黑、青、紫、白、黄六种，每种有其不同的功效，但同样都被称为仙草。

灵芝的来历最早见于《山海经》：炎帝有一个小女儿，名叫瑶姬，生得是聪明伶俐、貌美如花，炎帝将其视为掌上明珠。然而这位美丽的姑娘却没有美好的宿命，瑶姬刚到出嫁之年就意外夭折。传说这位满怀热情的少女将精气飘荡到"姑瑶之山，化为瑶草"。有趣的是，谁要吃了这"瑶草"，谁就能和自己思念的人在梦中相会。

据晋人习凿齿《襄阳耆旧记》和唐人余知古《渚宫旧事》中记载，后来，玉帝哀怜瑶姬的早逝，封她为巫山云雨之神，也就是我们三峡上那位著名的巫山神女！这女神美丽婀娜、变幻莫测，每天清晨化作一片朝云，自由轻闲地徜徉在群峰之间；到了黄昏，又化作一阵暮雨，将她的一腔幽怨倾泻在千里长江之中。她的精魂散则为气，聚则为物。据《渚宫旧事》中说："精魂为草，实乃灵芝。"后来，人们便把瑶姬谐音为灵芝。灵芝也因为有这么一段神奇的传说而被人们称为仙草。

黑芝

产地分布：福建、广东、云南、海南、广西、西藏等地。

成熟周期：夏、秋季采收。

形态特征：表面灰褐色或褐色，有细微绒毛，并有放射状深皱纹和不明显的环纹，边缘锐，波状，多瓣裂。管口面类白色或黑褐色。纵剖面可见菌管单层。菌柄偏生，圆柱形，弯曲，下部有假根，与菌盖同色，有细微绒毛。木栓质。气微，味淡。

功　　效：益肾，利尿，通九窍，聪察，消积。主治急性肾炎、慢性肾炎、消化不良。

【原文】

黑芝，味咸，平。主癃，利水道，益肾气，通九窍，聪察。久食轻身，不老，延年，神仙。一名玄芝。生山谷。

【译文】

黑芝，味咸，性平。主治小便不通，具有通利水道，补益肾气，通畅九窍，使人聪慧洞察的作用。长期服用可以使人身体轻巧、长生不老、飘飘欲仙。又叫作玄芝。生长于山中的深谷处。

【百草堂】

在中国数千年的历史长河中，关于灵芝的种种神奇传说绵延不绝。灵芝的神秘色彩、环绕它的扑朔迷离的光环，仅从其诸多的近乎玄秘的称谓即可略见一斑。上古时期称其为“瑶草”，屈原的《九歌·山鬼》中称其为“三秀”，《尔雅》称其为“瑞草”（明代李时珍也说：“古人皆以为瑞草”），《神农本草经》称其为“神芝”，秦始皇时代称其为“还阳草”，东汉张衡的《西京赋》称其为“灵草”，这些称谓均指灵芝。“灵芝”这一如今家喻户晓的称谓，在药学著作中始见于《滇南本草》，“灵芝”初见载籍则是三国大文学家曹植的《灵芝篇》，在明代“灵芝”这一称谓就已固定下来，《西游记》及《本草纲目》中都有据可考。

而作为灵芝一种的黑芝，又被称为玄芝。依采芝图记载，黑芝生山谷之阴，黑盖、赤理、黑茎，味咸苦，因此被称为黑芝。

青芝

产地分布：生山谷。

形态特征：表面具革质菌盖，表面有短绒毛。

功　　效：明目，补肝气，安精魂。主治肝气不足，头昏眼花。

【原文】

青芝，味酸，平。主明目，补肝气，安精魂，仁恕。久食轻身，不老，延年，神仙。一名龙芝。生山谷。

【译文】

味酸，性平。有明目，补益肝气，使人精神安宁，心平气和的作用。久食可令人身体轻捷，延年不老，神气清爽。青芝又叫龙芝。生长干山谷中。

【百草堂】

青芝又被称为龙芝。传说龙芝生长在悬崖峭壁或者是毒蛇出没的山洞深处等常人难以企及的地方，传说它三千年一开花，六千年一结果，九千年生出精魂，变成小人模样，四处行走。

龙芝常年吸收天地灵气，同时散发出的气息又恩泽万物，在龙芝生长之地周围，草木都长得旺盛无比，甚至周围的蝼蚁也比平常地方的健硕，平常人若能吃到一棵三千年的龙芝，便一生健康无灾、长命百岁。

当然这只是传说而已，不过龙芝的养生和保健作用还是不容小觑的。

紫芝

产地分布：多生于阔叶树木桩旁、地上或松木上，或生于针叶树朽木上。产于河北、山东、江苏、浙江、江西、福建、台湾、广东、广西等地。

成熟周期：夏、秋季采收。

形态特征：菌盖木栓质，多呈半圆形至肾形，少数近圆形，表面黑色，具漆样光泽，有环形同心棱纹及辐射状棱纹。菌肉锈褐色。菌管口与菌肉同色，管口圆形。菌柄侧生，黑色，有光泽。孢子广卵圆形，内壁有显著小疣。

功　　效：增强人体免疫力，保肝，解毒，延缓细胞衰老。

【原文】

紫芝，味甘，温。主耳聋，利关节，保神益精，坚筋骨，好颜色。久服轻身不老，延年。一名木芝。生山谷。

【译文】

紫芝，味甘，性温。主治耳聋，具有通利关节，保养精神、增益精气、强健筋骨，使人容光焕发的功效。长期服用可以使人身体轻巧、增寿延年。又叫作木芝。生长于山中的深谷处。

【百草堂】

紫芝能养心安神，补气益血。用于虚劳，头晕失眠，食欲不振，咳嗽气喘。

关于紫芝，有动人的传说也有美丽的诗歌。

秦末，四皓先生隐居九里沟，所作《紫芝歌》："莫莫高山，深谷逶迤，烨烨紫芝，可以疗饥，唐虞世远，吾将安归，驷马高盖，其忧将入，富贵之留人，不知贫贱而肆志。"

传说芙蓉峡的中心点是神仙种芝田、尝紫芝的地方，故名紫芝坞。明吴观有诗云："山中白云多，坞内紫芝少。紫芝不可寻，白云为谁好。"李淑又云："不见菇芝人，只闻紫芝坞。我来醉白云，枕石歃芳杜。"

史书中也有关于紫芝的记载：大历八年，庐江县紫芝生，高一丈五尺。

黄芝

产地分布：生山谷。

形态特征：菌伞肉质多汁，新鲜标本常可达数斤重。

功　　效：补肝明目，益脾气，延年益寿。主治大风癞疮，脾胃虚弱，体倦乏力。

【原文】

黄芝，味甘，平。主心腹五邪，益脾气，安神，忠信和乐。久食轻身，不老，延年神仙。一名金芝。生山谷。

【译文】

黄芝，味甘，性平。主治心腹的各种邪病，具有增补脾气，使人精神安和的作用。长期服用可令人身体轻捷、延年不老，飘飘欲仙。又叫作金芝。生长于山中深谷处。

【百草堂】

相传从前有一座龙宫中住着一位美丽的龙女，其母长年卧病在床，龙女甚为担忧，常把山上的当归、香兰采回来给龙母治病。

附近的山下岩屋里住着个年轻的采药人。一天，采药人到深山老林里采药，邂逅了龙女，两人一见钟情。采药人得知龙女的母亲得了重病，需要一味灵芝草做药，可是却苦寻不到。于是便答应龙女一定将灵芝找来给她。终于在一个陡崖上采药人找到了灵芝草，可是却被护卫灵芝草的毒蛇咬伤了。他滚下了陡崖，昏死了过去。龙女按约定的时间来到约定的地点，却不见采药人，知道出了事，于是便沿着他留下的脚印找到了他。采药人只剩一口气了，可手里还紧紧握着那棵灵芝草。龙女感动得热泪盈盈，把他背到山下，放在岩屋里休息。她拿了灵芝草赶忙回到龙宫。

灵芝草治好了龙母的病，龙母非常感激，要重谢采药人。采药人不要任何财宝，只要娶龙女，龙王哪里肯把女儿嫁给采药人？就把女儿关进了冷宫，不准他们再相见。

后来，那个采药人也因苦苦思念龙女，化作一座山峰。

白芝

产地分布：新疆、西藏等地。

形态特征：菌肉质白，如马蹄状。

功　　效：益肺气，通利口鼻，强志意，安魄。主治咳逆上气。

【原文】

白芝，味辛，平。主咳逆上气，益肺气，通利口鼻，强志意，勇悍，安魄。久食轻身不老，延年，神仙。一名玉芝。生山谷。

【译文】

白芝，味辛，性平。主治咳嗽、气喘，能够补益肺气，使口鼻通畅，精神旺盛，勇猛强健，安定神魄。长期服用可令人身体轻巧，延年益寿。又叫作玉芝。生长于山中的深谷处。

【百草堂】

在民间传说《白蛇传》中，“盗仙草”的故事一直广为流传。

传说故事的主人公白素贞是苦修千年得以化为人形的白蛇。与其妹青蛇邂逅书生许仙于断桥，萌生恋情，青蛇从中传情达意，白蛇与许仙终成眷属。适逢端午节，白素贞不慎喝下克制蛇虫的雄黄酒，现出原形，许仙恐惧至极，猝死。为了救活相公，白蛇与青蛇大战护山仙童以求仙草。许仙服用千年灵芝后得以生还。

卷柏

产地分布：分布于东北、华北、华东、中南及陕西、四川等地。

成熟周期：全年均可采收。

形态特征：主茎直立，下着须根。各枝丛生，直立，干后卷缩，密被覆瓦状叶。侧叶披针状钻形，基部龙骨状，先端有长芒，远轴的一边全缘，宽膜质，近轴的一边膜质缘极狭，有微锯齿。

功　　效：活血，止血。

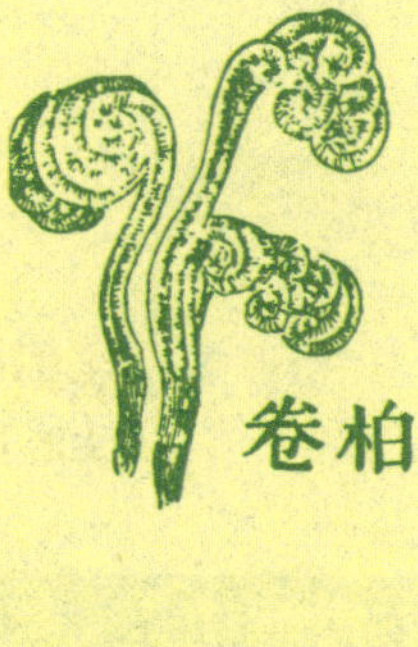

卷柏

【原文】

卷柏，味辛，温。主五脏邪气，女子阴中寒热痛，癥瘕，血闭，绝子。久服轻身，和颜色。一名万岁。生山谷石间。

【译文】

卷柏，味辛，性温。主治五脏受邪气侵袭，女子阴部冷热疼痛；腹内气血郁结所致的癥瘕，闭经，不孕症。长期服用能够使身体轻巧，调和气色。又叫作万岁。生长于山中的深谷处。

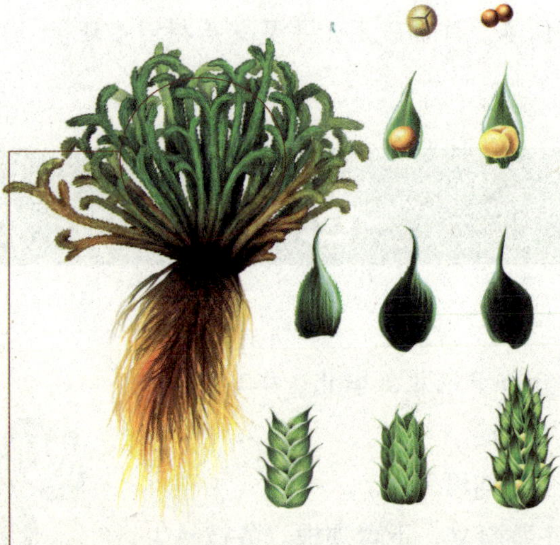

茎叶［性味］辛，平，无毒。
［主治］咳血吐血，风湿痛，经闭痛经，跌扑损伤。

【集解】

《名医别录》载，卷柏生于常山山谷石间，五月、七月采摘，阴干用。

陶弘景说，现在近处也有，丛生于石上，细叶似柏，弯曲如鸡足，青黄色。使用时，去掉下面近沙石的部位。

苏颂说，老根呈紫色，多须。春天生苗，似柏叶而细，高三五寸。没有花、子，大多生于石上。

［主治］止咳逆，治脱肛，散淋结。治头中风眩，痿蹶，养阴益精，令人好容颜。（《名医别录》）

通月经，治尸疰鬼疰腹痛，惊恐啼泣。（甄权）

镇心，除头风，暖肾脏。生用破血，炙用止血。（《日华子诸家本草》）

【百草堂】

卷柏也叫还魂草、万年青，是一种复苏蕨类植物，生长在岩隙中。它的枝叶很像柏树，在旱季里会卷曲、枯缩成一团，看似毫无生机，但只要一场雨露，就会伸展开枝叶，流露出醉人的绿色。卷柏的生命力极其顽强，它专门生长在光溜溜的石灰岩崖壁上，靠须根死死地扒住一点儿可怜的泥土，又因为平日枯槁，遇水而荣，枯荣相继，长年如此，于是便有了“九死还魂草”的美称。

卷柏只生活在远离尘嚣、空气清新的大山上，如果周围的自然环境受到些许的工业污染，它就会真的死去，永远不再还魂。人们常拿它当作自然环境中的“指示剂”，哪里有卷柏，就证明那里的环境好，如果卷柏死了，那里的环境就有可能受到了污染。

正是因为卷柏生命的神奇，古代医家们赋予了它很高的期望。除《神农本草经》中说它能祛“五脏邪气，久服轻身”外，《名医别录》也称其能“强阴益精”，《药性本草》则更出奇，说它“治尸疰鬼疰”，使“百邪鬼魅啼泣”。

现实生活中卷柏的作用其实很单纯，那就是：生卷柏活血化瘀，卷柏炭止血外出。卷柏炭还可用于汤剂中，对各种出血症，如便血、尿血、鼻出血等效果显著。

对症下药

病症	配方	功效
大肠下血	卷柏、侧柏、棕榈各等分，烧存性为末。每次用酒送服三钱，也可用饭做成药丸服用	补气摄血，补中益气
远年下血	卷柏、地榆焙等分。每用一两，加水一碗，煎数十沸，口服	暖肾脏，破血止血

蘼芜

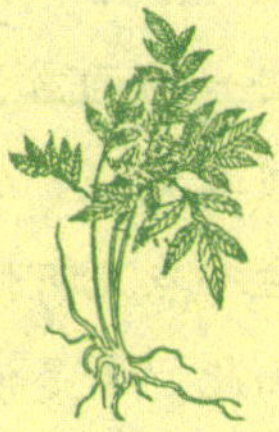

产地分布：生川泽。

成熟周期：花期 7–8 月，幼果期 9–10 月。

形态特征：多年生草本植物，高 40~70 厘米。全株有浓烈香气。根茎呈不规则的结节，茎圆柱形，直立中空，表面有纵直沟纹。叶片轮廓卵状三角形，顶端有小尖头，花瓣白，椭圆形。

功　　效：祛风止眩，补肝明目，除涕止唾。主治头风头眩，流泪，多涕唾，泄泻，咳逆等。

【原文】

蘼芜，味辛，温。主咳逆，定惊气，辟邪恶，除蛊毒、鬼疰，去三虫。久服通神。一名薇芜。生川泽。

【译文】

蘼芜，味辛，性温。主治咳嗽气逆，能够安定惊悸，并能辟除邪恶鬼魅，解除蛊毒，治疗鬼疰，除灭蛔虫、赤虫、蛲虫等寄生虫。长期服用能使人神志清醒、洞明通达。产于河边泽畔水草丛生处。

【百草堂】

蘼芜也叫作薇芜、蕲茝、江蓠。《本草纲目 · 草部三》中说："其茎叶靡弱而繁芜，故以名之。当归名蕲，白芷名蓠。其叶似当归，其香似白芷，故有蕲茝、江蓠之名。"

蘼芜在古代被认为是一种神奇的草药，同时似乎还有一种淡淡的哀伤之情，因而也经常出现在古诗词当中。古乐府《上山采蘼芜》中就有"上山采蘼芜，下山逢故夫"的诗句。清代大词人纳兰性德也有《天仙子·梦里蘼芜青一剪》的词，词中写道："梦里蘼芜青一剪。玉郎经岁音书远。"

蓝实

产地分布：分布于辽宁、河北、山东、陕西等地。

成熟周期：花期7月，果期8–9月。

形态特征：一年生草本植物。须根细，多数。茎圆柱形，具显明的节。单叶互生，叶片椭圆形或卵圆形，先端钝，基部下延，全缘，干后两面均呈蓝绿色。穗状花序，顶生或腋生；苞片有纤毛；花小，红色。瘦果，具3棱，褐色，有光泽。

功　　效：解毒，解热与杀菌。

【原文】

蓝实，味苦，寒。主解诸毒，杀蛊、蚑、疰鬼、螫毒。久服头不白，轻身。生平泽。

【译文】

蓝实，味苦，性寒。主要功效是解除多种毒，能够杀蛊毒、灭蚑虫，祛除鬼疰邪，解除蝎螫虫咬之毒。长期服用能够头发不白、身体轻巧。生长于水草丛生的湿地处。

【百草堂】

蓝实能“解诸毒，杀蛊、蚑、疰鬼、螫毒”，在古人的著作中多有记载。其中刘禹锡的《传信方》就著有“取蓝汁一大碗，入雄黄、麝香二物少许，以点咬处，仍细服其汁，神异之极也”的验方。

传说员外张荐住在剑南。有一天，张员外忽然被一只斑蜘蛛咬了脖子。过了一夜，被咬处出现了二道赤红色的印迹，如同筷子粗细，绕着颈部，又从胸前延伸到心下。经过两晚之后，头面部开始肿胀疼痛，头变得如大碗一般，肚子也渐渐肿胀起来，几乎无法医治了。

于是张荐的父亲拿出数百上千的家财作为重赏，寻找能够医治此病的人。有一天，忽然有一个人来应召，说自己能治这种怪病。张父将信将疑，想要验证他的药方。那个人说：“我不会吝惜自己的药方，只要能救人我可以把药方给你看。”于是取来一大碗蓝汁，把蜘蛛投入其中，蜘蛛立刻就死了。又取来一碗蓝汁加入麝香、雄黄，再投入一只蜘蛛，蜘蛛转眼化成了水。张父对此十分惊奇，于是赶忙让他将药点在被咬处。两天后症状就消除了，伤口也变成小疮那样愈合了。

黄连

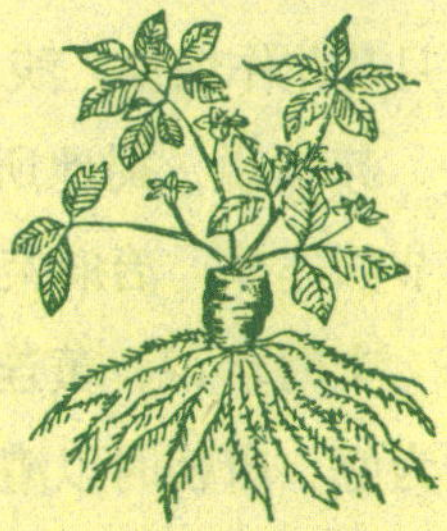

产地分布：目前主要产地为湖北省利川市及重庆市石柱县。

成熟周期：栽种 2~4 年的黄连均开花结果，采收季节为每年夏季。

形态特征：多年生草本植物，根茎有分枝，形如鸡爪。叶基生，有长柄；叶片卵状三角形，三全裂，中央裂片棱形，羽状深裂，边缘有锯齿。花葶 1~2 条，顶生，聚伞花序有 3~8 花。

功　　效：清热燥湿，泻火解毒。

【原文】

黄连，味苦，寒。主热气目痛，眦伤泣出，明目，肠澼，腹痛，下痢，妇人阴中肿痛。久服令人不忘。一名王连。生川谷。

【译文】

黄连，味苦，性寒。主治热邪目痛，眼角损伤流泪，具有明目的功效，能够治疗腹泻、腹痛、痢疾，妇女阴中肿痛。长期服用能够增强记忆力。又叫作王连。生长于河谷地带。

【集解】

《名医别录》载，黄连生长在巫阳川谷及蜀郡太山的向阳处，二月、八月采根用。

苏颂说，现在江、湖、荆、夔等州郡也产黄连，而以宣城产的九节坚实、相击有声的质优，施、黔产的次之，东阳、歙州、处州产的又次之。黄连的苗高一尺余，叶像甘菊，四月开黄色花，六月结实像芹子，也是黄色。江左产的根若连珠，苗经冬不凋，叶如小雉尾草，正月开花作细穗，淡白微黄色，六七月根紧致密时，才可以采摘入药。

苏恭说，蜀地所产的黄连粗大，味极浓苦，治口渴最好。江东产的节如连珠，治痢疾特效。澧州产的药力更大。

李时珍说，黄连，汉末李当之本草只取蜀地所产黄而肥大、坚实的为好。唐朝时以澧州产的为好。现在虽然吴、蜀均产黄连，但只以雅州、眉州所产的为好。黄连有二种：一种根粗无毛有连珠，像鹰爪、鸡爪的形状而坚实，色深黄；另一种是无珠多毛而中空，淡黄色。两者各有所宜。

黄连根

[修治] 雷敩说，黄连入药时须用布拭去肉毛，入浆水中浸泡两昼夜，滤出后放在柳木火上焙干。

李时珍说，五脏六腑皆有火，平则治，动则病，所以有君火相火之说，其实是同一种气。黄连入手少阴心经，为治火主药：治本脏之火宜生用；治肝胆实火，用猪胆汁浸炒；治肝胆虚火，用醋浸炒；治上焦之火，用酒炒；治中焦之火，用姜汁炒；治下焦之火，用盐水或朴硝研末调水和炒；治气分湿热之火，用茱萸汤浸炒；治血分伏火，用干漆末调水炒；治食积之火，用黄土研细调水和炒。各种方法不只是作引经药使用，更是辛热的药物能制约黄连的苦寒之性，咸寒的药物能制约黄连的燥性，使用时须仔细斟酌。

[性味] 味苦，性寒，无毒。

徐之才说：与黄芩、龙骨、理石相使，恶菊花、玄参、白鲜皮、芫花、白僵蚕，畏款冬、牛膝，胜乌头，解巴豆毒。

[主治] 主五脏冷热，久下泻痢脓血，止消渴大惊，除水湿，利关节，调胃厚肠益胆，疗口疮。(《名医别录》)

治五劳七伤，能益气，止心腹痛，惊悸烦躁，润心肺，长肉止血，疗流行热病，止盗汗及疮疥。用猪肚蒸后做成丸，治小儿疳气，杀虫。(《日华子诸家本草》)

治体虚消瘦气急。(陈藏器)

治郁热在中，烦躁恶心，兀兀欲吐，心下痞满。(张元素)

主心病逆而盛，心积伏梁。(王好古)

除心窍恶血，解服药过量所致的烦闷及巴豆、轻粉毒。(李时珍)

[发明] 张元素说，黄连性味苦寒，气味俱厚。可升能降，是阴中之阳药，入手少阴心经。它的功效有六：一是泻心脏之火，二是祛中焦湿热，三是治各种疮痈，四是去风湿，五是能治目赤，六是能止中部出血。张仲景治疗九种心下痞满的五种泻心汤中都使用了黄连。

成无己说，苦入心经，寒能胜热，所以黄连、大黄之苦寒，可导心下虚热。蛔虫得甘则动，得苦则安，所以黄连、黄柏之苦能安蛔。

刘完素说，古方以黄连为治痢之最。治疗痢疾宜用味辛苦、性寒凉的药物，因辛能发散开通郁结，苦能燥湿，寒能胜热，使气平和。各种苦寒药多能导泄，只有黄连、黄柏性寒而燥，能降火祛湿止泻

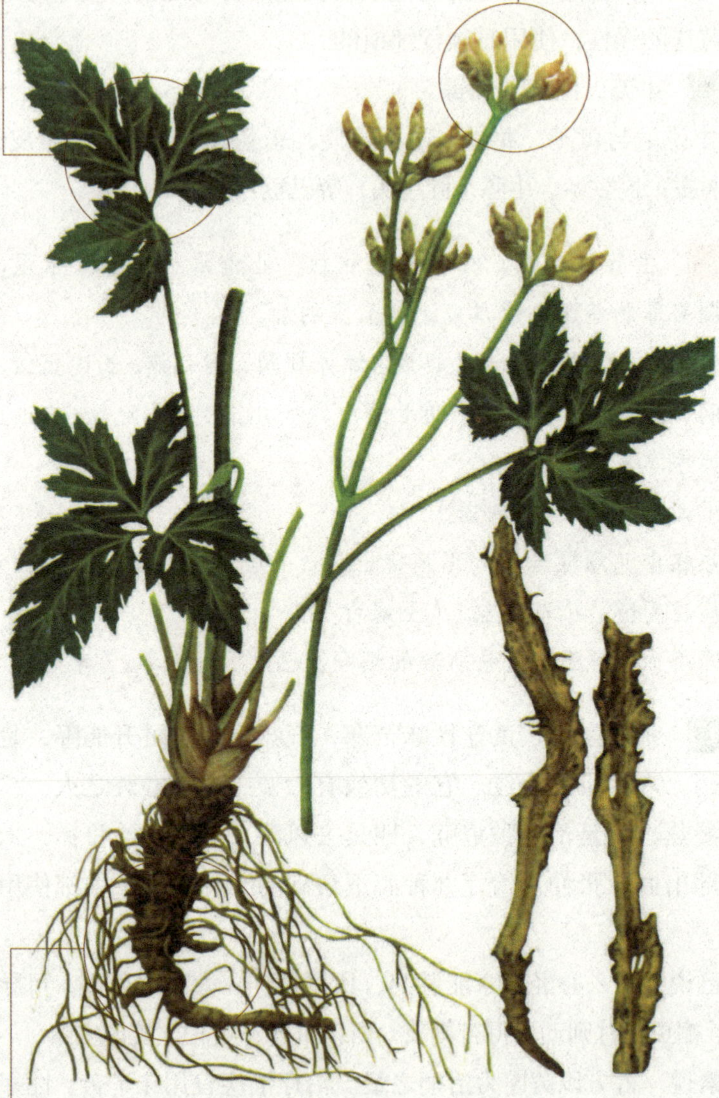
叶 [性味] 味苦，性寒，无毒。
[主治] 主心病逆而盛，心积伏梁。
花 [性味] 味苦，性寒，无毒。
[主治] 治五劳七伤，能益气，止心腹痛。
根 [性味] 味苦，性寒，无毒。
[主治] 主热气，治目痛眦伤流泪，能明目。

痢，所以治痢疾以黄连为君药。

寇宗奭说，现在多用黄连治疗痢疾，是取苦能燥湿的作用。医术不精的人只要见到肠虚泄泻，微似有血，便用黄连治疗，也不管寒热的多少，只是大剂量使用，因此多导致危证。如果是气实初病、热多血痢者，服用少量的黄连便止，不必大量服用。体虚兼寒者，慎勿轻易使用。

李时珍说，黄连是治疗目疾、痢疾的要药。古方治疗痢疾：香连丸，用黄连、木香；姜连散，用干姜、黄连；变通丸，用黄连、吴茱萸；姜黄散，用黄连、生姜。治消渴，用酒蒸黄连；治伏暑，用酒煮黄连；治下血，用黄连、大蒜；治肝火，用黄连、吴茱萸；治口疮，用黄连、细辛。以上配伍使用，均是一寒一热，一阴一阳，寒因热用，热因寒用，君臣相佐，阴阳相济，最得制方之妙，所以有效又无偏胜之害。

【百草堂】

相传很早以前，在四川石柱县凤凰山上住着一位姓陶的医生，家里雇请了一位名叫黄连的帮工为他种花栽药。

有一年春天，陶医生的独生女儿陶雯姑娘外出踏青，看见郊外山上长着开绿色小花的野草，十分好看，便拔了几棵带回家种在园子里。那帮工每天给园里种植的各种中草药上肥浇水，对这株野花更是关爱有加。

一年夏天，陶医生外出给人治病，十多天没回家。其间，陶姑娘却突然患病，卧床不起。陶医生的几位同行好友煞费苦心想方设法，陶姑娘的病仍不见好转。于是那帮工便在园里拔下陶姑娘带回的野草，用来熬水，让陶姑娘喝下，希望奇迹可以出现。

说来也怪，陶姑娘喝下这种草熬的水后不久，病竟然好了。她对帮工说：“这是一味好药，就是味太苦了点儿。”

可是过了不久，那位叫黄连的帮工因病死在了陶家。为了纪念这位帮工，陶医生便把这种具有清热解毒、味道极苦的中药，取名为黄连。

对症下药

病症	配方	功效
痧疹已透 烦躁不止	黄连同西河柳、黄芩、黄柏、石膏、知母、甘草	解毒，缓解心火亢盛
火症盗汗	同当归、枣仁、圆肉、生地黄、黄芩、黄柏、黄芪	清热燥湿，泻火解毒
各种赤白痢疾，里急后重、腹痛	香连丸：宣黄连、青木香等分，捣碎后筛过，加白蜜调和做成丸子，如梧子大，每次空腹服二三十丸，一日二次，其效如神	止痢止痛
眼睛突然红痛	用黄连和冬青叶煎汤洗眼	明目止眼痛

络石

产地分布：黄河以南各省都有分布。

成熟周期：花期 4–5 月。

形态特征：常绿藤本植物。初夏 5 月开白色花，花冠高脚碟状，裂片偏斜呈螺旋形排列，芳香。常见栽培的还有花叶络石，叶上有白色或乳黄色斑点，并带有红晕；小叶络石，叶小，狭披针形。

石絡

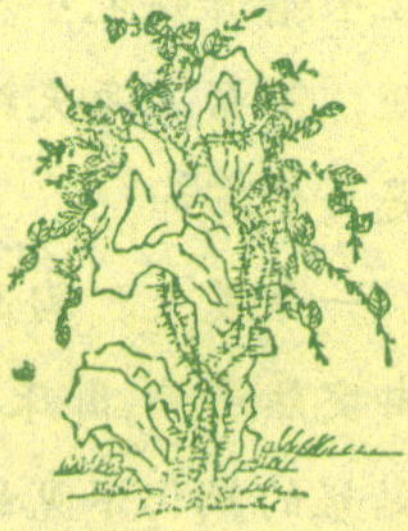

功　　效：主治风热灼伤，肌肉麻木，口干舌燥，喉舌肿胀。

【原文】

络石，味苦，温。主风热，死肌，痈伤，口干舌焦，痈肿不消，喉舌肿，水浆不下。久服轻身明目，润泽，好颜色，不老，延年。一名石鲮。生川谷。

【译文】

络石，味苦，性温。主治风热灼伤，肌肉麻木，外伤导致的痈肿，口干舌燥，痈肿不能消散，喉咙口腔肿痛，喉舌肿胀，汤水不能下咽。长期服用能够使身体轻巧，肌肤润泽，容光焕发，延年益寿。又叫作石鲮。生长于山川河谷地带。

【百草堂】

络石又叫石龙藤，为夹竹桃科的常绿藤本植物，长有气生根，常攀缘在树木、岩石墙垣上生长。在我国黄河以南各地都有分布，喜半阴湿润的环境。在我国中部和南部地区的园林中栽培较为普遍，多作地被。

作为中药，络石具有治疗“痈伤，口干舌焦，痈肿不消；喉舌肿，水浆不下”的功效。对于小便白浊的患者，用络石、人参、茯苓各二两，龙骨一两，共研为末，每服二钱，空腹服，米汤送下，一天服二次，有很好的效果。喉痹肿塞，喘息不通者，用络石草一两，加水一升，煎成一大碗，细细饮下。痈疽热痛通常用络石茎叶一两，洗净晒干，皂荚刺一两，新瓦上炒黄，甘草节半两，大栝楼一个（取仁，炒香），乳香、没药各三钱，各药混合后，每取二钱，加水一碗、酒半碗，慢火煎成一碗，温服。

蒺蔾子

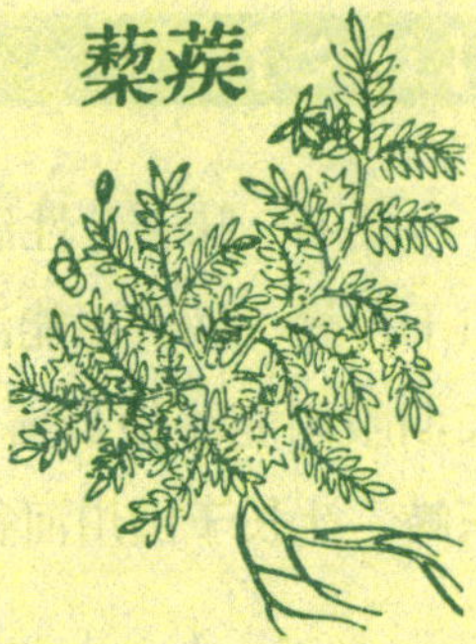

产地分布：分布于海南、云南。

成熟周期：5–8 月采收。

形态特征：全株被绢丝状柔毛。托叶披针形，叶为偶数羽状复叶，先端尖或钝，表面无毛或仅沿中脉有丝状毛，背面被以白色伏生的丝状毛。果实为离果，五角形或球形，背面有短硬毛及瘤状突起。

功　　效：祛风和血。

【原文】

蒺蔾子，味苦，温。主恶血，破癥结积聚，喉痹，乳难。久服长肌肉，明目，轻身。一名旁通，一名屈人，一名止行，一名豺羽，一名升推。生平泽，或道旁。

【译文】

蒺藜子，味苦，性温。主治瘀滞死血，能破除癥瘕瘀积，喉痹肿痛，女子难产。长期服用能够增长肌肉，使眼睛明亮，身体轻巧。又叫作旁通、屈人，止行、豺羽、升推。生长于水草丛杂的平地或道路两旁。

【集解】

《名医别录》载，蒺藜子生于冯翊平泽或道路旁，七月、八月采实，晒干。

苏颂说，冬天也有采的，黄白色。郭璞《尔雅注疏》上说，布地蔓生，细叶，子有三角，刺人，就是它了。还有一种白蒺藜，今生于同州的沙苑，牧马草地上最多，路旁也有。绿叶细蔓，七月开黄紫色花，像豌豆花而略小些。九月结果实成荚，子便可采。它的果实味甜而微腥，褐绿色，与蚕种子有点儿像但差别大。又与马薸子非常像，但马薸子微大，不能入药，须仔细分辨。

寇宗奭说，白蒺藜的子是补肾药，现在的人经常使用。祛风只用刺蒺藜。

李时珍说，蒺藜叶像初生的皂荚叶，整齐可爱。刺蒺藜像赤根菜籽和细菱，三角四刺，果实有仁。白蒺藜结荚长一寸左右，里面的子大如芝麻，外形像羊肾而带绿色，现在人们叫它沙苑蒺藜，据此来区分。

蒺藜子

[修治]《日华子诸家本草》载，蒺藜子入药用，丸剂、散剂都可，炒去刺用。

徐之才说，与乌头相使。

[主治] 治身体风痒，头痛，咳逆伤肺肺痿，止烦下气。小儿头疮，痈肿，阴溃，可做摩粉用。(《名医别录》)

治各种风病、疬疡，疗吐脓，去燥热。(甄权)

治奔豚肾气，肺气胸膈满，能催生堕胎，益精，疗肾冷，小便多，止小便淋沥、遗精、尿血肿痛。(《日华子诸家本草》)

治痔漏，阴部潮湿，妇人乳房疮痈，带下。（苏颂）

治风邪所致的大便秘结，及蛔虫心腹痛。（李时珍）

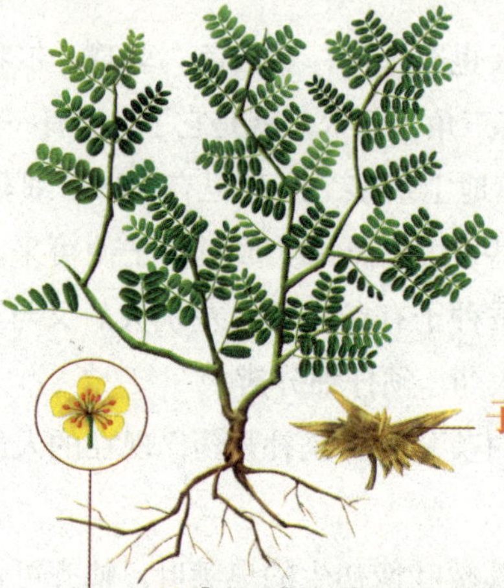
子［性味］味苦，性温。
花［主治］瘀滞死血，喉痹肿痛，女子难产。
［主治］治白癜风，阴干为末，每次用温酒送服二三钱。

【百草堂】

郭璞注《尔雅》说："布地蔓生，细叶，子有三角，刺人，是也。"蒺藜子周身有刺，古代的兵家根据它的形状做成了兵器"铁蒺藜"。

李时珍说："蒺，疾也；藜，利也；茨，刺也。其刺伤人，甚疾而利也。"

蒺藜子还具有救荒的作用，古人用刺蒺藜炒黄去刺，磨面做饼，或蒸食，可以救荒。

《神仙秘旨》中说："服食法，蒺藜子一石，七八月熟时收取，日干，舂去刺，杵为末。每服二钱，新汲水调下，日三服，勿令中绝，断谷长生。服之一年以后，冬不寒，夏不热。二年，老者复少，发白复黑，齿落更生。服之三年，身轻长生。"

对症下药

病症	配方	功效
腰脊引痛	用蒺藜子捣成末，加蜜做成如胡豆大的丸子，每次用酒送服二丸，一日三次	祛风止痛
通身浮肿	用蒺藜每天煎汤洗	活血消肿
大便风秘	蒺藜子（炒）一两，猪牙皂荚（去皮、酥炙）五钱，共研为末。每次用盐茶汤送服一钱	润肠通便
月经不通	蒺藜、当归等分，研为末。每次用米汤送服三钱	通经调经
白癜风	用白蒺藜子六两，生捣为末。每次用白开水送服二钱，一日二次。一月后断根。服至半个月时，白处见红点，即预示有效	补益肝肾，活血祛风

黄芪

耆黄

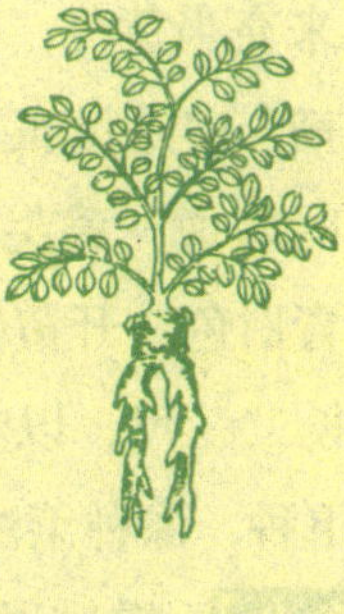

产地分布：主产于山西、黑龙江、辽宁、河北等省。

成熟周期：以秋季 10–11 月为采挖期。

形态特征：黄芪为多年生草本。茎直立，具棱，被长毛。叶互生，托叶披针形。总状花序生茎上部叶腋，花淡黄色，蝶形花冠，旗瓣倒卵形。子房有柄，花后荚果膨胀，长圆形，果外被短毛，内有种子 3~8 粒。

功　　效：补气固表、利尿。主治气虚乏力，食少便溏，中气下陷，便血崩漏，表虚自汗，气虚水肿，血虚萎黄。

【原文】

黄芪，味甘，微温。主痈疽久败疮，排脓止痛；大风癞痢；五痔鼠瘘；补虚，小儿百病。一名戴糁。生山谷。

【译文】

黄芪，味甘，性微温。主治长期痈疽形成的破损伤烂，能够排脓止痛，并能治疗严重风邪所致的皮肤病、各种痔疮以及鼠瘘，具有补虚损及治疗多种小儿疾病的功效。又叫作戴糁。生长于山中的深谷处。

【集解】

苏颂说，今河东、陕西州郡多有生长。八月中旬采挖它的根，其皮柔韧折之如绵，叫作绵黄芪。黄芪有白水芪、赤水芪、木芪几种，功用都差不多，但以白水芪力强。木芪短且纹理横生。现在的人多用苜蓿根来充当黄芪，折皮也似绵，颇能乱真，但苜蓿根坚硬而脆，黄芪很柔韧，皮是微黄褐色，肉为白色。

李时珍说，黄芪叶似槐叶但稍微要尖小些，又似蒺藜叶但略微宽大些，青白色。开黄紫色的花，大小如槐花。结尖角样果实，长约一寸。根长二三尺，以紧实如箭杆的为好。嫩苗可食用。收取它的果实，在十月下种，像种菜法也可以。

[修治] 雷敩说，使用时不要用木耆草，二者极相似，只是木耆叶短而根横长。使用黄芪，须去头上皱皮，蒸半天，掰细在槐砧

上锉碎用。

李时珍说，现在的人将黄芪捶扁，用蜜水炙数次，以熟为度。也有用盐汤浸润透，盛在器皿中，在汤瓶内蒸熟切片用的。

黄芪根

[性味] 味甘，性微温，无毒。

《名医别录》载，白水耆性寒主补。

张元素说，黄芪味甘，性温或平。气薄味厚，可升可降，属阴中阳药，入手足太阴经气分，又入手少阳、足少阴命门。

徐之才说，与茯苓相使，恶龟甲、白鲜皮。

[主治] 治妇人子宫邪气，逐五脏间恶血，补男子虚损，五劳消瘦，止渴，腹痛泻痢。可益气，利阴气。(《名医别录》)

治虚喘，肾虚耳聋，疗寒热，治痈疽发背，内补托毒。(甄权)

益气壮筋骨，生肌补血，破癥瘕。治瘰疬瘿瘤，肠风血崩，带下，赤白下痢，产前后一切病，月经不调，痰咳，头痛，热毒赤目。(《日华子诸家本草》)

治虚劳自汗，补肺气，泻肺火心火，固卫表，养胃气，去肌热及诸经疼痛。(张元素)

主治太阴疟疾，阳维的寒热病，督脉的气逆里急。(王好古)

[发明] 陶弘景说，黄芪产于陇西的温补，产于白水的冷补。又有红色的用作膏药，消痈肿。

张元素说，黄芪甘温纯阳，功用有五：一补各种虚损；二益元气；三健脾胃；四去肌热；五排脓止痛，活血生血，内托阴疽，为疮家圣药。又说，黄芪补五脏虚损，治脉弦自汗，泻阴火，去虚热，无

花［性味］味甘，性微温，无毒。
［主治］月经不调，痰咳，头痛，热毒目赤。

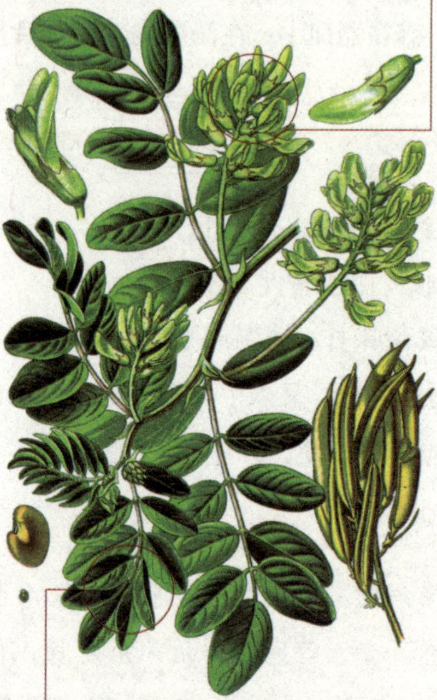

叶［性味］味甘，性微温，无毒。
［主治］痉挛，痈肿疽疮，可生津止渴。

汗用之发汗，有汗用之则止汗。

朱震亨说，用黄芪补元气，肥胖多汗者适宜，面黑形瘦的人服用会致胸满，应用三拗汤泻之。

寇宗奭说，防风、黄芪，世人多相须配用。

李杲说，防风能制黄芪，黄芪与防风同用则功效愈大，这是相畏而相使的配伍。

黄芪茎叶

［主治］疗渴以及痉挛，痈肿疽疮。(《名医别录》)

【百草堂】

相传古时有一位善良的老人，姓戴名糁，善针灸术，为人厚道，待人谦和，一生乐于救助他人，后因救坠崖儿童而献身。

因为老人形瘦，面肌淡黄，人们以尊老之称而敬呼之“黄耆”，老人去世后，墓旁长出一种味甜，具有补中益气、止汗、利水消肿、除毒生肌作用的草药，人们为纪念他，将这种草药命名为“黄芪”，并用它救治了很多病人，在民间广为流传应用。

对症下药

病症	配方	功效
小便不通	绵黄芪二钱，水二盏，煎成一盏，温服，小儿减半	利尿通便
气虚所致小便混浊	盐炒黄芪半两，茯苓一两，共研为细末，每服一钱，白开水送服	益气壮筋骨，生肌补血
阴汗湿痒	用黄芪酒炒后研为细末，切熟猪心蘸着吃	逐恶血，除邪气
吐血不止	黄芪二钱半，紫背浮萍五钱，研为细末，每服一钱，姜蜜水送下	补肺气，养脾胃
胎动不安下黄水，腹中作痛	黄芪、川芎各一两，糯米一合，水一升，煎成半升，分次服用	安胎止痛

肉苁蓉

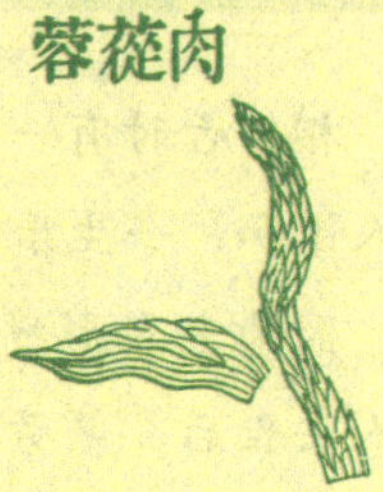

产地分布：主产内蒙古、甘肃、新疆、青海等地。

成熟周期：二月至八月采挖。

形态特征：扁圆柱形，稍弯曲。表面棕褐色或灰棕色，密被覆瓦状排列的肉质鳞片。

功　　效：补肾阳，益精血，润肠通便。

【原文】

肉苁蓉，味甘，微温。主五劳七伤补中，除茎中寒热痛；养五脏，强阴，益精气，多子；妇人癥瘕。久服轻身。生山谷。

【译文】

肉苁蓉，味甘，性微温。主治身体的五种劳损七种损伤，能祛除阴茎发寒发热的疼痛症状；具有调养五脏，益养阴精，使人精气强旺，多生子嗣；还可以治疗妇女癥瘕。长期服用能够使身体轻巧。生长于山谷中。

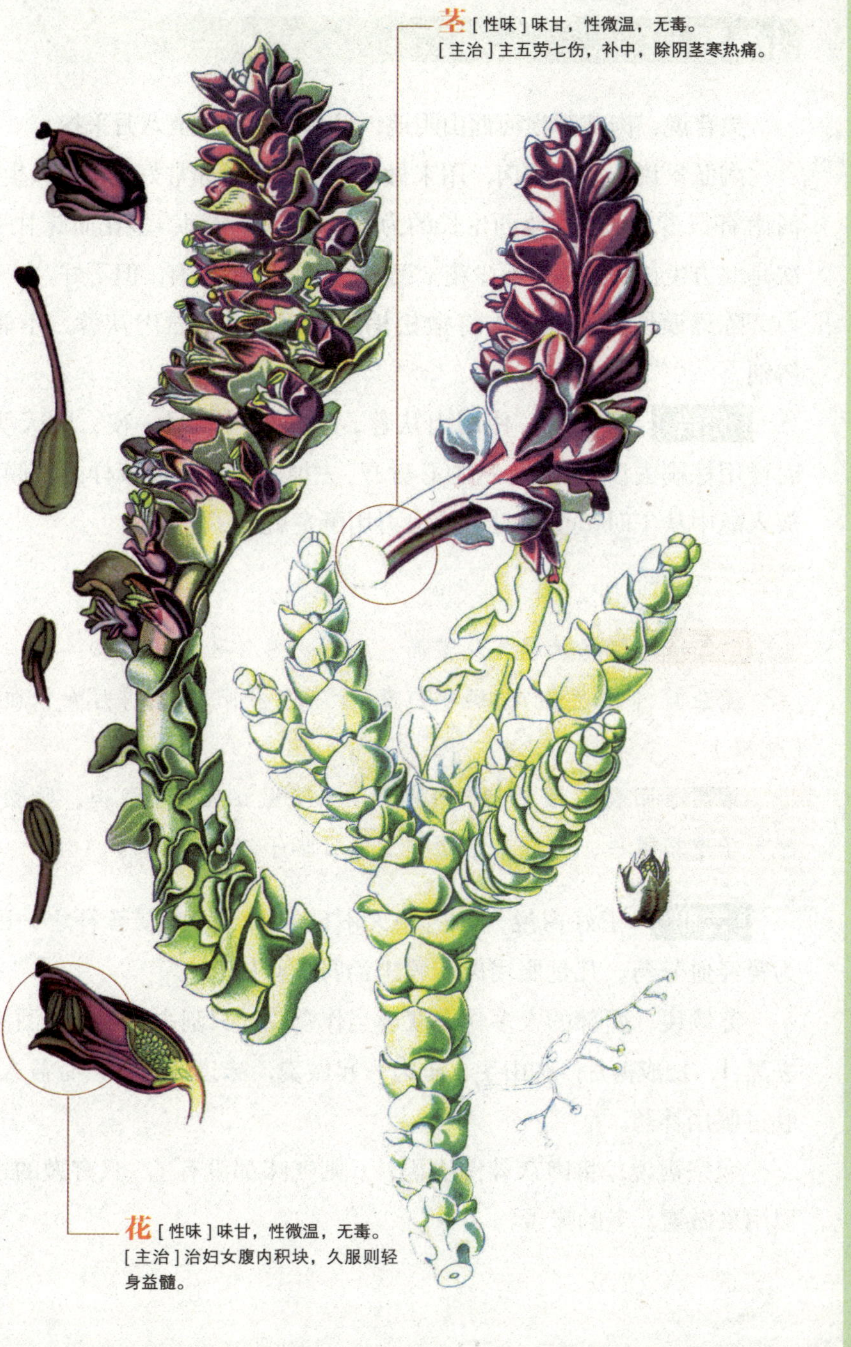
茎 [性味] 味甘，性微温，无毒。
[主治] 主五劳七伤，补中，除阴茎寒热痛。
花 [性味] 味甘，性微温，无毒。
[主治] 治妇女腹内积块，久服则轻身益髓。

【集解】

吴普说，肉苁蓉生河西山阴地，呈丛生状，二至八月采挖。

陶弘景说，生时像肉，用来做羊肉羹补虚乏非常好，也可以生吃。河南有很多，现在以陇西生长的为最好，形扁柔润，多花而味甘；其次是北方生长的，形短而少花；巴东、建平一带也有，但不好。

陈嘉谟说，如今的人将嫩松梢用盐润后来假冒肉苁蓉，不能不辨别。

[修治] 雷敩说：使用肉苁蓉，须先用清酒浸一夜，到天明的时候用棕刷去沙土浮甲，从中心劈开，去掉一重像竹丝草样的白膜后，放入甑中从午时蒸至酉时，取出再用酥炙就好了。

[主治] 除膀胱邪气及腰痛，止痢。(《名医别录》)

能益髓，使面色红润，延年益寿。大补有壮阳之功，并疗女子血崩。(甄权)

治男子阳衰不育；女子阴衰不孕。能滋五脏，生肌肉，暖腰膝。疗男子遗精遗尿，女子带下阴痛。(《日华子诸家本草》)

[发明] 王好古说，命门相火不足的人，用肉苁蓉补之，因其为肾经血分药。凡是服用肉苁蓉来治肾，必妨心。

苏颂说，西部的人多将肉苁蓉当作食物，只刮去鳞甲，用酒浸洗去黑汁，切成薄片，和山芋、羊肉一起做羹，味道非常好，有益人体，胜过服用补药。

寇宗奭说，将肉苁蓉洗去黑汁，则气味都没有了。只有嫩的才可以用来做羹，老的味苦。

【百草堂】

肉苁蓉属多年生寄生草本植物，别名甜大芸、肉松蓉、苁蓉、地精。

传说中，肉苁蓉是天神派神马赐给成吉思汗的神物。历史上著名的“十三翼之战”是铁木真（成吉思汗）统一蒙古草原各部时的一次重要战役，金明昌元年，铁木真的结拜兄弟札木合，因嫉恨铁木真的强大，联合泰赤乌等十三部共三万人，进攻铁木真的部落。铁木真得报后，集结部众三万人，组成十三翼迎敌。双方大战，铁木真失利，被围困于长满梭梭林的沙山，饥渴难耐，筋疲力尽。札木合当众残忍地将俘虏分七十大锅煮杀，激怒了天神，天神派出神马，神马一跃到成吉思汗面前后，仰天长鸣，将精血射向梭梭树根，然后用蹄子趵出了像神马生殖器一样的植物根块，这便是肉苁蓉。成吉思汗将肉苁蓉的根块分给将士们食用，立即神力涌现，冲下沙山，一举击溃了札木合部落，为统一蒙古奠定了基础，从此，成吉思汗拉开了一个征服欧亚大陆的时代。

对症下药

病症	配方	功效
妇人不孕	肉苁蓉同鹿角胶、杜仲、地黄、当归、麦冬	滋阴补肾
阳痿及老人阳衰，一切肾虚腰痛	同人参、鹿茸、牡狗茎、白胶、杜仲、补骨脂	补肾壮阳
汗多便秘	同沉香、芝麻丸	调养五脏，润肠通便
肾虚小便混浊	肉苁蓉、鹿茸、山药、白茯苓等分，研为末，加米糊调和做成梧子大的丸子，每次用枣汤送服三十丸	补肾养身

防风

产地分布：野生于丘陵地带山坡草丛中，或田边、路旁，高山中、下部。分布于东北、内蒙古、河北、山东、河南、陕西、山西、湖南等地。

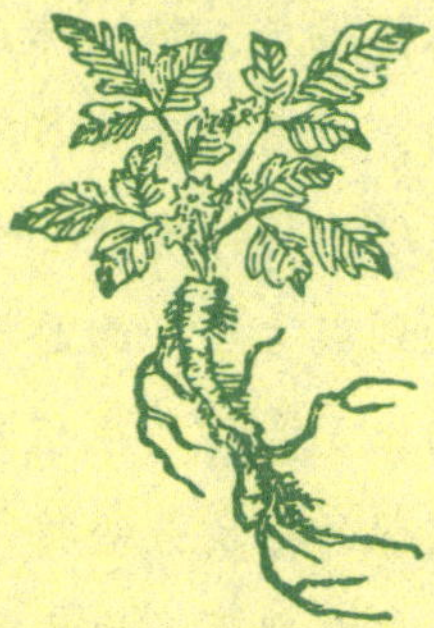

成熟周期：花期 8–9 月，果期 9–10 月。

形态特征：多年生草本植物，高 30~80 厘米，全体无毛。根粗壮，茎单生，2 歧分枝，茎基密生褐色纤维状的叶柄残基。羽状复叶，叶片狭长，基生叶三角状卵形，顶生叶简化，具扩展叶鞘。开白色小花。

功　　效：祛风解表，胜湿止痛，止痉。

【原文】

防风，味甘，温。主大风头眩痛，恶风，风邪，目盲无所见，风行周身骨节疼痹，烦满。久服轻身。一名铜芸。生川泽。

【译文】

防风，味甘，性温。主治严重风邪导致的头痛眩晕、怕风，风邪所致的眼盲视物不清，因风行全身而使骨骼关节疼痛麻痹，胸中烦闷。长期服用能够使身体轻巧。又叫作铜芸。生长于河流沼泽等水草丛生的地方。

【集解】

苏颂说，现在汴东、淮浙各州郡都有防风生长。它的茎叶为青绿色，茎色深而叶色淡，像青蒿但短小些。防风初春时呈嫩紫红色，江东人采来当菜吃，很爽口。它五月开细白花，中心攒聚成大房，像莳萝花；果实像胡荽子但大些；根为土黄色，与蜀葵根相似，二月、十月采挖。关中所产的防风在三月、六月采挖，但质轻空虚不如齐州所

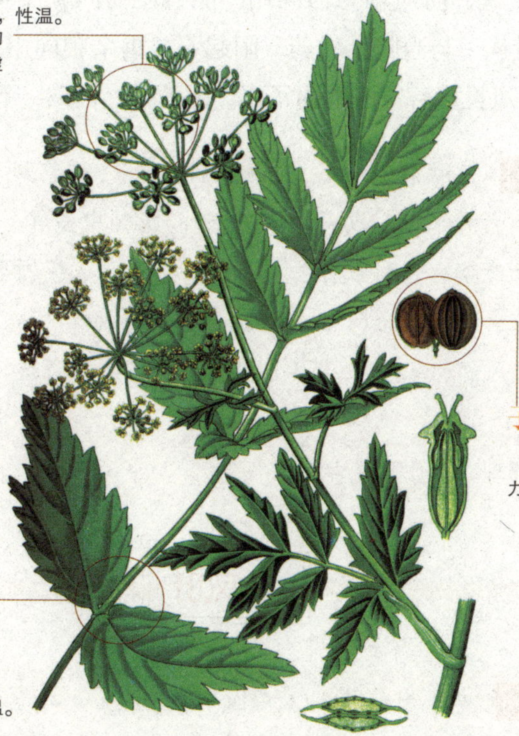
花［性味］味辛而甘，性温。
［主治］治四肢拘急，不能走路，经脉虚羸，骨节间痛，心腹痛。
子［性味］味甘，性温。
［主治］治风证力强，可调配食用。
叶［性味］味甘，性温。
［主治］中风出热汗。

产的好。又有石防风，出自河中府，根像蒿根而色黄，叶青花白，五月开花，六月采根晒干，能治头痛眩晕。

李时珍说，江淮一带所产的大多是石防风，生长在山石之间。二月采其嫩苗做菜，味辛甘而香，称作珊瑚菜。它的根粗，外形丑，子可作种子。吴绶说，凡入药以黄色润泽的防风为好，白的多沙条，不堪用。

张元素说，防风味辛而甘，性温，气味俱薄，浮而升，属阳，是手、足太阳经的本药。

王好古说，防风又行足阳明、太阴二经，为肝经气分药。

李杲说，防风能制约黄芪，黄芪配上防风同用，其功效愈大，这是相畏相使的配伍。

徐之才说，防风与葱白同用，能行全身气血；与泽泻、藁本同用，能治风病；与当归、芍药、阳起石、禹余粮同用，能治疗妇人子宫虚冷。防风畏萆薢，能解附子毒，恶藜芦、白敛、干姜、芫花。

[主治] 疗胁痛，肝风，头风，四肢挛急，破伤风。(《名医别录》)

治三十六种风病，男子一切劳伤，能补中益神，治疗目赤肿痛，遇风流泪及瘫痪，通利五脏关脉，治五劳七伤，羸损盗汗，心烦体重，能安神定志，匀气脉。(《日华子诸家本草》)

治上焦风邪，泻肺实，散头目中滞气，经络中留湿。主上部出血证。(张元素)

能疏肝理气。(王好古)

防风叶

[主治] 中风出热汗。(《名医别录》)

防风花

[主治] 治四肢拘急，不能走路，经脉虚羸，骨节间痛，心腹痛。（甄权）

防风子

[主治] 治风证力强，可调配食用。（苏恭）

[发明] 张元素说，防风，治风通用。治上半身风证，用防风身；治下半身风证，用防风梢。防风是治风祛湿的要药，因风能胜湿。它还能泻肺实，如误服会泻人上焦元气。

李杲说，防风治周身疼痛，药效较弱，随配伍引经药而至病所，是治风药中的润剂。如果补脾胃，非防风引用不可。凡项背强痛，腰痛不能转身，为手足太阳证，正应当用防风。凡疮在胸膈以上，虽然没有手足太阳证，也应当用防风。因防风能散结，祛上部风邪。病人身体拘挛者，属风邪所致，各种疮痈见此证也须用防风。钱仲阳泻黄散中重用防风，意在土中泻木。

【百草堂】

防风，古代名“屏风”（见《名医别录》），喻御风如屏障也。其味辛、甘，性微温而润，为“风药中之润剂”。

防风，能发汗，又能止汗；能止泻，又能通便；能止血，又能通经。在同一味中药身上具有如此截然相反的性状，这在药材当中是非常少见的。这除了与防风本身的性状有关外，更重要的是因为配伍的不同导致的。

《施今墨对药临床经验集》中说："若属外感证，用麻桂嫌热、嫌猛；用银翘嫌寒时，荆防用之最宜。"可见荆芥与防风相配有达腠理、发汗散邪之效，二者相辅相成。张元素治四时外感，表实无汗用防风配羌活等。刘河间治三焦实热用防风配荆芥、硝、黄等。前者乃解表兼除湿热之剂，后者乃表里双解之剂。

防风配柴胡、羌独活等，能散风胜湿，升清止泻；防风配枳实（壳）能通便。

《经验后方》中记载"防风，去芦头，炙赤、为末，治崩中"；而配伍厚朴、砂仁、陈皮、九香虫、制香附等，治妇女抑郁隐曲之疾。

对症下药

病症	配方	功效
自汗不止	防风（去芦）研为末，每次用浮小麦煎汤送服二钱	益气，固表，止汗
老年人便秘	防风、枳壳（麸炒）各一两，甘草半两，共研为末，每次用白开水送服二钱，饭前服	消风顺气，润肠通便
偏正头痛	防风、白芷等分，研为末，蜜调制成弹子大的丸子。每次嚼服一丸，用清茶送服	散滞气，通经络，安神定志
妇人崩漏	独圣散：将防风去芦头，炙赤后研为末。每次服用一钱，用面糊酒调服	行气散寒，止血通经

蒲黄

产地分布：分布于东北、华北、华东及陕西、甘肃、新疆、四川等地。

成熟周期：夏季采收。

形态特征：根茎匍匐，须根多。叶狭线形。花小，单性，雌雄同株。

功　　效：止血，祛瘀，利尿。

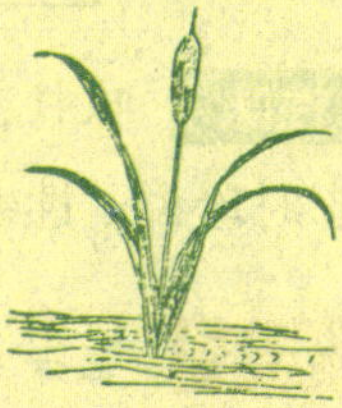

【原文】

蒲黄，味甘，平。主心、腹、膀胱寒热，利小便，止血，消瘀血。久服轻身，益气力，延年神仙。生池泽。

【译文】

蒲黄，味甘，性平。主治心胸、腹部、膀胱等部位的发冷或发热，能通利小便，止血，并消除瘀血。长期服用可使人身体轻巧、气力增加、延年益寿，神清气爽。生长于沟渠沼泽等水草丛生处。

【集解】

苏恭说，香蒲即甘蒲，可用来编织草垫子。它春天生苗，取白色鲜嫩的制成腌菜，也可以蒸来食用。山南人称其为香蒲，称菖蒲为臭蒲。蒲黄即香蒲的花粉。

李时珍说，蒲丛生于水边，似莞但狭小，有脊而柔软，二三月生苗。采其嫩根，煮后腌制，过一夜可食。也可以炸食、蒸食及晒干磨粉做成饼吃。八九月收叶制席，也可以制成扇子，软滑且温暖。

蒲蒻（又名蒲笋、蒲儿根）

[性味] 味甘，性平，无毒。

李时珍说：性寒。

[主治] 能去热燥，利小便。（宁源）

生吃，可止消渴。（汪颖）

能补中益气，和血脉。（《饮膳正要》）

捣成汁服，治孕妇劳热烦躁，胎动下血。（李时珍）

蒲黄

[修治] 雷敩说，使用的时候，不要用松黄和黄蒿。这两种和蒲黄非常相似，只是味不正会使人呕吐。真蒲黄须隔三层纸焙干至黄色，蒸半日，冷却后再焙干备用。

《日华子诸家本草》载，破血消肿者，生用；补血止血者，炒用。

[性味] 味甘，性平，无毒。

[主治] 治痢血、鼻血、吐血、尿血等血证。能利水道，通经脉，止女子崩漏。（甄权）

治妇人带下，月经不调，血气心腹痛，孕妇流血或流产。能排脓，治疮疖游风肿毒，下乳汁，止泄精。《日华子诸家本草》

能凉血活血，止心腹诸痛。（李时珍）

[发明] 李时珍说：蒲黄是手、足厥阴血分主药，所以能治血治痛。蒲黄生用则行血，熟用则能止血。它与五灵脂同用，能治一切心腹诸痛。

【百草堂】

蒲黄为香蒲科水生草本植物狭叶香蒲，或香蒲属其他植物的花粉。采收花序上的雄花，晒干碾压，筛取粉末，生用或炒用。

唐以后，一些文人雅士把食花看作一种情趣高雅的生活享受，留下许多"秀色可餐"的佳话。宋代大文学家苏东坡采集蒲黄、松花、槐花、杏花入饭共蒸，密封数日成酒，并挥毫作歌曰："一斤松花不可少，八两蒲黄切莫炒，槐花杏花各五钱，两斤白蜜一起捣，吃也好，浴也好，红白容颜直到老。"此歌道出了食花养生之功效。

白居易在苏州做官时，夜闻贾常州与崔湖州在顾渚山上的境会亭茶宴，曾寄诗一首，其中也有对蒲黄酒的记述："青娥递舞应争妙，紫笋齐尝各斗新。自叹花前北窗下，蒲黄酒对病眠人。"

对症下药

病症	配方	功效
吐血咯血	蒲黄末二两，每天用温酒或冷水送服三钱	补中益气，和血脉
热毒下痢	蒲根二两，粟米二合，加水煎服，一日二次	清热止痢
产后血瘀	蒲黄三两，加水三升，煎取一升，一次服下	肺热鼻出血
乳汁不通及乳痈	将蒲黄草根捣料外敷患处，同时煎汁服汤吃渣	下乳汁，通血脉

香蒲

产地分布：广泛分布于全国各地。

成熟周期：花期 6–7 月，果期 7–8 月。

形态特征：为多年生宿根性沼泽草本植物。根状茎白色，长而横生，节部处生许多须根，老根黄褐色。茎圆柱形，直立，质硬而中实。叶扁平带状。花小，无花被，有毛。果序圆柱状，褐色，坚果细小，具多数白毛。内含细小种子，椭圆形。

功　　效：坚齿，明目，聪耳。

【原文】

香蒲，味甘，平。主五脏，心下邪气，口中烂臭，坚齿，明目，聪耳。久服轻身，耐老。一名睢。生池泽。

【译文】

香蒲，味甘，性平。主治五脏和胃部有邪气，导致口中溃烂有恶臭之气，具有坚固牙齿、明亮眼睛、增强听力的功效。长期服用能够使身体轻巧，延缓衰老。又叫作睢。生长于沟渠沼泽等水草丛生处。

【集解】

苏颂说，香蒲到处都有生长，但以生于泰州的为好。春初生嫩叶，没出水面时为红白色。取其中心白色根茎，大如匕柄的生吃，甜脆。又可醋浸，像吃笋那样，味美。《周礼》中称为蒲菹，现在很少有人吃了。到夏天从丛叶中抽出茎梗，花在茎的顶端，像棒杵，故民间称它为蒲槌，也叫蒲厘花。蒲黄也就是花中蕊屑，细如金粉。在花欲开时采集。

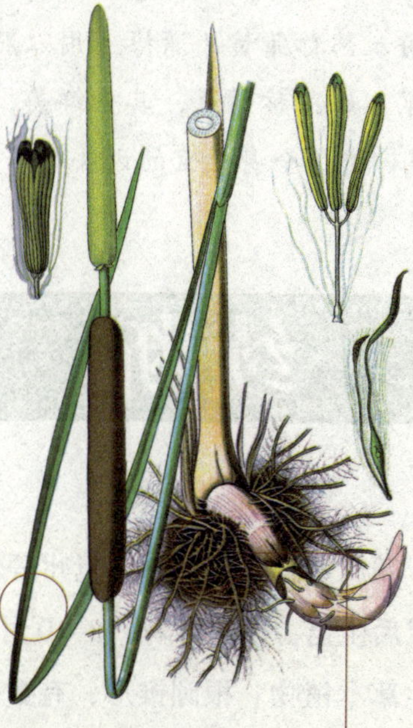
叶［性味］味甘，性平，无毒。
［主治］能固齿，明目聪耳。
根［性味］味甘，性平，无毒。
［主治］除五脏心下邪气，口中烂臭。

【百草堂】

香蒲，别名有蒲草、蒲菜。因其穗状花序呈蜡烛状，故又称水烛。为香蒲科香蒲属多年生挺水或沼生植物。其肉穗花序奇特可爱，不仅为良好的插花材料，而且盆栽观赏价值也较高，因此除作药用之外，更是优良的水生观赏植物。

香蒲叶绿穗奇常用于点缀园林水池、湖畔，构筑水景。宜做花境、水景背景材料，也可盆栽布置庭院。蒲棒常用作切花材料。

当然香蒲的功用不止于此。其全株也是造纸的好原料；叶称蒲草可用于编织；花粉入药称蒲黄；蒲棒可用以照明；雌花序上的毛称蒲绒，常可作枕絮；嫩芽称蒲菜，其味鲜美，可食用，为有名的水生蔬菜。由此可见，香蒲全身是宝的说法名不虚传。

续断

产地分布：主产于四川、湖北、湖南、贵州等地。

成熟周期：三月以后生苗，四月开花，8–10月采挖。

形态特征：多年生草本植物。根圆锥形，有数条并生，外皮黄褐色。茎直立，多分枝，生细柔毛，棱上有疏刺毛。叶对生。头状花序近球形。瘦果椭圆楔形，通常外被萼片，有四棱，浅褐色。

功　　效：补肝肾，强筋骨，续折伤，止崩漏。

【原文】

续断，味苦，微温。主伤寒，补不足，金疮痈伤，折跌，续筋骨，妇人乳难。久服益气力。一名龙豆，一名属折。生山谷。

【译文】

续断，味苦，性微温。主治伤于风寒，能够补益虚损，治疗被金属创伤而感染形成的痈疮，跌打损伤，能够续接筋骨，还能治疗妇人生产困难。长期服用能够增益气力。又叫作龙豆、属折。生长于山中的深谷处。

【集解】

苏恭说，各处山谷都有续断，现在用的，叶像苎而茎是方的，根像大蓟，为黄白色。

苏颂说，续断三月以后生苗，茎干有四棱，像苎麻，叶两两对生。四月开红白色花，像益母花。根像大蓟，为赤黄色。市面上卖的有好几种，很少有人能辨好坏。医生以节节断、皮黄皱的为真口。

李时珍说，续断，各家说法不一。考究其实，则苏恭、苏颂所说，似乎与桐君所说相符，应当是正确的。今人所用的，以产自四川、红色细瘦、折断有烟尘冒起的为好。

续断根

[修治] 雷敩说，采来根，横切锉开，去掉硬筋，用酒浸泡十天，焙干，入药用。

徐之才说，与地黄相使，与雷丸相恶。

叶 [性味] 味苦，性微温，无毒。
[主治] 治金疮痈疡、跌打损伤。

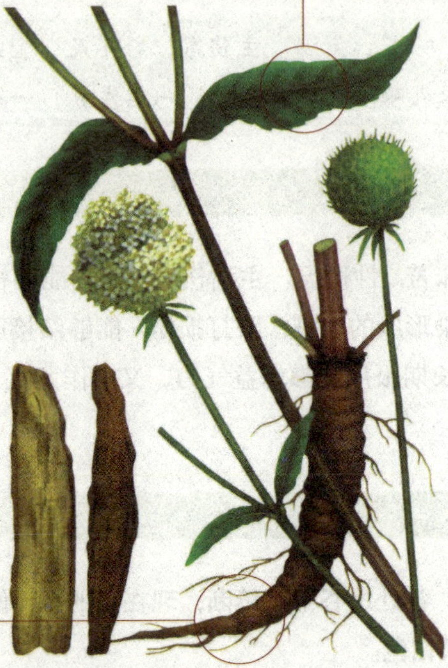

根 [性味] 味苦，性微温，无毒。
[主治] 主伤寒，补不足。

[主治] 主治妇人崩中漏血，金疮内出血，能止痛生肌肉，治踠伤恶血腰痛，关节缓急。(《名医别录》)

能祛各种温毒，宣通血脉。(甄权)

能益气，补五劳七伤，破癥结瘀血，消肿毒，治肠风痔瘘、乳痈瘰疬，妇人产前产后一切病，胎漏、子宫冷，面黄虚肿，能缩小便，止遗精尿血。《日华子诸家本草》

【百草堂】

相传从前村里有个年轻人发高烧死了，老父恸哭欲绝。刚好村里来了位郎中，得知年轻人只死了一个时辰，他便把药葫芦打开，倒出两粒药丹，又让人撬开青年的牙关，用水灌下去。过了一会儿，青年竟然奇迹般地活了过来。郎中用的这味药叫还魂丹。此事一下子就传遍了全村。这村有个山霸，开了一座药铺。要郎中跟他合伙配药牟取暴利，郎中为人正直，一心只想治病救人，于是便严词拒绝了。山霸恼羞成怒，派人痛打郎中，这样郎中的腿被打断了。可一个月后，郎中又走乡卖药了。原来郎中受伤后吃了一味草药，于是便很快痊愈了。山霸岂肯罢休，又一次找来打手。这次，打手们打得更凶更狠，郎中奄奄一息，这时来了个砍柴的小伙子，郎中打着手势，让小伙子背着他走上山坡，又用手指了指一种叶子像羽毛、开着紫花的野草，小伙子将野草挖来，又把郎中背回家，把药草煎给郎中吃。两个月过去，郎中的伤又好了。郎中想要离开这是非之地，于是把这味接骨药传给了小伙子，并让他传给乡亲。因为其能将断了的骨头续接上，乡亲们并给取名“续断”。

对症下药

病症	配方	功效
胎不安	续断同杜仲、枣肉做丸	安胎
产后诸疾，血晕，心闷烦热、气接不上，心头硬，乍寒乍热	用续断皮一把，加水三升，煎取二升，分三次服	补益虚损
跌打损伤	用续断叶捣烂外敷	止痛生肌肉

漏芦

产地分布：黑龙江、吉林、辽宁、内蒙古等地。

成熟周期：祁州漏芦花期5–7月，果期6–8月；禹州漏芦花期7–9月，果期10月。

形态特征：圆锥形或扁片块状，多扭曲。表面暗棕色、灰褐色或黑褐色，粗糙，具纵沟及菱形的网状裂隙。外层易剥落，根头部膨大，有残茎及鳞片状叶基，顶端有灰白色绒毛。

功　　效：清热解毒，消痈，下乳，舒筋通脉。

【原文】

漏芦，味苦，寒。主皮肤热，恶疮，疽，痔，湿痹，下乳汁。久服轻身，益气，耳目聪明，不老延年。一名野兰。生山谷。

【译文】

漏芦，味苦，性寒。主治皮肤发热，顽固性恶疮，疽，痔，湿邪导致的痹症，能够下乳汁。长期服用能使身体轻巧，气力增加，耳聪目明，延缓衰老，益寿延年。又叫作野兰。生长于山中的深谷处。

花［性味］苦、凉，无毒。
［主治］疫热，毒热，心热。

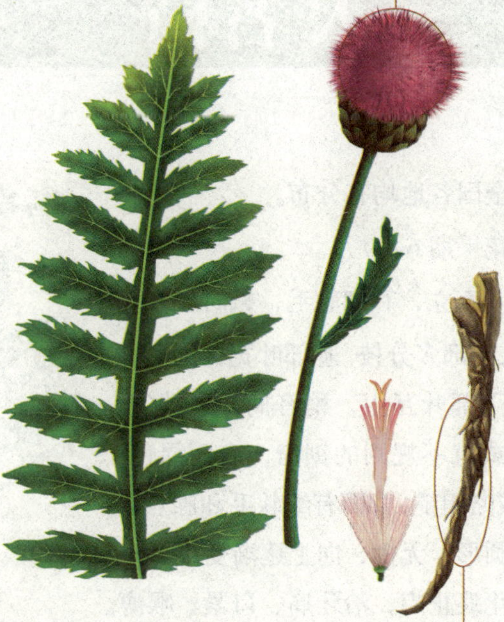

根［性味］苦，寒。
［主治］乳痈肿痛，痈疽发背，瘰疬毒疮，乳汁不通，湿痹拘挛。

【百草堂】

漏芦有“主恶疮，疽，痔，湿痹，下乳汁”的功效。对于疮痈初起红肿热痛，常与连翘、大黄等配合应用；对于乳房红肿疼痛欲成痈肿者，常与栝楼根、蒲公英、贝母等配合应用。漏芦能通乳汁，与通草、王不留行等配伍，又可用于乳汁不下。又可用于各种肿瘤，如用于肝肿瘤，常与半枝莲、半边莲、石见穿等配合应用。

天名精

产地分布：全国各地均有分布。

成熟周期：花果期 6–10 月。

形态特征：茎直立，有细软毛，嫩时较多，老时渐脱落，上部多分枝。基部叶宽椭圆形，花后凋落，下部叶互生，稍有柄，顶端尖或钝，全缘或有不规则的锯齿，表面绿色较深，光滑或略粗糙，背面有细软毛和腺点，上部叶长椭圆形，无柄，向上逐渐变小。

功　　效：化痰止疟，治牙痛、口紧、喉痹。

精名天菘地

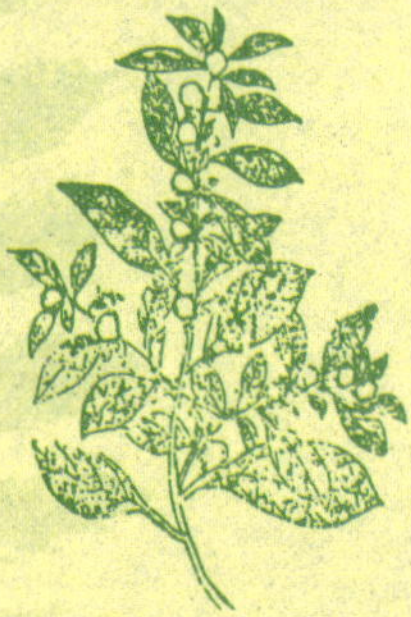

【原文】

天名精，味甘，寒。主瘀血，血瘕欲死，下血，止血；利小便；久服轻身耐老。一名麦句姜，一名蛤蟆蓝，一名豕首。生川泽。

【译文】

天名精，味甘，性寒，主治瘀血导致血瘕症将终结散尽时的下部出血，具有止血、通利小便的作用。长期服用能够使身体轻巧、延缓衰老。又叫作麦句姜、蛤蟆蓝、豕首。生长于河边沼泽的水草丛生处。

【集解】

韩保昇说，地菘的叶像山南菘菜，夏秋季节抽条，很像薄荷，花是紫白色，味辛而香。

李时珍说，天名精的嫩苗是绿色，像皱叶菘芥，微有狐气，淘净后炸熟也可食用。长则抽茎，开小黄花，像小野菊花。它结的果实像蒿子，最粘人的衣服，狐气更重。但炒熟后则香，所以人们都说其味辛而香。它的根是白色，像短牛膝。

天名精叶、根

[性味] 味甘，性寒，无毒。

李时珍说，味微辛、甘，有小毒。生汁使人呕吐。

[主治] 除小虫，去痹，除胸中结热，止烦渴，消水肿。(《名医别录》)

能破血生肌，止鼻出血，杀寄生虫，除各种毒肿、疔疮、瘘痔，刀枪内伤。身体瘙痒不止者，用它擦拭，立即止痒。(《新修本草》)

地菘：主金疮，能止血，解恶虫蛇螫毒，用它外敷。(《开宝本草》)

吐痰止疟，治牙痛口紧喉痹。(李时珍)

[发明] 李时珍说，天名精，是指根和苗一起。地菘、埊松，都是指它的苗叶。鹤虱，是说它的子。它的功用只是消痰、止血、杀虫、解毒，所以擂汁服能止痰疟，用来漱口能止牙疼，外敷治蛇咬伤，也能治猪瘟病。

鹤虱（天门精实）

[性味] 味苦，性平，有小毒。

[主治] 杀蛔虫、蛲虫，将其研为末，用肥肉汁调服一方寸匕，也可以入丸散剂使用。(《新修本草》)

虫心痛，用淡醋和半匕服，即刻有效。(《开宝本草》)

杀五脏虫，止疟，外敷治恶疮。(《日华子诸家本草》)

[发明] 苏颂说，鹤虱是杀虫药方中最重要的药物。《古今录验》有方：治蛔虫钻心疼痛，取鹤虱十两，捣后筛过加蜜做丸如梧子大，用蜜汤空腹吞四五十丸。忌酒肉。

【百草堂】

天名精，即鹿活草。《名医别录》中叫作天蔓菁，南方人叫作地菘，其叶与蔓菁、菘菜相类，因此有了此名。天名精味甘、辛，故也有人把它叫作姜。形状像蓝，而蛤蟆喜欢住在底下，因此叫作蛤蟆蓝。香气似兰，所以又叫作蟾蜍兰。

传说宋元嘉年间，青州有个叫刘炳的人，射到一头鹿。他剖去鹿的五脏，把鹿活草塞进去，那鹿就像跌倒了似的，又站起来了。刘炳感到十分奇怪，于是将草取出，鹿便又倒下了，如是再三，证明了这种草的功效。于是刘炳秘密地收取此草并栽种它，治好很多断折之伤。因而鹿活草俗称“刘炳草”。

对症下药

病症	配方	功效
男女吐血	将天名精晒干研为末，每次用茅花泡汤调服一二钱，一日二次	破血，除烦热
疔疮肿毒	天名精叶和浮在表面的酒糟一起，捣烂后敷患处	清热解毒
发背初起	天名精捣汁一升，每日服二次，直至病愈	解毒，化瘀血

决明子

产地分布：分布于广西、广东、福建、台湾、云南、山东、河北、浙江、安徽等地。

成熟周期：花期7–9月，果期10月。

形态特征：羽状复叶有小叶6片，叶柄无腺体，在叶轴2小叶之间有1腺体。花通常2朵聚生，腋生，总花梗极短。荚果线形，种子多数菱形，淡褐色，有光泽。

功　　效：清肝明目，降压，润肠。

明决芒茳

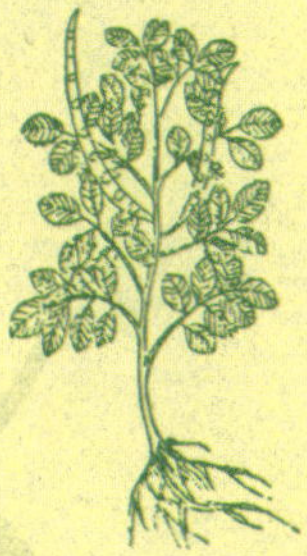

【原文】

决明子，味咸，平。主青盲，目淫，肤赤，白膜，眼赤痛，泪出。久服益精光，轻身。生川泽。

【译文】

决明子，味咸，性平。主治眼睛外观正常，但看不见东西，眼球上生有红色、白色翳膜，目赤疼痛，流泪不止。长期服用则目光明亮，身体轻巧。生长于河流池泽等水草丛生处。

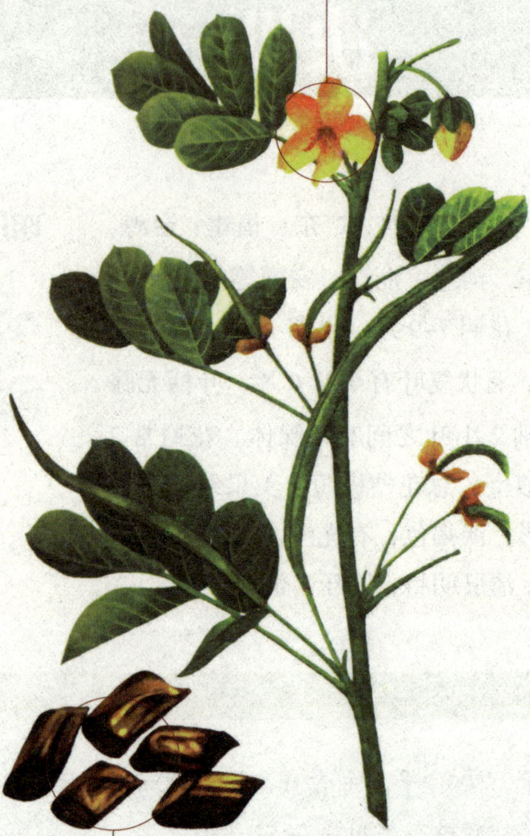
花 [性味] 味咸，性平，无毒。
[主治] 治结膜炎，白内障。
子 [性味] 味咸，性平，无毒。
[主治] 治视物不清，眼睛混浊。

【集解】

李时珍说：决明有两种，一种是马蹄决明，茎高三四尺，叶比苜蓿叶大而叶柄小，叶尖开叉，白天张开，夜晚合拢，两两相贴。它在秋天开淡黄色的花，花有五瓣。结的角像初生的细豇豆，长五六寸。角中有子数十颗，不均匀相连接，形状像马蹄，青绿色，是治眼疾的最佳药物。另一种是茳芒决明，即《救荒本草》中的山扁豆。它的苗和茎都像马蹄决明，但叶柄小，末端尖，像槐叶，夜晚不合拢。秋天开深黄色的花，花为五瓣，结的角大小如小手指，长二寸左右。角中子排成列，像黄葵子而扁，褐色，味甘滑。这两种的苗叶都可以做酒曲，俗称独占缸。但茳芒的嫩苗及花、角子，都可食用或泡茶饮，而马蹄决明的苗和角都苦、硬，不能吃。

徐之才说，与蓍实相使，恶大麻子。

[主治] 治唇口青。（《名医别录》）

助肝气，益精。用水调末外涂，消肿毒。熏太阳穴，可治头痛。贴印堂，止鼻洪。作枕头，可治头风且有明目的作用，效果比黑豆好。（《日华子诸家本草》）

治肝热风眼赤泪。（甄权）

益肾、解蛇毒。（朱震亨）

叶当蔬菜食用，利五脏，明目，效果好。

[发明] 李时珍说，《物类相感志》载，在园中种决明，蛇不敢入。丹溪说决明解蛇毒即源于此。

【百草堂】

从前，有个老秀才，不到六十岁便得了眼病，人们都叫他“瞎秀才”。

有一天，一个南方药商从他门前过，见门前有几棵野草，就问这个草苗卖不卖？老秀才问价钱，药商说多少钱都买，老秀才觉得这几棵草值钱，于是就没卖。

过了两天，南方药商又来买那几棵草。这时瞎秀才门前的草已经长到三尺多高，茎上开满了金黄色花，老秀才见药商又来买，越发觉得这草值钱，更加舍不得卖。

一晃到了秋天，这几棵野草结了菱形、灰绿色有光亮的草籽。老秀才觉得草籽味香，觉得准是好药，就抓了一小把，每天用它泡水喝。结果喝了一段时间，眼病居然好了。

又过了一个月，药商第三次来买野草。见没了野草，就问老秀才草哪儿去了。老秀才就将事情的原委说了。药商听后告诉他："这草籽是良药，叫'决明子'，又叫'草决明'，能治各种眼病，长服能明目。"

从此后，老秀才常饮决明子泡的茶，一直到八十多岁还眼明体健，并吟诗一首："愚翁八十目不瞑，日数蝇头夜点星，并非生得好眼力，只缘长年饮决明。"

丹参

产地分布：陕西、河东州郡及随州等地。

成熟周期：5月采根。

形态特征：叶如野苏而尖，青色有皱毛。小花成穗像蛾形，中间有细子，根皮红而肉色紫。

功　　效：活血，通心包络，治疝气痛。

参丹

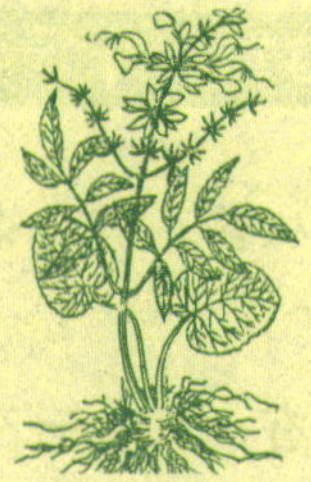

【原文】

丹参，味苦，微寒。主心腹邪气，肠鸣幽幽如走水，寒热积聚，破癥除瘕，止烦满，益气。一名郄蝉草。生川谷。

【译文】

丹参，味苦，性微寒。主治胸腹有邪气，肠中发出幽幽的声音，好像有水在流动，寒热之气积聚不散，能够破除癥瘕，止消烦闷，增加气力。又叫作郄蝉草。生长于山川河谷地带。

【集解】

萧炳说，丹参治风湿脚软，用药后可追奔跑的马，所以叫奔马草，我曾经用此药治过病人，确实有效。

《名医别录》载，丹参生于桐柏山川谷及泰山，五月采根晒干用。

苏颂说，现在陕西、河东州郡及随州都有，二月生苗，高一尺多。茎方有棱，为青色。它的叶不对生，如薄荷而有毛，三至九月开花成穗，花为紫红色，像苏花。根红色，如手指般大，长一尺多，一苗多根。

苏恭说，丹参冬季采挖的好，夏季采挖的虚恶。

李时珍说，丹参各处山中都有。一枝上长五叶，叶如野苏而尖，青色有皱毛。小花成穗像蛾形，中间有细子，根皮红而肉色紫。

丹参根

徐之才说，畏碱水，反藜芦。

叶［性味］性微寒，无毒。
［主治］治心腹疼痛，肠鸣。

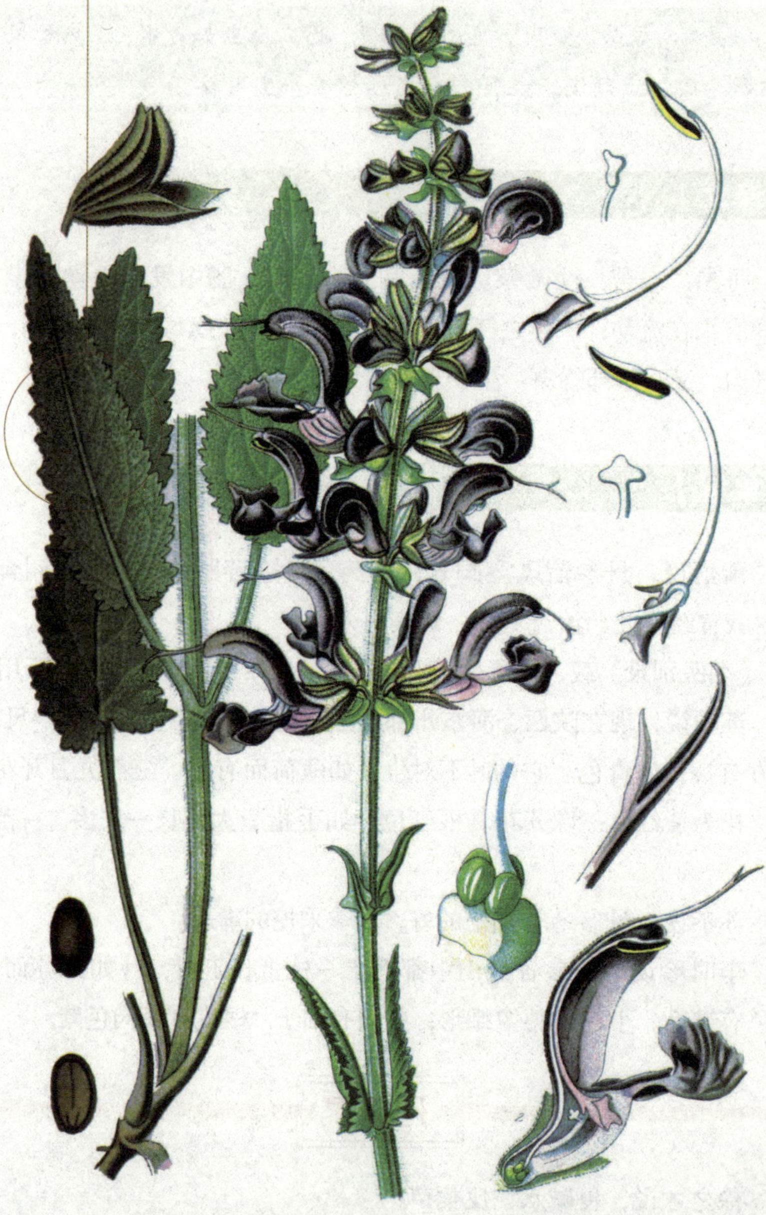

[主治] 养血，除心腹痼疾结气，能强腰脊治脚痹，除风邪留热。久服对人体有益。(《名医别录》)

泡酒饮用，疗风痹脚软。(陶弘景)

主治各种邪气所致的脘腹胀痛、腹中雷鸣，能定精。(甄权)

养神定志，通利关节血脉，治冷热劳，骨节疼痛，四肢不遂，头痛赤眼，热温狂闷，破瘀血，生新血，安生胎，堕死胎，止血崩带下。治妇人月经不调，血邪心烦，疗恶疮疥癣，瘿肿瘤毒丹毒，排脓止痛，生肌长肉。(《日华子诸家本草》)

活血，通心包络，治疝气痛。(李时珍)

[发明] 李时珍说：丹参色赤味苦，性平而降，属阴中阳品，入手少阴、厥阴经，是心与心包络的血分药。按《妇人明理论》所说，四物汤治妇科疾病，不问胎前产后，月经多少，都可通用。只有一味丹参散，主治与它相同，是因丹参能破宿血，补新血，安生胎，堕死胎，止崩中带下，调经的作用大致与当归、地黄、川芎、芍药相似的缘故。

【百草堂】

相传，很久以前，有个渔村中住着一个渔霸。一天，渔霸的老婆患了重病，遍寻名医却久治不愈，后来听说东海中有个无名岛，岛上生长着一种草药能治老婆的病，可是这岛暗礁林立，而且海上风猛浪大，水流湍急，船难靠岸，被人称为“鬼门关”，无人敢去。渔霸左思右想，终于想起了一个叫阿明的青年。阿明自幼丧父，从小在风浪中长大的，练就了一身好水性，人称“小蛟龙”。

当时阿明的母亲也卧病在床，阿明不肯弃母而去。渔霸逼迫阿明，如果不去就不许他再打鱼，饿死他们母子。阿明无奈，转念一想，也可以为母亲采药就答应了。

第二天阿明就驾船出海了，凭着高超的水性和勇敢的精神，闯过“鬼门关”，登上了无名岛。上岸后，他找到了开着紫花，根也是紫色的药草，迅速将其连根挖出来，弄了一大捆藏在船舱里。临走时，阿明拔了些野草用来应付渔霸。

船靠岸，渔霸就派人把他采来的“药草”抢走了，立即叫人给老婆煎服。谁知他老婆吃了药后，病情反而加重，没过几天就命归黄泉了。阿明的母亲吃了药后病很快就痊愈了。阿明知道渔霸不会善罢甘休，就把剩下的药草分给同村的渔民们，自己和母亲远走他乡。人们都敬佩阿明不畏艰险、不畏强暴，采药救母的高尚情操，就给这种药取名“丹心”。后来在流传过程中，慢慢谐音为“丹参”了。

对症下药

病症	配方	功效
月经不调，胎动不安，产后恶露不净，冷热劳，腰脊痛，骨节烦疼	丹参散：取丹参洗净切片，晒干研细。每次用温酒送服二钱	通利关节血脉，破瘀血，生新血
胎漏下血	用丹参十二两，酒五升，煮取三升。每次温服一升，一日三次。也可以用水煎服	安胎
寒疝腹痛，小腹和阴部牵引痛，自汗	用丹参一两研末，每次热酒送服二钱	通心包络，活血止痛
小儿惊痫发热	丹参摩膏：丹参、雷丸各半两，猪油二两，同煎沸，滤去渣，取汁收存。用时，摩小儿身体表面，每日三次	镇惊祛热

飞廉

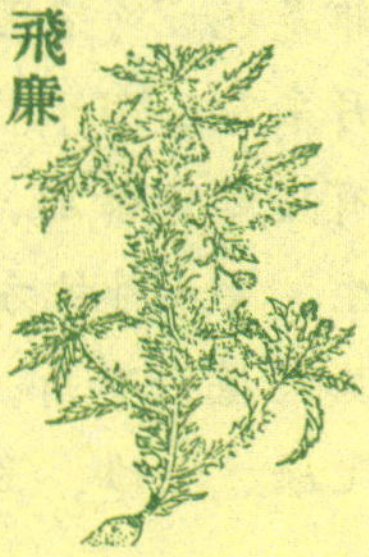

产地分布：新疆天山、准噶尔阿拉套、准噶尔盆地等地。

成熟周期：花期 5–7 月。

形态特征：二年生或多年生草本植物。茎直立，具纵棱，棱有绿色间歇的三角形刺齿状翼。叶互生。花全为管状花，两性，紫红色。瘦果长椭圆形，先端平截，基部收缩；冠毛白色或灰白色，呈刺毛状，稍粗糙。

功　　效：祛风，清热，利湿，凉血散瘀。

【原文】

飞廉，味苦，平。主骨节热，胫重酸痛。久服令人身轻。一名飞轻。生川泽。

【译文】

飞廉，味苦，性平。主治骨头关节发热，小腿胫骨沉重酸痛。长期服用能使身体轻巧。又叫作飞轻。生长于河流池泽的水草丛生处。

【百草堂】

关于飞廉医书中多有记载,《唐本草》:“飞廉有两种，一是陶证，生平泽中者;其生山冈上者,叶颇相似,而无疏缺,且多毛,茎亦无羽,根直下,更无旁枝,生则肉白皮黑,中有黑脉,日干则黑如玄参,用茎、叶及根,疗疳蚀杀虫,与平泽者俱有验。今俗以马蓟、以苦芙为漏卢,并非是也。”《名医别录》中说:“飞廉生河内川泽，正月采根，七月、八月采花，阴干。”陶弘景说:“极似苦芙，惟叶多刻缺，叶下附茎，轻有皮起似箭羽，其花紫色。俗方殆无用，而道家服其枝茎，可得长生，又入神枕方。”李时珍称:“飞廉，神禽之名也。其状鹿身豹文，雀头蛇尾，有角，能致风气。此草附茎有皮如箭羽，复疗风邪，故有飞廉、飞雉、飞轻诸名。”

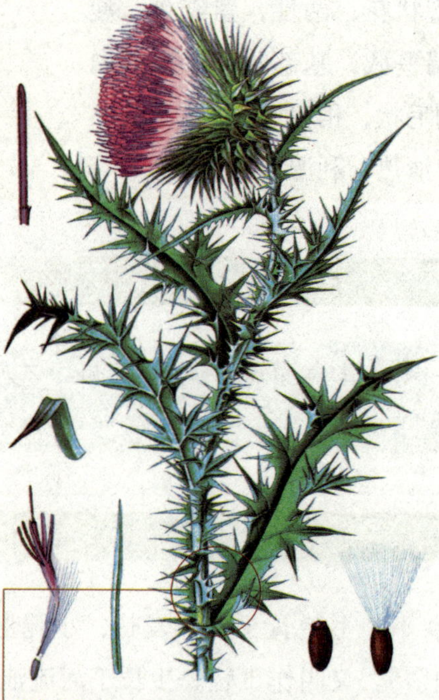

茎叶［性味］味苦，性平。
［主治］风热感冒，头风眩晕，风热痹痛，皮肤刺痒。

五味子

产地分布：东北三省、河北、山西、宁夏、山东、陕西等地。

成熟周期：花期5-7月，果熟期9-10月。

形态特征：茎长4~8米，小枝灰褐色。叶倒卵形至椭圆形，生于老枝上的簇生，在幼枝上的互生。开乳白色或淡红色小花，单性，雌雄同株或异株，有细长花梗。夏秋结浆果，球形，聚合成穗状，成熟时呈紫红色。

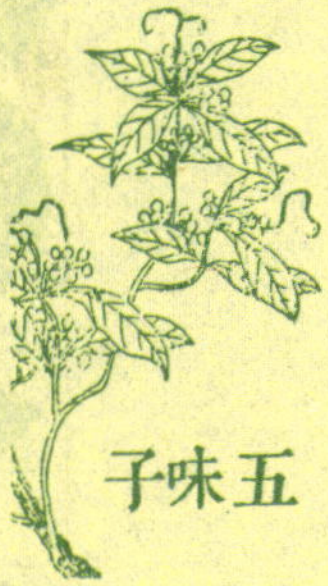

功　　效：收敛固涩，益气生津，补肾宁心。

【原文】

五味子，味酸，温。主益气，咳逆上气，劳伤羸瘦，补不足，强阴，益男子精。一名会及。生山谷。

【译文】

五味子，味酸，性温。主要功效为益气。能够治疗咳嗽气喘，身体劳损，形体瘦弱，补充不足，具有补虚强阴的功效，增益男子精液。又叫作会及。生长于山中的深谷处。

果实［性味］酸、甘，温。
［主治］久咳虚喘，遗尿尿频，久泻不止，盗汗，津伤口渴，心悸失眠。

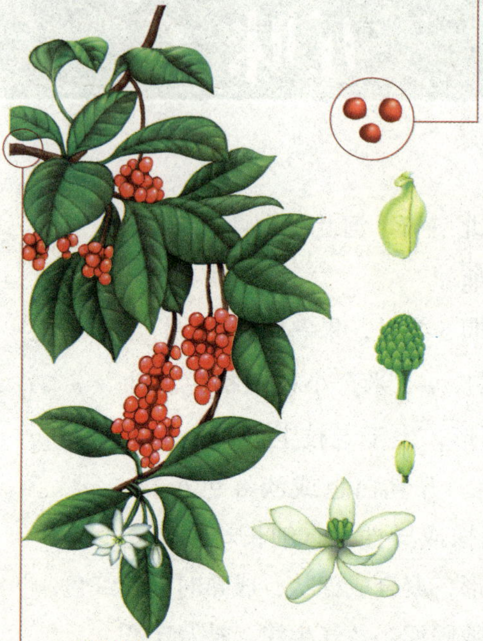

藤茎［性味］辛、苦，温。
［主治］风湿骨痛，跌打损伤，胃痛，月经不调，肾炎。

【集解】

苏颂说，五味子春初生苗，引赤蔓附于高木，长六七尺。叶尖圆像杏叶。三四月开黄白花，像莲花。七月结实，丛生于茎端，如豌豆样大，生时为青色，熟则变为红紫色，入药生晒不去子。

李时珍说，五味子有南北之分。南方产的五味子色红，北方产的色黑，入滋补药必用北方产的为好。也可以取根种植，当年即生长旺盛，如果是二月下种子，在第二年才生长旺盛，须搭架引蔓。

［修治］李时珍说，入补药熟用，入治嗽药生用。

李时珍说，酸咸入肝而补肾，辛苦入心而补肺，甘入中宫益脾胃。

徐之才说，与肉苁蓉相使。恶萎蕤。胜乌头。

[主治] 养五脏，除热，生阴中肌。(《名医别录》)

治中下气，止呕逆，补虚劳，令人体悦泽。(甄权)

明目，暖肾脏，壮筋骨，治风消食，疗反胃霍乱转筋，痃癖奔豚冷气，消水肿心腹气胀，止渴，除烦热，解酒毒。(《日华子诸家本草》)

生津止渴，治泻痢，补元气不足，收耗散之气，瞳子散大。(李杲)

治喘咳燥嗽，壮水镇阳。(王好古)

[发明] 李杲说，收肺气，补气不足，主升。酸以收逆气，肺寒气逆，宜用五味子与干姜同治。五味子收肺气，为火热必用之药，故治咳嗽以它为君药。但有外邪者不可立即使用，恐闭其邪气，必先发散然后再用为好。有痰者，与半夏相佐；气喘者，与阿胶相佐。

【百草堂】

五味子是木兰科五味子属植物的泛称，因其果实有甘、酸、辛、苦、咸五种滋味而得名，有南北之分。产于北部的叫“北五味子”，别名山花椒，果实为深红色；产于中部的叫“华中五味子”，果实为红色。李时珍谓“五味今有南北之分，南产者色红，北产者色黑，入滋补药必用北产者乃良。”

对症下药

病症	配方	功效
夏月困乏无力	五味子同黄芪、麦冬、黄柏	益气补虚劳
痰嗽并喘	五味子同白矾末，猪肺蘸服	化痰止咳
肝虚泄精，阳事不起	五味子专为末	强阴益精

旋花

产地分布：我国东北、华北、华东、中南及陕西、宁夏、甘肃、新疆、四川、贵州等地。

成熟周期：花期 5–7 月，果期 7–8 月。

形态特征：多年生草本植物，全株无毛。茎缠绕，有棱，多分枝。叶柄较叶片略短。花单生叶腋，花梗长，有棱。蒴果球形，无毛，种子卵状三棱形，无毛。

功　　效：益气，养颜，涩精，主遗精、遗尿。

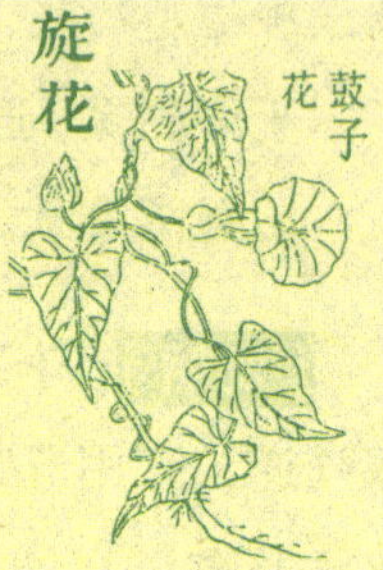

【原文】

旋花，味甘，温。主益气，去面皯、黑，色媚好。其根味辛，主腹中寒热邪气，利小便。久服不饥，轻身。一名筋根花，一名金沸。生平泽。

【译文】

旋花，味甘，性温。主要功效是益气，能够祛除面部黑气，使皮肤容颜靓丽。它的根味道辛涩，主治腹中的寒热邪气，具有使小便通畅的作用。长期服用可使人没有饥饿感，身体轻巧。又叫作筋根花、金沸。生长于水草丛生的平地。

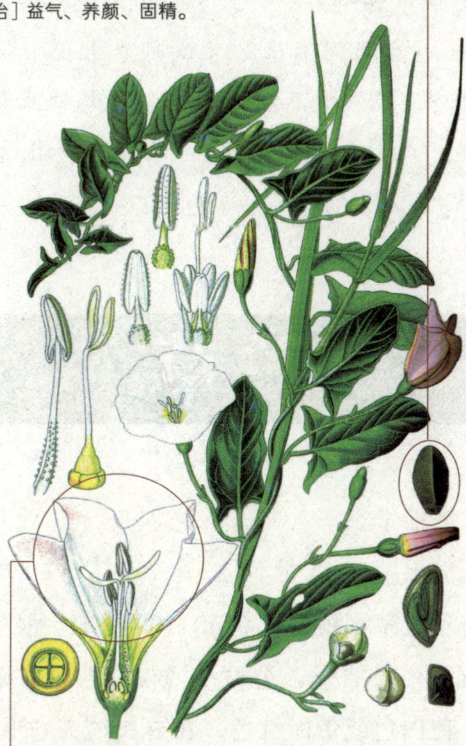
子[性味]味甘，性温。
[主治]益气、养颜、固精。
花[性味]味甘，性温。
[主治]面皯，遗精，遗尿。

【百草堂】

旋花就是鼓子花，古诗中经常提及。

唐代皮日休的诗句有："鼓子花明白石岸，桃枝竹覆翠岚溪。"郑谷："重来兼恐无寻处，落日风吹鼓子花。"宋代郑刚中有："鼓子花堪爱，疏葩淡碧时。未陪葵向日，且伴菊当篱。"

关于鼓子花，《稗史类编》中还有这样一则趣谈。长乐年间的状元马铎，年轻的时候做过一个梦，梦中有人对他说："雨打无声鼓子花。"马铎当时不明所以，后来和同郡的林志一起中了进士。

林志在乡试和会试中都是第一，到了殿试时忽然梦见有一匹马踩在自己头上，因此一直闷闷不乐。考试时皇上说："朕有一副对联，对得好的就是状元。'风吹不动铃儿草。'"马铎立刻记起了自己年轻时的梦，对道："雨打无声鼓子花。"而林志肠思枯竭，对不上来，于是马铎得了状元。

兰草

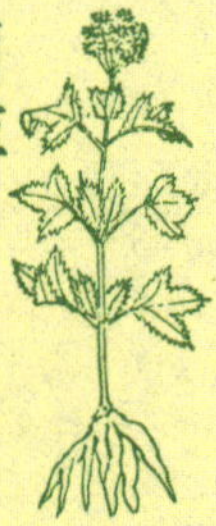
蘭草

产地分布：江浙地带。

成熟周期：花、果期 7–11 月。

形态特征：多年生草本植物，高 40~100 厘米。根茎横走，淡红褐色。茎直立，分枝少或仅在茎顶有伞房花序分枝。花白色或带微红色，花冠长约 5 毫米。瘦果黑褐色，长椭圆形。

功　　效：生血，调气，生津止渴，滋润肌肤。

【原文】

兰草，味辛，平。主利水道，杀蛊毒，辟不祥。久服益气，轻身，不老，通神明，一名水香。生池泽。

【译文】

兰草，味辛，性平。主要功效是通利水道，能够杀灭蛊毒，避除不祥晦气。长期服用能够增添气力，使身体轻巧，延缓衰老，使神志通明。又叫作水香。生长于沟渠沼泽等水草丛生处。

【集解】

马志说，此草的叶像马兰，故名兰草。它的叶上有分枝，俗称燕尾香。当地人用它煮水洗浴，以御风邪，故又名香水兰。

陈藏器说，兰草生长在湖泽河畔，妇人用它调油来抹头，故称兰泽。盛弘《荆州记》上记载：都梁有山，山下有水清浅，水中生长着兰草，所以名都梁香。

李时珍说，都梁即如今的武冈州，另外临淮的盱眙县也有都梁山，产此香。兰是一种香草，能辟秽气。古人称兰、蕙都为香草，如零陵香草、都梁香草。后人将其省略，通呼为香草。近世只知道兰花却不知道兰草。只有虚谷方回经考订，说古代的兰草也就是如今的千金草，俗名孩儿菊。

《名医别录》载，兰草生长在太吴池塘湖泊，四月、五月采挖。

李时珍说，兰草、泽兰为一类植物的两个品种。两者都生长在水边低湿处，二月老根发芽生苗成丛，紫茎素枝，赤节绿叶，叶子对节生，有细齿。但以茎圆节长，叶片光滑有分叉的是兰草；茎微方，节短而叶上有毛的是泽兰。它们鲜嫩时都可摘来佩戴，八九月后渐渐长老，高的有三四尺，开花成穗状，像鸡苏花，呈红白色，中间有细子。

兰草叶

[性味] 味辛，性平，无毒。

[主治] 可除胸中痰饮。(《名医别录》)

能生血，调气，养营。(雷敩)

花 [性味] 味辛，性平，无毒。
[主治] 能生血，调气。

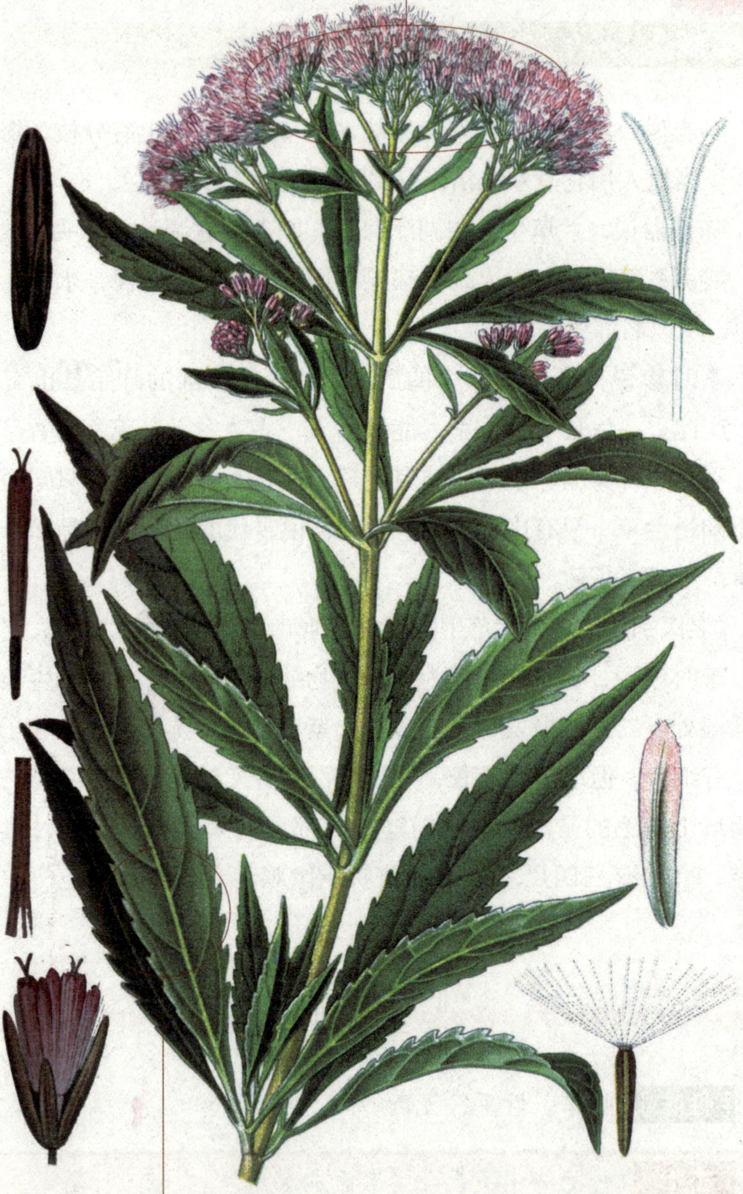

叶 [性味] 味辛，性平，无毒。
[主治] 能利水道，杀蛊毒，辟秽邪。

兰草气味清香，能生津止渴，滋润肌肤，治疗消渴、黄疸。（李杲）
煎水用来洗浴，可疗风病。（马志）
能消痈肿，调月经，水煎服可解牛、马肉中毒。（李时珍）
主恶气，其气芳香润泽，可作膏剂用来涂抹头发。（陈藏器）

【百草堂】

时珍曰：兰有数种，兰草、泽兰生水旁，山兰即兰草之生山中者。兰花亦生山中，与三兰迥别。兰花生近处者，叶如麦门冬而春花；生福建者，叶如菅茅而秋花。黄山谷所谓一干一花为兰，一干数花为蕙者，盖因不识兰草、蕙草，遂以兰花强生分别也。兰草与泽兰同类，故陆玑言：兰似泽兰，但广而长节。《离骚》言：其绿叶紫茎素枝，可纫可佩可藉可膏可浴。《汉书》言：兰以香自烧也。若夫兰花，有叶无枝，可玩而不可纫佩藉浴秉握膏焚。故朱子《离骚辨证》言：古之香草必花叶 俱香，而燥湿不变，故可刈佩。今之兰蕙，但花香而叶乃无气，质弱易萎，不可刈佩，必非古人所指甚明。古之兰似泽兰，而蕙即今之零陵香。今之似茅而花有两种者，不知何时误也？熊太古《冀越集》言：世俗之兰，生于深山穷谷，决非古时水泽之兰也。《遁斋闲览》言：楚骚之兰，或以为都梁香，或以为泽兰，或以为猗兰，当以泽兰为正。今人所种如麦门冬者，名幽兰，非真兰也。故陈止斋着《盗兰说》以讥之。方虚谷《订兰说》言：古之兰草，即今之千金草，俗名孩儿菊者。今之所谓兰，其叶如茅而嫩者，根名土续断，因花馥郁，故得兰名也。杨升庵云：世以如蒲萱者为兰，九畹之受诬久矣。又吴草庐有《兰说》甚详，云兰为 医经上品之药，有枝有茎，草之植者也。今所谓兰，无枝无茎，因黄山谷称之，世遂谬指为《离骚》之兰。

蛇床子

产地分布：河北、浙江、江苏、四川等地。

成熟周期：花期 4–7 月，果期 6–8 月。

形态特征：一年生草本植物。茎直立，有分枝，表面有纵沟纹，疏生细柔毛。基生叶有长柄，柄基部扩大成鞘状。复伞形花序顶生或腋生；花白色，花柱基短圆锥形。双悬果宽椭圆形，果棱具翅。

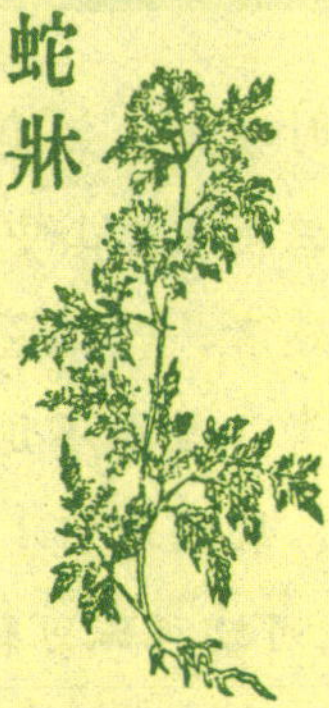

功　　效：温肾壮阳，燥湿，祛风，杀虫。用于阳痿、寒湿带下；外治外阴湿疹、妇人阴痒。

【原文】

蛇床子，味苦，平。主妇人阴中肿痛，男子阴痿，湿痒，除痹气，利关节，癫痫，恶疮。久服轻身。一名蛇米。生川谷及田野。

【译文】

蛇床子，味苦，性平。主治妇女阴内肿痛，男子阳痿，阴部湿痒，能够逐除痹气，通利关节，还可以治疗癫痫、恶疮。长期服用能使身体轻巧。又叫作蛇米。生长于山川河谷地带或田野上。

【集解】

《名医别录》载，蛇床生长在临淄川谷及田野，五月采实阴干用。

苏颂说，蛇床三月生苗，高二三尺，叶青碎，成丛状像蒿枝。每枝上有花头百余，结为同一窠，像马芹。蛇床四五月开白花，呈伞状。它的子为黄褐色，像黍米，非常轻虚。

李时珍说，蛇床的花像碎米攒成一簇。其子由两片合成，像莳萝子而细小，也有细棱。凡花、实像蛇床的有当归、川芎、水芹、藁本、胡萝卜。

[修治] 雷敩说，使用蛇床，须将其用浓蓝汁和百部草根汁，同浸一昼夜，漉出晒干。再用生地黄汁拌和后蒸，蒸好后取出晒干。

徐之才说，恶牡丹、贝母、巴豆。伏硫黄。

[主治] 能温中下气，令妇人子宫热，治男子阳痿。久服润肤，令人有子。(《名医别录》)

治男女虚湿痹，毒风阴痛，去男子腰痛，外洗男子阴器能祛风冷，助阳事。(甄权)

暖丈夫阳气，助女人阴气，治腰胯酸疼，四肢顽痹，缩小便，去阴汗湿癣齿痛，治赤白带下，小儿惊痫，跌打损伤瘀血，煎汤外洗用于皮肤瘙痒。(《日华子诸家本草》)

【百草堂】

从前，有个村里流行一种怪病。病人汗毛孔长鸡皮疙瘩，奇痒难耐，使人坐卧不安。这种病传染极快，没过几天全村人都患上了此病。有一位郎中路过该村，了解详细情况后对村民们说："在百里之外有一个海岛，岛上有一种药草，长着羽毛般的叶子，开着伞一样的小白花。

用它的种子熬水洗，可治此病。但岛上毒蛇遍地，无人敢去。”

村上有个叫王福的青年听了，挺身而出，带着村中几个青年一同直奔海岛，同时四处寻找捕蛇人。他们在一个山寨遇见了一位头发苍白的老翁。王福向老人说明来意后，老人告诉他：“毒蛇虽凶恶，却怕雄黄，你在端午节这天午时上岛，见毒蛇就洒雄黄水，毒蛇闻到此气味，便一动也不动了。”王福谢过老翁，带领村民，背上干粮，备足雄黄酒，划船出海。端午节正午时到达了海岛，岛上毒蛇遍地。只见大毒蛇盘住开伞一样的小白花的草，昂头翘尾，一动不动。他们忙洒雄黄水，毒蛇闻到气味，缩着不动，他们趁机从毒蛇身下挖采了很多药草，满载而归。王福带领村民们用草药的种子煎水，供病人洗澡，连洗几天，大家的奇痒病全好了。

后来，他们把种子播种在空地上，用它来治疥疮、湿疹等病。因为这种草是从毒蛇身底下挖采出来的，所以叫“蛇床”，它的种子就叫“蛇床子”。

对症下药

病症	配方	功效
阳事不起	蛇床子、五味子、菟丝子等分，共研为末，炼蜜调成梧子大的丸子，每次用温酒送服三十丸，一日三次	温肾益阳
妇人阴痒	用蛇床子一两，白矾二钱，煎汤频洗	除痹气，散寒止痒
男子阴肿胀痛	将蛇床子研为末，用鸡蛋黄调匀敷患处	除痹气，散寒消肿
痔疮肿痛不可忍者	用蛇床子煎汤熏洗患处	通行经络，消肿止痛
风虫牙痛	用蛇床子煎汤，趁热含漱	祛风止痛

地肤子

产地分布：分布遍及全国。

成熟周期：花期7–9月，果期8–10月。

形态特征：茎直立，多分枝，分枝与小枝散射或斜升，淡绿色或浅红色，幼时有软毛，后变光滑。叶片线形或披针形，两端均渐狭细，全缘，无毛或有短柔毛，无柄。花无梗；花被5裂，下部联合。结果后，背部各生一横翅，胞果扁球形，包在草质花被内。

功　　效：主膀胱热，能利小便，补中益精气。

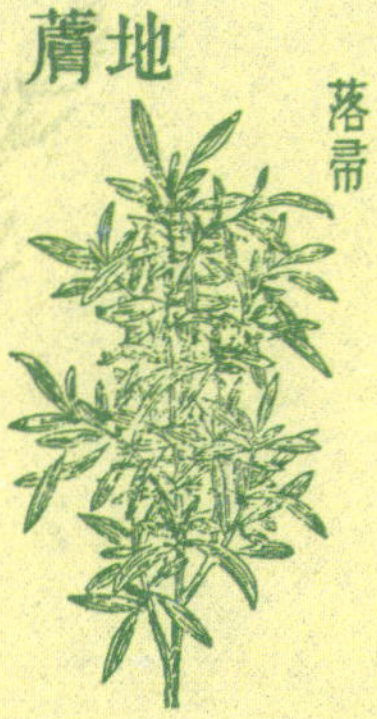

【原文】

地肤子，味苦，寒。主膀胱热，利小便，补中益精气。久服耳目聪明，轻身耐老。一名地葵。生平泽及田野。

【译文】

地肤子，味苦，性寒。主治膀胱结热，能通利小便，具有补内脏、益精气的作用。长期服用能够使耳聪目明，身体轻巧、延缓衰老。又叫作地葵。生长于水草丛生处或田野上。

子［性味］味苦，性寒。

［主治］利水，通淋，除湿热；外用治皮癣及阴囊湿疹。

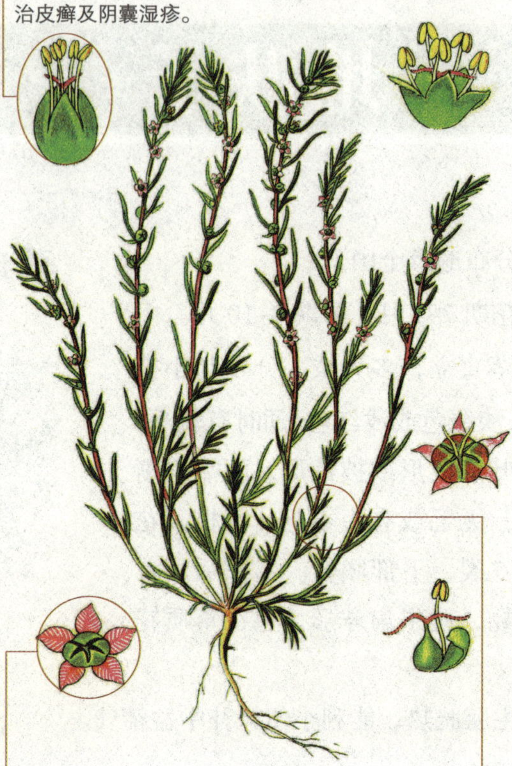

花［性味］味苦，寒。

［主治］赤白痢，泄泻，热淋，目赤，雀盲，皮肤风热赤肿。

嫩茎叶［性味］苦，寒，无毒。

［主治］小便数多，或热痛酸楚，手足烦疼。

【集解】

苏颂说，四川、关中一带到处都有地肤。它初生时贴地，长五六寸，根的形状像蒿，茎赤叶青，大小像荆芥。地肤三月开黄白色花，结青白色的子，八九月采实。

李时珍说，地肤的嫩苗可以作蔬菜食用，一棵数十枝，攒簇团团直上，性最柔弱，老时可做成扫帚，耐用。

［主治］ 能去皮肤中热气，使人肌肤润泽。可散恶疮、疝瘕，能滋阴。(《名医别录》)

治阴卵诸疾，去热风，可煮水用来洗浴。与阳起石一同服用，治男子阳痿，能补气益力。(甄权)

治邪热丹毒肿胀。(《日华子诸家本草》)

地肤苗、叶

李时珍说，味甘、苦。将其烧灰煎霜，制砒石、粉霜、水银、硫黄、硇砂。

［主治］ 捣汁服用，治赤白痢疾，烧灰也可以。煎汤洗眼睛，可除眼热、涩痛、视物不清。(《名医别录》)

主大肠泄泻，有和气，涩肠胃，解恶疮毒的作用。(苏颂)

煎水每天服用，治手足烦疼，利小便和各种淋症。(李时珍)

对症下药

病症	配方	功效
风热赤目	地肤子（焙）一升，生地黄半斤，取汁和成饼，晒干研为末，每次空腹服三钱，酒送下	祛热解毒，明目聪耳
血痢不止	地肤子五两，地榆、黄芩各一两，同研末。每服方寸匕，温水调下	和气，涩肠胃
治胁痛	六、七月取地肤子，阴干，末。服方寸匕，日五六服	补中益气止痛

【百草堂】

地肤子有很多别名：地葵、地麦、落帚、独帚、王蔧、王帚、扫帚、益明、涎衣草、白地草、鸭舌草、千心妓女。

为什么会有这么多的名字呢？李时珍解释说：“地肤、地麦，因其子形似也。地葵，因其苗味似也。鸭舌，因其形似也。妓女，因其枝繁而头多也。益明，因其子功能明目也。子落则老，茎可为帚，故有帚、彗诸名。”

景天

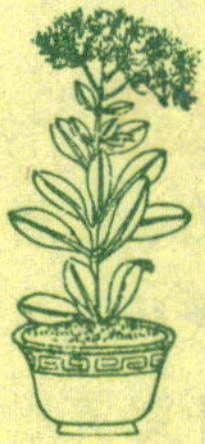

产地分布：原产北温带和热带地区。

成熟周期：花期 7–10 月。

形态特征：多年生肉质草木。有节，微被白粉，茎柱形粗壮，呈淡绿色。叶灰绿色，卵形或卵圆形，扁平肉质，叶上缘有时微具波状齿。

功　　效：祛风利湿，活血散瘀，止血止痛。

【原文】

景天，味苦，平。主大热，火疮，身热烦，邪恶气。花，主女人漏下赤白，轻身，明目。一名戒火，一名慎火。生川谷。

【译文】

景天，味苦，性平。主治高热，火邪郁滞所致的疔疮肿毒，身体

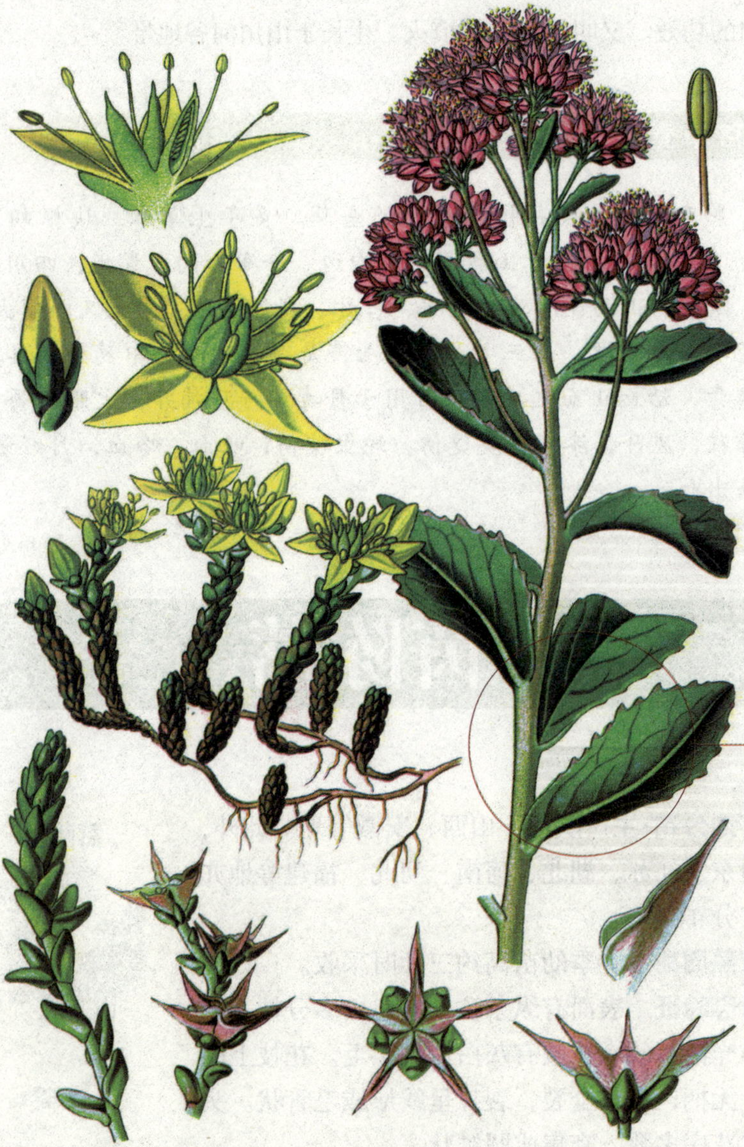

茎叶［性味］味苦，性平。
［主治］疔疮痈肿，跌打损伤，鸡眼，烧烫伤，毒蛇咬伤。

燥热烦闷，能祛除邪恶之气。它的花主治妇女赤白带下，具有轻身、明目的功效。又叫作戒火、慎火。生长于山川河谷地带。

【百草堂】

景天，为景天种植物景天的全草。多年生草本。块根胡萝卜状。多栽培或野生于山坡草地及沟边。分布云南、贵州、四川、湖北、陕西、山西、河北、辽宁、吉林、浙江等地。景天又叫慎火草、护花草、八宝草、土三七、旱三七，是全株入药的中药材，具有清热解毒，活血止血之功效。常用于丹毒，疔疮痈疖，火眼目翳，烦热惊狂，风疹，漆疮，烧烫伤，蛇虫咬伤，吐血，咯血，月经量多，外伤出血。

茵陈蒿

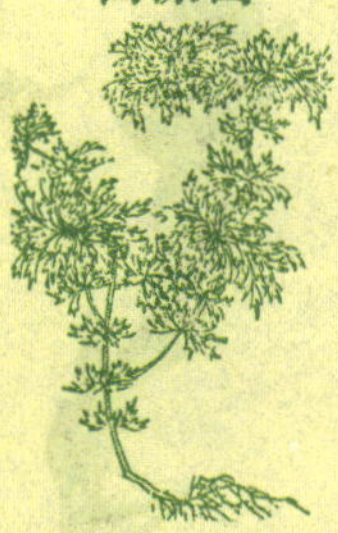

产地分布：主产陕西、山西、安徽等地。此外，山东、江苏、湖北、河南、河北、福建等地亦有分布。

成熟周期：春季幼苗高约三寸时采收。

形态特征：表面有纵条纹，紫色，多分枝，老枝光滑，幼嫩枝被有灰白色细柔毛。花枝上的叶无柄，羽状全裂，裂片呈线形或毛管状。头状花序多数，密集成圆锥状。

功　　效：清热利湿。治湿热黄疸，小便不利，风痒疮疥。

【原文】

茵陈蒿，味苦，平。主风湿，寒热邪气，热结黄疸。久服轻身，益气，耐老。生丘陵阪岸上。

【译文】

茵陈蒿，味苦，性平。主治风湿和寒热的邪气，热邪郁结所导致的黄疸病。长期服用能够使身体轻巧，增添气力，延缓衰老。生长于大小土丘或坟地、高坡上。

【集解】

《名医别录》载，茵陈生长在太山及丘陵的坡岸上，五月及立秋时采，阴干后用。

陶弘景说，现在到处都有茵陈。它像蓬蒿但叶片紧细些。秋后茎枯萎，经冬不死，到了春天又生长。

李时珍说，以前的人多种植茵陈蒿来当蔬菜，所以入药用的叫山茵陈，以与人工种植的相区别。山茵陈二月生苗，茎像艾。它的叶子像淡色的青蒿而背面为白色，叶柄紧细而扁平。九月开小花，为黄色，结的果实大小像艾子。花和果实都与庵（蔺）的花、果实相似，也有不开花，不结果实的。

茵陈蒿茎叶

[性味] 味苦，性平、微寒，无毒。

[主治] 治通身发黄，小便不利，除头热，去伏瘕。(《名医别录》)

通关节，去滞热，疗伤寒。(陈藏器)

石茵陈：治天行时疾狂热，头痛头昏，风眼疼，瘴疟。女人下腹结块胀痛和闪损乏绝。(《日华子诸家本草》)

[发明] 王好古说，张仲景用茵陈栀子大黄汤治疗湿热，用栀子柏皮汤治疗燥热。如禾苗遇涝成湿黄，遇旱则成燥黄一样。有湿邪则渗泻它，有燥邪则滋润它。以上两个方子都是治阳黄的。韩祇和、李思训治疗阴黄，用茵陈附子汤。方中用茵陈为主药，佐以大黄、附子，各随寒热性质而用。

【百草堂】

传说有位病人得了黄疸病，去找华佗救治，可是当时还没有治疗黄疸的办法，华佗也无能为力。

病人见神医华佗也不能治他的病，无可奈何地回家等死。

可是半年后，华佗又碰见那个病人。病人不但没死，反而变得身强体壮，满面红光的了。华佗大惊忙问缘由。病人说自己因为春荒没粮，吃了一个月野草，并带华佗去找那种草。

华佗认出这种野草是青蒿，心想青蒿也许能治黄疸病，于是采回去给那些黄疸病人服用。可是连试了几次，病人却不见好转。华佗又去问先前的那位病人是不是认错草了，病人说没错。华佗问他吃的是几月的青蒿子，病人说是三月的。

于是第二年开春，华佗又采了许多三月间的青蒿试着给得了黄疸病的人吃。病人的黄疸病果然全都好了。

之后华佗经过反复试验，发现只有幼嫩的茎叶可以入药治黄疸病。为了使人们容易区分，华佗便把这种幼嫩青蒿取名叫“茵陈”，又叫“茵陈蒿”。并还编了四句话留给后人：“三月茵陈四月蒿，传与后人要记牢。三月茵陈能治病，四月青蒿当柴烧。”

○对症下药○

病症	配方	功效
酒疸	茵陈同川黄连、干葛、黄柏、薏苡仁、北五味子。	清利湿热，解酒毒
谷疸	茵陈同二术、茯苓、泽泻、车前、木通、陈皮、神曲、红曲	清热化湿，化解胃中谷气
女劳疸	茵陈同生地黄、石斛、木瓜、牛膝、黄柏	滋补肾阴，化湿解表

杜若

产地分布：中北部中低海拔阔叶林下潮湿处。

成熟周期：花期 6–7 月，果期 8–10 月。

形态特征：多年生直立草本植物，有细长的横走根茎。叶片长椭圆形，暗绿色，背面有细毛。顶生圆锥花序常由轮生的聚伞花序组成，花红色。果圆球形，成熟时暗蓝色。

功　　效：理气治痛，疏风消肿。

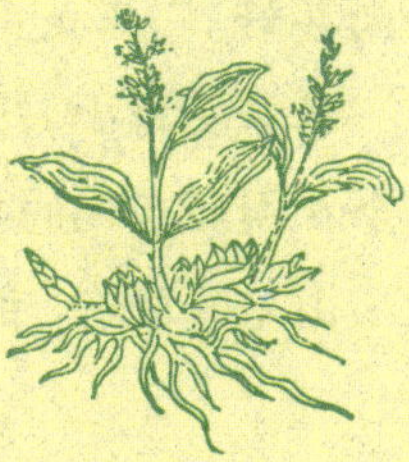

【原文】

杜若，味辛，微温。主胸胁下逆气，温中，风入脑户，头肿痛，多涕泪出。久服益精明目，轻身。一名杜蘅。生川泽。

【译文】

杜若，味辛，性微温。主治胸胁下有向上的逆气，能温补内脏，并且能够祛风宣窍，治疗头部肿痛，鼻涕、眼泪俱下。长期服用能够补益精气、增强视力，使身体轻巧。又叫作杜蘅。生长于河流池泽等水草丛生处。

【百草堂】

关于杜若，宋代沈括《梦溪笔谈·补笔谈卷三·药议》中说：“杜若，即今之高良姜，后人不识，又别出高良姜条，如赤箭再出天麻条……诸药例皆如此，岂独杜若也。后人又取高良姜中小者为杜若，正如用天麻、芦头为赤箭也。又有用北地山姜为杜若者。杜若，古人以为香草，北地山姜，何尝有香？高良姜花成穗，芳华可爱，土人用盐梅汁淹以为菹，南人亦谓之山姜花，又曰豆蔻花。《本草图经》云：‘杜若苗似山姜，花黄赤，子赤色，大如棘子，中似豆蔻，出峡山、岭南甚好。’正是高良姜，其子乃红蔻也，骚人比之兰、芷。”

杜若花极小，纤巧的蝶形，杜若只存于山涧间，以山为父，以水为母，有令人闻之忘忧的香气。因此古人在诗歌中用它来隐喻君子，屈原的《九歌·山鬼》就有“被石兰兮带杜衡”“山中人兮芳杜若”的诗句。

沙参

产地分布：黄河流域河谷及冤句、般阳、续山等地。

成熟周期：二月、八月采根。

形态特征：生长在沙地上，长一尺多，生于

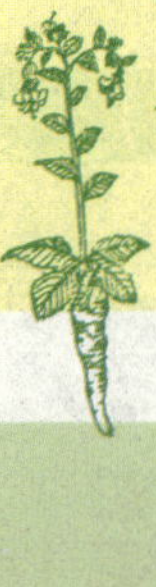

黄土地的则短而小，根和茎上都有白汁。

功　效：养阴润肺，益胃生津。

【原文】

沙参，味苦，微寒。主血积，惊气，除寒热，补中益肺气。久服利人。一名知母。生川谷。

【译文】

沙参，味苦，性微寒。主治瘀血，惊恐不安，能祛除发冷、发烧的症状，具有补内脏、益肺气的功效。长期服用对人体有益。又叫作知母。生长于山川河谷地带。

【集解】

陶弘景说，此与人参、玄参、丹参、苦参组成五参，它们的形态不尽相同，而主治相似，所以都有参名。此外还有紫参，即牡蒙。

李时珍说，沙参色白，宜于沙地生长，故名。其根多白汁，乡人俗呼为羊婆奶。沙参无心味淡，但《名医别录》载：一名苦心，又与知母同名，道理不清楚。铃儿草，是因其花形而得名。

《名医别录》载，沙参生于黄河流域河谷及冤句、般阳、续山，二月、八月采根，曝干。

李时珍说：各处的山谷平原都有沙参，二月长苗，叶像初生的小葵叶，呈团扁状，不光滑，八、九月抽茎，高一二尺。茎上的叶片，尖长像枸杞叶，但小而有细齿。秋季叶间开小紫花，长二三分，状如铃铎，五瓣，白色花蕊，也有开白色花的。所结的果实大如冬青实，中间有细子。霜降后苗枯萎。根生长在沙地上，长一尺多，大小在一虎口间。生于黄土地的则短而小，根和茎上都有白汁。八、九月采摘的，白而坚实；春季采摘的，微黄而空虚。不法药商也常将沙参捆绑蒸压实后当人参卖，以假乱真。但沙参体轻质松，味淡而短，由此可以区别。

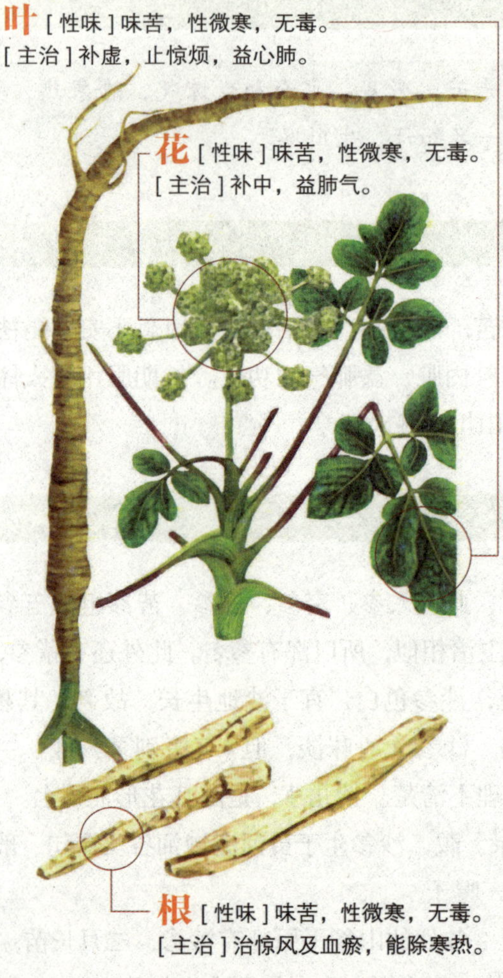

叶 [性味] 味苦，性微寒，无毒。
[主治] 补虚，止惊烦，益心肺。
花 [性味] 味苦，性微寒，无毒。
[主治] 补中，益肺气。
根 [性味] 味苦，性微寒，无毒。
[主治] 治惊风及血瘀，能除寒热。

沙参根

[性味] 味苦，性微寒，无毒。

徐之才说，恶防己，反藜芦。

[主治] 疗胃痹心腹痛，热邪头痛，肌肤发热，安五脏。久服对人有益。又说：羊乳：主头痛眩晕，益气，长肌肉。(《名医别录》)

祛风邪，治疝气下坠，疗嗜睡，养肝气，宣五脏风气。(甄权)

补虚，止惊烦，益心肺。治一切恶疮疥癣及身痒，排脓，消肿毒。(《日华子诸家本草》)

清肺火，治久咳肺痿。(李时珍)

[发明] 王好古说，沙参味甘微苦，为厥阴经之药，又为脾经气分药。微苦补阴，甘则补阳，所以洁古老人取沙参代人参。这是因人参性温，补五脏之阳；沙参性寒，补五脏之阴。虽说补五脏，仍须各用本脏药相佐。

李时珍说，人参甘苦性温，其体重实，专补脾胃元气，因而益肺与肾，所以内伤元气的病人适宜使用。沙参甘淡而性寒，其体轻空虚，专补肺气，因而益脾与肾，所以金能受火克的人适宜使用。人参、沙参二者一补阳而生阴，一补阴而制阳，不可不辨。

【百草堂】

沙参有南沙参、北沙参之分。沙参在古代医学文献中，只有一种，即南沙参。至清代《本草纲目拾遗》《本经逢原》两书问世以后，始将沙参分为南、北两种。南沙参与北沙参虽是不同科属的两种植物药材，但一般认为两药共用相似。南沙参偏于清肺祛痰，而北沙参偏于养胃生津。

《粥谱·粥品六》中说："沙参粥，补脏阴，疗肺热。"在煮粥时南北沙参可辨证选用。北沙参味甜微苦，功专补肺阴，清虚火，并可养胃阴；粳米味甘，益气养胃，可培土生金、健脾补肺；冰糖中

对症下药

病症	配方	功效
肺热咳嗽	用沙参半两，水煎服	清肺热，止咳平喘
突然疝痛，小腹及阴中绞痛	沙参捣筛研末，酒送服方寸匕	止痛，润肺，补胃
妇女白带增多	用沙参研细，每次服二钱，米汤送下	止带，补阴

益气，和胃润肺。三味共煮为粥，补肺胃、润肺而止咳，养胃而生津，所以对肺胃阴虚、津伤干咳、舌燥口渴，均有较好的治疗效果。

云实

产地分布：长江流域以南各省。

成熟周期：花期5月，果期8–10月。

形态特征：藤本植物，密生倒钩状刺。总状花序顶生，花冠似蝶形，黄色，有光泽；雄蕊稍长于花冠，花丝下半部密生绒毛。荚果长圆形。

功　　效：发表散寒，活血通经，解毒杀虫。

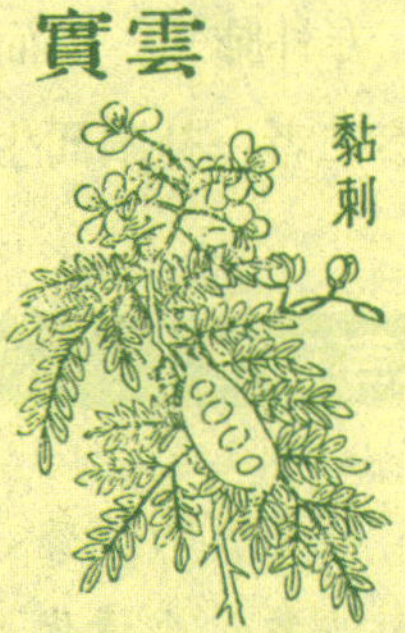

【原文】

云实，味辛，温。主泻痢，肠澼，杀虫、蛊毒，去邪恶结气，止痛，除寒热。花，主见鬼精物，多食令人狂走。久服轻身，通神明。生川谷。

【译文】

云实，味辛，性温。主治泄泻、痢疾；具有杀虫、灭蛊毒，祛除邪恶之气的作用；能疏通结气，具有止痛，解除恶寒发热的作用。它的花主治产生幻觉、精神失常，服用过量会使人精神失常四处狂奔。长期服用能使身体轻巧，神志清楚。生长于山川河谷地带。

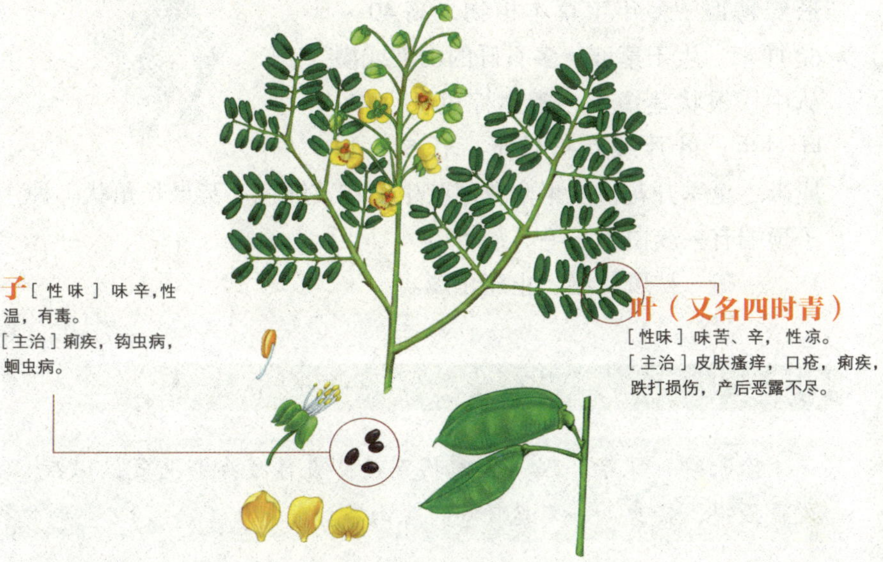

【百草堂】

云实又叫作百鸟不停、老虎刺尖、倒钩刺、黄牛刺、马豆、牛王刺、药王子。

《本草纲目》："主骨鲠及咽喉痛，研汁咽之。"《草木便方》："益精，治虚弱，崩淋。"如果被毒蛇咬伤，用云实根一两，竹叶椒叶一两，娃儿藤根一两。白酒一斤，浸三至五天。每次服五钱至一两。

徐长卿

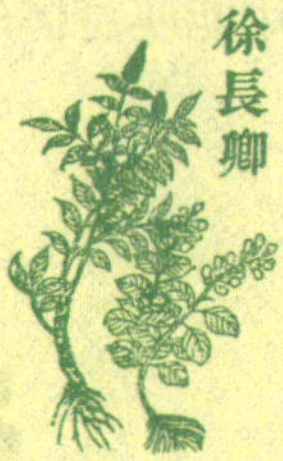

产地分布：泰山山谷及陇西。

成熟周期：3月采挖。

形态特征：多年生草本植物，高40～60厘米。生于草坡、多石砾的山坡或灌丛中。根状茎短小，密生棕色长细根。叶对生，叶片线状披针形，长5～14厘米。夏季开花，复聚伞花序腋生，花黄绿色。蓇果长角状。种子顶端有一簇白色长毛。

功　　效：祛风化湿，止痛止痒。

【原文】

徐长卿，味辛，温。主鬼物百精，蛊毒疫疾邪恶气，温疟。久服强悍，轻身。一名鬼督邮。生山谷。

【译文】

徐长卿，味辛，性温。主治鬼邪和各种精魅，能治疗蛊毒等恶性疾病，祛除邪恶秽浊之气，可治疗温疟。长期服用能使强身健体。又叫作鬼督邮。生长于山中的深谷处。

【集解】

陶弘景说，鬼督邮的名字有很多。现在所用的徐长卿，根像细辛

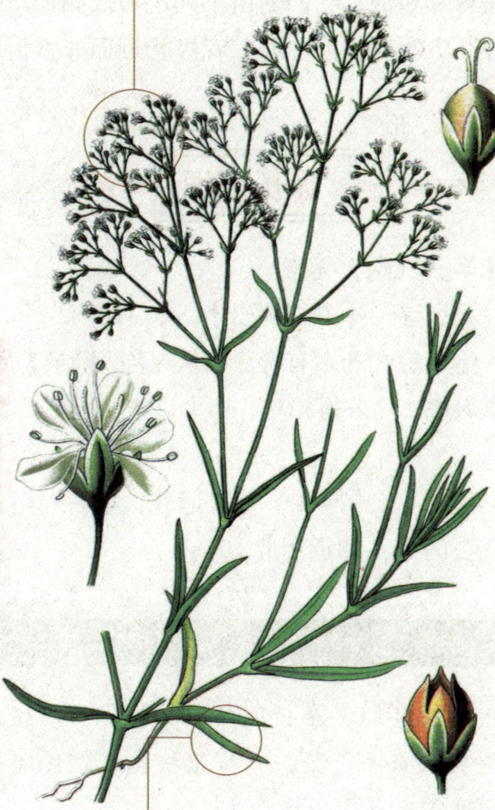
花 [性味] 味辛，性温，无毒。
[主治] 主疫疾邪恶气，温疟。
叶 [性味] 味辛，性温，无毒。
[主治] 主鬼物百精，蛊毒。

短小而扁，二者气味也相似。现在狗脊散中所用的鬼督邮，取其强筋骨治腰脚的功效，所以知道是徐长卿，而不是鬼箭、赤箭。

《名医别录》载，徐长卿生长在泰山山谷及陇西，三月采。

苏恭说，川泽中都有徐长卿。它的叶似柳，两叶相当，有光泽。根像细辛，微粗长，色黄而有臊气。今俗以它来代鬼督邮，是不对的。鬼督邮自有本条。

李时珍说，鬼督邮、及己与杜衡相混，它们的功效、苗形都不相同。徐长卿与鬼督邮相混，它们的苗不同，功效相似。杜衡与细辛相混，它们的根苗、功效都相似，因二者极相近而非常混乱，不能不仔细分辨。

徐长卿根

［性味］ 味辛，性温，无毒。

《名医别录》载，石下长卿味咸，性平，有毒。

李时珍说，治鬼病之药多有毒，当从《名医别录》所说。

［修治］ 雷敩说，凡采得粗杵，拌少许蜜，用瓷器盛，蒸三伏时，晒干用。

［发明］ 李时珍说，《抱朴子》上记载，上古时辟瘟疫有徐长卿散，效果好。现在的人不知道用此方。

【百草堂】

相传在唐代贞观年间，李世民外出打猎，不慎被毒蛇咬伤，病情十分严重。御医们束手无策，只得张榜招贤。民间医生徐长卿看见榜文，便揭榜进宫为皇帝治病。

徐长卿把自己采来的“蛇痢草”取三两煎好，一日两次让李世民服下，余下的药液用于外洗。三天后症状完全消失。李世民十分高兴，并询问草药的名称，可是之前因为李世民被蛇咬伤后，下了一道圣旨，凡是带“蛇”字的都要忌讳，谁说了带“蛇”字的话就要治罪。所以徐长卿这时急忙跪下，吞吞吐吐地答不上话。情急之下，站在一旁的丞相魏征连忙为他解围说此药无名，徐长卿也忙说：“这草药生于山野，尚无名字，请皇上赐名。”李世民因徐长卿救了他的性命，随即将这味草药赐名为“徐长卿”。

石龙刍

产地分布：生长于水田中及潮湿地区。分布于广西、浙江等地。

成熟周期：花期为夏季。

形态特征：多年生草本植物，根茎横走。茎圆筒状，细长，下部有茶褐色鳞片状叶。聚伞花序侧生于茎的一面，由多数小花缀成，花淡绿色，具短柄。蒴果，内含种子多数。

功　　效：利水，通淋。治淋病，小便不利。

草鬚龍

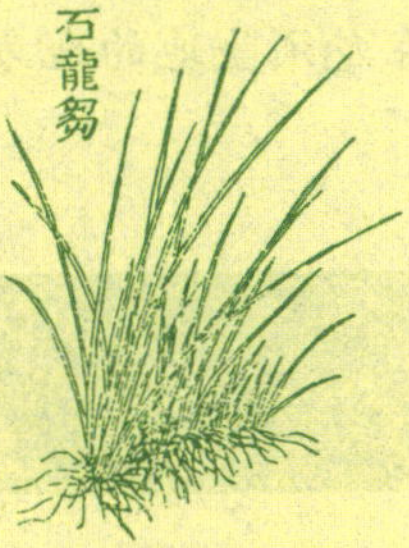

【原文】

石龙刍，味苦，微寒。主心腹邪气，小便不利，淋闭，风湿，鬼疰，恶毒。久服补虚羸，轻身，耳目聪明，延年。一名龙须，一名草续断，一名龙珠。生山谷。

【译文】

石龙刍，味苦，性微寒。主治胸腹内有邪气，从而导致小便不利，形成癃闭；能够治疗风湿、鬼疰、恶毒等症。长期服用能够补益羸弱身体，使身体轻巧，耳聪目明，延年益寿。又叫作龙须、草续断、龙珠。生长于山中的深谷处。

【百草堂】

石龙刍又名龙须。李时珍称："刈草包束曰刍。此草生水石之处，可以刈束养马，故谓之龙刍。"

而之所以叫作龙须，传说是因为当年的圣君黄帝，因为得道成仙，于是乘龙欲向天空飞去。这时黄帝的群臣也想追随黄帝成仙，于是攀附住龙须，想要同黄帝一同成仙，谁知龙须不堪重负，断裂坠地。而在龙须坠地的地方生出一株草，人们于是将其命名为"龙须"。

王不留行

产地分布：主产河北。

成熟周期：夏季果实成熟、果皮尚未开裂时采割。

形态特征：茎直立，上部叉状分枝，节稍膨大。叶对生，粉绿色，卵状披针形或卵状椭圆形，基部稍连合而抱茎。聚伞花序顶生，花梗细长。蒴果卵形，包于宿萼内。种子球形，黑色。

功　　效：活血通经，下乳消肿。

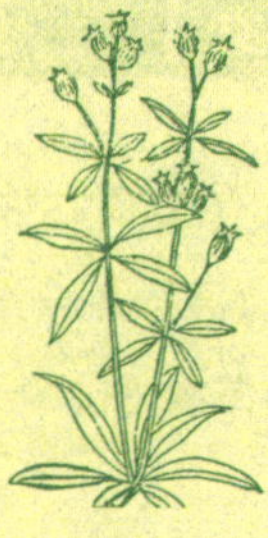

【原文】

王不留行，味苦，平。主金疮止血，逐痛出刺，除风痹，内寒。久服轻身，耐老，增寿。生山谷。

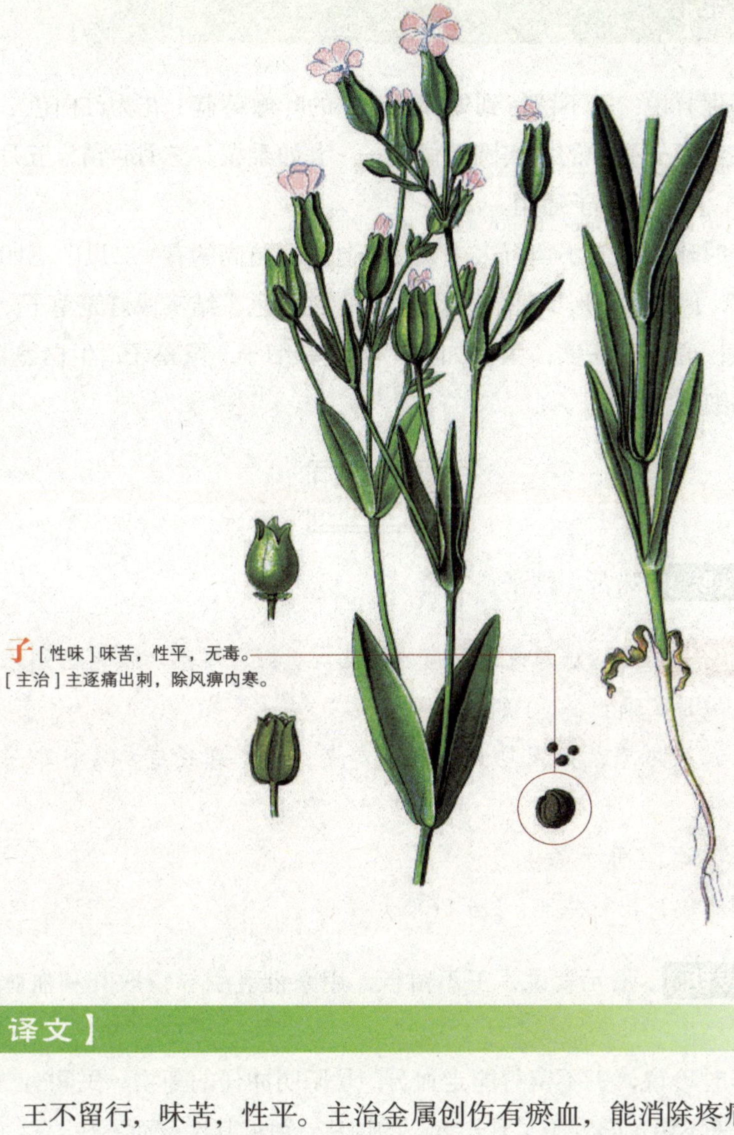

【译文】

王不留行，味苦，性平。主治金属创伤有瘀血，能消除疼痛，具有拔刺的功效，并能祛除风痹，治疗内寒。长期服用能使身体轻巧，延年益寿。生长于山中的深谷处。

【集解】

韩保昇说，王不留行到处都有。它的叶像菘蓝；花为红白色；子壳像酸浆，子壳中的果实圆黑像菘子，大如黍粟。三月收苗，五月收子，根、苗、花、子通用。

李时珍说，王不留行多生长在麦地中。苗高的有一二尺。三四月开小花，像铎铃（形如钟的古代乐器），红白色。结实像灯笼草子，壳有五棱，壳内包一实，大小如豆。实内有细子，像菘子，生白熟黑，正圆如细珠，可爱。

苗、子

[性味] 味苦，性平，无毒。

[主治] 止心烦鼻衄，痈疽恶疮瘘乳，妇人难产。(《名医别录》)

治风毒，通血脉。(甄权)

疗游风风疹，妇人月经先后不定期，颈背部长疮。(《日华子诸家本草》)

下乳汁。(张元素)

利小便，出竹木刺。(李时珍)

[发明] 张元素说，王不留行，用来催乳引导，取其利血脉的作用。

李时珍说，王不留行能走血分，是阳明冲任的药物。民间有“穿山甲、王不留，妇人服了乳长流”的说法，可见其性行而不住。

【百草堂】

传说王不留行这种药是药王邳彤在自己家乡发现的，经实验具有很好的舒筋活血、通乳止痛的效果。可是却不知起个什么名字好。邳彤想起当年叛将王郎曾来过这里的事。

当年王郎率兵追杀主公刘秀，黄昏时来到邳彤的家乡，宣称刘秀是冒充汉室的孽种，要老百姓给自己的军队送饭送菜，腾出房屋。然而这村里的老百姓知道他们是祸乱天下的奸贼，根本不理睬他们。

天黑了，王郎见百姓还不把饭菜送来，不由心中火起，便带人进村催要，走遍全村，家家关门锁户，没有一缕炊烟。王郎气急败坏，扬言要踏平村庄，斩尽杀绝。此时一参军进言道："此地青纱帐起，树草丛生，庄稼人藏在暗处，哪里去找。再说就是踏平十个村庄也解不了兵将的饥饿，不如赶紧离开此地。另作安顿，也好保存实力，追杀刘秀。"王郎听了，才传令离开了这个村庄。

邳彤想到这段历史，就给那草药起了个名字叫"王不留行"，就是这个村子不留王郎食宿，借此让人们记住"得人心得天下"的道理。

对症下药

病症	配方	功效
妇人气郁乳少	涌泉散：王不留行、穿山甲、龙骨、瞿麦穗、麦门冬等分，研末。用热酒调服，服药后再吃猪蹄汤，并用木梳梳乳	利血脉，通乳止痛
头风白屑	王不留行、香白芷等分，研为末，干撒头皮上，第二天清晨梳去	治风毒，通血脉
鼻血不止	用王不留行连茎、叶阴干，煎成浓汁温服	止血、活血通经

松脂

产地分布：松树全国均有分布。

成熟周期：松脂的采集时间为每年的四月至九月。

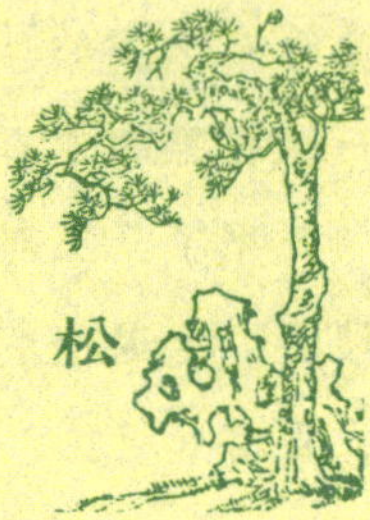

形态特征：松脂是松属树木分泌出来的树脂，刚从树干流出时，无色透明，松节油含量可达30%以上，与空气接触后，松节油逐渐挥发，加上外界水分的侵入，使其中的部分树脂酸呈结晶状态析出，松脂逐渐变成蜂蜜状的半流体。

功　　效：安益五脏，常服能轻身，不老延年。

【原文】

松脂，味苦，温。主痈、疽、恶疮、头疡、白秃、疥瘙风气；安五脏，除热。久服轻身，不老延年。一名松膏，一名松肪。生山谷。

【译文】

松脂，味苦，性温。主治痈、疽、恶疮、头部生疮溃疡、白秃病、疥疮瘙痒有风邪，具有安定五脏，祛除热邪的作用。长期服用能够使身体轻巧，延缓衰老、益寿延年。又叫作松膏、松肪。出产于山中的深谷处。

松脂 [性味] 味苦，性温。

[主治] 痈、疽、恶疮、白秃病，疥疮瘙痒。

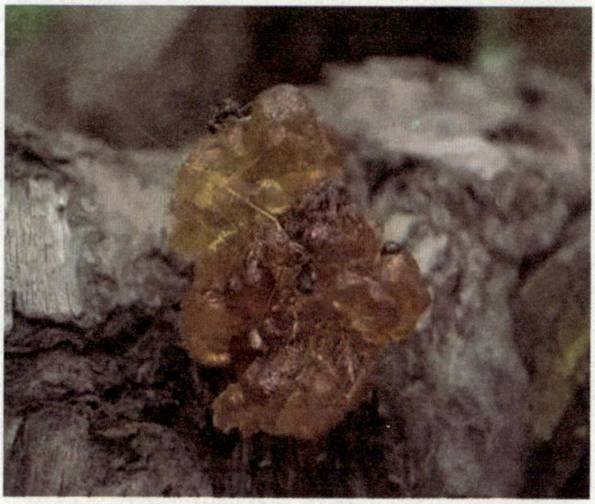

【集解】

孙思邈说，松脂以衡山的为佳。衡山以东五百里，满山遍野所生长的，与其他地方所产的皆不同。

苏轼说，镇定的松脂也很优良。《抱朴子》记载，老松树皮中自然凝聚的脂是最好的，胜于凿取和煮成的。若根下有伤痕，又在阴暗处的脂是阴脂，尤其好。老松树余气结为茯苓，千年松脂变化成琥珀。

苏颂说，凡是取用松脂，须先经炼制。用大釜加水放入瓦器中，用白茅垫在瓦器底部，又在茅上加黄沙，厚一寸左右。然后把松脂散布于上，用桑树发火来烧，汤变少时频加热水。等到松脂全部进入釜中再取出来，然后投入冷水里，冷凝后又蒸热，如此两次。其白如玉，再拿来使用。

【百草堂】

松脂又叫作松香，是一种古老的中药。晋代医学家葛洪在其所著的《抱朴子》中记载了一则松香治癞的有趣故事：上党有个名叫赵瞿的人，患了麻风病多年，有垂死之危。外人都说此病传染，如果不赶快送病人离家，将会殃及子孙。家属无奈便带上粮食送病人于野外一山穴中。赵瞿昼夜悲叹涕泣。一个多月后的一天，有一仙人路经穴前，拿出个药囊给他，并教以服法，便飘忽而去。赵瞿如言服用百余日，身上恶疮竟然尽悉痊愈，且肤色丰悦玉泽。后仙人又过此地，赵瞿跪谢再三，并乞问所授囊中何药。仙人告曰：乃松脂耳。汝炼之服，可以长生不死。赵瞿再谢而后归家，此后，他长服松脂，“身体转轻，气力百倍，登危越险，终日不极。且年百七十岁，齿不堕，发不白”。

菌桂

产地分布：云南、广西、广东、福建等地。

成熟周期：花期6–8月，果期10月至次年2–3月。

形态特征：常绿乔木。树皮灰褐色。叶互生或近对生，革质，长椭圆形至近披针形，具叶柄。圆锥花序腋生。浆果紫黑色，椭圆形，具浅杯状果托。

功　　效：补火助阳，引火归原，散寒止痛，活血通经。

【原文】

菌桂，味辛，温。主百病。养精神，和颜色，为诸药先聘通使。久服轻身不老，面生光华，媚好，常如童子。生山谷。

【译文】

菌桂，味辛，性温。主治多种疾病。能调养精神，使面色和悦，是引导药物直达病所的向导和使者。长期服用能够使身体轻巧，延缓衰老，容光焕发，妩媚娇艳，好像儿童的面容一样。产于山中的深谷处。

【集解】

李时珍说，桂有很多种。牡桂，叶长得像枇杷叶，坚硬，有毛和细锯齿，其花白色，其皮多脂；菌桂，叶子像柿叶，尖狭而光净，有三纵纹路而没有锯齿，其花有黄有白，其皮薄而卷曲。现在的商人所卖的都是以上两种。但皮卷的是菌桂，半卷的和不卷的是牡桂。

尸子说，春天开花、秋天落英的叫桂。

嵇康说，桂生在合浦、交趾，必定生在高山之巅，冬夏常青。桂树自为林，更不会有杂树。这是桂树生长在南方的特点。

【百草堂】

《神农本草经》将桂分为牡桂、菌桂。

南方草木状曰："桂有三种：叶如柏叶，皮赤者，为丹桂；叶似柿叶者为菌桂；叶似枇杷叶者为牡桂。"菌桂即现今药用之桂。

方以智曰："菌桂一曰筒桂，以其皮嫩而卷成筒。"

牡桂

产地分布：分布于我国福建、广东、广西、云南等地。多栽培于斜坡山地及砂土上。

成熟周期：幼树生长10年后即可剥取树皮。

形态特征：常绿乔木。叶互生，长卵形，革质，边缘内卷，叶面深绿色有光泽。圆锥花序顶生或腋生，小花黄绿色。浆果状核果倒卵形，暗紫色，外有宿存花被。花期5–7月。

功　　效：温肾补阳，祛寒止痛。

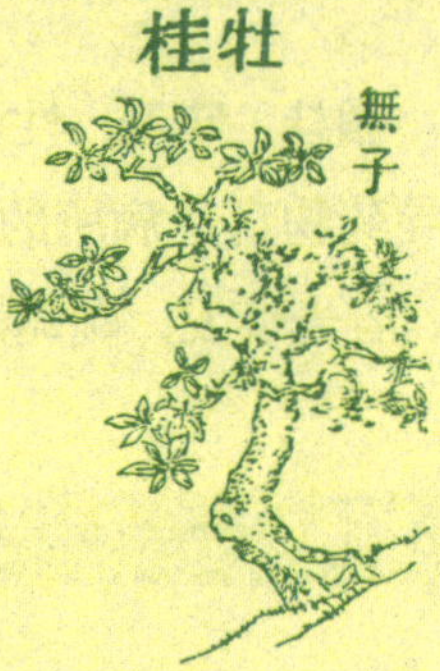

【原文】

牡桂，味辛，温。主上气咳逆，结气，喉痹吐吸，利关节，补中益气。久服通神，轻身不老。生山谷。

【译文】

牡桂，味辛，性温。主治气逆、咳嗽，胸中有邪气聚积，喉痹吸气困难，具有舒利关节、补中益气的作用。长期服用能够使身体轻巧，神志清醒，延缓衰老。生长于山中的深谷处。

【集解】

在《本草纲目》中，李时珍详细记载了各种药物的性质、用途和炮制方法。其中，“木一·桂”部分专门介绍了桂的不同种类及其药用价值。桂，即肉桂，是一种常用的中药材，具有温经散寒、活血通络的功效。在《本草纲目》中，李时珍不仅描述了桂的形态特征，还记录了多种药方，如用于治疗产后心痛、心腹胀痛、喉痹不语等症状的方剂。

【主治】

治上气咳逆结气，喉痹吐吸，利关节，补中益气，久服通神，轻身延年。可温筋通脉，止烦出汗。去冷风疼痛，去伤风头痛，开腠理，解表发汗，去皮肤风湿，利肺气。

叶

[主治] 捣碎浸水，洗发，去垢除风。

【百草堂】

苏东坡对中国传统医学颇有研究，对酒的养生作用也有一定的认识。他说：“予饮酒终日，不过五合，天下之不能饮，无在予下者。”大意是说酒只要饮得适量，是可以养生的。

苏东坡除了饮名酒之外，还精心酿制、经常饮用药酒，以祛病健体。在惠州，他用木桂、菌桂、牡桂之类的药材浸泡成桂酒，还在《桂酒颂》中博引历代本草和医学家关于“桂”的药用功能的论述，确信常喝“桂”酒能“御障”。正是因为他与各种桂酒有不解之缘，所以他在“食无肉、病无药、居无室、出无友、冬无炭、夏无泉”的艰苦环境中，能免时疫、拒障伤。

槐实

产地分布：中国北方均有分布。

成熟周期：秋冬成熟。

形态特征：干燥荚果圆柱形，有时弯曲，种子间缢缩成连珠状，表面黄绿色、棕色至棕黑色，一侧边缘背缝线黄色。

功　　效：清热泻火，凉血止血。用于肠热便血，痔肿出血，肝热头痛，眩晕目赤。

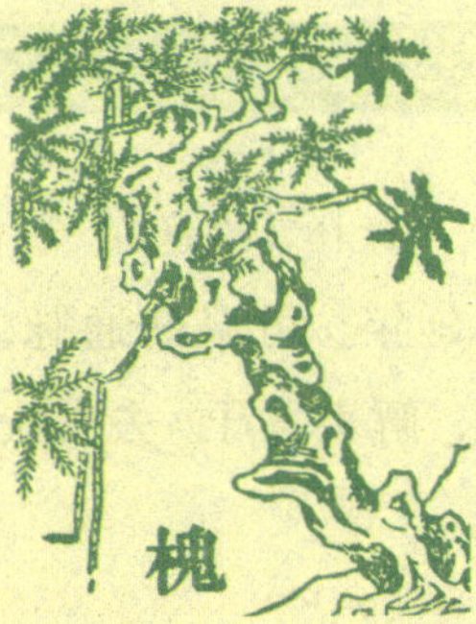

【原文】

槐实，味苦，寒。主五内邪气热，止涎唾，补绝伤，五痔，火疮，妇人乳瘕，子脏急痛。生平泽。

【译文】

槐实，味苦，性寒。主治五脏内的热邪之气，能消止涎唾，续补极度损伤，治疗五种痔疮，火伤成疮，妇女乳房结块及子宫急痛。产于水草丛生的平地。

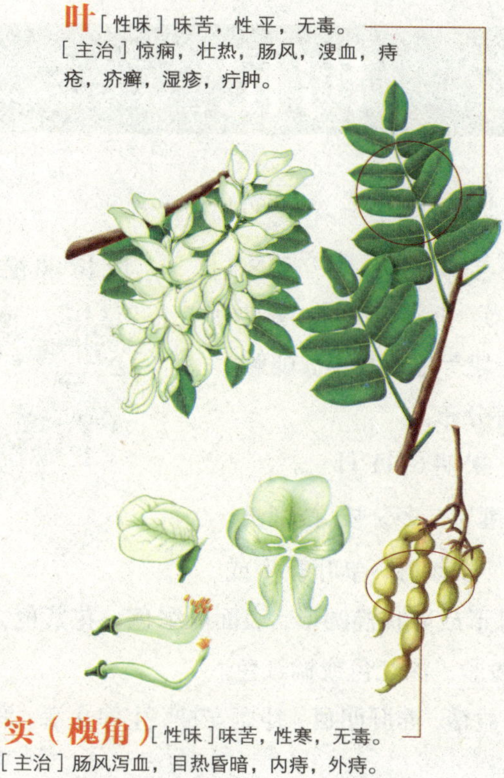
叶［性味］味苦，性平，无毒。
［主治］惊痫，壮热，肠风，溲血，痔疮，疥癣，湿疹，疔肿。
实（槐角）［性味］味苦，性寒，无毒。
［主治］肠风泻血，目热昏暗，内痔，外痔。

【百草堂】

槐实更是养生佳品，魏晋南北朝时期著名的文学家和教育家颜之推在《颜氏家训》中写道："庚肩吾常服槐实，年七十余，目看细字，须发犹黑。"这说明常食槐实对人体健康大有裨益。

枸杞

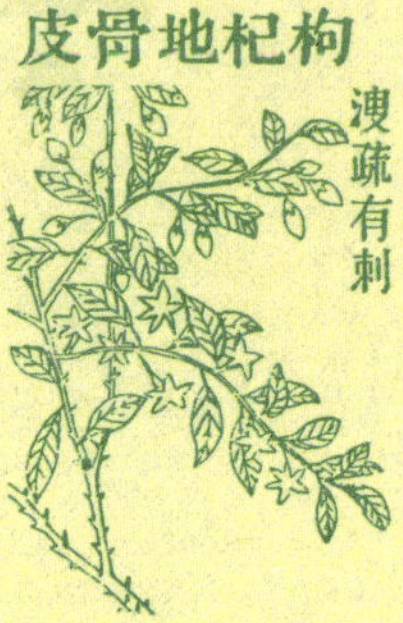

产地分布：分布全国各地，主产宁夏、河北、山东、江苏、浙江、江西、湖北、四川、云南、福建等地。日本、朝鲜、欧洲及北美也有分布。

成熟周期：花、果期6–11月。

形态特征：落叶灌木。多分枝，枝细长，拱形，有条棱，常有刺。单叶互生或簇生，卵状披针形或卵状椭圆形，表面淡绿色。花紫色，漏斗状。浆果卵形或长圆形，深红色或橘红色。

功　　效：补肾益精，养肝明目，补血安神，生津止渴，润肺止咳。

【原文】

枸杞，味苦，寒。主五内邪气，热中消渴，周痹。久服坚筋骨，轻身不老。一名杞根，一名地骨，一名枸忌，一名地辅。生平泽。

【译文】

枸杞，味苦，性寒。主治体内五脏的邪气，消除热邪消渴，全身疼痛麻痹。长期服用能够使筋骨强壮，身体轻巧，延年不老。又叫作杞根、地骨、枸忌、地辅。生长于平原水草丛生的地方。

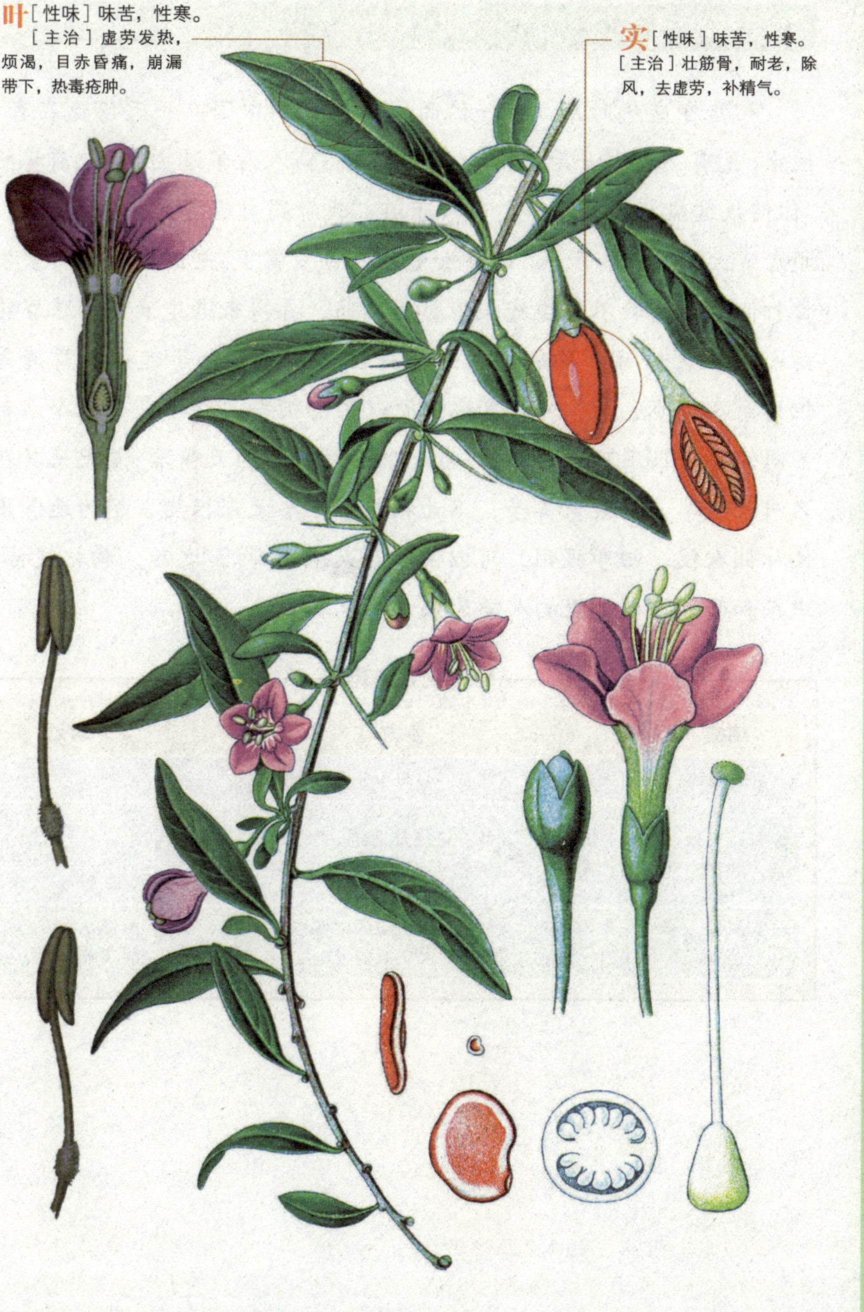
叶[性味]味苦，性寒。
[主治]虚劳发热，烦渴，目赤昏痛，崩漏带下，热毒疮肿。
实[性味]味苦，性寒。
[主治]壮筋骨，耐老，除风，去虚劳，补精气。

【百草堂】

相传在盛唐时期，有一位西域商人来到中国，一天傍晚在客栈住宿，见有一个少女斥责鞭打一位老者。商人看不过去，便上前责问：“你何故这般打骂老人？”那女子道：“我责罚自己曾孙，与你何干？”闻者皆大吃一惊。原来，这少女竟已三百多岁了，老汉也已九十多岁，责打他是因为其不肯遵守族规服用草药，弄得未老先衰，两眼昏花。商人吃惊又好奇，鞠躬请教是何种神草仙药。女子起初不肯透露，但见商人跪地乞求、一片真诚，便以实情相告：“这草药有五个名称，不同的季节服用不同的部位：春天采其叶，名为天精草；夏天采其花，名叫长生草；秋天采其子，名为枸杞子；冬天采根皮，名为地骨皮，又称仙人杖。四季服用，可以使人与天地同寿。”之后，枸杞便传入中东和西方，被那里的人誉为东方神草。

对症下药

病症	配方	功效
牙齿疼痛	用米醋一升，煮枸杞、白皮一升，取半升含漱	止痛
虚劳，目昏多泪，腿脚无力	枸杞酒：用甘州枸杞子煮烂捣汁，与曲、米一起酿成酒，或装入袋中浸酒煮饮	补虚，益精，壮阳，明目止泪，健腰脚
一切风疾，年久不愈	牛蒡根一升，生地黄、枸杞子、牛膝各三升，装在袋子里，泡在三升酒中，每天饮适量	除风，补益筋骨，去虚劳

柏实

产地分布：乾州最多。
成熟周期：三月开花，九月成熟。
形态特征：树耸直，皮薄，木质细腻，花细琐。它的果实是球形，形状如小铃，霜后四下裂开，中有大小如麦粒的几颗子。
功　　效：平肝润肾，延年壮神。

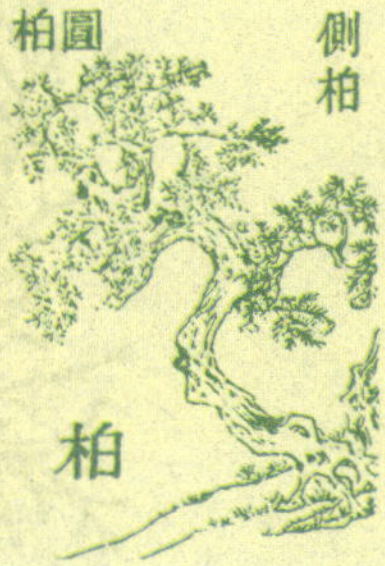

【原文】

柏实，味甘，平，主惊悸，安五脏，益气，除风湿痹。久服令人润泽美色，耳目聪明，不饥不老，轻身延年。生山谷。

【译文】

柏实，味甘，性平。主治受到惊吓而惊恐不安、心神不宁，具有安定五脏、增益气血的功效，并且能够逐除风湿痹症。长期服用能够使人面色红润有光泽、美丽动人，耳聪目明，没有饥饿感，身体轻巧、延年益寿。生长于山中的深谷处。

【集解】

苏颂说，柏的果实以乾州最多。三月开花，九月成熟结子，收下

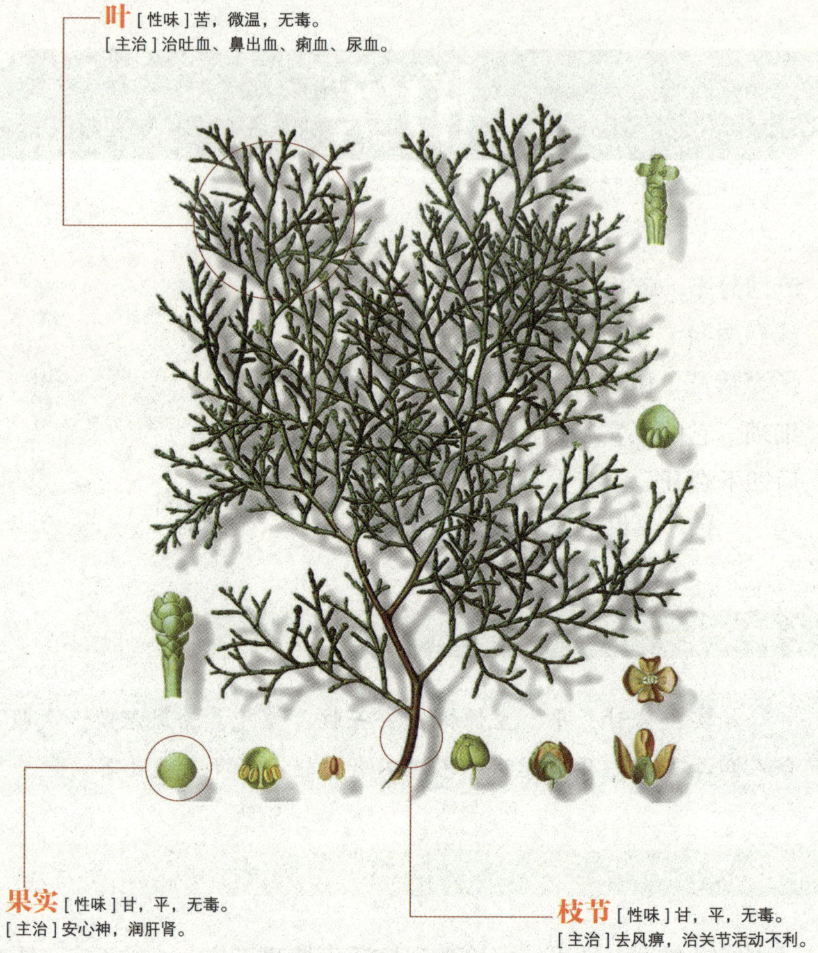
叶 [性味]苦，微温，无毒。
[主治]治吐血、鼻出血、痢血、尿血。
果实 [性味]甘，平，无毒。
[主治]安心神，润肝肾。
枝节 [性味]甘，平，无毒。
[主治]去风痹，治关节活动不利。

来蒸后晒干，春擂取出核仁备用。以密州出产的为好，虽然与其他柏树相似，但其叶子都侧向而生，功效就有了很大的差别。益州诸葛孔明庙中有一棵大柏树，相传是蜀代时栽种的，当地的人们多采摘来做药，其味甘香，与一般的柏树不同。

寇宗奭说，我在陕西做官时，登高望柏，千万株都偏向西边。大概是因为这种树木坚硬，不畏霜雪，得木的正气，是其他的树木所不能及的，受金的正气所制而全部偏向西边。

李时珍说，《史记》里称柏为百木之长，树耸直，皮薄，木质细腻，花细琐。它的果实是球形，形状如小铃，霜后四下裂开，中有大小如麦粒的几颗子，芳香可爱。柏树叶松树身的是桧，它的叶尖而硬，也叫栝，现在人们叫它圆柏，以和侧柏区别。松树叶柏树身的是枞。松桧各占一半的是桧柏。峨眉山中有一种竹叶柏树身的，称它为竹柏。

李时珍说，《列仙传》里说，赤松子吃了柏实，牙齿落了又生，行如奔马。这并非假话。

【百草堂】

柏实又叫柏子仁，据说长期服用可以益寿延年。

相传在汉武帝当政时，终南山中有一条便道，为往来客商马帮的必经之路。有一年，人们传说山中出了个长发黑毛怪，其跳坑跨涧、攀树越岭，灵如猿猴，快似羚羊。于是人心惶惶，商贾非结伙成群不敢过山。

消息传到了当地县令耳中，县令怀疑是强盗耍的花招，于是便命令猎户围剿怪物。谁知捕获的怪物竟然是一位中年毛女。据毛女说，她原来是秦王的宫女，秦国被灭后逃入终南山，正当饥寒交迫、无以充饥时遇到一白发老翁，教她食用柏子仁、柏汁。初时只觉苦涩难咽，日久则觉得满口香甜，舌上生津，以至于不饥不渴，身轻体健，夏不觉热，冬无寒意。时逾百多岁仍不见老。毛女服柏子仁长寿的消息一出，世人便开始争相服用，以期长命百岁。

对症下药

病症	配方	功效
老人便秘	柏仁同松仁、麻仁	滋阴补血
心脾虚	柏仁同白术、生地黄、枣肉做丸	健脾养心
小儿惊痫腹满，大便青白色	柏子仁研末，温水调服一钱	安心神，润肝肾

茯苓

产地分布：云南、安徽、湖北、河南、四川等地。

成熟周期：7–9 月采挖。

形态特征：多为不规则的块状，球形、扁形、长圆形或长椭圆形等，大小不一。表皮淡灰棕色或黑褐色，呈瘤状皱缩，内部白色稍带粉红，由无数菌丝组成。

功　　效：利尿，镇静。

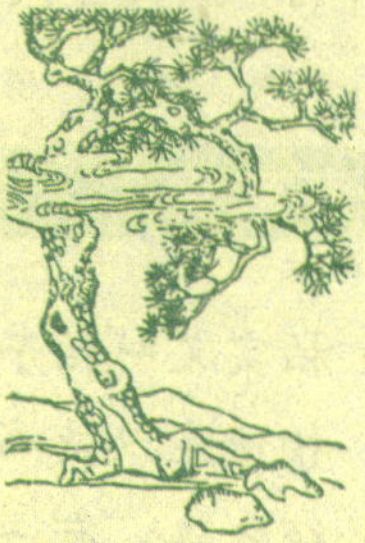

【原文】

茯苓，味甘，平。主胸胁逆气忧恚，惊邪恐悸，心下结痛，寒热烦满，咳逆，口焦舌干，利小便。久服安魂养神，不饥延年。一名茯菟。生山谷。

【译文】

茯苓，味甘，性平。主治忧郁导致的胸胁间气逆上行，因受到惊吓而产生的恐慌心悸，心下胃脘部的聚积疼痛，身体恶寒发热，心中烦满郁闷，咳嗽气逆，口干舌燥，能够通利小便。长期服用能够安魂养神，使人没有饥饿感，延年益寿。又叫作茯菟。生长于山中的深谷处。

【集解】

《名医别录》说，生长在泰山山谷中及松树下。二八月采摘，阴干备用。

陶弘景说，现出产于郁州。大的如三四升的器具，皮黑且有细皱纹，肉坚而白，形似鸟兽龟鳖的为好，内虚泛红色的不好。茯苓能防腐及虫蛀，埋地下三十年，颜色及纹理不变。

刘禹锡说，《淮南子》里说，千年的松树，下面有茯苓，上面有菟丝。《典术》里说，松脂埋入地下千年变为茯苓，见松树呈红色的就有。《广志》中说，茯神是松汁形成的，好于茯苓。有的说茯苓贯穿着松树根。

李时珍说，下有茯苓，则上有灵气如丝的东西，山里人常见到它，现在有的人认为是菟丝，其实不是。茯苓有大如斗的，有坚如石的，绝好，轻虚的不好，大概是年限短不坚硬的原因。《茯苓赞》说："皓苓下居，彤丝上荟。中状鸡凫，其容龟蔡。神侔少司，保延幼艾。终志不移，柔红可佩。"观此彤丝，即是菟丝。

【主治】 治胸胁逆气，忧恐惊邪，心下结痛，寒热烦满咳逆，口焦舌干，利小便。经常服用可安魂养神，使人不饥延年，止消渴嗜睡，治腹水、胸水及水肿病症，还有开胸腑，调脏气，去肾邪，长阴益气，保神气的功能。可开胃止呕逆，善安心神。主治慢性肺部疾病及痰多不易咳出，心腹胀满，小儿惊痫，女人热淋。补五劳七伤，开心益志，治健忘，暖腰膝并安胎。止烦渴，通利小便，除湿益燥，有和中益气的功能，可利腰脐间血，逐水缓脾，生津导气，平火止泄，去虚热，开腠理，泻膀胱，益脾胃。治肾积水。

【百草堂】

茯苓，亦名伏灵、伏菟、松腴、不死面，是人们颇为熟悉的补益佳品。

相传成吉思汗在中原作战时，小雨连绵不断地下了好几个月，大部分将士水土不服，染上了风湿病，眼看兵败临城，成吉思汗十分着急。后来，有少数几个士兵因偶尔服食了茯苓，风湿病得以痊愈。听说此事后，成吉思汗大喜，他急忙派人到盛产茯苓的罗田县运来大批茯苓给将士们吃，兵将们吃后风湿病好了起来，成吉思汗最后打赢了仗。茯苓治疗风湿病的神奇功效也被广为传诵。

养生学家谓茯苓“千年以上者，变化为兔，或化为鸟，服之轻身，成就仙道”。

历代医家及养生学家都很重视茯苓的延年益寿之功，唐宋时服食茯苓已是很普遍的事情。宋代文学家苏东坡就很会做茯苓饼。他曾指出，做茯苓饼“以九蒸胡麻，用去皮茯苓少入白蜜为饼食之，日久气力不衰，百病自去，此乃长生要诀”。据说苏东坡年已六旬还有惊人的记忆力和强健的身体，这可能和他常吃自制的茯苓饼有很大关系。

橘柚

产地分布：广东、福建、四川等地。

成熟周期：秋末冬初果实成熟。

形态特征：外表面呈黄色或红棕色，有细皱纹及圆形小凹点，内表面黄白色，粗糙，呈海绵状，极易观察到圆大而紧密的凹点，基部残留有经络。质柔软，不易折断。

功　　效：理气调中，燥湿化痰。可用于治疗脾胃气滞，脘腹胀满，呕吐。

【原文】

橘柚，味辛，温。主胸中瘕热逆气，利水谷；久服去臭，下气，通神。一名橘皮。生川谷。

【译文】

橘柚，味辛，性温。主治胸中的瘕热、逆气，有利于消导水谷饮食。长期服用能够消除口臭，使体内的邪气下沉排出体外，能使人神清气爽。又叫作橘皮。生长于川泽河谷地带。

【百草堂】

《泊宅编》记载：橘皮宽膈降气，消痰逐冷，有特殊功效。其他药物多以新鲜为珍贵，唯有橘皮以陈年者为货。橘皮品种又以洞庭一带所产为最佳。

相传莫强中做江西半城县令时，突然得了消化系统的病症，凡食毕，便立即感到胸闷，十分难受，用方百余帖，病情依旧。偶得一同族的偏方，称合橘红汤，煎来早晚饮服，数帖之后，吃饭有了味道。一日莫强中坐堂视事，操笔批阅文件，忽觉有一物坠入腹中。感觉十分明显。莫强中大惊，汗如雨下，小吏扶其归后宅休养。须臾间，腹疼便急，解下数块坚硬如铁弹丸的东西，腥臭不可闻。从此，莫强中胸部渐渐宽舒。原来他解下的是脾胃冷积之物。询问是何药起了作用，其外甥说："治疗胸闷之症，橘皮有特效，那是今古籍中记载过的。"如此才知原来普通的橘皮有如此神奇的功效。

干漆

产地分布： 全国除黑龙江、吉林、内蒙古、新疆以外，各地均有分布。

成熟周期： 漆树花期 5–6 月，果期 7–10 月。

形态特征： 干漆为漆树的树脂经加工后的干燥品。呈不规则块状，黑褐色或棕褐色，表面粗糙，有蜂窝状细小孔洞或呈颗粒状。质坚硬，不易折断，断面不平坦。

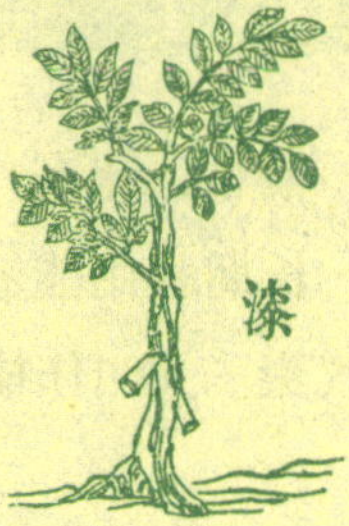

功　　效： 破瘀，消积，杀虫。治妇女经闭，癥瘕，瘀血，虫积。

【原文】

干漆，味辛，温。主绝伤，补中，续筋骨，填髓脑，安五脏，五缓六急，风寒湿痹。生漆，去长虫。久服轻身耐老。生川谷。

【译文】

干漆，味辛，性温。主治筋骨损伤，具有补益内脏，续接筋骨的作用，能使髓脑充益，五脏充实，治疗筋、骨、血、精、气、肉六极之病，及风寒湿邪之痹症。生漆，能够祛除蛔虫。长期服用可以使身体轻巧、延缓衰老。生长于山川河谷地带。

干漆 ［性味］味辛，性温。

［主治］筋骨损伤，消积，杀虫。

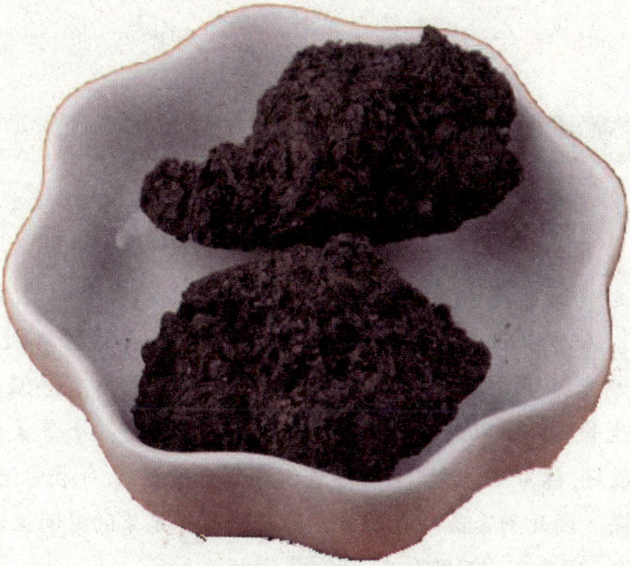

【集解】

韩保升说，漆树高二三丈，皮白，叶似椿，花似槐，子似牛李子，木心黄。六、七月刻取滋汁。金州者为上。漆性急，取时需荏油解破，故淳者难得。

苏颂说，今蜀、汉、金、峡、襄、歙州都有。以竹筒钉入木中，取汁。

李时珍说，漆树人多栽种，春分前移栽易成，有利。树身如柿，叶似椿。六月取汁漆物，黄泽如金，即《唐书》所谓黄漆。入药当用黑漆。

陶弘景说，生漆毒烈，人以鸡蛋和服去虫，但自啮肠胃。

大明说，毒发，饮铁浆并黄栌汁、甘豆汤，吃蟹，可解。

[主治] 绝伤，补中，安五脏、续筋骨，填髓脑，五缓六急，风寒湿痹。生漆：去长虫。久服，轻身延年。干漆：疗咳嗽，消瘀血痞结腰痛，女子癥瘕，利小肠，除蛔虫。杀三虫，主女人经脉不通。治传尸劳，除风。削年深坚结之积滞，破日久凝结之瘀血。

【百草堂】

漆树，落叶乔木，叶子互生，羽状复叶，小叶卵形或椭圆形，圆锥花序，花小，黄绿色，果实圆扁。李时珍说："漆树人多种之，春分前移栽易成，有利。其身如柿，其叶如椿。以金州者为佳，故世称金漆。人多以物乱（以假乱真之乱）之。试诀（检验真假的口诀）有云：微扇光如镜，悬丝急似钩。撼成琥珀色，打着有浮沤。"

漆树生长八九年以后，就可割漆，十年以上更好。小暑至大暑期间所割漆液最好，称为"三伏漆"。在适宜割漆的日子里，大气相对湿度越大，产漆量越高。因此割漆最好在清晨、阴天和雾气笼罩的时间里进行。生漆产量很低，因此有"百里千刀一斤漆"之说。

漆树的汁液为生漆；漆籽可榨取宝贵的漆油；树皮可制作单宁；树材坚软适中，纹理美观，系优良用材；干漆、漆叶、漆花都可入药。因此漆树是一种全身是宝的多用途经济树木，故有"国宝"之称。

对症下药

病症	配方	功效
小儿虫病	用干漆（捣碎，烧烟尽）、白芜荑等分研末，每服二分至一钱，米汤送服	利小肠，除蛔虫
妇女血气痛	用湿漆一两，熬一顿饭时间，加干漆末一两，调成如梧桐子大的丸子。每服三四丸，温酒送服。怕漆人不可服	消瘀血、痞结、腰痛
妇女经闭或腹内肿瘕	用干漆一两（打碎，炒烟尽），牛膝末一两，生地黄汁一升，共在慢火上熬浓，做成如梧桐子大的丸子。每服一丸，渐增至三五丸，酒或汤送服	消肿瘕、通经脉
五劳七伤	用干漆、柏子仁、山茱萸、酸枣仁等分研末，加蜜做成如梧桐子大的丸子。每服二七丸，温酒送服。一天服二次	绝伤，补中，安五脏

榆皮

产地分布：产于我国东北、华北、西北、华东等地。

成熟周期：榆树花期 3–4 月，果熟期 4–5 月。

形态特征：落叶乔木。树干直立，枝多开展，树冠近球形或卵圆形。树皮深灰色，粗糙，不规则纵裂。单叶互生，卵状椭圆形至椭圆状披针形，早春先叶开花或花叶同放，紫褐色。翅果近圆形，顶端有凹缺。

功　　效：安神，利小便。用于神经衰弱，失眠，体虚浮肿。

【原文】

榆皮，味甘，平。主大小便不通，利水道，除邪气。久服轻身不饥，其实尤良。一名零榆。生山谷。

【译文】

榆皮，味甘，性平。主治大小便不通畅，具有通利水道、祛除邪气的功效。长期服用可以使身体轻巧，没有饥饿感。它果实的效果尤其好。又叫作零榆。生长于山中的深谷处。

【百草堂】

榆皮，就是榆树皮，而它的果实就是我们通常所说的榆钱儿。

古书上记载："三月采皮，取白，暴干，八月采实。"

榆钱儿也叫榆荚，是榆树的种子，因为它酷似古代串起来的麻钱儿，故名榆钱儿。新生出来的榆钱儿脆甜绵软，清香爽口，又因它与"余钱"谐音，村人在房前屋后种榆树也有讨口彩的意思在里面。清代诗人郭诚在《榆荚羹》中赞美："自下盐梅入碧鲜，榆风吹散晚厨烟。拣杯戏向山妻说，一箸真成食万钱。"唐代施肩吾也有《戏咏榆荚》："风吹榆钱落如雨，绕林绕屋来不住。知尔不堪还酒家，漫教夷甫无行处。"清代陈维崧有《河传弟九体·榆钱》："荡漾，谁傍？轻如蝶翅，小于钱样。抛家离井若为怜？凄然。江东落絮天。"

酸枣仁

产地分布：主产河北、陕西、辽宁、河南。

成熟周期：花期 4–5 月，果期 9–10 月。

形态特征：落叶灌木或小乔木。老枝褐色，幼枝绿色。叶互生，叶片椭圆形至卵状披针形。花 2~3 朵簇生叶腋，小形，黄绿色。核果近球形，熟时暗红色。

功　　效：养肝，宁心，安神，敛汗。

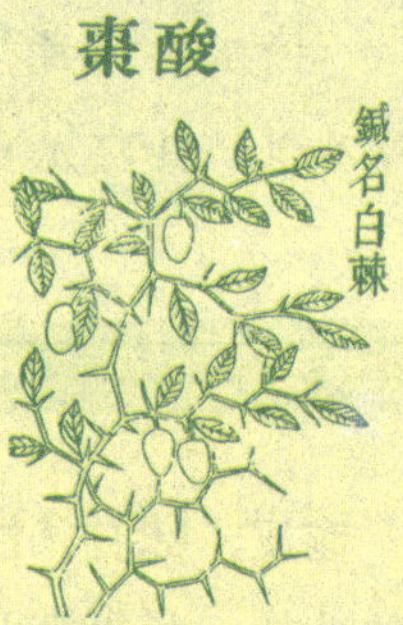

【原文】

酸枣仁，味酸，平。主心腹寒热邪结气聚，四肢酸疼湿痹。久服安五脏，轻身延年。生川泽。

【译文】

酸枣仁，味酸，性平。主治胸腹有寒热邪气凝聚滞留，气不畅行，四肢酸疼的湿痹症。长期服用能够使五脏安宁，身体轻巧，延年益寿。生长于河边池泽的水草丛生处。

【集解】

陈藏器说：嵩阳子说，现在的酸枣县就是从属于滑台的城镇。树高几丈，直径一二尺，木理极细。木质坚硬而且重，可以制成车轴及匙、箸等。树皮细而且硬，纹如蛇鳞。其枣圆小而味酸，其核微圆，色赤如丹。枣肉酸滑好吃，山里人常拿它当果品。

［主治］ 治心腹寒热、邪结气聚、四肢酸痛湿痹。久服安五脏，轻身延年。可治烦心不得眠、脐上下痛、血转久泄、虚汗烦渴等症。补中益肝，壮筋骨，助阴气，能使人肥健。

【百草堂】

酸枣仁，别名枣仁、山枣、酸枣核。酸枣树为鼠李科枣属植物。明代李时珍《本草纲目》中说，枣仁“熟用疗胆虚不得眠，烦渴虚汗之症；生用疗胆热好眠，皆足厥阴少阳药也”。《本草汇言》：“敛气安神，荣筋养髓，和胃运脾。”朱丹溪：“血不归脾而睡卧不宁者，宜用此酸枣仁大补心脾，则血归脾而五脏安和，睡卧自宁。”《本草经疏》：“酸枣仁，专补肝胆，亦复醒脾。胆为诸脏之首，十一脏皆取决于胆，五脏之精气，皆禀气于脾，故久服之，功能安五脏。”

可见，酸枣仁有养肝、宁心安神、敛汗等多种功能。其实，酸枣全身是宝：枣仁是贵重药材；枣面可做清凉饮料；枣壳可做活性炭；枣花是最好的蜜源之一；酸枣枝干木质坚硬、耐磨，是制作农具的好材料。

对症下药

病症	配方	功效
惊悸	枣仁同茯神、远志、麦冬、石斛、五味子、龙眼肉、人参	镇惊
振悸不眠	枣仁同人参、茯神、白术、甘草	镇惊安神
虚烦不眠	酸枣仁汤：枣仁同知母、茯神、甘草	定心补脾，睡卧自宁

蔓荆实

荆蔓

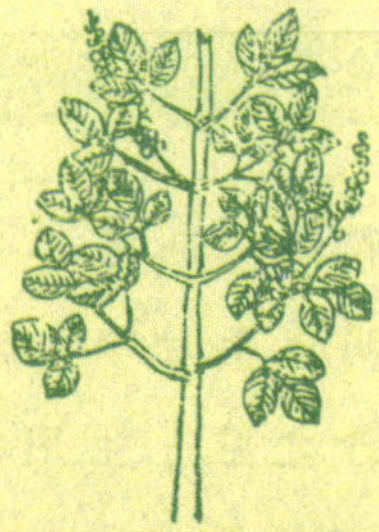

产地分布：主产山东、江西、浙江、福建等地。

成熟周期：花期7月，果期9月。

形态特征：落叶灌木。幼枝四方形，密被细绒毛；老枝圆形，无毛。叶对生，倒卵形。圆锥花序顶生，花冠淡紫色。核果球形，熟后黑色。

功　　效：疏散风热，清利头目。用于风热感冒头痛，齿龈肿痛，头晕目眩。

【原文】

蔓荆实，味苦，微寒。主筋骨间寒热，湿痹拘挛，明目坚齿，利九窍，去白虫。久服轻身耐老。小荆实亦等。生山谷。

【译文】

蔓荆实，味苦，性微寒。主治筋骨的发冷发热之症，湿痹筋脉拘挛不利，具有明目、固齿、通利九窍、去除白虫的功效。长期服用能够使身体轻捷，延缓衰老。小荆实也具有同等功效。生长于山中的深谷处。

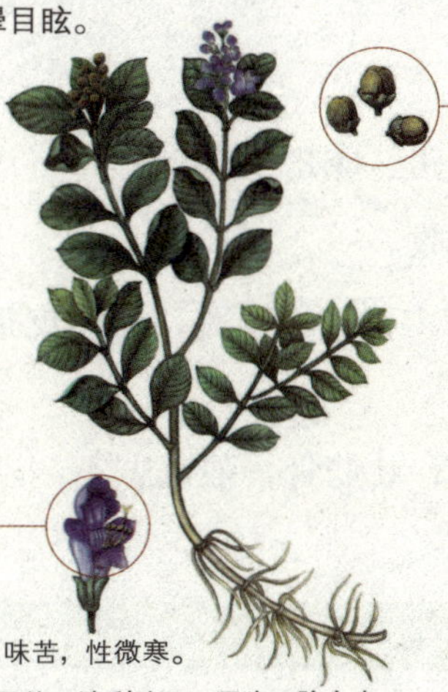
子［性味］味辛，性微寒，无毒。
［主治］风热感冒头痛　齿龈肿痛　目赤多泪　目暗不明，头晕目眩。
花［性味］味苦，性微寒。
［主治］疏散风热，清利头目，固齿，除白虫。

【百草堂】

相传在洪武年间，太湖县有位名叫刘焘的人在广西柳州做知府，回太湖县省亲时，带回蔓荆子种子，赠送给家人种植。其家人将种子撒在河滩上，后逐年生产繁殖。当时人们对蔓荆子认识不够，对它的生长无人问津，结果还是寥寥无几。一年，连降了几场大雨，冲破了圩坝，淹没了万顷良田，时过水落，皆淤成了高低起伏的沙滩，蔓荆子才获得了生长繁衍的环境。

蔓荆的大量繁殖，也使人们开始大量食用，在食用的过程中发现其"明目坚齿""久服轻身耐老"的神奇功效，从而成为养生食谱中不可或缺的一员。

杜仲

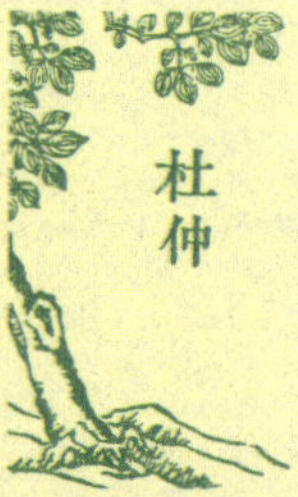

产地分布：主产商州、成州、峡州。

成熟周期：秋季采收。

形态特征：树高数丈，叶似辛夷，它的皮折断后，有白丝相连。

功　　效：益精气，壮筋骨，强意志。

【原文】

杜仲，味辛，平。主腰脊痛，补中益精气，坚筋骨，强志，除阴下痒湿，小便余沥。久服轻身，耐老。一名思仙。生山谷。

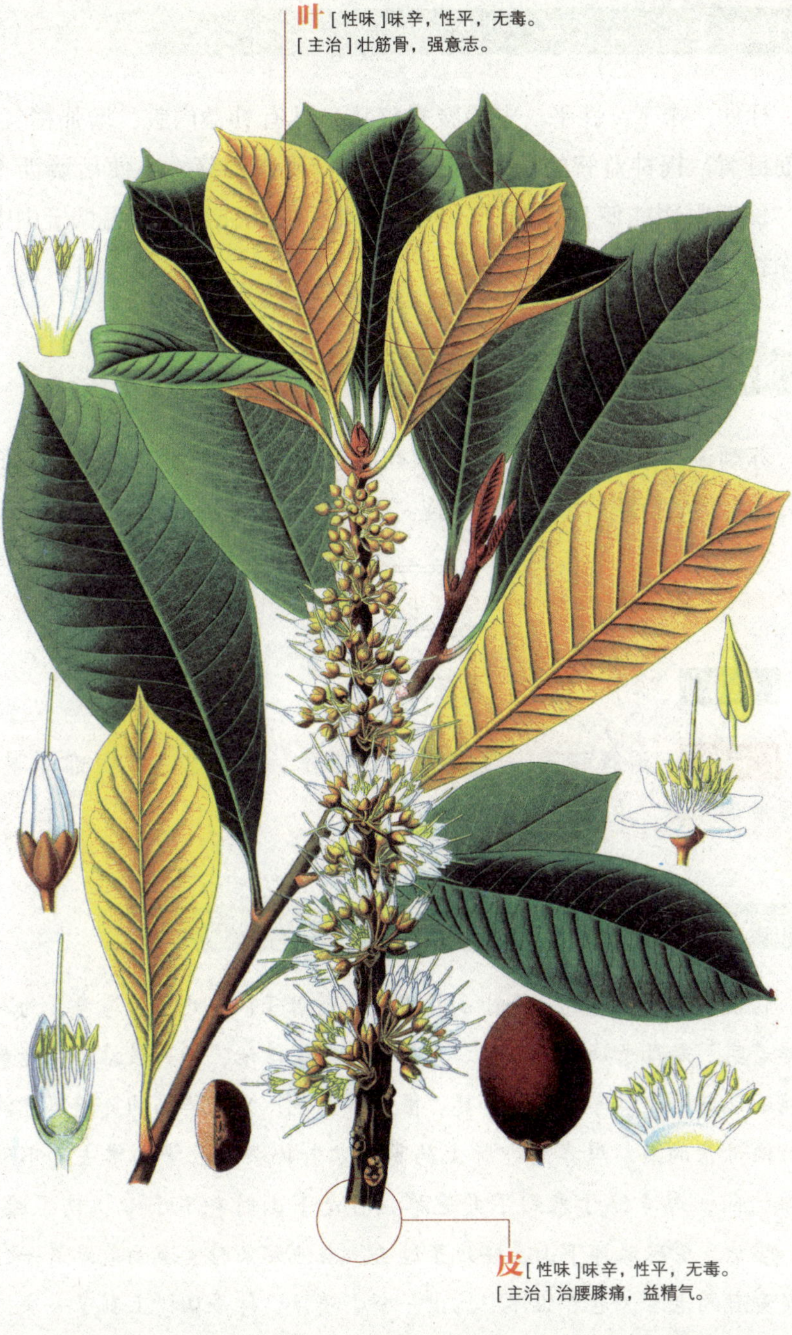
叶 [性味]味辛，性平，无毒。
[主治]壮筋骨，强意志。
皮 [性味]味辛，性平，无毒。
[主治]治腰膝痛，益精气。

【译文】

杜仲，味辛，性平。主治腰脊疼痛，具有补益内脏，增强精气，强筋健骨，提神益智的功效，还可以治疗阴部湿痒，小便后滴沥不尽。长期服用能使身体轻巧，延缓衰老。又叫作思仙。生长于山中的深谷处。

【集解】

苏颂说，出于商州、成州、峡州附近的大山中。树高数丈，叶似辛夷，它的皮折断后，有白丝相连。刚长出的嫩芽可食。

皮

[性味] 味辛，性平，无毒。

[主治] 治腰膝痛，益精气，壮筋骨，强意志。除阴部痒湿，小便淋漓不尽。久服轻身延年。

【百草堂】

传说在华山山麓的一个小山村里，住着母子俩。儿子李厚孝，为人忠厚老实。老母患病卧床不起。李厚孝请医生诊治，服药数帖后，老母之病不见好转，李厚孝心急如焚。医生告诉他，只有华山的灵芝草才能治好他母亲的病，厚孝立即背上药篓，拿着锄头，往华山攀去。不顾艰难险阻，厚孝终于采到了灵芝草。可是下山时却不小心扭伤了腰，手一哆嗦，骨碌碌摔下山，昏死了过去。当他醒来时发现面前站着一位鹤发童颜的老者。老者从怀中掏出一个小葫芦，伸手从树上剥了一块树皮，树皮折断处，剥出细丝，塞进葫芦摇了三摇，树皮立刻化成水，老者给厚孝服下，不一会儿厚孝的腰就不疼了。厚孝千恩万谢，定要老人留下姓名。老者指着大树吟曰:“此木土里长，人中亦平常。扶危祛病魔，何须把名扬！”说完，骑上白鹤，飘然而去。

几天后，厚孝又来到了那棵树下，只见树上长满了椭圆状有锯齿的绿叶，树粗且直，李厚孝认出这是杜仲树。厚孝回想起当时的情景，悟出老者诗中所说正是“杜仲”二字。“此木土里长”，“木”旁放一“土”是“杜”，“人中亦平常”，“人中”是“仲”。厚孝十分惊奇，心想杜仲也许能治腰伤，于是剥下一块树皮带回家中，正巧碰到有个村民扭伤了腰，厚孝把树皮煎了，病人服下，果然有效。从此，人们便学会了用杜仲来治疗各种腰痛。

对症下药

病症	配方	功效
肾虚腰痛	杜仲去皮，炙黄，取一大斤，分作十剂。每夜用一剂，在一升水中浸至五更，煎至三分之二，去渣留汁，放入羊肾三四片，煮开几次，加上椒盐做羹，空心一次服下	补益肾脏
风冷伤肾，腰背虚痛	杜仲一斤，切细，炒过，放酒二升中浸十日。每日服三合	强筋健骨，益肾强精
病后虚汗及自流汗	用杜仲、牡蛎等分研末，卧时用水送服五小匙	补益劳损，增强体质
产后诸疾及胎体不安	用杜仲去皮，瓦上焙干，捣末，煮枣肉调末做成如弹子大的丸。每服一丸，糯米汤送服。一天服二次	补益五脏，安胎气

辛夷

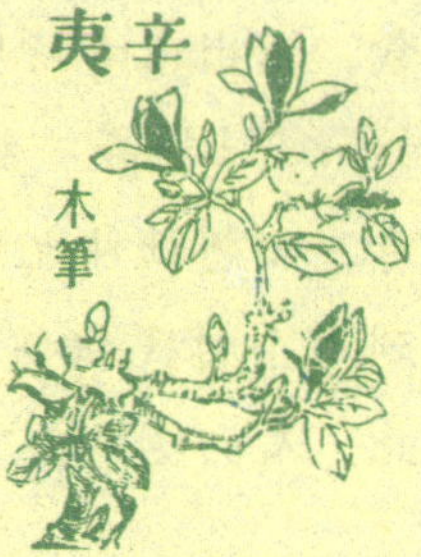

产地分布：河南、山东、江苏、浙江、安徽、江西、福建等地。

成熟周期：花期 2 月。果期 6–7 月。

形态特征：落叶灌木，干皮灰白色；小枝紫褐色，平滑无毛。叶互生，具短柄，无毛；叶片椭圆形或倒卵状椭圆形。花生于小枝，顶端花柱短小尖细。果实长椭圆形，有时稍弯曲。

功　　效：祛风，通窍。治头痛，鼻渊，鼻塞不通，齿痛。

【原文】

辛夷，味辛，温。主五脏、身体寒热，风头脑痛，面皯。久服下气，轻身，明目，增年耐老。一名辛矧，一名侯桃，一名房木。生川谷。

【译文】

辛夷，味辛，性温。主治五脏和身体有邪气导致的恶寒发热，风邪侵袭导致的头痛，脸上的黑斑。长期服用能够排气，使身轻体巧，延缓衰老。又叫作辛矧、侯桃、房木。生长于山川河谷地带。

【百草堂】

古时候，有一个姓秦的举人得了怪病，经常头痛头昏，流脓鼻涕，而且鼻涕腥臭难闻，不仅自己痛苦，还影响社交活动。他四处求医问药，百般治疗，然而终无效果。后来他得到高人指点，来到一个夷人居住的地方，遇见一个白发苍苍有仙人之貌的老人，就上前施礼，寻求治疗鼻病的灵药妙方。老人笑着说："有何难？"就从山上的落叶灌木上采摘了几朵紫红色的花苞，让他将花苞与鸡蛋同煮，吃蛋喝汤，每天一次。十天之后，秦举人脓鼻涕大量减少，半个月就痊愈了。举人留下银两，拜谢老人，并带回一些种子，下山去了。回家之后，他将种子播种在自己家的房前屋后。两年后，灌木生长茂盛，长出了毛笔头样的花蕾。举人采集这些花蕾，遇到流脓鼻涕的，就将它赠给病人，都收到显著疗效。病人问及这药叫什么名字时，举人不知如何回答了。他想，这药是辛庆年间夷人介绍的，于是就随口答曰："这叫辛夷花。"辛夷的名字就由此而来。这个传说告诉我们，辛夷是治疗脓鼻涕的特效药物。

桑上寄生

产地分布：分布于台湾、福建、广东、广西等地。

成熟周期：花期4–10月。

形态特征：常绿寄生小灌木。叶对生或近对生，卵形或卵圆形。花排列成聚伞花序，被红褐色星状毛，花冠狭管状，柔弱，稍弯曲，紫红色，顶端卵圆形，外展。果椭圆形，具小瘤体及疏毛。

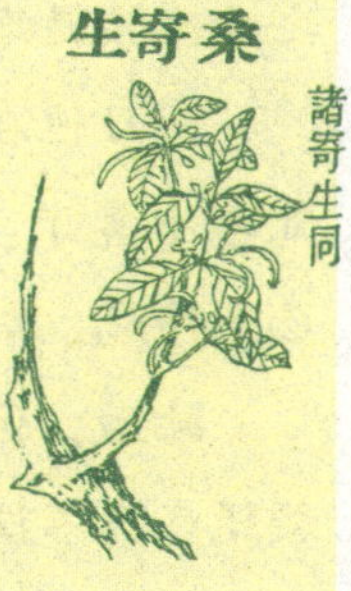

功　　效：坚肾泻火，补气温中。消热，滋补，追风。养血散热，舒筋活络。

【原文】

桑上寄生，味苦，平。主腰痛，小儿背强，痈肿，安胎，充肌肤，坚发齿，长须眉。其实，明目，轻身通神。一名寄屑，一名寓木，一名宛童。生川谷。

【译文】

桑上寄生，味苦，性平。主治腰痛，小儿背脊僵硬，痈肿，可以安胎，使肌肤充实，强健头发、坚固牙齿，促进毛发生长。它的果实，具有明目的功效，使人身体轻巧，神清气爽。又叫作奇屑、寓木、宛童。生长于山川河谷地带。

【百草堂】

相传桑上寄生是在无意中被一农夫发现的。桑上寄生因其貌无惊人之处，又无诱人的气味，故一直不被人们所注意。这位农夫姓姬名生，世代在黄河流域耕作。因辛勤操劳，加之风寒所袭，晚年之后他腰腿疼痛，而又家贫如洗无钱医治，几乎丧失了劳动力。

一日他在田间劳作后，连回家的气力也没有了。心想干脆死在荒草中算了。于是就栖身于许多藤条缠绕的桑树之间。一觉醒来，已是傍晚，只觉得周身汗出，肢节舒展，多年的腰腿疼痛明显减轻了。

此后，他每天劳作后便躺在这些乱藤上休息。久而久之，他的腰腿疼痛不仅痊愈了，而且干活也来了力气。此事很快在乡邻里传开，不少腰腿疼痛者前来找他，有的如法套用，有的还灵活发挥，采回藤条煎汤饮用，的确都有比较好的效果。后来，人们为了纪念它的发现者，就把这种藤条称为“姬生”了。又因这种藤条大多寄生于桑树上，随着语言文字的发展，后人又把它称为“桑上寄生”了。

女贞实

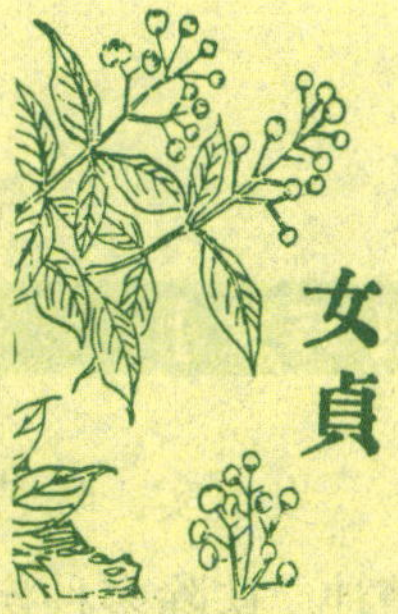

产地分布：江苏、浙江、安徽、江西、湖北、四川、贵州、广东、福建等地。

成熟周期：花期 6–7 月，果期 8–12 月。

形态特征：木樨科女贞属常绿乔木，树皮灰色、平滑。枝开展，无毛。叶革质，宽卵形至卵状披针形。圆锥花序顶生，花白色，核果长圆形，蓝黑色。

功　　效：滋补肝肾，明目乌发。主治眩晕耳鸣，两目昏花，须发早白及牙齿松动等症。

【原文】

女贞实，味苦，平。主补中，安五脏，养精神，除百疾。久服肥健，轻身不老。生山谷。

实［性味］味甘、微苦涩。

［主治］补肝肾阴，乌须明目。主治目暗不明，视力减退，须发早白，腰酸耳鸣及阴虚发热等。

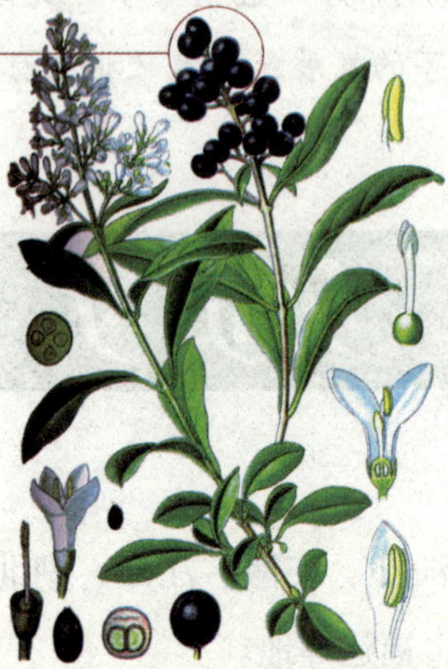

【译文】

女贞实，味苦，性平。主要功效是补益内脏，使五脏安和，调养精神，祛除多种疾病。长期服用可以使人丰腴强壮，身体轻巧，延缓衰老。生长于山中的深谷处。

【百草堂】

相传在古时候，江浙临安府有个员外，膝下只有一女，年方二八，品貌端庄，窈窕动人，精通琴棋书画。员外将其视若掌上明珠，求婚者络绎不绝，小姐均不应允。原来员外之女已与府中的教书先生私订了终身，又瞧不起那些纨绔子弟。可员外却贪图升官发财，将爱女许配给县令为妻，以光耀门楣。到出嫁之日，小姐便含恨一头撞死在闺房之中，表明自己非教书先生不嫁之志。教书先生闻听小姐殉情，如晴天霹雳，忧郁成疾，茶饭不思，不过几日便形如枯槁，须发变白。

数年之后教书先生因思情太浓，便到此女坟前凭吊，以寄托哀思。但见坟上长出一颗枝叶繁茂的女贞枝，果实乌黑发亮。教书先生遂摘了几颗放入口中，味甘而苦，直沁心脾，顿觉精神倍增。从这以后，教书先生每日必到此摘果充饥，病亦奇迹般地日趋见好，过早的白发也渐渐地变得乌黑了。他大为震惊，深情地吟道："此树即尔兮，求不分离兮。"从此，女贞子便开始被人们作为药物使用了。

对症下药

病症	配方	功效
目暗不明	女贞同甘菊、生地黄、枸杞子、蒺藜	滋肝补肾，明目
风热赤眼	捣汁熬膏，埋地中七日	清肝明目
肝肾阴虚，眼目干涩，视物昏花，或视力减退	二子菊花饮：女贞子、枸杞子各15克，菊花10克。煎水饮	养肝明目

蕤核

产地分布：甘肃、河南、内蒙古、陕西、山西、四川等地。

成熟周期：花期4-6月，果期7-8月。

形态特征：蔷薇科落叶灌木。茎多分枝，外皮棕褐色。单叶互生或数叶簇生。花瓣白色，近圆形，有爪。核果球形熟时黑色，表面微被蜡质白粉；果核卵圆形，稍扁，有皱纹，棕褐色。

功　　效：养肝明目。

【原文】

蕤核，味甘，温。主心腹结邪气，明目，目赤痛伤泪出。久服轻身，益气不饥。生川谷。

【译文】

蕤核，味甘，性温。主治心腹间邪气结聚，具有明目的功效，可以治疗目赤伤痛、流泪不止。长期服用能使身体轻巧，增益气力，没有饥饿感。生长于山川河谷地带。

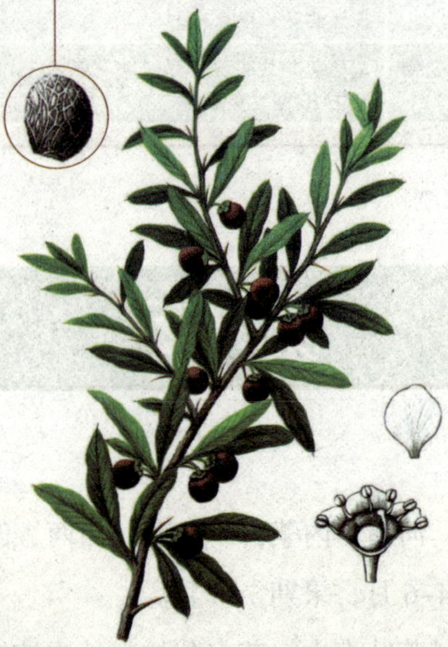

【百草堂】

《名医别录》载："蕤核生函谷及川谷及巴西。"陶弘景云："今从北方来，云出彭城间。形如乌豆大圆而扁，有文理，状似胡桃桃核，今人皆合壳用。”《本草纲目》记载：“保昇曰：今出雍州，树生，叶细似枸杞而狭长,花白。子附茎生,紫赤色,大如五味子,茎多细刺。五月、六月熟，采实日干。”

蕤核能治疗眼目昏暗，痒痛隐涩，赤肿畏光，能远视，迎风有泪，多见黑花等多种眼疾。“春雪膏”的主要成分就是蕤核，用蕤核、冰片一起研匀，加生蜜，收存点眼。有很好的疗效。

藕实茎

产地分布：一般分布在中亚、西亚、北美，印度、中国、日本等亚热带和温带地区。

成熟周期：莲花花期6–9月，果熟期9–10月。

形态特征：属睡莲科植物莲的根茎。肥大，有节，中间有一些管状小孔，折断后有丝相连。

功　　效：凉血补血，健脾开胃，消食止泻，滋补养性。

荷藕莲

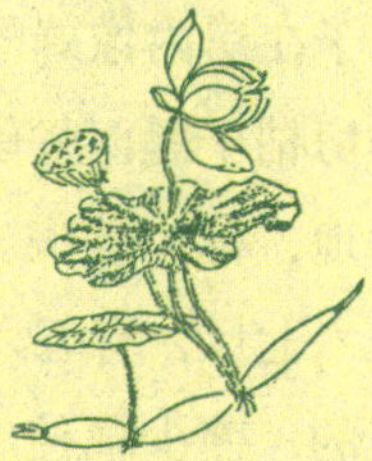

【原文】

藕实茎，味甘，平。主补中，养神，益气力，除百疾。久服轻身，耐老，不饥，延年。一名水芝丹。生池泽。

【译文】

藕实茎，味甘，性平。主要功效是补养内脏，养精提神，增加气力，能治疗多种疾病。长期服用能使人身体轻巧，延缓衰老，没有饥饿感，延年益寿。又叫作水芝丹。生长于池塘沟渠的水草丛生处。

【集解】

李时珍说，莲藕，荆、扬、豫、益各处湖泊塘池皆可生长。用莲子撒种的生长迟，用藕芽栽种的易生长。其芽穿泥而成白蒻，即蔤。长的可达一丈多，五六月嫩时，从水下采来，能当菜吃，俗称藕丝菜。节生两茎，一为藕荷，其叶贴水，其下旁行生藕；一为芰荷，其叶贴水，其旁茎生花。其叶清明后生。六七月开花，花有红、白、粉红三色。花心有黄须，蕊长寸余，须内即为莲蓬。花褪后，莲房中结莲子，莲子在房内像蜂子在窠中的样子。六七月嫩时采摘，生食脆美。到秋季房枯子黑，坚硬如石，称为石莲子。八九月收获，削去黑壳，卖到各地，称为莲肉。冬季至春掘藕食用，藕白有孔有丝，大的像肱臂，长六七尺，有五六节。一般野生及开红花的，莲多藕劣；种植及开白花的，莲少藕佳。荷花白的香，红的艳，荷叶多的则不结实。另有合欢（并头者）、夜舒荷（夜开昼卷）、睡莲（花夜入水）、金莲（花黄）、碧莲（花碧）、绣莲（花如绣），不一一详述。

藕

［性味］ 味甘，性平，无毒。

李时珍说，按《相感志》所说，藕以盐水浸食，则不损口；同油炸糯米作果食，则无渣。煮时忌用铁器。

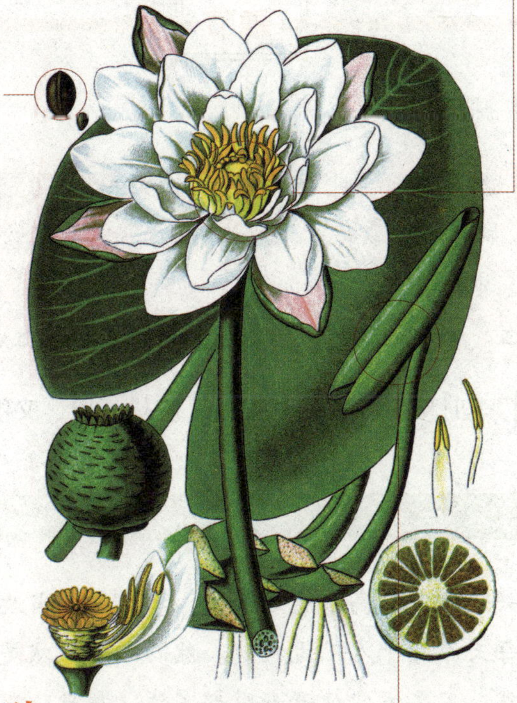
实[性味]味甘、涩，性平，无毒。
[主治]补中养神，益气力，除百病。
花[性味]味苦、甘，性温，无毒。
[主治]主镇心益色，养颜轻身。
叶[性味]味苦，性平，无毒。
[主治]止渴，落胞破血，治产躁口干，心肺烦躁。

[主治] 主热渴，散瘀血，生肌。(《名医别录》)

止怒止泄，消食解酒毒，及病后干渴。(陈藏器)

捣汁服，止闷、除烦、开胃，治腹泻，下产后瘀血。捣膏，可外敷金疮及骨折，止暴痛。蒸来食用，能开胃。(《日华子诸家本草》)

生食治霍乱后虚渴。蒸食，能补五脏，实下焦。与蜜同食，令人腹脏肥，不生寄生虫，也可耐饥饿。(孟诜)

藕汁：解射罔毒、蟹毒。(徐之才)

将藕捣后浸，澄粉服食，轻身益年。(臞仙)

[发明] 李时珍说，白花藕大而孔扁的，生食味甘，煮食不美；红花及野藕，生食味涩，蒸煮则味佳。

藕节

[性味] 味涩，性平，无毒。

[主治] 捣汁服，主吐血不止，及口鼻出血。（甄权）

消瘀血，解热毒。取藕节与地黄研汁，加入热酒饮，治产后血闷。（《日华子诸家本草》）

可止咳血、唾血、血淋、溺血、下血、血痢、血崩。（李时珍）

[发明] 李时珍说：藕能消瘀血，解热开胃，又能解蟹毒。

【百草堂】

南宋隆兴元年，宋高宗隐退让位，孝宗继位当政。宋孝宗极其爱吃湖蟹，每天派几十人下湖捉蟹。然而湖蟹虽然美味，但多食反而为祸。果然，不久孝宗便开始腹部不适，每日腹泻数次，御医诊为热痢，投药数剂无效。高宗心急如焚，亲自微服私访，为孝宗寻医找药。

这天，高宗打扮成长老模样来到药市，见一药坊面前摆了一大堆鲜藕节，人们争相购买。高宗不解，上前问道："请问药师，列位买藕节是何道理？"药师答道："长老不知，如今天下流行冷痢，新采藕节乃治疗冷痢之良药。"高宗听罢，沉思片刻，即令药师随自己进宫，药师仔细捺脉叩诊，只见孝宗汗出肢冷，脉细舌白。药师道："陛下过食湖蟹，伤脾胃，久已脾胃阳虚，故成冷痢。服新采藕节汁，数日可康复。"高宗大喜，忙令人取来金杵棒，将藕节捣汁，送孝宗热酒调服，不几日，孝宗康复。藕节便是藕实茎，对脾胃具有很好的补养作用。

对症下药

病症	配方	功效
时气烦渴	生藕汁一盏，生蜜一合，调匀细服	除烦热
小便热淋	生藕汁、生地黄汁、葡萄汁各等分，每服一盏，加蜜温服	通便止泻、健脾开胃
鼻血不止	藕节捣汁饮服，并取汁滴鼻中	止血散瘀
大便下血	藕节晒干研成末，每服二钱，用人参、白蜜煎汤调下，一天二次	清热凉血

大枣

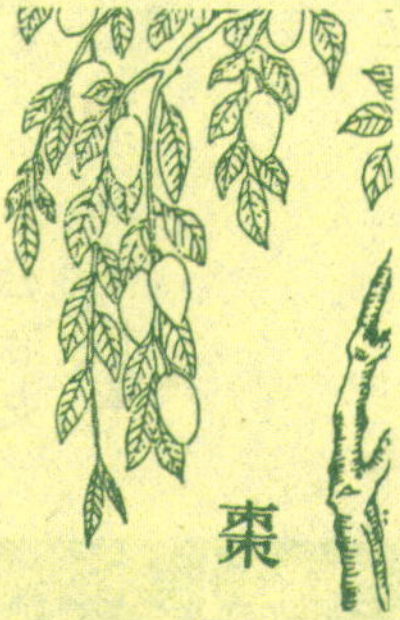

产地分布：主产山东、河北、山西、陕西、甘肃等地。

成熟周期：花期5–6月，果期9–10月。

形态特征：小枝成之字形弯曲。有长枝（枣头）和短枝（枣股），长枝“之”字形曲折。叶长椭圆形状卵形，先端微尖或钝，基部歪斜。花小，黄绿色，8~9朵簇生于脱落性枝（枣吊）的叶腋，成聚伞花序。核果长椭圆形，暗红色。

功　　效：润心肺，止咳，补五脏，治虚损，除肠胃癖气。

【原文】

大枣，味甘，平。主心腹邪气，安中养脾，助十二经，平胃气，通九窍，补少气，少津液，身中不足，大惊，四肢重，和百药。久服轻身长年。叶，覆麻黄能令出汗。生平泽。

【译文】

大枣，味甘，性平。主治心腹内邪气聚积，具有安定内脏、调养脾气的功效。能佐助人体的十二经脉，并能平调胃气，通利九窍，补益体内气血津液虚少，以及身体不足。治疗严重的惊恐，四肢沉重，并能调和百药。长期服用能使人身体轻巧，延年益寿。其叶与麻黄相配合，能令人发汗。生长于水草丛杂的平原地区。

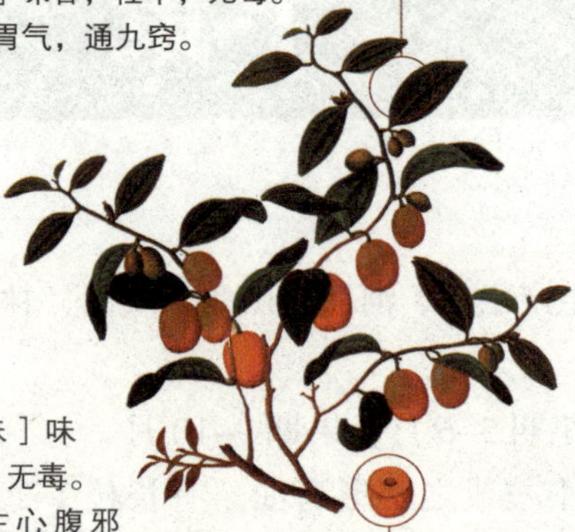
叶［性味］味甘，性平，无毒。
［主治］平胃气，通九窍。
实
［性味］味甘，性平，无毒。
［主治］主心腹邪气，安中，养脾气。

【集解】

吴瑞说，此即晒干的大枣。味最良美，故宜入药。

《日华子诸家本草》载，有齿病、疳病、蛔虫的人不宜吃，小儿尤其不宜吃。枣忌与葱同食，否则令人五脏不和。枣与鱼同食，令人腰腹痛。

李时珍说，现在的人蒸枣大多用糖、蜜拌过，这样长期吃最损脾，助湿热。另外，枣吃多了，令人齿黄生虫。

[主治] 主能补中益气，坚志强力，除烦闷，疗心下悬，除肠澼。(《名医别录》)

润心肺，止咳，补五脏，治虚损，除肠胃癖气。和光粉烧，治疳痢。(《日华子诸家本草》)

可杀乌头、附子、天雄毒。(徐之才)

和阴阳，调荣卫，生津液。(李杲)

【百草堂】

《红楼梦》的五十四回，荣府元宵节摆夜宴，贾母说她有些饿了，想要喝粥。凤姐忙回答说："有预备好的鸭子肉粥。"贾母说："我吃清淡点儿的吧。"凤姐又说："有枣儿熬的粳米粥。"凤姐所说的鸭子肉粥和大枣粥都是地地道道的药粥，其中尤以大枣粥为善。大枣粥首见于《圣济总录》一书，《红楼梦》中说是为王夫人吃斋用的素食。从药粥的角度说，大枣粥具有补益脾胃、益气生津、养心安神的作用。在元宵节的夜宴上，史太君吃清淡而远油腻，可见其养生有术。

对症下药

病症	配方	功效
反胃吐食	大枣一枚去核，斑蝥一个去头翅，将斑蝥放枣内煨熟后，去斑蝥，空腹用白开水送下	平调胃气
妇女脏躁，悲伤欲哭，用大枣汤	大枣十枚、小麦一升、甘草二两，诸药合并后每次取一两，水煎服	养脾气，平胃气
烦闷不眠	大枣十四枚、葱白七根，加水三升煮成一升，一次服下	补中益气，除烦闷，安神助眠
上气咳嗽	枣二十枚去核，酥四两用微火煎，然后倒入枣肉中渍尽酥，取枣收存。常含一枚，微微咽汁	润心肺，止咳

蓬蘽

产地分布：广东，江西，安徽，江苏，浙江，福建，台湾，河南等地。
成熟周期：花期 4–5 月，果期 6–7 月。
形态特征：蔷薇科，悬钩子属的落叶灌木。茎直立，具腺毛。叶互生，边缘锯齿，有叶柄；托叶与叶柄合生。花两性，聚伞状花序、花萼；萼片直立或反折，果时宿存；花瓣白色或红色；雄蕊多数，心皮多数，有时仅数枚。果实为由小核果集生于花托上而成聚合果，种子下垂，种皮膜质。
功　　效：补肝肾，缩小便。

【原文】

蓬蘽，味酸，平。主安五脏，益精气，长阴令坚，强志，倍力，有子。久服轻身不老。一名覆盆。生平泽。

【译文】

蓬蘽，味酸，性平。具有安定五脏，补益精气，使阴茎坚挺，增强记忆力，体力倍增，使人能生育后代的功效。长期服用能够使身体轻巧、延缓衰老。又叫作覆盆。生长于水草丛生的平原地区。

【百草堂】

蓬蘽又叫阴蘽、寒莓、陵蘽、割日蔗，为蔷薇科落叶蔓生灌木灰白毛莓的果实。蓬蘽因与覆盆同为蔷薇科植物，外形很相似，所以也有人将其相混，称为覆盆，其实二者是不完全相同的。蓬蘽为蔷薇科植物灰白毛莓，而覆盆则为蔷薇科植物掌叶覆盆子或插田泡等。蓬蘽味甘酸性温，《唐本草》谓之“益颜色，长发，耐寒湿”。《日用本草》说它“缩小便，黑白发”。

蓬蘽虽为滋阴之品，但因其性温，故也有人认为它尚有温阳之功。因此，不论是肾阴虚者，还是肾阳虚者，均可服用本药方。阴虚火旺者应当慎用。《本草汇言》也说：“蓬蘽，养五脏，益精气之药也。此药虽养五脏，充足在肝，但肝主发生，又主疏泄，倘服食过多，性味有偏，发生急而疏泄多，未免有反激之患，而肝木自戕其体矣，慎之慎之。”

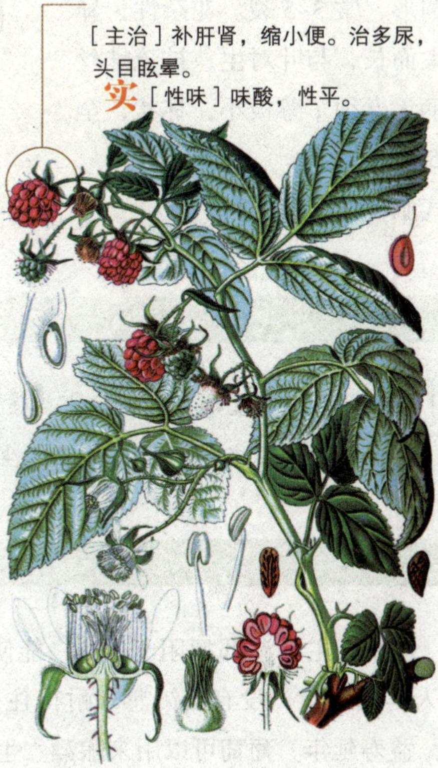
［主治］补肝肾，缩小便。治多尿，头目眩晕。
实［性味］味酸，性平。

葡萄

产地分布：全国各地均有栽培。

成熟周期：夏、秋果实成熟时采收。

形态特征：高大缠绕藤本。幼茎秃净或略被棉毛。卷须二叉状分枝，与叶对生。叶片纸质，圆卵形或圆形，常 3~5 裂。花杂性，异株；圆锥花序大而长，与叶对生，被疏蛛丝状柔毛；花序柄无卷须；萼极小，杯状，全缘或不明显的 5 齿裂。

功　　效：补气血，强筋骨，利小便。

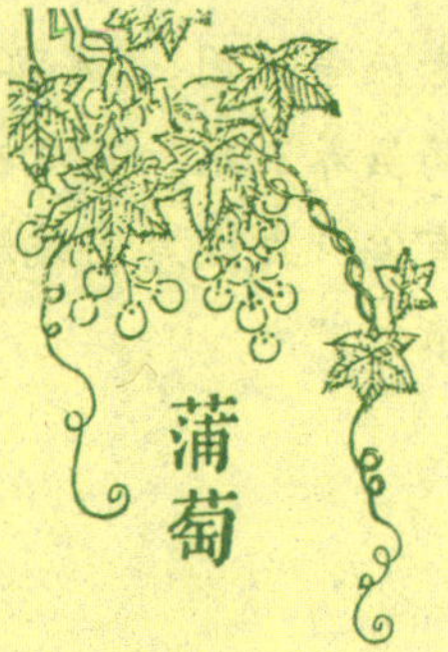

【原文】

葡萄，味甘，平。主筋骨湿痹，益气倍力，强志，令人肥健，耐饥，忍风寒。久食轻身，不老延年。可作酒。生山谷。

【译文】

葡萄，味甘，性平。主治湿邪痹阻于筋骨，能使人的气力倍增，增强记忆力，使人丰腴健壮，没有饥饿感，耐得住风寒。长期服用能使人身体轻巧，益寿延年。葡萄可以用来酿酒。生长于山中的深谷处。

【集解】

苏恭说，蘡薁也就是山葡萄，苗、叶都与葡萄相似，也能酿酒。葡萄取子，汁酿酒。

李时珍说，葡萄折藤、压枝最易生长。春天生叶，很像栝楼叶而有五尖。生须延藤，长数十丈。三月开小花成穗，为黄白色。果实犹如星编珠聚，七八月成熟，有紫、白两种颜色。新疆、甘肃、太原等地将葡萄制成葡萄干，贩运到各地。蜀中有绿葡萄，成熟时为绿色。云南产的葡萄，大如枣，味道很好。西边还有琐琐葡萄，大如五味子而无核。

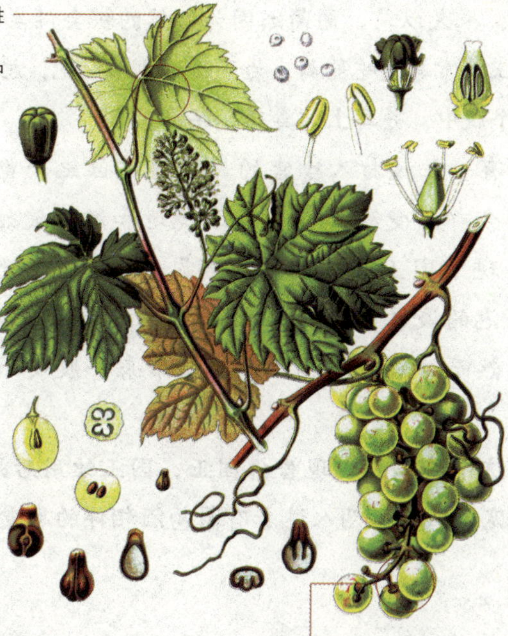
叶［性味］味甘，性平，无毒。
［主治］除肠间水，调中治淋。
实［性味］味甘、涩，性平，无毒。
［主治］主筋骨湿痹，能益气增力强志。

果实

[性味] 味甘、涩，性平，无毒。

孟诜说，味甘、酸，性温。多食，令人烦闷。

[主治] 逐水，利小便。(《名医别录》)

除肠间水，调中治淋。(甄权)

时气痘疮不出，取葡萄食用或研酒饮，有效。(苏颂)

【百草堂】

传说，很久以前，葡萄酒因为偶然的机会诞生于波斯古国。当时的波斯国王非常喜爱吃葡萄，为了防止他人偷吃，总是把吃不完的葡萄密封在一个瓶中，并写上“毒药”字样。

当时有一位被打入冷宫的妃子，这位妃子曾经集万千宠爱于一身，如今却备受冷落，失宠的境地和滋味使她产生了自杀的念头。她发现了国王藏起的“毒药”，偷偷地打开一罐，发现里面是一些冒泡的液体，闻起来十分酸涩，果然很像毒药。于是她喝了几口，然而结果不但没死，反而带来一股安乐陶醉、飘飘欲仙的感觉。

她把这个伟大的发现告诉国王，国王饮用后果然美妙，于是妃子再度得宠。从此，两人过着有葡萄酒相伴的恩爱生活。

苦菜

产地分布：我国大部地区均有分布。

成熟周期：花期 4–6 月。

形态特征：苦苣菜，菊科。一年至二年生草。茎直立，中空，具乳汁。叶互生，长椭圆状广披针形。头状花序数枚。瘦果倒卵状椭圆形，扁平，成熟后红褐色。冠毛白色，细软。

功　　效：清热，凉血，解毒，明目，和胃，止咳。

【原文】

苦菜，味苦，寒。主五脏邪气，厌谷胃痹。久服安心益气，聪察少卧，轻身耐老。一名荼草，一名选。生川谷。

【译文】

苦菜，味苦，性寒。主治侵入五脏的病邪之气，厌食，胃病。长期服用能够安神益气，使人耳聪目明，精力充沛，睡眠减少，身体轻巧，延缓衰老。又叫作荼草、选。生长于山川河谷地带。

【百草堂】

苦菜，古书上关于其别名的记载五花八门，如苦(《诗经》)、荼(《原

子［性味］味甘，性平，无毒。
［主治］补心安神、益肝除黄。治黄疸，失眠症、黄疸型肝炎，心悸。

花［性味］味甘，性平。
［主治］痢疾，黄疸，血淋，痔瘘，疔肿。

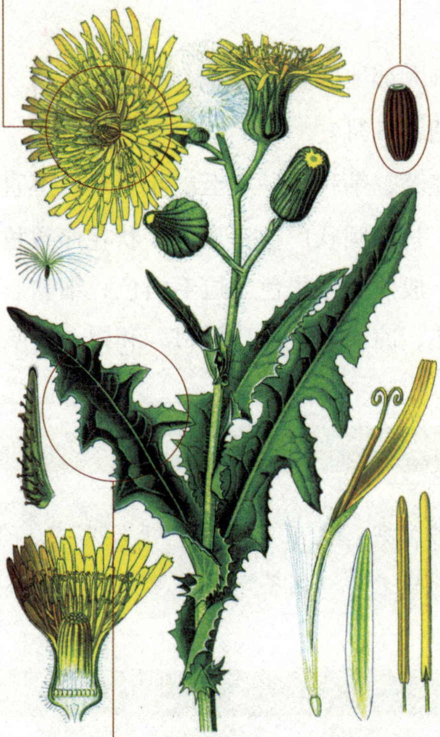

叶［性味］味甘，性平。
［主治］清热凉血，解毒，明目，和胃。

雅释》)、苦荬（《晋书》)、游冬（《名医别录》)、苦苣（《嘉祐本草》)、天香菜（《本草纲目》)、天精菜（《农政全书》)等。苦菜遍生全国各地。四时可取，人又称它“穷人菜”。其别名之多，可见人们对它的珍重。苦菜既可做菜下饭，又可煮羹充饥，还可入药治病，有“宁吃甘肃一苦菜，不恋百年思红尘”之说。

李时珍说：“苦菜即苦荬也，家栽者茎中空而脆，折之有白汁。胼叶似花萝卜菜叶而色绿带碧，上叶抱茎，梢叶似鹤嘴，每叶分叉，撺挺如穿叶状。开黄花，如初绽野菊。一花结子一丛，如茼蒿子及鹤虱子，花罢则收敛，子上有白毛茸茸，随风飘扬，落处即生。”《本草衍义》说它：“折之白乳汁出，常常点瘊子自落。”《嘉祐本草》综合诸说，讲其历用有三：清热，凉血，解毒。以它外敷，治刀伤、烧伤、蜂螫、蛇蝎咬伤与疮疖痈肿等亦有大用。

胡麻

产地分布：全国。

成熟周期：5–6月、12月至次年1月盛产。

形态特征：茎直立，方形，表面有纵沟。叶对生，长椭圆形或披针形。花腋生花冠唇形，白色，带紫红或黄色。蒴果长筒状，长2~3厘米，有2棱、4棱、6或8棱，成熟会裂开弹出种子。

功　　效：去头屑，润发，滋润肌肤，益血色。

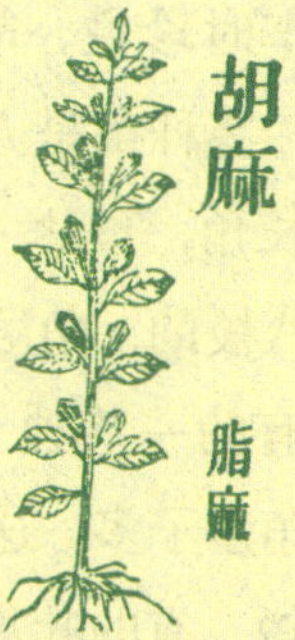

【原文】

胡麻，味甘，平。主伤中虚羸，补五内，益气力，长肌肉，填髓脑。久服轻身不老。一名巨胜。生川泽。叶名青蘘。青蘘，味甘，寒。主五脏邪气，风寒湿痹，益气，补脑髓，坚筋骨。久服耳目聪明，不饥不老增寿，巨胜苗也。

【译文】

胡麻，味甘，性平。主治身体劳伤虚弱消瘦，具有补益五脏、增益气力、助长肌肉、填益脑髓的功效。长期服用使人身体轻巧、延缓衰老。又叫作巨胜。生长于河边泽畔水草丛杂处。它的叶叫青蘘。青蘘，味甘，性寒。主治五脏内的邪气，祛风寒湿痹；具有增益气血，补益脑髓，强健筋骨的功效。长期服用能够使人耳聪目明，没有饥饿感，延缓衰老，益寿延年，是巨胜的苗。

【集解】

李时珍说，胡麻就是芝麻，分迟、早两种，有黑、白、红三种颜色，茎秆都呈方形。它在秋季开白花，也有开紫色艳丽花的。它每节都长角，长达一寸多。角有四棱、六棱的，子房小且子少；也有七棱、八棱的，角房大且子多。这是因土地的肥瘠不同。它的茎高三四尺。有的一茎独上生长，角紧贴茎而子少；有的分枝多而四面散开的，角多子多。这是因苗的稀疏不同而致。它的叶片有的叶基圆而叶端尖锐，有的叶基圆而叶端成三丫形如鸭掌，葛洪说一叶两尖是巨胜，指的就是这种。殊不知乌麻、白麻本身就有两种叶型。如今市场上因茎有方有圆，就用茺蔚来假冒巨胜，用黄麻子和大藜子来假冒胡麻，是非常错误的。茺蔚子长一分多，有三棱。黄麻子色黑如细韭子，味苦。大藜子形如壁虱及酸枣核仁，味辛甘，并没有油脂，不可不辨。

唐慎微说，民间传说胡麻须夫妇两人同种则生长茂盛。故《本事诗》说："胡麻好种无人种，正是归时又不归。"

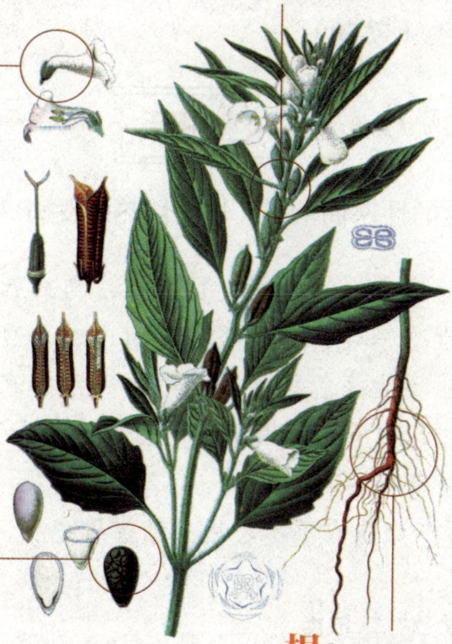
花[性味]味甘，性寒，无毒。
[主治]秃发。
茎叶[性味]味甘，性寒。
[主治]麻秸烧灰，可加到点痣去恶肉的药方中使用。
子[性味]味甘，性寒，无毒。
[主治]主五脏邪气，风寒湿痹。
根[性味]味甘，性寒，无毒。
[主治]益气，补脑髓，坚筋骨。

胡麻（黑芝麻）

[修治] 雷敩说，胡麻收取后用水淘去浮粒，晒干，用酒拌蒸后，取出摊晒干。再放入臼中舂去粗皮，留薄皮，用小豆拌后炒，炒至豆熟，去掉小豆使用。

[主治] 坚筋骨，明耳目，耐饥渴，延年益寿。疗金疮止疼痛，以及伤寒温疟呕吐后，身体虚热嗜睡。(《名医别录》)

能补中益气，润养五脏，滋补肺气，止心惊，利大小肠，耐寒暑，逐风湿气、游风、头风，治劳伤，产后体虚疲乏，能催生使胞衣尽

快剥离。将它研成细末涂抹在头发上，能促进头发生长。将胡麻和白蜜蒸成糕饼，可治百病。(《日华子诸家本草》)

生嚼涂抹在小孩的头疮上，有一定疗效。煎成汤洗浴，疗恶疮和妇女的阴道炎。(苏恭)

白油麻

宁源说，生的性寒而治疾，炒的性热而发病，蒸的性温而补人。

[主治] 治虚劳，滑肠胃，行风气，通血脉，去头上浮风，滋润肌肤。饭后生吃一合，一生坚持不断，对人有益。正在哺乳的母亲吃了，孩子永不生病。做成汁饮用，可治外来邪热。生嚼，用它敷治小孩头上的各种疮，效果好。(孟诜)

仙方蒸食用来辟谷。(苏颂)

利大肠，治产妇胞衣不落。用生油搽摩疮肿，止痛消肿，生秃发。(《名医别录》)

治头面游风。(孙思邈)

治流行性热病，肠内热结。服一合，以便通为度。(陈藏器)

主喑哑，杀五黄，下三焦热毒气，通大小肠，治蛔虫所致心痛。外敷治各种恶疮疥癣，杀一切虫。取麻油一合，鸡蛋两粒，芒硝一两，搅服，不一会儿即泻下热毒。(孟诜)

陈油，煎膏，能生肌长肉止痛，消痈肿，补皮裂。(《日华子诸家本草》)

治痈疽热病。(苏颂)

能解热毒、食毒、虫毒，杀诸虫蝼蚁。(李时珍)

[发明] 朱震亨说，香油为炒熟芝麻所出，味道香美。如果煎炼过后，则与火无异。

李时珍说，陈藏器说胡麻油性大寒，我不这样认为。胡麻油生用有润燥解毒、消肿止痛的作用，好像是寒性，且香油能杀虫，腹有痞块的病人嗜吃油；炼油能自焚，气尽反而寒冷。这是事物玄妙的道理，物极必反。

青蘘

[释名] 青蘘也就是就是胡麻叶，牛干中原川谷。(《名医别录》)

[主治] 主伤暑热。(孙思邈)

熬汤洗头，可去头屑、润发，滋润肌肤，益血色。(《日华子诸家本草》)

用来治疗崩中血凝注，取青蘘一升生捣，用热汤淋汁半升服。(甄权)

祛风，解毒，润肠。(李时珍)

[发明] 寇宗奭说，青蘘用汤长时间浸泡后，出稠黄色涎液，妇人用它来梳头发。

陶弘景说，胡麻叶很肥滑，可以用来洗头。

胡麻花

孙思邈说：在七月采最上面的花，阴干使用。

陈藏器说：阴干渍汁，淘面食用，很韧滑。

[主治] 生秃发。(孙思邈)

润大肠。人身上长肉丁，用它来擦，能消去。(李时珍)

【百草堂】

胡麻，就是人们所熟悉的芝麻，又叫乌麻。

《本草纲目》中记载有这样一个传说。相传在鲁国，有一女子十分喜欢服食胡麻，并坚持服食八十多年，这八十多年来，该女子基本上是以胡麻充饥，几乎没有吃过稻米，其虽已过百岁，身体却甚是健壮，犹如青壮年，健步如飞，走路的速度可以赶得上动物獐、鹿的奔跑，日行百里路毫不费劲。

在民间也有一个关于胡麻延年益寿的传说，相传汉明帝时，剡县（今浙江嵊州市）人刘晨、阮肇二人去天台山采药，遇见二位仙女玩耍，仙女见他们好奇，便邀请他们二人来到仙女居住的山洞里，刘、阮二人在山洞中待了半年，每天用胡麻拌饭吃，回家后子孙已历十代，二人十分吃惊，回忆洞中并无特殊之处，唯有每天食胡麻与凡人不同，便悟到胡麻有延年益寿的作用。教后人试服，果然个个长命百岁。

传说虽然夸张，但却说明了胡麻补肝肾、益精血、长肌肉、增气力、延年益寿之功颇为显著。

麻贲

产地分布：山川河谷地带。
成熟周期：花期7月，果期9月。
形态特征：生在山川谷地，如今属田圃所莳，茎如蒿，一枝七叶，或九叶。五、六月开细黄花成穗，随即结实，大如胡荽子，可取油。其皮作布及履用之。其秸有棱，可为烛心，七月七日采。麻子，九月采。
功　　效：补中益气，延缓衰老。主治五脏及筋骨气血等劳伤。

【原文】

麻贲，味辛，平。主五劳七伤，利五脏，下血寒气。多食令人见鬼狂走，久服通神明，轻身。一名麻勃。麻子，味甘，平。主补中益气。久服肥健，不老神仙。生川谷。

【译文】

麻蕡，味辛，性平。主治五脏及筋骨气血等劳伤，能使五脏调和，解除血中的寒邪之气。服用过量则会使人精神失常妄见狂奔。长期服用能使人神志清明，身体轻巧。又叫作麻勃。麻子，味甘，性平。具有补中益气的功效。长期服用能使人丰腴健壮，延缓衰老、神气清爽。生长于山川河谷地带。

【集解】

吴普说，一名麻蓝，一名青葛。

李时珍说，此当是连壳的大麻果实。壳在毒而包裹其中的仁无毒。

吴普说，岐伯说畏牡蛎、白微。

《名医别录》载，利五脏，下血除寒气，破积止痹散脓。久用，通神明，轻身。

【百草堂】

麻贲又名麻蓝、青欲、青葛。为麻子中仁，其叶有毒，误食过量有生命危险。

传说麻贲为百年生植物，双藤相缠，喜阴，有冷香，一青一蓝，青者为青欲，蓝者为麻蓝。青性寒，蓝性燥，具有明目提神存魂佑体之功。

鸡头实

产地分布：分布于东北、华北、华东、华中及西南等地。

成熟周期：9–10 月间分批采收。

形态特征：全株具尖刺。根茎粗壮而短，具白色须根及不明显的茎。初生叶沉水，箭形或椭圆肾形，两面无刺，叶柄无刺；后生叶浮于水面，革质，椭圆肾形至圆形，上面深绿色，多皱褶，下面深紫色，有短柔毛，叶脉凸起，边缘向上折。叶柄及花梗粗壮。

功　　效：固肾涩精，补脾止泄。

【原文】

鸡头实，味甘，平。主湿痹腰脊膝痛，补中，除暴疾，益精气，强志，令耳目聪明。久服轻身不饥，耐老，神仙。一名喙实。生池泽。

【译文】

鸡头实，味甘，性平。主治湿邪痹阻，腰脊膝盖疼痛，补益内脏，祛除剧烈的疾病，补益精气、增强记忆力，使人耳聪目明。长期服用可使人身体轻捷，没有饥饿感，延年益寿如神仙一般。又叫作雁喙实。生长于池塘沟渠等水草丛生处。

【百草堂】

鸡头实即人们所熟知的芡实，善补脾去湿，固肾益精气。

在中医养生的药粥里，有一种颇具补益效果的敦煌神仙粥，具有重要的食疗价值。敦煌莫高窟出土的《敦煌卷子》中记载："山药蒸熟，去皮一斤。鸡头实半斤，煮熟去壳捣为末，入粳半升。慢火煮成粥，空心食之。或韭籽末二三两在内，尤妙。食粥后，用好热酒，饮三杯妙。此粥，善补虚劳，益气强志，壮元阳、止泄精。神妙。"

山药和鸡头实，常服有聪耳明目、健身延年的功效；韭菜籽性温，能壮阳固精。因此，这几种中药配合健脾补胃、滋养强身的粳米熬成粥，营养丰富，能益气、壮阳、止遗，适用于脾肾阳虚气弱、虚劳羸瘦、气短乏力、精神萎靡、泄泻日久、遗精、健忘等。

对症下药

病症	配方	功效
小便不禁，遗精	芡实同金樱子丸，补下元虚，同白茯苓、秋石、莲肉、枣肉做丸	壮阳，止遗
精神萎靡，泄泻日久，遗精	鸡头粥：鸡头实三合，煮熟后去壳，加粳米一合煮粥，每天空腹食用	能益精气，强志意，利耳目
老幼脾肾虚热及久痢	芡实、山药、茯苓、白术、莲肉、薏苡仁、白扁豆各四两，人参一两。俱炒燥为末，白汤调服	补脾固肾，助气涩精

冬葵子

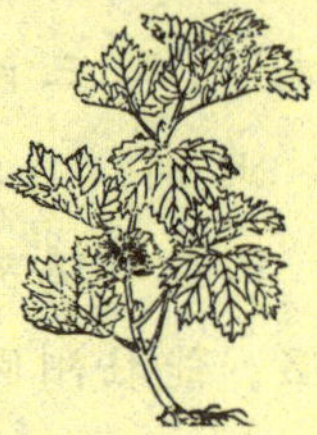

产地分布：湖南、四川、贵州、云南、江西、甘肃等地。

成熟周期：花期6–9月。

形态特征：圆形扁平之橘瓣状，或微呈肾形，细小，较薄的一边中央凹下，外表为棕黄色的包壳，具环形细皱纹，搓去皮壳后，种子呈棕褐色。质坚硬，破碎后微有香味。

功　　效：行水滑肠，通乳，清热排脓。

【原文】

冬葵子，味甘，寒。主五脏六腑寒热，羸瘦；五癃，利小便。久服坚骨，长肌肉，轻身延年。

【译文】

冬葵子，味甘，性寒。主治五脏六腑的寒热之症，身体虚损瘦弱；治疗五种淋症，能通利小便。长期服用能使人骨骼强壮，肌肉增加，身体轻巧，益寿延年。

【百草堂】

冬葵又叫露葵、滑菜。

《尔雅翼》中说："葵者，揆也。葵叶倾日，不使照其根，乃智以揆之也。古人采葵必待露解，故曰露葵。今人呼为滑菜，言其性也。古者葵为五菜之主，今不复食之，故移入此。以秋种葵，覆养经冬，至春作子者，谓之冬葵，入药性至滑利。"

李时珍说："葵气味俱薄，淡滑为阳，故能利窍通乳，消肿滑胎也。其根叶与子功用相同。"

苋实

产地分布：全国。

成熟周期：盛产于夏季。

形态特征：茎高 80~150 厘米，有分枝。叶互生，全缘，卵状椭圆形至披针形，平滑或皱缩，有绿、黄绿、紫红或杂色。花单性或杂性，穗状花序；花小，花被片膜质，3 片；雄蕊 3 枚，雌蕊柱头 2~3 个，胞果矩圆形，盖裂。种子圆形，紫黑色有光泽。

功　　效：清肝明目。用于角膜薄翳，目赤肿痛，凉血解毒，止痢。

【原文】

苋实，味甘，寒。主青盲明目，除邪，利大小便，去寒热。久服益气力，不饥，轻身。一名马苋。生川泽。

【译文】

苋实，味甘，性寒。主治视物不清的青盲，具有明目的功效，能祛除邪气，通利大小便，消除恶寒发热。长期服用使人增益气力，没有饥饿感，身体轻巧。又叫作马苋。生长于河流山川等水草丛生的平地。

【集解】

韩保昇说，苋有六种，赤苋、白苋、人苋、紫苋、五色苋、马苋。只有人苋、白苋的果实可以入药用。赤苋味辛，别有用处。

苏颂说，人苋、白苋性都大寒，也叫糠苋、胡苋、细苋，其实都是一种。只是大的叫白苋，小的为人苋。其子霜后才熟，细而色黑。紫苋的茎叶都是紫色，江浙的人用它来染手指甲，各种苋中只有它没有毒，性不寒。赤苋也叫花苋，茎叶深红，根茎可以糟藏，吃起来味很美，味辛。五色苋现在很稀少。细苋俗称野苋，猪特别爱吃，所以又叫猪苋。

李时珍说，苋都在三月撒种，六月以后就不能吃了。苋老了则抽出如人高的茎，开小花成穗，穗中有细子，子扁而光黑，与青葙子、鸡冠子没有什么区别，九月收子。细苋即野苋，北方人叫糠苋，茎柔，叶细，则长出来就结子，味道比家苋更好。俗称青葙苗为鸡冠苋，也可以食用。

【百草堂】

关于苋实，名医陶弘景说："苋实当是白苋，所以云细苋亦同，叶如蓝也。细苋即是糠苋，食之乃胜，而并冷利。被霜乃熟，故云十一月采。药方用苋实甚稀。"

《名医别录》中说："一名莫实，生淮阳及田中，叶如蓝，十一月采。""主白翳，杀蛔虫。"

《本草图经》中说："主翳目黑花，肝风客热等。"

《民间常用草药汇编》则说："治伤风咳嗽。"

白瓜子

产地分布：我国各地均有栽培。

成熟周期：夏末、秋初果实成熟。

形态特征：一年生草本植物，瓜形状如枕，又叫枕瓜，瓜熟之际，表面上有一层白粉状的东西。

功　　效：润泽肌肤，补益元气。

【原文】

白瓜子，味甘，平。主令人悦泽，好颜色，益气不饥。久服轻身耐老。一名水芝。生平泽。

【译文】

白瓜子，味甘，性平。主要的功效是润泽肌肤，使人容颜美好，具有补益元气的作用，令人没有饥饿感。长期服用使人身体轻巧，延缓衰老。又叫作水芝。生长于水草丛杂的平原地区。

【百草堂】

白瓜子的美容功效，在古书中就有记载，名医吴普说："瓜子一名瓣，七月七日采，可作面脂。"

用白瓜子、杏仁、雄黄、白芷、零陵香、白蜡、麻油按一定比例配制，除白蜡、麻油外，并入乳钵中研细。先纳药末和油入锅中，文火煎至油稠成膏状时，再加入白蜡，继续加热搅匀，盛瓷器中即成。这款美容膏具有祛风解毒、润肤白面的作用，还可治疗局部黑斑。

屈草

产地分布：分布于河流的谷地之处。

成熟周期：夏季采收全草，切段晒干或鲜用。

形态特征：一年生草本，高约1米。茎直立，带紫红色，有纵棱，多分枝，被短柔毛。

功　　效：清热解毒，延缓衰老。主治胸胁下部疼痛，肠中邪气聚结导致恶寒发热，阴冷痹痛。长期服用能使身体轻巧，气力充沛。

【原文】

屈草，味苦，微寒。主胸胁下痛，邪气肠间寒热，阴痹。久服轻身益气耐老。生川泽。

【译文】

屈草，味苦，性微寒。主治胸胁下部疼痛，肠中邪气聚结导致恶寒发热，阴冷痹痛。长期服用能使身体轻巧，气力充沛，延缓衰老。生长于河边泽畔的水草丛生处。

【百草堂】

屈草，其植物性状无从考证，名医陶弘景发现其虽被指为药用，然而有名无实，毫无价值，因而将其归为“有名无用”之类。

瓜蒂

产地分布：分布于平原的水草丛生处。

成熟周期：5–7 月采，阴干。

形态特征：干燥的果蒂，其果柄略弯曲，上有纵棱，微皱缩；连接果实的一端渐膨大，即花萼的残基。表面黄褐色，有时带有卷曲的果皮。质柔韧，不易折断。

功　　效：化痰，消肿，催吐。

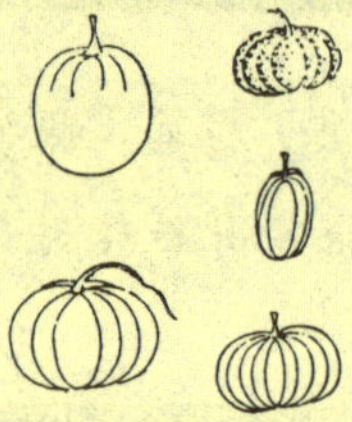

【原文】

瓜蒂，味苦，寒。主大水，身面四肢浮肿，下水，杀蛊毒，咳逆上气，及食诸果病在胸腹中，皆吐、下之。生平泽。

【译文】

瓜蒂，味苦，性寒。主治严重的水邪，身体面部及四肢浮肿，能消除水湿，消灭蛊毒，治疗咳嗽气逆，饮食不当导致的胸腹中的各种疾病，使腹中之物吐出或泻下。生长于平原的水草丛生处。

【百草堂】

瓜蒂又叫瓜丁，苦丁香。

内服具有催吐功能，可用于痰热郁积，痰迷清窍，精神错乱；以及误食毒物，停于胃脘，尚未吸收者，对于治疗黄疸病也有一定的疗效。

上品

矿物篇

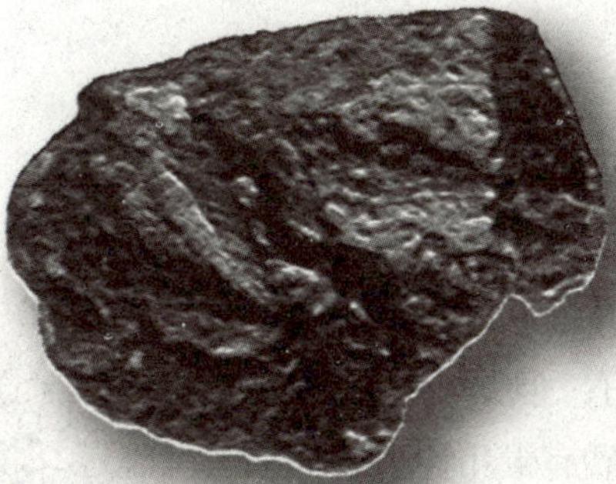

丹砂

【原文】

丹砂，味甘，微寒。主身体五脏百病，养精神，安魂魄，益气，明目，杀精魅邪恶鬼。久服通神明，不老。能化为汞。生山谷。

【译文】

丹砂，味甘，性微寒。主治身体五脏的多种疾病，能够补养精神，安定魂魄，补益气力，使眼睛明亮，有治疗精神失常症状的功效。长期服用能使神志清醒，长寿不老。能转化为水银。产于山中的深谷处。

【集解】

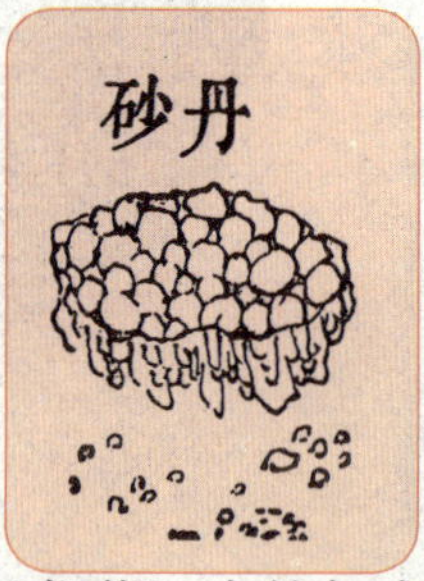

苏恭说，丹砂大略分为土砂、石砂两种。土砂中又有块砂、末砂，体并重而色黄黑，不能用来画画，用来治疗疮疥效果很好，但是不入心腹之药，也可烧之，出水银多。石砂有十几种，最上乘的是光明砂，说是每一颗分别生在一石龛内，大的如鸡蛋，小的如枣栗，形似芙蓉，剖开如云母，光明照彻。其次的或出自石中，或出自水里，大的如拇指，小的如杏仁，光明无杂，叫马牙砂，又叫无重砂，入药及画画都很好，民间也很少有。其他如磨嵯、新井、别井、水井、火井、芙蓉、石末、石堆、豆末等砂，形类颇相似。入药及画画，当拣去其中的杂土石，便可以使用。

李时珍说，丹砂中以辰砂、锦砂最好。麻阳也就是古时的锦州一带。品质最好的是箭镞砂，结不实的为肺砂，细碎的为末砂。颜色紫不染纸的为旧坑砂，都是上品；色鲜艳能染纸的，为新坑砂，质量差些。苏颂、陈承所谓阶州砂、金砂、商州砂，其实是陶弘景所说的武都雄黄，不是丹砂。范成大《桂海志》记载：本草经中以辰砂为上，宜砂次之，然宜州出砂的地方，与湖北大牙山相连。北为辰砂，南为宜砂，地质结构没有大的差异，因而也没有什么区别，时间长一些的也是出于白石床上。苏颂因而说：宜砂出于土石之间，不是出于石床上，是没有认识到这一点。另外还有一种色红质嫩的，名土坑砂，出于土石之间，不耐火煅。邕州也有丹砂，大的重达数十、上百两，结成块，颜色黑暗，不能入药用，只能用来烧取水银。云南、波斯、西胡的砂，都光洁可用。柳州产的一种砂，全与辰砂相类似，只是块圆像皂角子，不能作药用。商州、黔州土丹砂，宣州、信州砂，里面含毒气以及金银铜铅气，不可服。

[修治] 李时珍说，现在的制法只是取上好的丹砂研成末，用流水飞三次后使用。那些末砂大都夹杂着石末、铁屑，不堪入药。又一法：用绢织的袋子盛上砂，用荞麦灰淋湿，煮三昼夜取出，用流水浸泡洗过后，研粉晒干用。

[性味] 味甘，性微寒，无毒。

李时珍说，丹砂，《名医别录》中说无毒，岐伯、甄权等说有毒，似乎矛盾。其实按何孟春《余冬录》所说，丹砂性寒而无毒，入火则就热而产生剧毒，服后会死人，药性随火煅而改变。丹砂之所以畏慈石、碱水，是因为水能克火。

[主治] 通血脉，止烦满消渴，益精神，悦润颜面，除中恶、腹痛、

毒气疥瘘诸疮。(《名医别录》)

镇心,主尸疰、抽风。(甄权)

润心肺,治痂疮、息肉,可做成外敷药。(《日华子诸家本草》)

治惊痫,解胎毒、痘毒,驱疟邪,发汗。(李时珍)

[发明] 李杲说,丹砂纯阴,纳浮溜之火而安神明,凡心热者非此不能除。

王好古说,丹砂为心经血分主药,主命门有余。

李时珍说,丹砂生于南方,禀受离火之气而成,体阳而性阴,所以其外呈现红色而内含真汞。其药性不热而寒,是因离火之中有水的原因。其药味不苦而甘,是因离火之中有土的原因。正因如此,它与远志、龙骨等药配伍,可以保养心气;与当归、丹参等药配伍,则养心血;与枸杞、地黄等药配伍,养肾;与厚朴、川椒等药配伍,养脾;与天南星、川乌等药配伍,可以祛风。除上述功效外,丹砂还可以明目、安胎、解毒、发汗,随着与其配伍的佐药、使药不同而获得相应疗效。

【百草堂】

丹砂,又叫作朱砂、辰砂。很长时间以来被人们用来祛邪避凶。

从前,人们认为精神失常和神志不清是由于被鬼怪附身的缘故,而且医生也没有办法治疗,因此当有人患了癫狂病时,都会请来方士,而经过方士的一番法事后大多数人也神奇般地痊愈了。因此,人们对于方士的设坛作法更加深信不疑。

有一位深谙医术的秀才对此迷惑不解,方士只会画符念咒,装神弄鬼,怎会真能治病呢?为了弄清究竟,他就假装得了癫狂病,让妻子去请方士作法祛邪。

方士来后,发现秀才披头散发,满脸泥污,口中念念有词,方士以为秀才真的疯了,于是就开始装模作样地作法驱鬼。当方士将自己作法所用之物准备好之后，却被秀才一脚踢出门外，嘴里骂道："我乃玉皇大帝的女婿，何方来的妖道胆敢在此撒野！"说着便关紧大门赶走了方士。秀才回到屋内察看方士作法所用的符水和用具，并没有发现什么端倪。百思不得其解之际突然发现画符用的朱砂，暗想："莫非这能治病？"

对症下药

病症	配方	功效
小儿惊症	安神丸：丹砂一两，同人参、茯神、甘草各二钱，山药、马豆各四钱，青黛、僵蚕各一钱，冰片一分做丸	安神镇惊
心火偏亢 阴血不足 神志不安	朱砂安神丸：丹砂同生地黄、当归、白茯苓、甘草、川黄连	安神清热

云母

【原文】

云母，味甘，平，主身皮死肌中风寒热，如在车船上，除邪气，安五脏，益子精，明目。久服轻身延年。一名云珠，一名云华，一名云英，一名云液，一名云砂，一名磷石。生山谷。

【译文】

云母，味甘，性平，主治肌肉像死人一样没有感觉，伤于风邪而身体发冷发热，身体如同坐在船上一样，眩晕不能站稳，具有祛除风邪，使五脏充实，增强生育能力，使眼睛明亮的作用，长期服用能够使身体轻便灵巧，寿命延长。又叫作云珠、云华、云英、云液、石砂、磷石。产于山中的深谷处。

【集解】

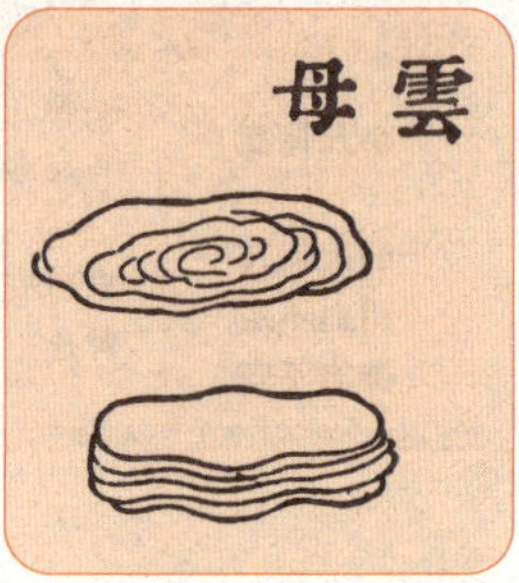

《名医别录》说，云母生于泰山山谷、齐山、庐山及琅琊北定山的石间。云华五色俱全，云英颜色多青，云珠颜色多红赤，云液颜色多白，云砂颜色多青黄，磷石颜色纯白。

苏颂说，如今兖州云梦山及江州、淳州、杭越间也有，产于土石间。作片成层透明，以明亮、光滑、洁白的为上品。其层片有很大而莹洁的，现在的人用来装饰灯笼，也是古扇屏的遗意。江南所产的多青黑，不堪入药。谨按方书中所用的云母，都以洁白有光泽的为贵。

杨损之说，青赤黄白紫都可服用，以由色轻薄通透的为上品，黑的不能用，能使人淋漓生疮。

[修治] 李时珍说，道家书中载，盐汤煮云母可为粉。又说，云母一斤，用盐一斗渍湿它，再放入铜器中蒸一天，臼中捣成粉。又说，云母一斤，用盐一升，同捣细，放入多层布袋内搓揉，浇水洗除尽盐味，悬在高处风干，自然成粉。

[性味] 味甘，性平，无毒。

甄权说，有小毒，恶徐长卿，忌羊血。

徐之才说，泽泻为其使，畏蛇甲及流水。

陶弘景说，炼云母用矾制则柔烂，也是药性相畏，百草上的露更胜东流水，也有用五月茅草屋上溜下来的水。

独孤滔说，制汞，伏丹砂。

[主治] 下气坚肌，续绝补中，疗五劳七伤、虚损少气，止痢，久服使人悦泽不老，耐寒暑。(《名医别录》)

治下痢肠澼，补肾冷。(甄权)

[发明] 保昇说，云母属金，所以色白而主肺。

寇宗奭说，古代虽有服炼法，但现在很少有人服食，是为了慎重起见。唯有合成云母膏，用来治一切痈毒疮等，方见于《太平惠民和剂局方》。

李时珍说，以前的人说用云母充填尸体，可使尸身不腐朽。有盗墓贼掘开冯贵人的坟，其尸形貌如生，于是将其奸污；有盗掘晋幽公的坟，百尸纵横以及衣服都和活人一样。这都是使用云母充塞尸体的缘故。

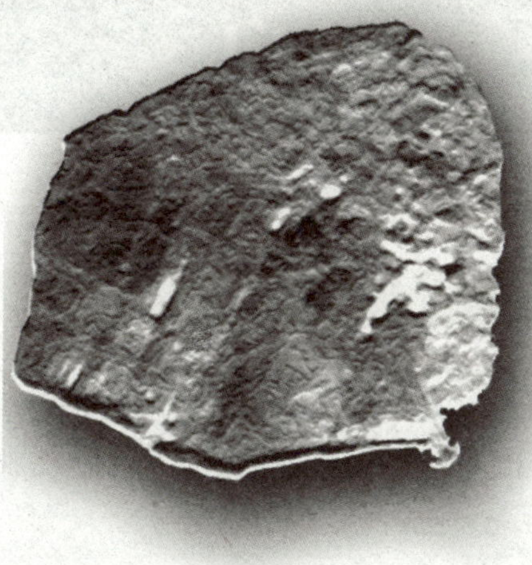

【百草堂】

古时候，云母被称为云之母。地气上为云，天气下为雨。天气欲下，地气不应，则为霜露；地气欲上，天气不应，遂生云母。其色晶莹，质地坚韧，故兼得天地之气，然所得天气少，地气多也。云母之其所生，由下而上层层相叠，以地气吸天气故也。脾属墩土合于坤地，肺属浑金合于乾天。故其善以脾土之气合于肺金，久服轻身延年。

传说八仙当中的何仙姑之所以能够成仙就是因为服食云母的缘故。何仙姑出生时头顶有六条头发。在她十六岁时梦见一位仙人对她说：“吃云母粉，可以轻身而且长生不死。”于是她便按照仙人的指示，每天吃云母，并且发誓不嫁，经常来往山谷之中，健行如飞。她早上出去，晚上带回一些山果给她的母亲吃，而自己则逐渐不再吃五谷。有一年，武则天遣使召何仙姑进宫面圣，在入京中途她却忽然失踪，之后羽化成仙。唐天宝九年，何仙姑出现在麻姑坛，站立在五朵云中。

玉泉

【原文】

玉泉，味甘，平。主五脏百病，柔筋强骨，安魂魄，长肌肉，益气。久服耐寒暑，不饥渴，不老神仙。人临死服五斤，死三年色不变。一名玉札。生山谷。

【译文】

玉泉，味甘，性平。主治五脏多种疾病，能使筋腱柔韧，骨骼强健，能安定魂魄，使肌肉增长，增加气力，长时间服用能够忍耐寒暑，没有饥饿渴的感觉，延缓衰老。人临死服用五斤，死后三年身体色泽不变。又名玉札。产于山中的深谷处。

【百草堂】

中国素有“玉石之国”的美誉，古人视玉如宝。古籍中称：玉乃石之美者,味甘性平无毒。各流派的气功大师一致认为,人身有“精、气、神”三宝，“气”的使用尤为突出，而玉石是蓄“气”最充沛的物质。于是便有了历朝历代的帝王嫔妃养生不离玉，如嗜玉成癖如宋徽宗，含玉镇暑如杨贵妃，持玉拂面如慈禧太后……

食玉可以使人健康长寿，长生不老，这是我国古代非常流行的一种看法。古代所谓“琼浆玉液”“神仙玉浆”“玉膏”“玉脂”“玉醴”“玉髓”“玉屑”等，都是指可食用的玉制品，而且其功效都是“服之长年不老”。

李时珍《本草纲目·玉屑》转引青霞子语:“作玉浆法，玉屑一升，地榆草一升，稻米一升，取白露二升，铜器中煮米熟，绞汁，玉屑化为水，以药纳入，所谓神仙玉浆也。”《十洲记》云：“瀛洲有玉膏如酒，名曰玉醴，饮数升辄醉，令人长生。”《抱朴子》云:“生玉之山，有玉膏流出,鲜明如水精,以无心草和之,须臾成水,服之一升,长生。”

因此这里所说的“玉泉”指的应该是玉石间流出的泉水或者玉石加工后的一种流体。

当然服玉可以长生不老是虚妄的，但玉的药用功效，有益于人体健康则是真实的。一般认为玉性“甘平无毒”，可“润心肺”“除胃中热”，对“止烦躁”“止喘息”“止渴”有一定作用。

石钟乳

【原文】

石钟乳，味甘，温。主咳逆上气，明目，益精，安五脏，通百节，利九窍，下乳汁。一名留公乳。生山谷。

【译文】

石钟乳，味甘，性温，主治咳嗽气喘。具有明目，益精，充实五脏，舒通周身关节，使九窍通畅，乳汁涌出的作用。产于山中的深谷处。

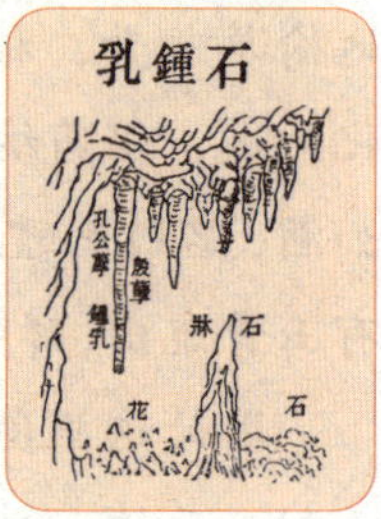

【集解】

陶弘景说，石钟乳最早出自始兴，而江陵及东境名山的石洞中也有。但只以中空轻薄如鹅翎管，敲碎后如爪甲，中无雁齿，光滑明亮的为好。

李时珍说，按范成大《桂海志》载，桂林的接宜、融山的洞穴中，钟乳很多，仰看石脉涌起处，有乳床，白如玉雪，是石液融结成的。乳床下垂，如倒着的小山峰，峰顶逐渐尖锐且长如冰柱，柱的顶端轻薄中空如同鹅翎。乳水滴沥不停，边滴边凝，这是最精华的，可用竹管承接滴下的乳水。炼治家认为鹅管石的顶端，尤其轻、明，如云母、爪甲的最好。

[性味] 味甘，性温，无毒。

徐之才说，与蛇床相使。恶牡丹、玄石、牡蒙。畏紫石英、蘘草。忌羊血。

李时珍说，《相感志》中说，服石钟乳，忌参类和白术，犯者多死亡。

[主治] 益气，补虚损，治疗脚弱冷痛，下焦伤竭并强阴。久服延年益寿，面色好，不老，令人有子。不炼而服用，会使人小便不利。(《名医别录》)

主治泄精寒嗽，壮元气，壮阳事，通声音。(甄权)

补五劳七伤。(《日华子诸家本草》)

治消渴引饮。(青霞子)

[发明] 朱震亨说，石钟乳为剽悍之剂。《内经》上说，石类药气悍。凡药气有偏的，只可用于暂时而不能长期使用，何况石类药的药性又偏之甚。

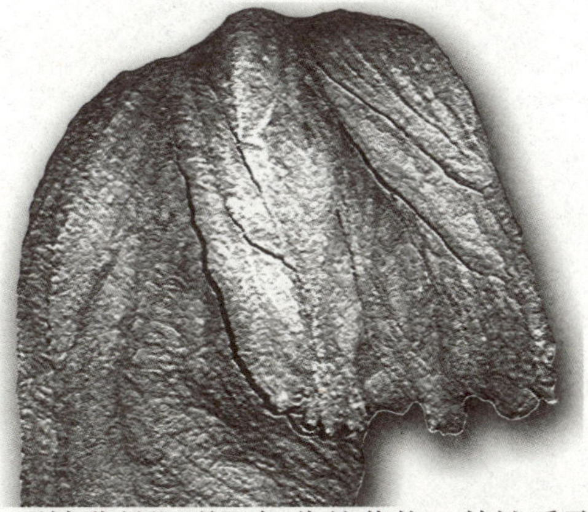

李时珍说，石钟乳是阳明经气分的药物，其性质剽悍、急疾，服

后使人阳气暴充，饮食倍增，形体壮盛。愚昧的人不懂药性，胡乱服用，致使阳气更加淫失，精气暗损而石气独存，孤阳更加炽烈。长期如此，便导致营卫不相协调，生发淋渴，变成痈疽，这是石钟乳的过错，还是人们自己造成的过错呢？凡阳明经气息衰微，用石钟乳配合其他药来救治，疾病去了，就停止用药，有什么不可呢？对于五谷、五肉，长期嗜食不止，都还会发生偏绝的弊害，何况是石类药呢？

【百草堂】

石钟乳就是现在所称的“钟乳石”。本草书上因其外形的差异分为“石乳”“竹乳”“鹅管石”“孔公孽”“殷孽”“土殷孽”“石床”“石脑”“石髓”等不同品类。这是一种温肺、助阳的药物。阳虚的人服用，有急效，但不宜久服。

《本草纲目》曰：“石钟乳，其气慓疾，令阳气暴充，饮食倍进，而形体壮盛。昧者得此自庆，益肆淫泆，精气暗损，石气独存，孤阳愈炽。”故是药用时必须按法炮制，以去其剽悍燥热偏绝之弊。

◎彩色版◎

神农本草经

第三卷

常国良　编

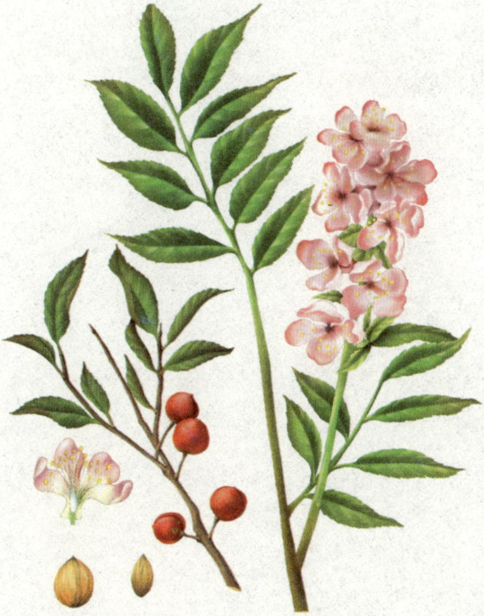

中医古籍出版社
Publishing House of Ancient Chinese Medical Books

目录

犀角…………………………1
鳖甲…………………………4
乌贼鱼骨……………………7
石龙子………………………9
露蜂房……………………10
燕屎………………………11
天鼠屎……………………12
伏翼………………………13
蟹…………………………14
猬皮………………………16
蛴螬………………………17
樗鸡………………………18
木虻………………………19
蜚虻………………………20
䗪虫………………………21
蚱蝉………………………22
白僵蚕……………………24

下品 植物篇

附子………………………28
乌头………………………31
天雄………………………34
半夏………………………35
虎掌………………………39
鸢尾………………………42
大黄………………………44
葶苈………………………48

桔梗…………………………… 51
莨菪子…………………………… 54
草蒿…………………………… 56
旋覆花…………………………… 59
藜芦…………………………… 62
钩吻…………………………… 64
射干…………………………… 65
蛇合…………………………… 67
常山…………………………… 69
蜀漆…………………………… 72
甘遂…………………………… 74
白敛…………………………… 77
青葙子…………………………… 78
雚菌…………………………… 80
大戟…………………………… 81
白及…………………………… 84
贯众…………………………… 87
茵芋…………………………… 89
泽漆…………………………… 91
荛花…………………………… 93
牙子…………………………… 94
芫花…………………………… 96
羊踯躅…………………………… 98
商陆…………………………… 100
羊蹄…………………………… 101
萹蓄…………………………… 102
狼毒…………………………… 104
白头翁…………………………… 105
鬼臼…………………………… 108
阳桃…………………………… 109
女青…………………………… 110
连翘…………………………… 111
兰茹…………………………… 114
石下长卿…………………………… 115
乌韭…………………………… 117
鹿藿…………………………… 118
蚤休…………………………… 119
陆英…………………………… 122
石长生…………………………… 123
荩草…………………………… 124
牛扁…………………………… 125
夏枯草…………………………… 126
蜀椒…………………………… 129
巴豆…………………………… 131
柳华…………………………… 132
皂荚…………………………… 135

楝实……136
郁李仁……137
莽草……140
雷丸……141
桐叶……142
梓白皮……145
石南……146
溲疏……148
鼠李……149
黄环……150
栾华……151
腐婢……152
苦瓠……154
水芹……156
桃核仁……159
杏核仁……162
淮木……165

下品 矿物篇

铅丹……168
粉锡……169
锡镜鼻……170
代赭石……171
戎盐……173
大盐……174
卤碱……176
青琅玕……177
礜石……178
石灰……179
白垩……181
冬灰……182

下品 动物篇

六畜毛蹄甲……184
鼺鼠……185
蛤蟆……186
马刀……187

蛇蜕……………………………188
蠮螉……………………………189
蜣螂……………………………191
蛞蝓……………………………192
蚯蚓……………………………193
石蚕……………………………194
雀瓮……………………………195
斑蝥……………………………196
蝼蛄……………………………197
蜈蚣……………………………198
马陆……………………………199
地胆……………………………200
萤火……………………………201
衣鱼……………………………203
鼠妇……………………………204
水蛭……………………………205
蜚蠊……………………………206
贝子……………………………208
豚卵……………………………210
麋脂……………………………211
附录……………………………213

犀角

【原文】

犀角，味苦，寒。主百毒蛊疰，邪鬼，瘴气，杀钩吻、鸩羽、蛇毒，除邪，不迷惑，久服轻身。生山谷。

【译文】

犀角，味苦，性寒。主治多种毒邪所致的蛊毒、鬼疰，祛除鬼邪、瘴气，解除钩吻毒、鸩羽毒、蛇毒等剧毒，使人神志清楚，不做噩梦。长期服用能令身轻体捷。犀牛一般生活在山中的深谷处。

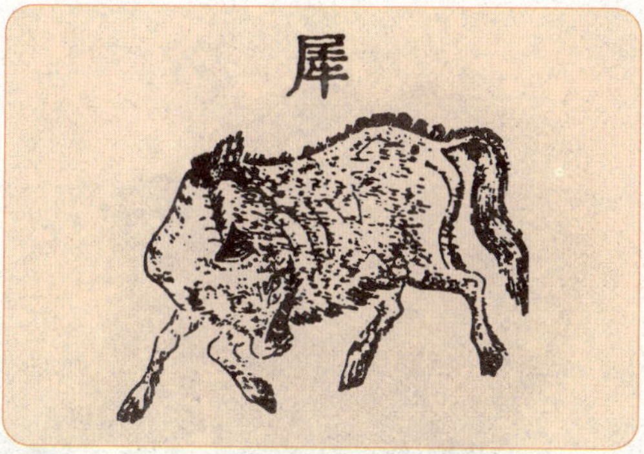

【集解】

苏颂说，犀像水牛，猪头、大腹、矮脚。脚像象，有三蹄。黑色。舌上有刺，喜欢吃荆棘。皮上每一毛孔生三根毛，像猪。有一角、二角、三角的犀。

李时珍说，犀牛出自西番、南番、滇南和交州等地。有山犀、水犀、兕犀三种，又有毛犀与其相似。山犀生活在山林中，人们常常猎得；水犀出入水中，最为难得。山犀和水犀都有二角，鼻角长而额角短。水犀皮有串珠样鳞甲，而山犀没有。兕犀即雌犀，只头顶长有一角，纹理细腻，斑白分明，不可入药。一般雄犀角纹理粗，而雌犀纹理细。犀角纹理如鱼子形，称为粟纹。纹中有眼称为粟眼，黑中有黄花的为正透，黄中有黑花的为倒透，花中还有花的为重透，以上这些都叫通犀，是上品。花像椒豆斑状的次之，乌犀纯黑无花的为下品。

犀角

徐之才说，与松脂相使。恶雷丸、藿菌。

李时珍说，与升麻相使。恶乌头、乌喙。

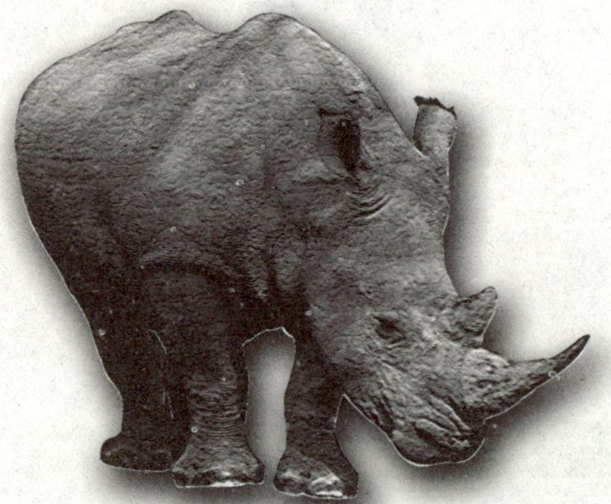

［主治］ 治伤寒温疫，头痛寒热，各种毒气。(《名医别录》)

辟中恶毒气，镇心神，解高热，散风毒。治发背痈疽疮肿，化脓成水，治疗流行性疾病，发热如火烧，烦闷，毒入心中，狂言妄语。(《药性本草》)

治心烦，止惊，镇肝明目，安五脏，补虚劳，退热消痰，解山瘴溪毒。(《日华子诸家本草》)

主风毒攻心，发热胸闷，赤痢，小儿发痘，风热惊痫。(《海药本草》)

烧灰用水送服，治卒中恶心痛，饮食中毒，药毒热毒，筋骨中风，心风烦闷，中风失音。用水磨汁服，治小儿惊热。山犀、水犀，功用相同。(孟诜)

磨汁服，治吐血，鼻出血，下血及伤寒蓄血，发狂谵语，发黄发斑，痘疮稠密，内热黑陷，或不结痂，有泻肝凉心、清胃解毒的作用。(李时珍)

【百草堂】

犀角一直被认为有辟邪之用，《神农本草经》中说其能除“邪鬼，瘴气”，《淮南子》中记载：有人将犀角置于狐狸洞中，狐狸见后不敢回洞。

相传燃烧犀角可以照妖，温峤燃犀角之典故流传至今。温峤为东晋重臣，曾任晋江州刺史、平南将军、骠骑将军，被封为始安郡公，文采斐然。温峤曾大败王含、钱凤、苏峻等的叛乱，后来返还自己的藩镇。经过武昌时，来到一处叫牛渚矶的地方，这里水深不可测，传言有许多怪物出没，于是温峤点燃犀角。不一会儿，就看到许多奇形怪状，乘着马车穿红色衣服的水族出现在眼前。温峤回来后夜里梦到有人对他说：“与君幽明两隔，何为相照也？”言辞之中非常不满。后来温峤的牙痛病复发，拔牙时中风，回到藩镇没过多久便去世了，据说是水族鬼怪的报复。后人用“犀照牛渚”或“犀燃烛照”等来喻洞察幽微。

对症下药

病症	配方	功效
风热惊痫	犀角同丹砂、琥珀、金箔、天竺黄、牛黄、钩藤、羚羊角、珠麝	解高热，散风毒
血热痘病	犀角同生地黄、红花、麦冬、紫草、白芍、牛蒡	泻肝凉心，凉血解毒

鳖甲

【原文】

鳖甲，味咸，平。主心腹癥瘕坚积，寒热，去痞、息肉、阴蚀、痔、恶肉。生池泽。

【译文】

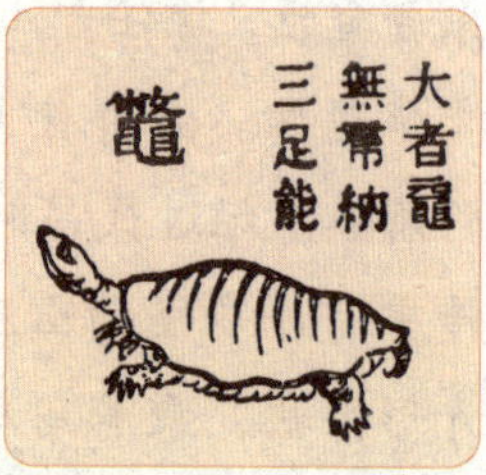

鳖甲，味咸，性平。主治胃脘部癥瘕，痞积坚硬引起的恶寒热，消除胀气滞留，去除息肉，男女阴部发炎，痔疮及坏死之肉。鳖一般生活在水塘、湖泊及大海之中。

【集解】

李时珍说，鳖即甲鱼，可在水里和陆地生活，脊背隆起与胁相连，与龟同类。甲壳的边缘有肉裙。所以说，龟的肉在甲壳内，鳖的甲壳在肉里。鳖没有耳，借助眼睛来代替耳。鳖在水中时，水面上有鳖吐出的泡沫，叫鳖津。人们根据此液来捕捉它。《类从》载，扬子鳄一叫，鳖就伏着不动。鳖又惧怕蚊子，活鳖被蚊子叮咬后即死，鳖甲又可用来熏蚊。这都是事物间的相互制约。

鳖甲

徐之才说，恶矾石、理石。

[主治] 疗温疟、血瘕腰痛、小儿胁下肿胀。(《名医别录》)

消宿食，治虚劳瘦弱，除骨热、骨节间劳热、结滞壅塞，能下气，止妇人漏下、赤白带下，能祛瘀血。(甄权)

能去血气，破恶血，堕胎，消疮肿肠痈及跌损瘀血。(《日华子诸家本草》)

能补阴补气。(朱震亨)

治久疟、阴毒腹痛，食积劳伤，斑痘烦闷气喘，小儿惊痫，妇人经脉不通，难产，产后阴脱，男子阴疮石淋。还可收敛疮口。(李时珍)

[发明] 李时珍说，鳖甲为厥阴肝经血分之药。龟、鳖之类，功效各有侧重。鳖色青入肝，故所主的都是疟劳寒热，经水痈肿等厥阴血分之病。玳瑁色赤入心，故所主的都是心风惊热，伤寒狂乱，痘毒肿毒等少阴血分之病。秦龟色黄入脾，故所主的都是顽风湿痹等太阴血分之病。水龟色黑入肾，故所主的都是阴虚精弱、阴疟泻痢等少阴血分之病。介虫属阴类，所以都主阴经血分之病。

【百草堂】

清朝光绪皇帝自幼羸弱多病，青年时，一天清晨，忽觉腰椎中间疼痛，俯仰皆痛，不能自已。次日晨起，腰椎左侧疼痛更重，稍一转动即觉满腰牵拉，疼痛难忍，其后竟一日甚于一日。宫中太医绞尽脑汁为其治病，药吃了不少却未见一丝起色。光绪皇帝斥责太医道："屡服汤剂，寸效全无，名医伎俩，不过如此，亦可叹矣。"后诏谕天下，征集贤士。民间一名医家声称能治光绪帝的病。他号脉之后，开出了一张药方。只见药方上画了一只鳖，其旁写道：将此背甲与知母、青蒿水煎服，连服一月。光绪帝半信半疑，便试服之，不想一个月后，他的病情果然有所好转。

这位医家何以能药到病除呢？主要是他看准了病情，能对症下药。原来光绪帝年幼时曾患过肺结核，从症状上看，很可能是病灶扩散转移到了腰椎引起腰椎疼痛。中医学称结核为"骨蒸"。这三味药中，知母滋肾降火，对阴虚骨蒸盗汗有良效；青蒿能清热降火，可退骨蒸劳热，也是治疗骨蒸的要药，而鳖甲在治疗骨蒸方面，更有独到的疗效。

乌贼鱼骨

【原文】

乌贼鱼骨，味咸，微温。主女子漏下赤白经汁，血闭，阴蚀肿痛，寒热，癥瘕，无子。生池泽。

【译文】

乌贼鱼骨，味咸，性微温。主治女子漏下赤白经水，闭经，阴蚀肿胀疼痛引起的恶寒发热，癥瘕，不孕症。乌贼生活在大海之中。

【集解】

苏颂说，乌贼鱼，沿海各州郡都有。它形如皮袋，嘴巴在腹部下面，八只脚都聚生在嘴边。它的背上只有一根骨，厚三四分，像一叶小舟，体轻虚而白。乌贼还有两根带状长须。它的血液和胆汁黑如墨汁，可以用来写字，但一年后纸上字迹就会消退，只剩下一张空纸。

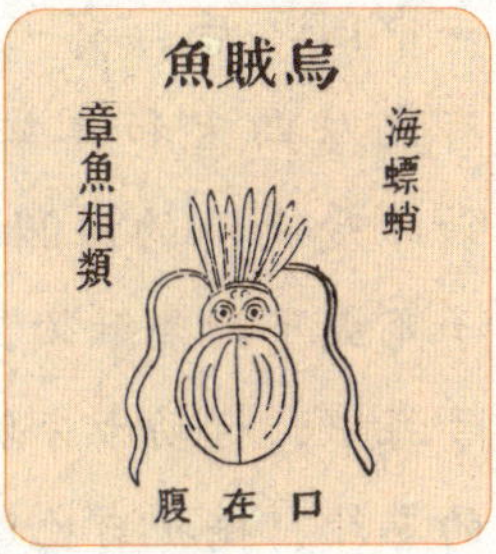

李时珍说，乌贼无鳞有须，皮黑而肉白，大的像蒲扇。将它炸熟后与姜、醋同食，香脆可口。它背部的骨头名海螵蛸，形如樗蒲子而长，两头尖，色白，脆如通草，重重有纹，用指甲就可以将它刮成粉末，人们也会将它雕刻成装饰品。

骨（海螵蛸）

［主治］ 治惊气入腹，腹痛绕脐，男子睾丸肿痛，令人有子，又止疮多脓汁不燥。（《名医别录》）

能疗血崩，杀虫。（《日华子诸家本草》）

炙后研末饮服，治妇人血瘕，大人小儿下痢，杀小虫。（陈藏器）

治眼中热泪，及一切浮翳，将其研末用蜜调匀点眼。（孟诜）

治女子血枯病，肝伤咳血、下血，疗疟消瘿。研成末外敷，可治小儿疳疮、痘疮臭烂、男子阴疮，水火烫伤及外伤出血。与鸡蛋黄同研成末外涂，治疗小儿重舌、鹅口疮。与槐花末同吹鼻，止鼻衄出血。与麝香同吹耳，治疗中耳炎及耳聋。（李时珍）

【百草堂】

乌贼鱼，又称墨鱼，味道鲜美，营养丰富，是一种高蛋白、低脂肪的美食。

关于墨鱼的来历，民间流传着一个美丽的传说。相传秦始皇统一中国之后，有一年，他和众大臣东游黄海时，不慎将一只装有文房四宝和奏章的白缎袋子掉入海中。天长日久，这只白缎袋子受大海的滋润，得天地之精华，幻化出雪白的肉体，两根带子变成了两条触须，袋子里的墨则包裹在肉体中的墨囊内。此物生于海中，行动十分敏捷，一旦遇敌来犯，便鼓起肚腹，喷射出漆黑的墨汁，掩护自己逃之夭夭。

历代医学家认为，墨鱼性味甘、咸，性平，入肝肾二经，有滋肝肾，补血脉之功。墨鱼又是女性一种颇为理想的保健食品。女性不论经、孕、产、乳各期食用皆益，有养血通经、安胎、利产、止血、催乳之功。

石龙子

【原文】

石龙子，味咸，寒。主五癃邪，结气，破石淋，下血，利小便水道，一名蜥蜴。生川谷。

【译文】

石龙子，味咸，性寒。主治五种淋症，祛除邪气郁结，破除石淋流血，具有通利水道，使小便通畅的功效。又叫作蜥蜴。生活在河流谷地之处。

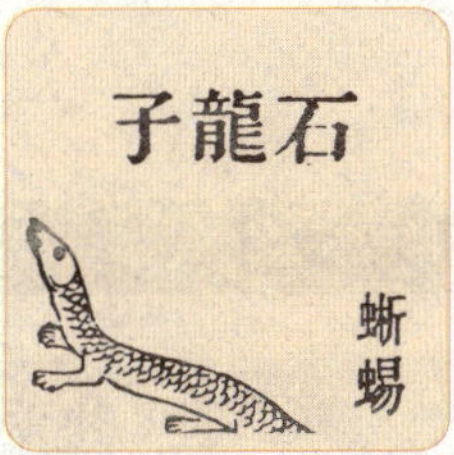

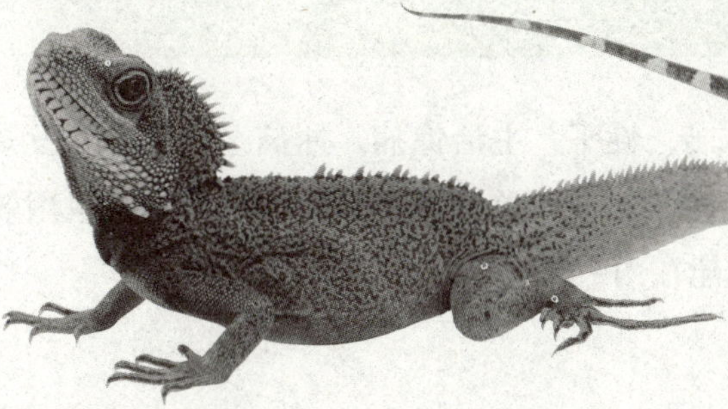

【百草堂】

石龙子，又叫蜥蜴、山龙子、守宫、石蜴、泉龙、猪婆蛇、五寸棍、四脚蛇。

陶弘景说，石龙子，其类有四种，一大形纯黄色为蛇医母，亦名蛇舅母，不入药。次似蛇医，小形长尾，见人不动，名龙子。次有小形而五色，尾青碧可爱，名断蜴，并不螫人。一种喜缘篱壁，形小而黑，乃言螫人必死。

露蜂房

【原文】

露蜂房，味苦，平。主惊痫，瘛疭，寒热邪气，癫疾，鬼精，蛊毒，肠痔。火熬之，良。一名蜂肠。生山谷。

【译文】

露蜂房，味苦，性平。主治惊痫，抽搐，身体恶寒发热，癫痫，消除鬼魅精物，杀灭蛊毒，治疗肠中生痔。用火熬制服用效果更好。又叫作蜂肠。巢建在山中深谷处。

【百草堂】

露蜂房为胡蜂科昆虫大黄蜂的巢，又称蜂房、革蜂房、大黄蜂窝、长脚蜂窠等，就是我们常说的马蜂窝。

据历代文献记载，其味苦、甘、咸，性平，有毒；入肺、肝、阳明经；功专祛风、攻毒、杀虫；擅治惊痫、牙痛、风痹、乳痈、疔毒等；为阳明之药，外科、齿科中习用之，如配细辛煎汤漱之治牙痛，配半枝莲治疔疮疔恶毒，配蝉衣治疗皮肤瘙痒。具有很好的补肾之功。

燕屎

【原文】

燕屎，味辛，平。主蛊毒、鬼疰，逐不祥邪气，破五癃，利小便。生平谷。

【译文】

燕屎，味辛，性平。主治蛊毒，鬼疰，能祛除不祥的邪气，破除各种癃痹，通利小便。产于平原的谷地之处。

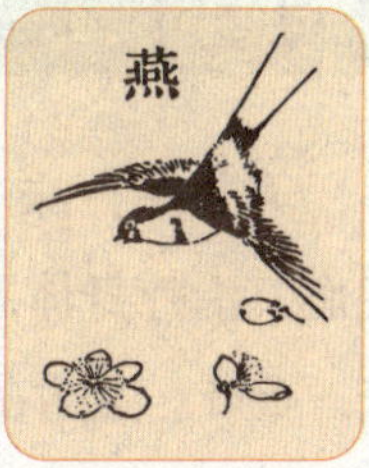

【百草堂】

燕子是中国人的芳邻，每年春天都会不远万里飞回北方筑巢，是春天到来的象征。在古人的诗句中更是美的化身，“微风燕子斜”“微雨燕双飞”“似曾相识燕归来”等美丽的诗句中都有燕子轻盈、矫捷的身影。

燕子是美丽的，但是燕屎就没那么讨人喜欢了。旧说燕屎落到头上会带来晦气，要去偷一户三口之家的盐来洗头才能将晦气祛除。

当然这只是迷信的说法，燕屎其实可以入药，具有通利小便的功效。

天鼠屎

【原文】

天鼠屎，味辛，寒。主面痈肿，皮肤洗洗时痛，腹中血气，破寒热积聚，除惊悸。一名鼠法，一名石肝。生山谷。

【译文】

天鼠屎，味辛，性寒。主治面部痈肿，皮肤时时作痛，疏导腹中气血，治疗身体恶寒发热，破除体内积聚，消除惊悸不安。又叫作鼠法，石肝。生活在山中的深谷处。

【百草堂】

蝙蝠在古时被称为“天鼠”“飞鼠”，它们栖息于建筑物的隙缝或树洞之中，白昼停息，夜间活动。蝙蝠可入药治病，中医称其干燥粪便为“夜明砂”。

相传古时候有一对相依为命的母子，他们生活清贫，房内漆黑昏暗，因而经常有蝙蝠出没。儿子以打柴谋生，每逢雨天，生计难以为继。老母又患眼病，视物渐渐模糊，乡里郎中诊为障翳，并让其子上山采些草药煎服，但未见疗效。

过了很久，一天，老母突然说近几天的药似乎有些见效。其子也惑然不解，药草是相同的，为什么前些时候无效，近日突然有效呢?他仔细检查陈放在桌上的一大堆药草，见上面粘了许多蝙蝠粪便，顿有所悟，原来是蝙蝠粪便起了作用。于是，他取来蝙蝠粪便焙干，研成细末，让老母服用，不久，母亲的眼睛渐渐复明。这种方法传开以后，村里村外有人仿效，患有眼疾的果然康复。后来，人们便把蝙蝠粪称为“夜明砂”。

伏翼

【原文】

伏翼，味咸，平。主目瞑，明目，夜视有精光。久服令人熹乐，媚好，无忧。一名蝙蝠。生川谷。

【译文】

伏翼，味咸，性平。主治眼睛盲瘴，具有明目的功效，能使人夜间视物清晰。长期服用能使人心情愉悦，容光焕发，无忧无虑。又叫作蝙蝠。生活在河流山谷之处。

【百草堂】

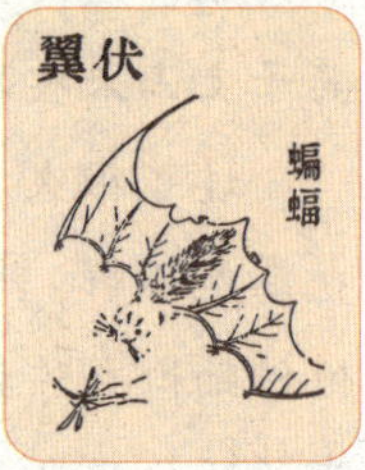

伏翼又叫蝙蝠、天鼠。除天鼠屎可以入药外，蝙蝠本身也是治疗眼疾的良药。

同时，在中国的传统文化中，蝙蝠是好运和幸福的象征。我们经常说的“五福（蝠）临门”，其图案就是由五只蝙蝠组成，这“五福”代表了五个吉祥的祝福：寿比南山、恭喜发财、健康安宁、品德高尚、善始善终。蝙蝠还是伟大的“红娘”，我们平时所吃的水果有百分之七十是由蝙蝠做媒来传播花粉的。

蟹

【原文】

蟹，味咸，寒。主胸中邪气热结痛，㖞僻，面肿，败漆。烧之致鼠。生池泽。

【译文】

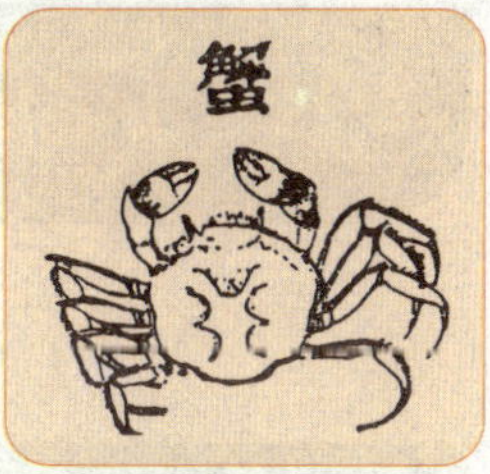

蟹，味咸，性寒。主治胸中邪气郁结作痛，嘴歪眼斜，颜面肿痛，败除漆毒，用火烧，可使老鼠聚积。生活在大海、湖泊之中。

【百草堂】

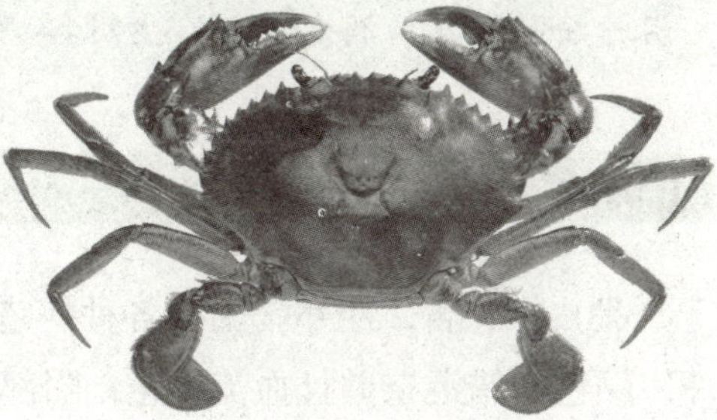

有一位小伙子洞房花烛夜却得了一种怪病。他往日清秀的脸肿得变形，眼睛极度浮肿，头大如斗，整个身子肿胀而又布满疹子，新娘苦不堪言。家人震惊之后赶紧去请名医叶桂。

叶桂为新郎诊脉，六脉平和，只是略有一点儿虚弱，觉得这病有点儿蹊跷。午饭时分，他见病人狼吞虎咽，吃得十分香甜。叶桂越发觉得奇怪，扫视了一下房间。忽然，他发现床、衣柜、桌子、椅子是全新的，而且嗅到一股熏人的漆味。顿时，他恍然大悟。于是，命家人把病人搬出新房，又派人到集市上买了几斤鲜螃蟹，烂成粥样，然后遍敷病人身上。不到两天，病人肿消疹退。原来，新郎是中了漆毒。

古人对漆过敏早有认识，在古医书上称之为“漆咬人”“漆疮”。蟹能解漆毒，用于对漆过敏的治疗，《淮南子》中就有蟹疗法的记载。

猬皮

【原文】

猬皮，味苦，平。主五痔，阴蚀，下血赤白五色，血汁不止；阴肿痛引腰背，酒煮杀之。生川谷。

【译文】

猬皮，味苦，性寒。主治各种痔疮，阴蚀疮，阴部出血、赤白带下，颜色交错混杂并且血流不止，阴部肿痛并牵引腰背。用酒煮后使用。刺猬一般生活在河流谷地及田野之上。

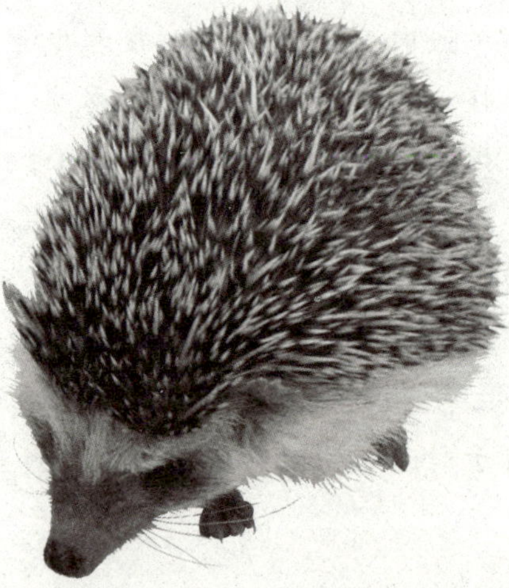

【百草堂】

猬皮就是刺猬的皮。刺猬在中国的古老文化中一直被认为是一种非常有灵性的动物。原因可能是因为它会发出哭声、咳嗽声，而且咳嗽声很像老头。因此刺猬被传说为地仙。

相传动物中有七仙，而刺猬就是地仙，也就是土地爷的化身。原因是刺猬会土遁，用筐把它扣在地上，不一会儿拿开筐看时它就消失了。正因为是地仙，所以如果家里养刺猬，养死了是非常不吉利的事情，一般人不仅不会养刺猬，看到刺猬也会躲着走，更不会去抓它们了。

刺猬虽然浑身是刺，而且样子也很丑陋，但是刺猬皮却是一味很好的药材，对于痔疮有非常好的疗效。

蛴螬

【原文】

蛴螬，味咸，微温。主恶血血瘀痹气，破折血在胁下坚满痛，月闭，目中淫肤，青翳，白膜。一名蟦蛴。生平泽。

【译文】

蛴螬，味咸，性微温。主治死血致使血瘀气阻，可破除胁下折伤瘀血所致坚满疼痛，闭经，并治疗眼中胬肉，青光眼，白内障。又叫作蛴螬。生活在平原的水草丛生处。

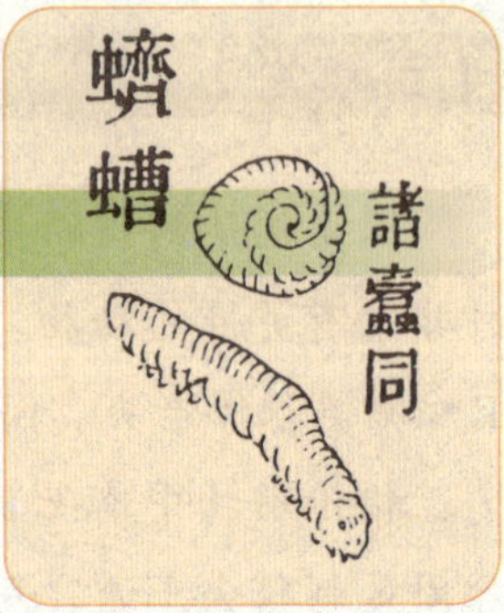

【百草堂】

蛴螬又叫蛴、蛴螬、应条、地蚕、蛩齐、敦齐、乳齐、土蚕，俗称老母虫、核桃虫、粪虫。具有活血化瘀的功效。

樗鸡

【原文】

樗鸡，味苦，平。主心腹邪气，阴痿，益精，强志，生子，好色，补中，轻身。生川谷。

【译文】

樗鸡，味苦，性平。主治心腹之间的邪气，男子阳痿，具有补益精气，提高记忆力，增强生育能力，使人容光焕发，补中益气，使身体轻巧的功效。生活在河流的谷地。

【百草堂】

樗鸡俗称红娘子、灰花蛾。

樗鸡喜欢栖息在臭椿树上，将它的刺吸式口器插入植物组织的深处，吸食树汁。它所刺吸的树木伤口，常流出较多的树汁，引来蜜蜂和苍蝇等虫类舔食。

樗鸡可以治疗子宫虚寒和月经不调，用樗鸡、大黄、皂荚、葶苈、巴豆按比例共研为末，加枣肉做成丸子，如弹子大，棉裹塞阴道内，三日取出，坚持一段时间可改善宫寒。

木虻

【原文】

木虻，味苦，平。主目赤痛，眦伤泪出，瘀血血闭，寒热，酸惭，无子。一名魂常。生川泽。

【译文】

木虻，味苦，性平。主治眼睛疼痛发红，眼角受伤流泪，治疗瘀血闭经，身体恶寒发热，心悸，不孕症。又叫作魂常。生活在河边沼泽的水草丛生处。

【百草堂】

木虻为虻科的各种大而强壮、飞行迅速的双翅蝇，是虻中体形最大的，成虫像蝇，生活在草丛。

蜚虻

【原文】

蜚虻，味苦，微寒。主逐瘀血，破下血积、坚痞、癥瘕，寒热，通利血脉及九窍。生川谷。

【译文】

蜚虻，味苦，性微寒。主要功效是活血化瘀，破除血积、坚硬痞块、癥瘕，恶寒发热，能通利血脉九窍。生活在河流的谷地之处。

【百草堂】

蜚虻又叫作牛虻、牛蚊子、绿头猛钻、牛苍蝇、瞎虻虫、瞎马蜂、瞎蠓、牛魔蚊。

蜚虻逐瘀、破积、通经。对于积聚、癥瘕、少腹蓄血、扑损瘀血、血滞经闭有很好的疗效。

䗪虫

【原文】

䗪虫，味咸，寒。主心腹寒热洗洗，血积，癥瘕，破坚，下血闭，生子尤良，一名地鳖。生川泽。

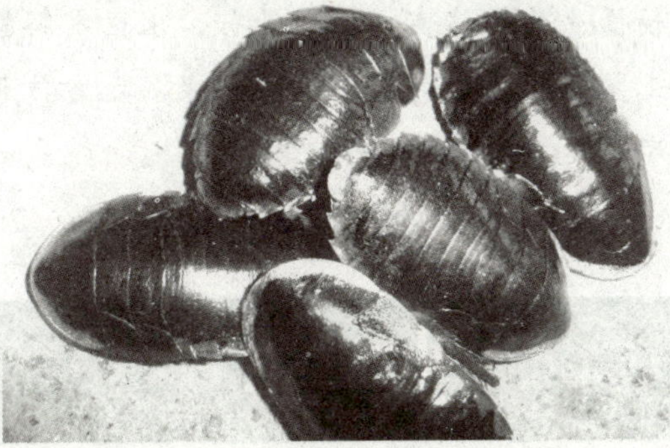

【译文】

䗪虫，味咸，性寒。主治心腹间发寒发热，破除血瘀肿块，攻克顽固的闭经，在使人恢复生育能力方面效果非常好。又叫作地鳖。生活在河边沼泽的水草从生之处。

【百草堂】

䗪虫又叫地鳖、土鳖。

相传明朝年间，江南一小镇上有一位姓朱的开设了一家武馆，凡来武馆习武者，有伤筋动骨的，只要服用朱武师给的药粉，很快就痊愈了，仍可以照常习武。

此事被一姓杨的医生知晓，便登门求其医术，朱敬其医德，就从实相告。原来朱某幼年，家境贫寒，父母早逝，靠祖父抚养。祖父在一家油坊打工谋生，一日不慎从高处摔下来，腿断骨折。主子将其抛到油渣棚内，任其死活。那年，油渣棚生了许多土鳖，祖父就终日依靠食土鳖求生，谁知一个月后断腿和伤痛居然痊愈了。后来，祖父就用土鳖给人治病，治者必愈，祖父临终前，就将此方传给了朱某。

朱武师见杨医生为人诚实，不辞劳苦，求医术解救病人，十分敬佩，便将“土鳖焙干碾成药粉，一次一撮”之方传于杨医生，杨医生即用此方疗伤接骨，颇为灵验。

蚱蝉

【原文】

蚱蝉，味咸，寒。主小儿惊痫，夜啼，癫病，寒热。生杨柳上。

【译文】

蚱蝉，味咸，性寒。主治小儿惊痫，夜间啼哭，癫病，身体恶寒发热。生活在杨柳树上。

【百草堂】

蚱蝉俗称知了。

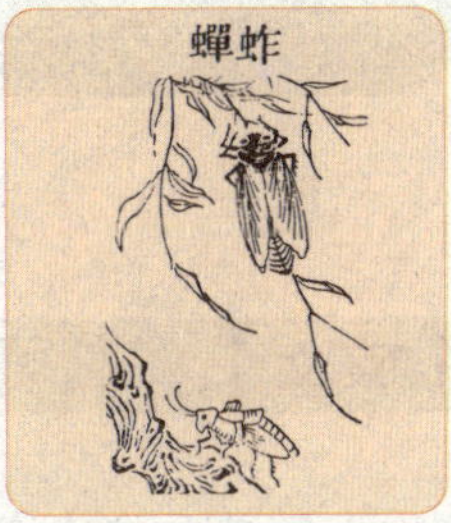

关于蝉，传说中是朽木所变。相传古时候杜曲这个地方有一位姓韦的秀才，有一年冬天韦秀才在园中挖树根，看到蝉的幼虫（古时称为复育）紧紧地附于树根的枯朽之处，他感到十分惊奇。于是，他就去询问村里的老人，村中老人告诉他，蝉就是朽木变成的，所以它才会附于树根的枯朽之处。韦秀才闻言，就将复育的身体剖开，果然看到它的腹中全是朽木。

朽木化蝉，这种说法当然不可信，蝉的幼虫确实靠食朽木为生倒是真的。同时这种靠朽木生存的动物还因具有很高的营养价值上了人们的餐桌，盛夏傍晚，尤其是在雨后，孩子们喜欢去道旁、树林捉知了，以“油炸蝉”饱口福。

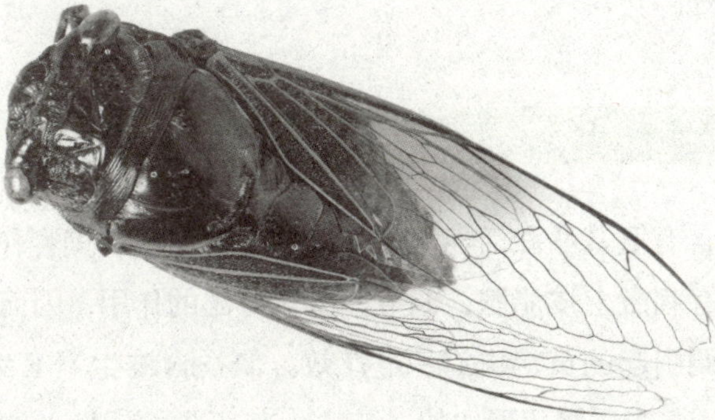

白僵蚕

【原文】

白僵蚕，味咸。主小儿惊痫，夜啼，去三虫，灭黑皯，令人面色好，男子阴疡病。生平泽。

【译文】

白僵蚕，味咸。主治小儿惊痫，夜间啼哭，杀灭各种寄生虫，消除脸上黑斑，使人面色美好。还能治疗男子阴部溃烂。生活在平地的水草丛生之处。

【集解】

白僵蚕含有氨基酸和活性丝光素，有营养皮肤和美容作用。僵蚕所含蛋白质有刺激上皮脂腺，调节性激素分泌的作用，因而对女性性激素分泌失调引起的黄褐斑有一定疗效。僵蚕含维生素 E 9.89%，能清除自由基，抗脂质氧化形成的老年斑。其所含的活性丝光素能促使皮肤细胞新生，调节皮脂，改善皮肤微循环，可增白防晒，消除色素沉着，保持皮肤弹性。日本人就十分喜用蚕丝保健品。若无僵蚕可用蚕茧、蚕蛹代替。

[性味] 味咸，性平，无毒。

[主治] 治中风，急喉痹，捣筛细末，生姜自然汁调灌之。(《本草图经》)

散风痰结核，瘰疬，头风，风虫齿痛，皮肤风疮，丹毒作痒，痰疟症结，妇人乳汁不通，崩中下血，小儿疳蚀鳞体，一切金疮，疔肿风痔。(李时珍)

女子崩中赤白，产后余痛，灭诸疮瘢痕。(《名医别录》)

【百草堂】

白僵蚕是蚕的幼虫在吐丝前因感染白僵菌，吐丝做茧后，在蜕变成半蚕半蛾的状态后而发病致死的僵化虫体。因为没有完成蜕变，所以被称为白僵蚕。

虽然白僵蚕自身没有完成美丽的变身，但是能让人们的容颜变得美丽。白僵蚕具有很好的美容功效,将白僵蚕粉用清水调成糊状,当作面膜，每晚用此敷脸，第二天洗去，可以祛除黄褐斑，淡化老年斑、晒斑。

下品

植物篇

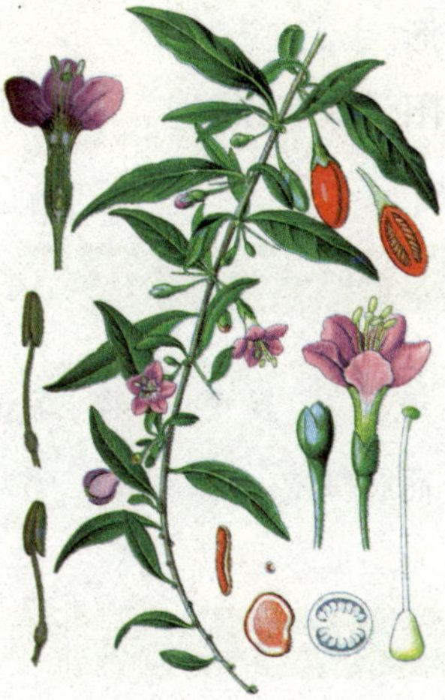

附子

产地分布： 分布四川、陕西、湖北、湖南、云南等地。

成熟周期： 花期6–7月，果期7–8月。

形态特征： 块根通常2个连生，纺锤形至倒卵形，外皮黑褐色；叶片卵圆形，中央裂片菱状楔形，裂片边缘有粗齿或缺刻。花丝下半部扩张成宽线形的翅；蓇葖果长圆形。

功　　效： 回阳救逆；补火助阳；散寒除湿。

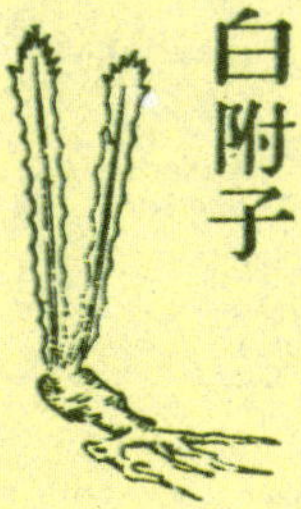

【原文】

附子，味辛，温。主风寒咳逆邪气，温中，金疮，破癥坚，积聚，血瘕，寒湿，踒躄拘挛，膝痛不能行步。生山谷。

【译文】

附子，味辛，性温。主治风寒引起的咳嗽气喘、邪气郁结，具有温补内脏，治疗金属创伤，破除癥坚，消除积聚、血瘕，治疗寒邪湿邪造成的下肢瘫软，拘挛、膝痛，不能行走。生长于山中的深谷处。

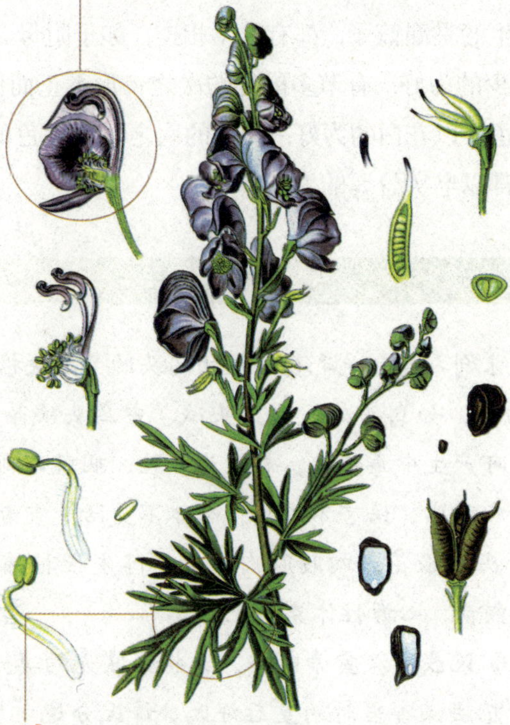
花[性味]味苦，性温，有毒。
[主治]治寒湿痿痹，拘挛膝痛。
叶[性味]味苦，性温，有毒。
[主治]治腰脊风寒，脚疼冷弱，心腹冷痛。

【集解】

李时珍说，乌头有两种。出彰明者即附子之母，现在人叫它川乌头。它在春末生子，所以说春天采的是乌头。冬天已经生子，所以说冬天采的是附子。天雄、乌喙、侧子，都是生子多的，因象命名。出自江左、山南等地的，是现在人所说的草乌头。其汁煎为射罔。此草在十一月播种，春天生苗。它的茎像野艾而润泽，叶像地麻而厚，花是紫瓣黄蕤，苞长而圆。七月采的，卷缩而小，还没长好，九月采的才好。此物有七种，初种的是乌头，附乌头而旁生的是附子，左右附而偶生的是鬲子，附而长的是天雄，附而尖的是天锥，附而上出的是侧子，附而散生的是漏篮子，都有脉络相连，如子附母。附子的外形，以蹲坐正节角少的为好，有节多鼠乳的次之，形不正而伤缺风皱的为下。附子的颜色，以花白的为好，铁色的次之，青绿色的为下。天雄、乌头、天锥，都以丰实盈握的为好。

【百草堂】

附子是一味剧毒药，是毛茛科植物乌头的旁生块根，大辛大热，含有多种生物碱，如乌头碱、次乌头碱、中乌头碱等。口服 0.2 毫克乌头碱，即可产生中毒症状，表现为口腔、咽喉部刺痛、烧灼感，口唇及舌头的麻木感，语言不流利，舌体不灵活；重者恶心、呕吐、腹痛、腹泻，头晕眼花，四肢肌肉强直，阵发性抽搐，牙关紧闭，甚至引起心室颤动、心源性休克而死亡。

据《汉书》记载，汉宣帝时期，大将军霍光的妻子想让自己的女儿做皇后，想法谋害当时的皇后许氏。许氏分娩之后，霍光的妻子就胁迫御医淳于衍利用服药的机会进行谋害。淳于衍暗中将捣好的中药附子带进宫中，偷偷掺和在许皇后要吃的药丸内。许皇后服药后不久，即感到全身不适，很快昏迷死亡。

乌头

产地分布：主产四川和陕西。

成熟周期：花期 6–7 月，果期 7–8 月。

形态特征：块根通常 2~3 个连生在一起，呈圆锥形或卵形，母根称乌头，旁生侧根称附子。开蓝紫色花，花冠像盔帽，花序圆锥形。种子黄色，多而细小。

功　　效：治头风喉痹，痈肿疔毒。

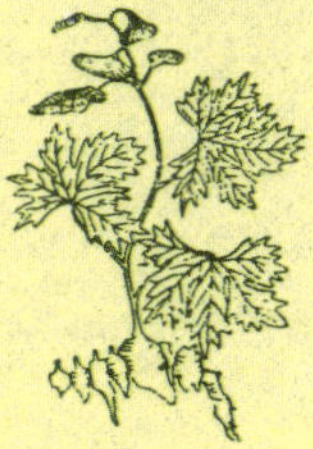

【原文】

乌头，味辛，温。主中风，恶风洗洗，出汗，除寒湿痹，咳逆上气，破积聚，寒热。其汁煎之，名射罔，杀禽兽。一名奚毒，一名即子，一名乌喙。生山谷。

【译文】

乌头，味辛，性温。主治外感中风，恶风恶寒，具有发汗的作用，可祛除寒湿导致的风湿病，治疗咳嗽气喘，能破除积聚，清除寒热邪气。烹煎它的汁，叫作射罔，可以毒杀飞禽走兽。又叫作奚毒、即子、乌喙。生长于山中的深谷处。

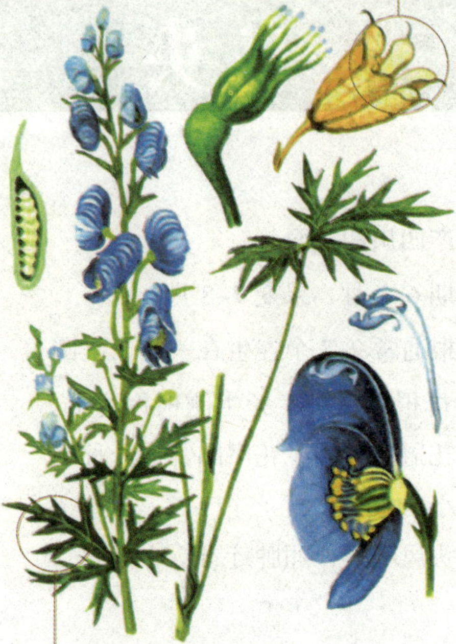
花［性味］味辛，性温，有大毒。
［主治］中风恶风，能除寒湿痹。
叶［性味］味辛，性温，有大毒。
［主治］治头风喉痹，痈肿疔毒。

【集解】

《日华子诸家本草》载，取生土附子，去皮捣，滤汁澄清，晒干取膏，名为射罔，用来做毒箭，毒性很烈。

李时珍说，草乌头到处都有，根、苗、花、实都与川乌头相同，但这是野生的。

李时珍说，草乌头或生用，或炮用，或以乌大豆同煮熟，去其毒用。

【百草堂】

这味药之所以有乌头之名,是因为其外形与乌鸦头相似。历史上,由于毒性剧烈,乌头被称作一箭封喉的毒品。生乌头榨出的汁或煎出的汁叫射罔。将射罔涂抹在兵器上,再经晒干,则足以致人死命。

著名的典故“关公刮骨疗毒”就是疗乌头的毒。关羽攻打樊城时被毒箭射中右臂。将士们取出箭头一看,毒已渗入骨头。后来,箭伤逐渐加重,华佗前来给关羽治伤,发现乃乌头箭毒所致,需行刮骨治疗。关公饮了几杯酒,华佗乃下刀割开皮肉遂用刀刮骨,沙沙有声,帐上帐下见者皆掩面失色。而关公饮酒食肉,谈笑弈棋,全无痛苦之色。华佗刮去骨上之毒,敷上疮药,进行缝合。术后关公即觉右臂伸舒自如。

这种乌头箭源于神农氏时期,人们把草乌头的汁液抹在兵器上狩猎。用草乌头的浓毒液,泡上七七四十九天后,拿来对付猛兽。据说箭射到狗熊身上,只要能够见到一丁点儿血气,七步之内,狗熊一定会全身发黑,踉跄几步,便中毒而倒,可见这毒药的毒力是何等之大。

对症下药

病症	配方	功效
头痛发热	乌头与附子、蜀椒、干姜合用	温阳逐寒止痛
寒饮上逆腹痛	乌头与半夏同用	散寒化饮降逆

天雄

产地分布：主要栽培于四川。

成熟周期：花期 6–7 月，果期 7–8 月。

形态特征：多年生草本植物，高 60~120cm。块根通常 2 个连生，纺锤形至倒卵形，外皮黑褐色。

功　　效：风寒湿痹、历节风痛、四肢拘挛。

【原文】

天雄，味辛，性温。主大风，寒湿痹，历节痛，拘挛缓急，破积聚，邪气，金疮，强筋骨，轻身健行。一名白幕。生山谷。

【译文】

天雄，味辛，性温。主治严重的风寒湿痹，全身关节疼痛，拘挛不利，能破除体内聚积，邪气郁结，治疗金属创伤，具有强筋健骨，使身体轻巧，健步如飞。又叫作白幕。生长于山中的深谷处。

【百草堂】

天雄为附子或草乌头之形长而细者。具有祛风，散寒，燥湿，益火助阳的功效。主治风寒湿痹，历节风痛，四肢拘挛，心腹冷痛，痃癖癥瘕。

治疗大风癞。用天雄、乌头的苗及根，去土勿洗，捣成汁。另取细粒黑豆浸液中一夜。次日取豆晒干，如此七浸七晒，可供服用。开始时每次吞服三枚，以后渐加至六七枚。禁忌吃猪肉、鸡肉及蒜，否则会有生命危险。

半夏

产地分布：主产于南方各省区，东北、华北、长江流域诸省均有栽培。

成熟周期：7–9月间采挖。

形态特征：地下块茎球形，叶基生，叶片掌状三出，在叶柄或小叶分枝处着生珠芽，可作繁殖材料，由块茎生出的植株可抽出花茎，肉穗花序，外具有佛焰苞。浆果，嫩时绿色，熟时红色。

功　　效：燥湿化痰，降逆止呕，消痞散结。

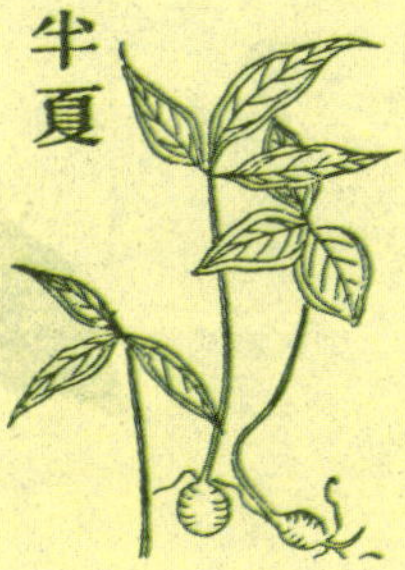

【原文】

半夏，味辛，平。主伤寒寒热，心下坚，下气，喉咽肿痛，头眩，胸张，咳逆，肠鸣，止汗。一名地文，一名水玉。生川谷。

叶［性味］味辛，性平，有毒。
［主治］消痰，下肺气，开胃健脾，止呕吐。

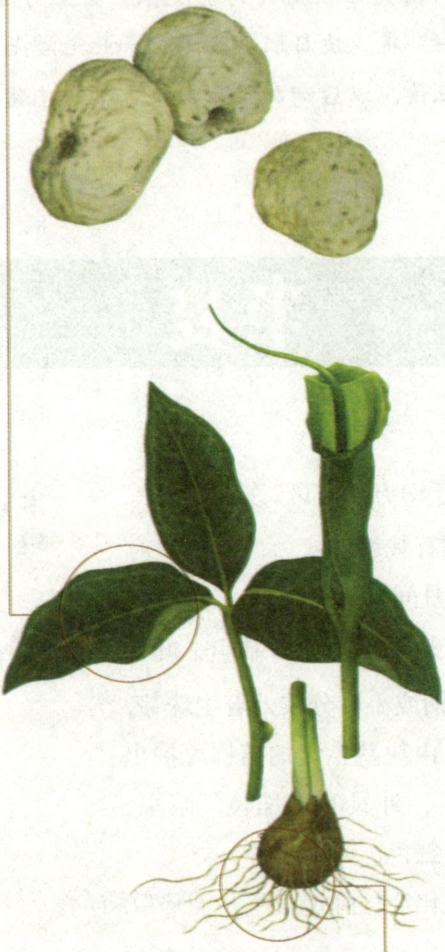

根［性味］味辛，性平，有毒。
［主治］主伤寒寒热，心下坚，胸胀咳逆。

【译文】

半夏，味辛，性平。主治外感伤寒，身体恶寒发热，心腹间郁结坚硬之感，可使体内郁气下行，能治疗咽喉肿痛，头晕目眩，胸中胀满，咳嗽气逆，肠鸣，具有止汗的功效。又叫作地文、水玉。产于河流的谷地之处。

【集解】

陶弘景说，半夏以肉白的为好，不论陈久。

苏颂说，半夏各地都有，二月生苗一茎，茎端长三叶，浅绿色，很像竹叶，而生长在江南的像芍药叶。根下相重，上大下小，皮黄肉白。五月、八月采根，以灰裹二日，汤洗晒干。

[修治] 李时珍说，将半夏洗去皮垢，用汤浸泡七日，每天换汤，晾干切片，用姜汁拌焙入药。或研为末，以姜汁入汤浸澄三日，沥去涎水，晒干用，称半夏粉。或研末以姜汁和成饼，晒干用，叫作半夏饼。

[性味] 味辛，性平，有毒。

王好古说，半夏辛厚苦轻，为阳中之阴。入足阳明、太阴、少阳三经。

徐之才说，半夏与射干相使。恶皂荚。畏雄黄、生姜、干姜、秦皮、龟甲。反乌头。

张元素说，热痰佐以黄芩同用；风痰佐以南星同用；寒痰佐以干姜同用；痰痞佐以陈皮、白术同用。半夏多用则泻脾胃。各种血证及口渴者禁用，因其燥津液。孕妇不能用，用生姜则无害。

[主治] 消心腹胸膈痰热满结，咳嗽上气，心下急痛坚痞，时气呕逆，消痈肿，疗萎黄，悦泽面目，堕胎。(《名医别录》)

消痰，下肺气，开胃健脾，止呕吐，去胸中痰满。生半夏:摩痈肿，除瘤瘿气。(甄权)

治吐食反胃，霍乱转筋，肠腹冷，痰疟。(《日华子诸家本草》)

治寒痰，及形寒饮冷伤肺而咳，消胸中痞，膈上痰，除胸寒，和胃气，燥脾湿，治痰厥头痛，消肿散结。(张元素)

治眉棱骨痛。（朱震亨）

补肝风虚。（王好古）

除腹胀，疗目不得瞑，白浊梦遗带下。（李时珍）

［发明］ 李时珍说，脾无留湿不生痰，故脾为生痰之源，肺为贮痰之器。半夏能主痰饮及腹胀，是因为其体滑而味辛性温。涎滑能润，辛温能散亦能润，所以行湿而通大便，利窍而泄小便。

【百草堂】

半夏含有生物碱，能引起呕吐，对局部有强烈刺激性，生食可使舌咽口腔麻木肿痛、流涎、张口困难，严重时可引起窒息。

相传宋代，广州知府杨立之喜用鹧鸪下酒，一天突然感到咽喉疼痛异常，不能饮食，服了几帖清热解毒方剂，不但没有效果，反而肿处破溃，脓血不止。于是请来名医杨吉老，杨吉老仔细询问了病情经过说："大人若要早愈，需先吃一斤生姜。"杨知府于是命人买来一斤生姜，洗净切片。当吃完一斤生姜后，咽喉脓血不见，喉肿也基本消退。杨立之不明所以，杨吉老告诉他："我得知你喜欢食鹧鸪。鹧鸪最爱吃半夏。你常用此下酒且数年如一日，所以半夏之毒积蓄在你体内，侵及咽喉。医书上说，生姜可攻半夏毒，所以我先用生姜清除半夏积毒，然后再用方剂扶正固本。"

对症下药

病症	配方	功效
痰厥中风	半夏同甘草、防风、生姜共用	燥湿化痰
风痰湿痰	半夏同神曲、天南星、白术、枳实、姜汁共用	化痰
脾湿生痰，不思饮食	半夏同人参、白茯苓、白术、甘草、陈皮共用，名六君子汤	降逆止呕

虎掌

产地分布： 分布于华北、华东。

成熟周期： 花期 5–7 月，果期 6–10 月。

形态特征： 根如豆大，渐长大像半夏而扁。一茎作穗，直上如鼠尾。中间生一叶如匙，裹茎作房，旁开一口，上下尖。中有花，微青褐色。结实如麻子大，熟后即变为白色。

功　　效： 祛风止痉，化痰散结。

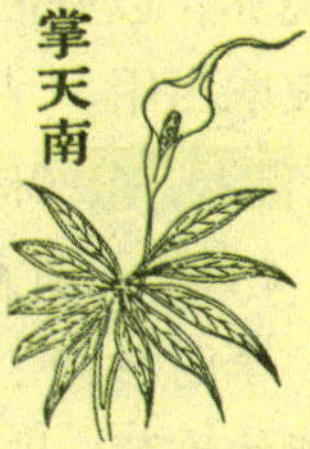

【原文】

虎掌，味苦，温。主心痛，寒热，结气，积聚，伏梁，伤筋，痿，拘缓，利水道。生山谷。

【译文】

虎掌，味苦，性温。主治胃脘部疼痛，身体恶寒发热，气郁积聚，伏梁，筋伤痿缓，拘挛，能通利水道。生长于山中的深谷处。

【集解】

苏颂说，现在河北州郡也有虎掌。初生时，根如豆大，渐长大像半夏而扁，年久者根圆，近一寸，大的有鸡蛋大小。周匝生圆牙三四枚或五六枚。它三四月生苗，高一尺多。独茎上有叶如爪，五六出分布，尖而圆。一窠生七八茎，有时也一茎作穗，直上如鼠尾。中间生一叶如匙，裹茎作房，旁开一口，上下尖。中有花，微青褐色。结实如麻子大，熟后即变为白色，自己落下，一子生一窠。九月苗残取根。

[修治] 李时珍说，天南星须用一两以上的为好。治风痰，有生用的，须用温汤洗净，以白矾汤，或皂角汁，浸三天三夜，天天换水，晒干用。若熟用，须在黄土地上掘一小坑，深五六寸，用炭火烧赤，以好酒浇。然后将南星放在里面，用瓦盆盖好，灰泥封回一夜取出用。

[性味] 味苦，性温，有大毒。

《日华子诸家本草》载，畏附子、干姜、生姜。

李时珍说：虎掌得防风则不麻，得牛胆则不燥，得火炮则不毒。生能伏雄黄、丹砂、焰消。

[主治] 除阴部湿，止风眩。(《名医别录》)

主疝气肿块、肠痛，伤寒时疾，能强阴。(甄权)

主中风麻痹，能除痰下气，利胸膈，攻坚积，消痈肿，散血堕胎。(《开宝本草》)

刀枪伤、跌打损伤瘀血，取南星捣烂敷。(陈藏器)

治蛇虫咬伤，疥癣恶疮。(《日华子诸家本草》)

去上焦痰及眩晕。(张元素)

主破伤风，口噤不开，身体强直。(李杲)

补肝风虚，治痰的作用与半夏相同。(王好古)

治惊痫，口眼歪斜，喉痹，口舌疮糜，结核，解颅。(李时珍)

[发明] 李时珍说，虎掌、天南星，是手、足太阴脾肺的药物。味辛而麻，所以能治风散血；性温而燥，所以能胜湿除涎；性紧而毒，所以能攻积拔肿而治口歪舌糜。杨士瀛《直指方》中说，诸风口噤，宜用南星，以人参、石菖蒲相佐使用。

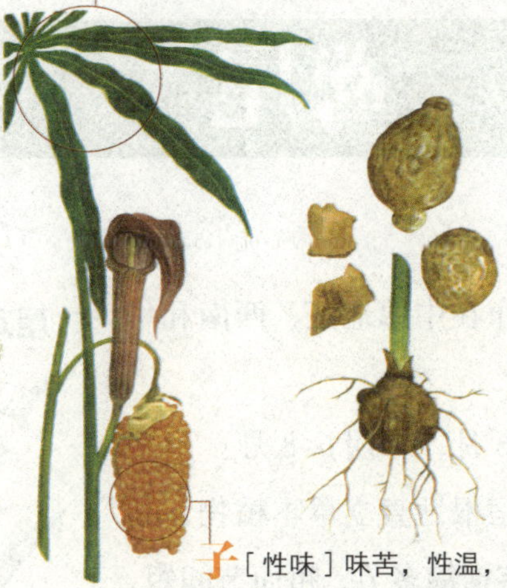
叶［性味］味苦，性温，有大毒。
［主治］主中风麻痹，能除痰下气。
子［性味］味苦，性温，有大毒。
［主治］治心痛，寒热结气。

【百草堂】

虎掌又名掌叶半夏、天南星、麻芋果。为天南星科植物虎掌的块茎。因为叶子形状与虎掌相似而得名，根部形状如同老人星，因此又称为天南星。

虎掌具有燥湿化痰，祛风止痉，散结消肿的功效。用于顽痰咳嗽，风痰眩晕，中风痰壅，口眼歪斜，半身不遂，癫痫，惊风，破伤风等的治疗。生用外治痈肿，蛇虫咬伤。

对症下药

病症	配方	功效
口眼歪斜	虎掌研为末，用姜汁调匀。病在左侧，敷右侧；病在右侧，敷左侧	祛风止痉
风痰咳嗽	半大天南星一枚，炮裂研成末。每取一钱，加水一盏，姜三片，煎成五分，温服，早、中、晚各一次	化痰散结

鸢尾

产地分布：主要分布在中原地区、西南和华东等地。

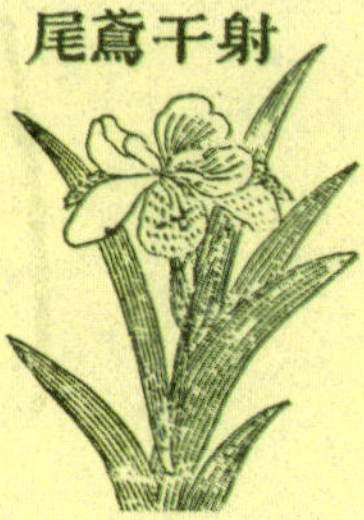

成熟周期：花期 4–6 月，果期 6–8 月。

形态特征：多年生宿根性直立草本植物，高 30~50 厘米。根状茎匍匐多节，粗而节间短，浅黄色。叶为渐尖状剑形，质薄，淡绿色，呈二纵列交互排列，基部互相包叠。

功　　效：活血祛瘀，祛风利湿，解毒，消积。

【原文】

鸢尾，味苦，平。主蛊毒邪气，鬼疰，诸毒，破癥瘕积聚，去水，下三虫。生山谷。

【译文】

鸢尾，味苦，性平。主治蛊毒气，解除鬼疰等各种毒邪，破除积聚肿块，祛除水湿，杀灭蛔、赤、蛲三种寄生虫。生长于山中的深谷处。

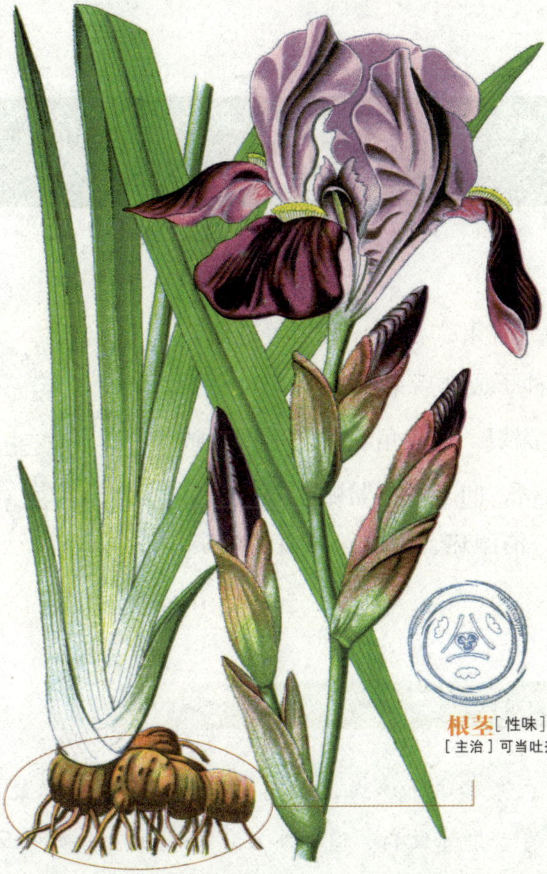
根茎[性味]味苦，性平。
[主治]可当吐剂及泻剂，也可治疗眩晕及肿毒。

【百草堂】

鸢尾因花瓣形如鸢鸟尾巴而得名，又名蓝蝴蝶、土知母、铁扁担、扇把草。尾花。

鸢尾的希腊语名是“彩虹”之意，因此鸢尾花有个音译过来的名称就叫“伊里斯”。伊里斯在希腊神话中是彩虹女神，她是众神在凡间的使者。希腊人把鸢尾称为彩虹花，是因为它色彩绚烂，像天上的彩虹一样美丽。以色列人则普遍认为黄色鸢尾是“黄金”的象征，故有在墓地种植鸢尾的风俗，即盼望能为来世带来财富。

大黄

产地分布：分布于甘肃、青海、四川等地。

成熟周期：7月种子成熟后采挖。

形态特征：叶片深裂，呈三角状披针形或狭线形。花序分枝紧密，向上直，紧贴干茎。

功　效：攻积滞，清湿热，泻火，凉血，祛瘀，解毒。

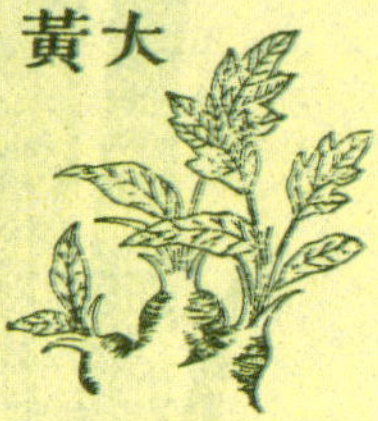

【原文】

大黄，味苦，寒。主下瘀血，血闭，寒热，破癥瘕积聚，留饮宿食，荡涤肠胃，推陈致新，通利水谷，调中化食，安和五脏。生山谷。

【译文】

大黄，味苦，性寒。主要功效是祛除瘀血，治疗女子闭经，消除恶寒发热，破除癥瘕、积聚肿块，消解食物滞留、不消化，荡涤肠胃，促进新陈代谢，通利水谷，调中化食，使五脏安康和谐。生长于山中的深谷处。

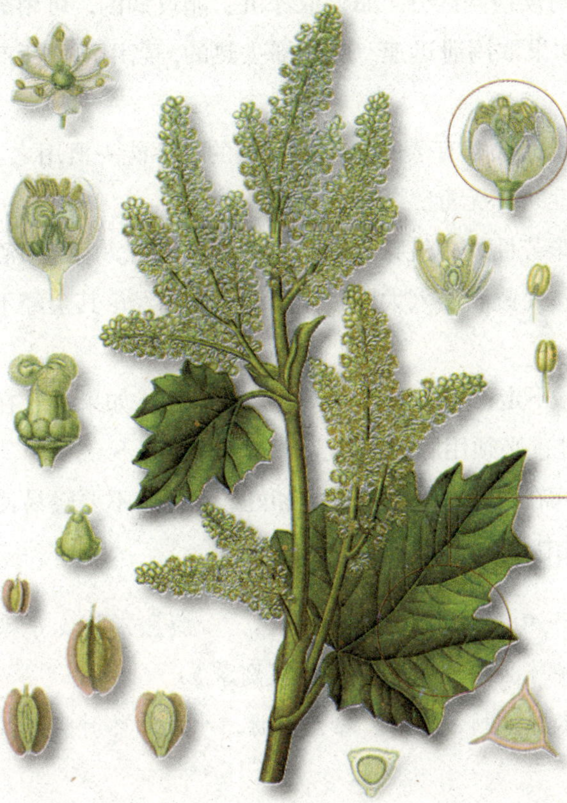
花[性味]味苦，性寒，无毒。
[主治]通利水谷，调中化食，安和五脏。
叶[性味]味苦，性寒，无毒。
[主治]能下瘀血，除寒热，破肿块。

【集解】

吴普说，大黄生长在蜀郡北部或陇西。二月叶子卷曲生长，黄赤色，叶片四四相当，茎高三尺多。它三月开黄色花，五月结实黑色，八月采根。根有黄汁，切片阴干。

苏恭说，大黄的叶、子、茎都像羊蹄，但茎高达六七尺而且脆，味酸，叶粗长而厚。根细的像宿羊蹄，大的有碗大，长二尺。其性湿润而易蛀坏，烘干就好。

陈藏器说，用的时候应当区分，如果取深沉、能攻病的，可用蜀中像牛舌片坚硬的；如果取泻泄迅速、除积滞去热的，当用河西所产有锦纹的大黄。

[修治] 陈藏器说，大黄有蒸的、生的、熟的，不能一概用之。

[性味] 味苦，性寒，无毒。

张元素说，大黄味苦性寒，气味俱厚，沉而降，属阴。用之须酒浸煨熟，是寒因热用。大黄酒浸入太阳经，酒洗入阳明经，其余经不用酒。

李杲说，大黄苦峻下走，用于下部疾患，必须生用。如果邪气在上，非酒不能到达病处，必须用酒浸引上至高处，驱热而下。

李时珍说，凡是病在气分以及胃寒血虚和妊娠产后，不要轻易使用。因大黄性苦寒，能伤元气、耗阴血。

[主治] 可平胃下气，除痰实，肠间积热，心腹胀满，女子寒血闭胀，小腹痛，各种陈久瘀血凝结。(《名医别录》)

通女子月经，利水肿，利大小肠，贴热肿毒，小儿寒热时疾，烦热蚀脓。(甄权)

宣通一切气，调血脉，利关节，泄壅滞水气，温瘴热疟。(《日华子诸家本草》)

泻各种实热不通，除下焦湿热，消宿食，泻心下痞满。(张元素)

主下痢赤白，里急腹痛，小便淋沥，实热燥结，潮热谵语，黄疸，各种火疮。(李时珍)

[发明] 李时珍说：大黄是足太阴、手足阳明、手中厥阴五经血分之药。凡病在五经血分者，适宜使用。如果病在气分而用大黄，是诛伐无过。泻心汤治疗心气不足、吐血、衄血，是真心之气不足，而手厥阴心包络、足厥阴肝、足太阴脾、足阳明胃之邪火有余。虽然说是泻心，实际是泻四经血中的伏火。

【百草堂】

在古代的宫廷用药中除了人们熟知的人参、鹿茸、燕窝等高级补品外，其实应用最多的就是大黄了。宫廷医案中，大黄应用之广泛，炮制之讲究，剂量之斟酌，用法之多样，配伍之精当，堪称之最，成为一味“出将入相”的良药。

大黄在宫廷中的使用历史可追溯到南北朝时期。当时有一位叫姚僧坦的名医，用单味大黄治好了梁元帝的心腹疾。在宫廷处方中，上至皇帝、太后，下至宫女、太监，不论是花甲老人还是垂髫小儿，凡有里滞内存（积食），或实火血热，或瘀滞经闭等症状，御医在处方时常将大黄作为重要的药物。

多数人只知道大黄具有泻下作用，其实用量得当，大黄还具有补益作用。我国古代名医张子和就曾说过：“阴虚则补之以大黄。”御医每为皇后、嫔妃、宫女治疗月经不调，所开处方药中常用大黄。慈禧常服的“通经甘露丸”也有熟大黄成分。

对症下药

病症	配方	功效
心气不足吐血衄血	大黄二两，黄连、黄芩各一两，加水三升，煮取一升，热服取利	祛瘀解毒
痰引起的各种疾病	大黄八两，生黄芩八两，沉香半两，青礞石二两，焰硝二两，同入砂罐中密封、煅红、研细。取末用水调和制成梧子大的药丸，常服	止咳化痰
产后血块	大黄末一两，头醋半升，熬膏做成梧子大的丸子，每服五丸，温醋化下	祛瘀

葶苈

产地分布： 分布于东北、华北、西北、华东、西南等地。

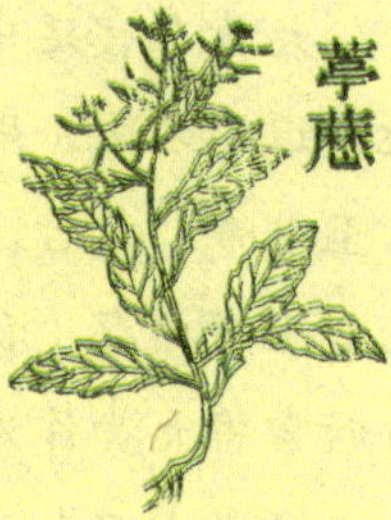

成熟周期： 4月底5月上旬采收。

形态特征： 茎直立，或自基部具多数分枝，被白色微小头状毛。基生叶有柄，叶片狭匙形或倒披针形，一回羽状浅裂或深裂，先端短尖，边缘有稀疏缺刻状锯齿，基部渐狭；茎生叶披针形或长圆形。

功　　效： 泻肺降气，祛痰平喘，利水消肿，泄逐邪。

【原文】

葶苈，味辛，寒。主癥瘕积聚，结气，饮食寒热，破坚逐邪，通利水道。一名大室，一名大适。生平泽及田野。

【译文】

葶苈，味辛，性寒。主治气血积聚形成的肿块，饮食不调，身体恶寒发热，具有破除坚积，逐除邪气，通利水道。又叫作大室、大适。生长于平地水草丛生处以及田野上。

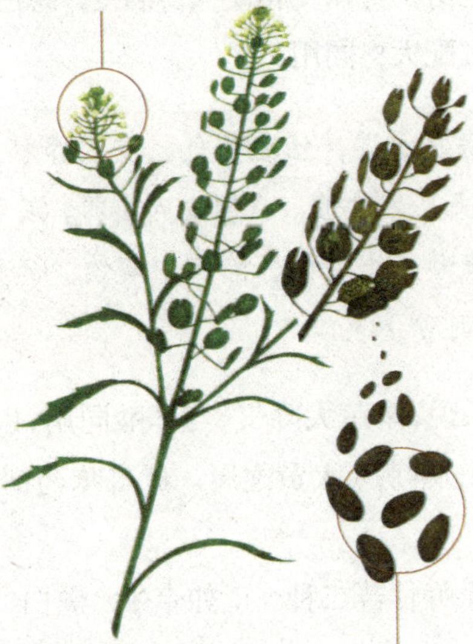
花 [性味] 味辛，性寒，无毒。
[主治] 利膀胱水湿，伏留热气。
子 [性味] 味辛，性寒，无毒。
[主治] 主治腹部肿块、结气，饮食寒热。

【释名】

又名：丁历、大室、大适、狗荠。

【集解】

《名医别录》载，葶苈生长在藁城平原沼泽及田野，立夏后采实，阴干。

陶弘景说，葶苈现在各处都有。葶苈子细黄，很苦，用的时候要煎熬。

苏颂说，葶苈初春生苗叶，高六七寸，像荠。它的根为白色，枝茎都为青色。三月开花，微黄，结角，种子扁小像黍粒，微长，呈黄色。

李时珍说，葶苈有甜、苦两种。狗荠味微甘，即甜葶苈。

[性味] 味辛，性寒，无毒。

张仲景说，葶苈敷头疮，药气入脑，杀人。

徐之才说，葶苈子与榆皮相使，得酒良，恶白僵蚕、石龙芮。

李时珍说，宜配大枣同用。

[主治] 利膀胱水湿，伏留热气，皮间邪水上出，面目浮肿，身突然中风，热痱瘙痒，利小腹。久服令人虚弱。(《名医别录》)

疗肺壅上气咳嗽，止喘促，除胸中痰饮。(《开宝本草》)

通月经。(李时珍)

[发明] 李杲说，葶苈大降气，与辛酸同用，以导肿气。《本草·十剂》载，泄可去闭，葶苈、大黄之属。此二味药都大苦寒，一泄血闭，一泄气闭。

李时珍说，葶苈甘苦二种，正如牵牛，黑白二色一样，急、缓不同；又像壶卢，甘、苦二味，良、毒也异。一般甜的下泄性缓，虽泄肺却不伤胃；苦的下泄性急，既泄肺也易伤胃，所以用大枣辅佐。然而肺中水气积满喘急者，非此不能除。只是水去则停药，不可过多服用。

【百草堂】

葶苈别名北葶苈子、甜葶苈子、辣辣菜、丁苈、大室、大适、狗荠。为十字花科植物独行菜、北美独行菜或播娘蒿的种子。治疗肺壅喘急，痰饮咳嗽，水肿胀满。

对症下药

病症	配方	功效
遍身肿满	苦葶苈(炒)四两，研成末，与枣肉和成梧子大的丸子，每服十五丸，桑白皮汤送下，一天三次	利水消肿
肺湿痰喘	甜葶苈炒，研末，加枣肉和成丸子服下	祛痰平喘
头风疼痛	葶苈子研为末，煮汤淋汁洗头，三四次即愈	泻肺降气

桔梗

产地分布：主产安徽、江苏、湖北、河南等地。

成熟周期：花期 7–9 月，果期 8–10 月。

形态特征：根纺锤形，长 6~20cm，表面淡黄白色，有扭转纵沟及横长皮孔斑痕。

功　　效：宣肺，利咽，祛痰，排脓。

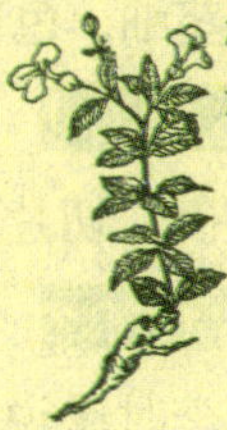

【原文】

桔梗，味辛，微温。主胸胁痛如刀刺，腹满，肠鸣幽幽，惊恐悸气。生山谷。

【译文】

桔梗，味辛，性微温。主治胸胁如刀刺般疼痛，腹中胀满，肠鸣不断，惊恐，心悸。生长于山中的深谷处。

【集解】

《名医别录》载，桔梗长于嵩高山谷及冤句，二、八月采根晒干用。

陶弘景说，附近各地都有桔梗，二三月长苗，可煮来食用。桔梗治疗蛊毒的效果明显，俗方中用本品叫荠苨。现在还有一种荠苨，能解药毒，与人参很相似，可以假乱真。荠苨叶和桔梗叶很像，但荠苨叶下光滑润泽无毛，且不像人参叶那样对生。这是它们相区别的地方。

苏颂说，现在到处都有桔梗。它的根像小指般大小，黄白色，春季长苗，茎高一尺多，叶像杏叶，呈长椭圆形，四叶对生，嫩时也可煮来食用。夏天开紫碧色小花，很像牵牛花，秋后结子。八月采根，根为实心。如果无心的是荠苨。关中产的桔梗，根是黄皮，像蜀葵根；茎细，色青；叶小，青色，像菊叶。

[修治] 李时珍说，现在只刮去桔梗根表面的浮皮，用米泔水浸一夜，切片微炒后入药用。

[性味] 味辛，性微温，有小毒。

李时珍说，应当是味苦、辛，性平为妥。

徐之才说，桔梗节皮相使，畏白及、龙眼、龙胆草，忌猪肉。与牡蛎、远志同用，治疗恚怒。与消石、石膏同用，治伤寒。

[主治] 利五脏肠胃，补血气，除寒热风痹，温中消谷，疗咽喉痛，除蛊毒。(《名医别录》)

治下痢，破血行气，消积聚、痰涎，去肺热气促嗽逆，除腹中冷痛，主中恶以及小儿惊痫。(甄权)

下一切气，止霍乱抽筋，心腹胀痛。补五劳，养气，能除邪气，辟瘟，破癥瘕、肺痈，养血排脓，补内漏，治喉痹。(《日华子诸家本草》)

利窍，除肺部风热，清利头目，利咽喉。治疗胸膈滞气及疼痛。除鼻塞。(张元素)

治寒呕。(李杲)

治口舌生疮、目赤肿痛。(李时珍)

[发明] 朱震亨说，干咳为痰火之邪郁在肺中，宜用苦桔梗开郁。痢疾腹痛为肺气郁在大肠，也宜先用苦桔梗开郁，后用治痢药。因桔梗能升提气血，所以治气分药中适宜使用。

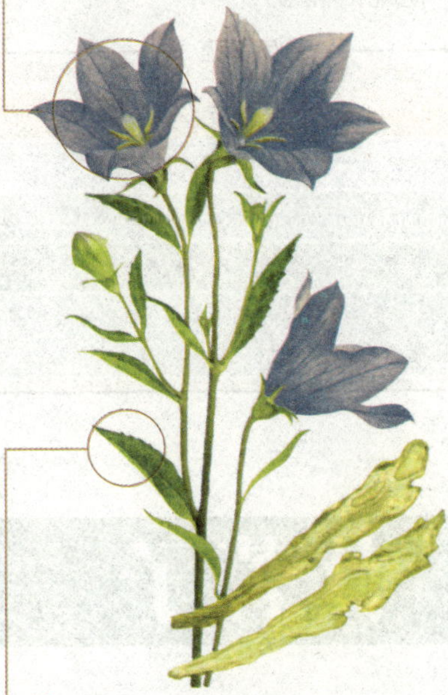
花［性味］味辛，性微温，有小毒。
［主治］治口舌生疮、目赤肿痛。
叶［性味］味辛，性微温，有小毒。
［主治］利五脏肠胃，补血气，除寒热风痹。

【百草堂】

桔梗在朝鲜语中叫作“道拉基”。

传说，在朝鲜的一户穷苦人家中有一个美丽的女儿名叫道拉基。她与村里一位英俊的小伙子相恋。他们每天都一同上山砍柴、挖野菜，是村里最令人羡慕的一对。

可是村里有一个地主对道拉基的美貌觊觎已久，只是苦无机会下手。一年饥荒，道拉基一家欠了地主的地租，于是地主便抓住时机逼迫道拉基父母以道拉基来抵债。小伙子知道了这个消息，愤怒地砍死了地主，自己也被关进死牢。道拉基悲痛不已，郁郁而死。临终前，她要父母把自己埋葬在每天和小伙子一同上山的路上。

第二年夏天，姑娘的坟上开出一朵朵紫色的小花，人们叫它“道拉基”。这种美丽的小花就是桔梗。

○对症下药○

病症	配方	功效
胸满	桔梗、枳壳等分，加水二盅，煎取一盅，温服	下气
伤寒腹胀	用桔梗、半夏、陈皮各三钱，生姜五片，加水二盅，煎取一盅服用	祛寒
肺痈咳嗽	用桔梗一两，甘草二两，加水三升，煮成一升，分次温服	宣肺
肝风致眼睛痛，眼发黑	取桔梗一斤，黑牵牛头末三两，共研成末，加蜜做成梧子大的丸子。每次用温水送服四十丸，一天二次	止痛

莨菪子

产地分布：主产内蒙古、河北、河南及东北、西北等地。

成熟周期：二年。

形态特征：全株被黏性腺毛，根粗壮，肉质。茎直立或斜上伸，密被柔毛。单叶互生，叶片长卵形或卵状长圆形，顶端渐尖，基部包茎，茎下部的叶具柄。花淡黄绿色，基部带紫色。

功　　效：突发癫狂，风痹厥痛和久咳不止。

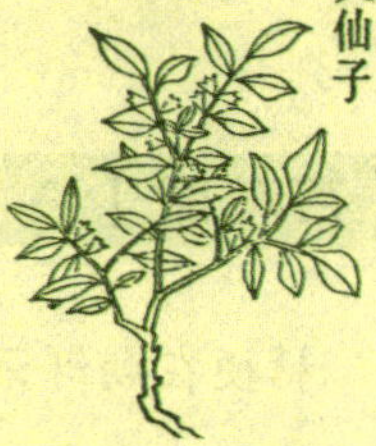

【原文】

莨菪子，味苦，寒。主齿痛出虫，肉痹拘急，使人健行，见鬼，多食令人狂走。久服轻身，走及奔马，强志，益力，通神。一名横唐。生川谷。

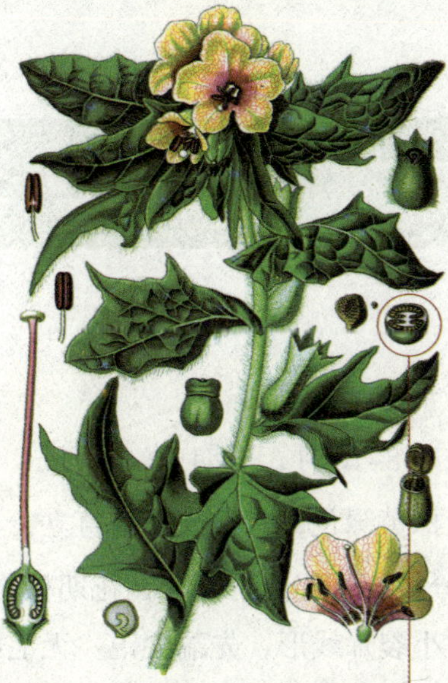

子［性味］味苦，性寒，无毒。
［主治］突发癫狂、脱,[不收、风,扌虫牙、乳,肎坚硬。

【译文】

莨菪子，味苦，性寒。主治牙疼并可出虫，治疗筋肉弊痛麻痹拘急，使人步履矫健，服用过量则会导致人妄见狂走。长期服用使人身体轻巧，如奔马般疾驰，增强记忆力，气力充沛，神清气爽。又叫作横唐。生长于河流的谷地之处。

【百草堂】

莨菪子又名天仙子、横唐、行唐，为羊踯躅的种子。性毒，服用过量会出现中毒症状，两眼发红、烦躁、哭笑不止、谵语、幻觉、口干肤燥、瞳孔散大。严重者可致昏睡、肢强挛缩，甚至昏迷死亡，可用荠苨、甘草、升麻、犀角、蟹来解其毒。古人用天仙子预言、施法，或做成爱情媚药，曾被用来镇静止痛。

草蒿

产地分布： 产于全国各地

成熟周期： 花期 8–10 月，果期 10–11 月。

形态特征： 全株黄绿色，有臭气。茎直立，具纵条纹，上部分枝。基部及下部叶在花期枯萎，中部叶卵形，小裂片线形，先端尖锐，无毛或略具细微软毛，有柄。

功　　效： 清热解暑，除蒸，截疟。

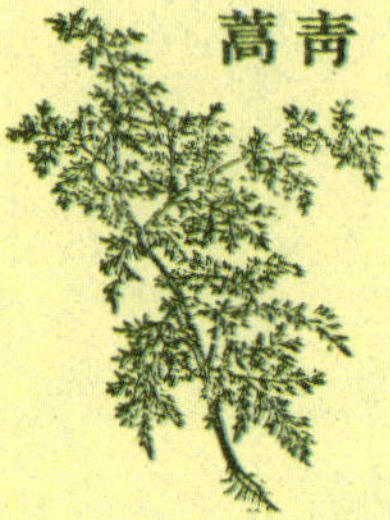

青蒿

【原文】

草蒿，味苦，寒。主疥瘙痂痒，恶疮，杀虱，留热在骨节间，明目。一名青蒿，一名方溃。生川泽。

【译文】

草蒿，味苦，性寒。主治疥疮结痂而瘙痒，恶性疮疡，可杀灭虫虱，消散骨节间的积热，增强视力。又叫作青蒿、方溃。生长于河边池泽的水草丛生处。

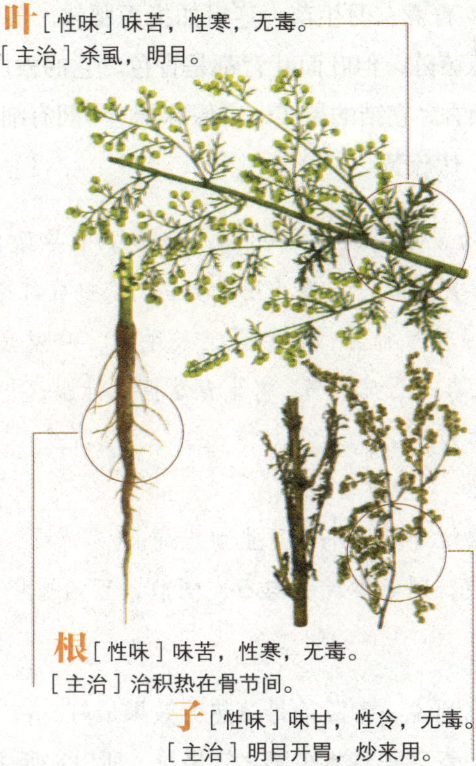
叶［性味］味苦，性寒，无毒。
［主治］杀虱，明目。
根［性味］味苦，性寒，无毒。
［主治］治积热在骨节间。
子［性味］味甘，性冷，无毒。
［主治］明目开胃，炒来用。

【集解】

韩保升说，青蒿嫩时可用醋淹成酸菜，味香美。它的叶像茵陈蒿而叶背不白，高四尺多，四月、五月采摘，晒干入药用。

苏颂说，青蒿春天生苗，叶非常细小，可以食用。到了夏天便长高到四五尺，秋天开细小的淡黄色花，花下结子，像粟米般大小，八月、九月采子阴干。根、茎、子、叶都可入药用，茎叶烤干后可以作饮品，香气尤佳。

寇宗奭说，在春天，青蒿发芽最早，人们采它来做蔬菜，根赤叶香。

李时珍说，青蒿二月生苗，茎粗如指而肥软，茎叶都是深青色。它的叶有点儿像茵陈，但叶面叶背都是青色。它的根白而硬。七八月开细小黄花，颇香。它结的果实大小像麻子，中间有细子。

李时珍说，伏硫黄。

［主治］ 治夏季持续高烧，妇人血虚下陷导致出血，腹胀满，冷热久痢。秋冬用青蒿子，春夏用青蒿苗，都捣成汁服用。（陈藏器）

补中益气，轻身补劳，驻颜色，长毛发，令发黑亮不衰老，兼去开叉发，杀风毒。心痛热黄，将生青蒿捣成汁服，并把渣贴在痛处。（《日华子诸家本草》）

治疟疾寒热。（李时珍）

把生青蒿捣烂外敷金疮，可止血止痛。（苏恭）

把它烧成灰，隔纸淋汁，与石灰同煎，可治恶疮、息肉、黑疤。（孟诜）

［发明］ 苏颂说：青蒿治骨蒸热劳效果最好，古方中单用。

李时珍说：青蒿得春木少阳之气最早，所以它所主之症，都是少阳、厥阴血分的疾病。

【百草堂】

草蒿，别名菣、草蒿、方溃、三庚草、野兰蒿、黑蒿、白染艮，为菊科植物青蒿或黄花蒿的全草。

《月令通纂》中说伏内庚日，采青蒿悬于门庭之内，或者将其阴干为末，在冬至、元旦这两天各服二钱，可以辟除邪气。

旋覆花

产地分布：我国北部、东北部、中部、东部各地。

成熟周期：果期 9–11 月。

形态特征：茎直立，不分枝。基生叶长椭圆形，稍呈莲座丛状；茎生叶互生，无柄，叶片披针形、长椭圆状披针形或长椭圆形，茎上部叶半包茎，边缘有细齿，两面均有毛。

功　　效：降气消痰，行水止呕。

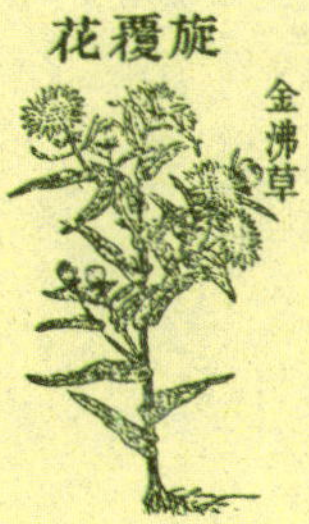

【原文】

旋覆花，味咸，温。主结气，胁下满，惊悸，除水，去五脏间寒热，补中，下气。一名金沸草。一名盛椹。生平泽、川谷。

【译文】

旋覆花，味咸，性温。主治邪气聚积造成的胁下胀满，惊恐心悸，消除水湿，祛除五脏间的寒热邪气，补益内脏，使气下行。又叫作金沸草、盛椹。生长于河流的谷地之处。

花［性味］味咸，性温，有小毒。
［主治］主结气胁下满，惊悸，除水。

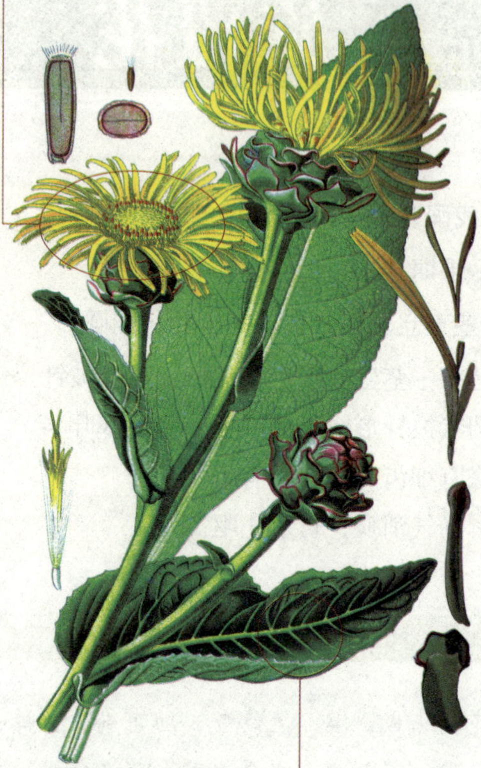

叶［性味］味咸，性温。
［主治］敷金疮，止血。

【集解】

《名医别录》载，旋覆生长在平泽川谷。五月采花，晒干，二十天成。

韩保升说，旋覆的叶像水苏，花黄如菊，六月至九月采花。

李时珍说，此草的花像金钱菊。生长在水泽边的，花小瓣单；人们栽种的，花大蕊簇，这大概是土壤的贫瘠与肥沃造成的。它的根细白。

花

[修治] 雷敩说，采得花，去蕊并壳皮及蒂子，蒸后晒干用。

[性味] 味咸，性温，有小毒。

[主治] 消胸上痰结，唾如胶漆，心胁痰水；膀胱留饮，风气湿痹，皮间死肉，目中眵䁾利大肠，通血脉，益色泽。（《名医别录》）

主水肿，逐大腹，开胃，止呕逆不下食。（甄权）

行痰水，去头目风。（寇宗奭）

消坚软痞，治噫气。（王好古）

[发明] 李时珍说：旋覆是手太阴肺、手阳明大肠经之药。它所治的各种病，功用不外乎行水下气，通血脉。李卫公说闻其花能损目。

【百草堂】

旋覆花又名金沸草、金钱花、滴滴金、盗庚、夏菊、戴椹。为菊科多年生草本植物旋覆花的头状花序，夏秋两季采收，生用或蜜炙用。以身干、朵大、金黄色，有白绒毛、无梗枝者为佳。具有消痰行水、降气止呕之功，适用于痰涎壅盛、咳嗽痰多、胸膈满闷、呕吐等。

藜芦

产地分布: 分布于我国东北、华北、陕甘南部、湖北、四川和贵州等地。

成熟周期: 花期 7–8 月，果期 8–9 月。

形态特征: 多年生草本植物，高 60~100cm。茎粗壮。叶椭圆形，长 20~25cm，宽 5~10cm。圆锥花序，侧生总状花序为雄花，顶生花序具两性花，小花多数密生，花被片黑紫色。

功　　效: 涌吐风痰，清热解毒，杀虫。

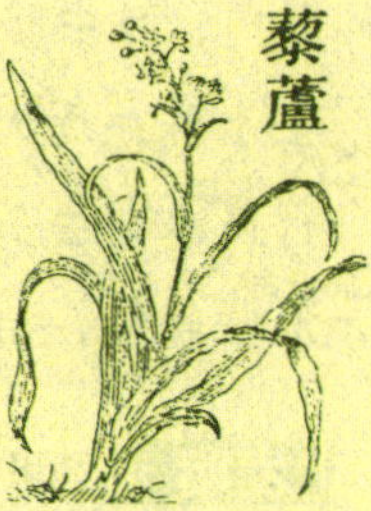

【原文】

藜芦，味辛，寒。主蛊毒，咳逆，泄利，肠澼，头疡，疥搔，恶疮，杀诸蛊毒，去死肌。一名葱苒。生山谷。

【译文】

藜芦，味辛，性寒。主治蛊毒，咳嗽气逆，痢疾，泄泻。治疗头部生疡、疥疮、恶疮，能杀虫解毒，去除坏死的肌肉。又叫作葱苒。生长于山中的深谷处。

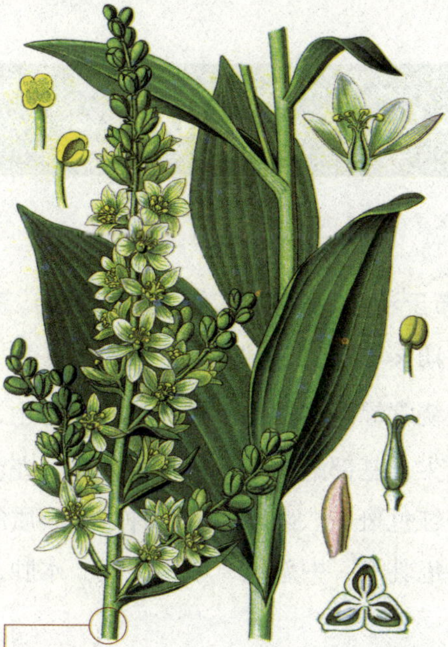

根茎［性味］味苦、辛，性寒，有毒。
［主治］治中风痰涌，风痫癫疾，黄疸，久疟，泻痢，头痛，喉痹，鼻息，疥癣，恶疮。

【百草堂】

俗话说："怪病多生于痰"。名医张子和在《儒门事亲》中就记载了这样一个故事：有一妇女自幼得了风痫病，并日渐加重。严重时每天要犯十几次。有一年遇上了荒年，只好到地里挖野草充饥。她在田野中见有一种好像大葱的草，就采回蒸熟饱吃了一顿。到后半夜她忽然感觉腹中难受不安，吐出许多黏稠如胶样的痰涎，接连几天，吐出的东西有一二斗。同时浑身出汗如水洗，非常困倦，自认为难以活命了。谁知三天后，不仅身体渐觉轻健，所患多年之病也好了。她拿所吃的"葱"去问别人，别人告诉她说这叫"憨葱"，就是药书上的"藜芦"。

从中可以看出中药藜芦对于治疗痰饮所致的怪病是有一定奇效的。

钩吻

产地分布：分布于浙江、福建、广东、广西、湖南、贵州、云南等地。

成熟周期：花期 8–11 月，果期 11 月至翌年 2 月。

形态特征：缠绕常绿藤本植物，枝光滑。叶对生，卵形至卵状披针形，顶端渐尖，基部渐狭或近圆形，全缘。花淡黄色；花冠漏斗状，内有淡红色斑点。蒴果卵形。种子有膜质的翅。

功　　效：金疮乳滞，中恶风，咳逆上气，水肿，杀蛊毒。

【原文】

钩吻，味辛，温。主金疮，乳痓，中恶风，咳逆上气，水肿，杀鬼疰，蛊毒。一名野葛，生山谷。

【译文】

钩吻，味辛，性温。主治金属创伤，妇女生产痉挛，外感恶风，咳嗽气逆，水肿，杀灭鬼疰、蛊毒。又叫作野葛。生长于山中的深谷处。

【百草堂】

传说中的“断肠草”，中草药名为“钩吻”，又叫胡蔓藤、大茶药、野葛、毒根、山砒霜。为马钱科多年生常绿缠绕性木质藤本植物。

相传当年神农尝百草，遇到了一种叶片相对而生的藤子，开着淡黄色小花。他摘了几片嫩叶放到口中品尝，刚嚼碎咽下就毒性大发，还没来得及吃解毒药，神农的肠子已断成了一小段、一小段的。这种令神农断肠而死的藤子，就被人们称为“断肠草”。

《本草纲目》中格外注出：“人误食其叶致死，而羊食其苗大肥。”因此人误食后应立即灌服新鲜鹅血、鸭血或羊血，并送医院抢救。

断肠草虽然有剧毒，但它可用于治顽癣，用鲜叶捣烂外敷可治疔疮肿毒、疥癣；水煎汤可驱除猪肉绦虫、蛔虫、姜片虫等。

射干

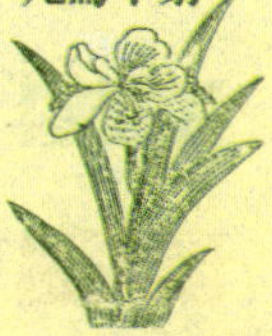

产地分布：分布于全国各地。

成熟周期：栽后2~3年收获，春、秋季挖掘根茎。

形态特征：根茎粗壮，横生，鲜黄色，呈不规则的结节状。

功　　效：清热解毒，祛痰利咽，消瘀散结。

【原文】

射干，味苦，平。主咳逆上气，喉痹咽痛不得消息，散结气，腹中邪逆，食饮大热。一名乌扇，一名乌蒲。生川谷。

【译文】

射干，味苦，性平。主治咳嗽气喘，呼吸困难，咽喉疼痛，能消散郁结的邪气，治疗腹中邪热，消除身体高烧。又叫作乌扇、乌蒲。生长于河流的谷地之处。

【集解】

李时珍说：现在的人所种的射干，大多是紫花的，叫作紫蝴蝶。它的花在三、四月开，有六瓣，大如萱花，结的房像拇指般大小，很像泡桐子。一房四隔，一隔有十余子。子大如胡椒而色紫，非常硬，咬不破。七月才枯。鸢尾、射干本是一类，只是花色不同，大抵作药用，两者功效也相差不远。

射干根

[性味] 味苦，性平，有毒。

[主治] 疗心脾间积血，咳唾，言语气臭，能散胸中热气。(《名医别录》)

用苦酒抹涂，可治毒肿。(陶弘景)

可消瘀血，通经。(甄权)

消痰，破肿结，胸膈满腹胀，气喘痃癖，能开胃下食，镇肝明目。(《日华子诸家本草》)

治肺气喉痹效果好。(寇宗奭)

去胃中痈疮。(张元素)

利积痰疝毒，消结核。(朱震亨)

降实火，利大肠，治疟母。(李时珍)

【百草堂】

射干别名为黄知母、金扁担、开喉箭、草姜、乌扁、扁竹、绞剪草、乌蒲、蝴蝶花、野萱草等。

在古人眼中，射干是孤立不群、桀骜不驯的。荀子《劝学》中有“西方有木焉，名曰射干，茎长四寸，生于高山之上而临百仞之渊；木茎非能长也，所立者然也”的记载。阮籍《咏怀诗》：“幽兰不可佩，朱草为谁荣。修竹隐山阴，射干临增城。”宋玉《高唐赋》：“青荃射干，揭车苞并。”

对症下药

病症	配方	功效
咽喉肿痛	射干花根、山豆根，阴干为末，吹喉	祛痰利咽
乳痈初起	取射干根像僵蚕的，同萱草根共研为末，加蜜调敷	消瘀散结

蛇合

产地分布：全国山中的深谷处。

成熟周期：花果期 4–9 月。

形态特征：蛇合，也叫蛇含草，是一年或多年生宿根草本，多须根，花茎上升或匍匐，常于节处生根并发育出新植株，被疏柔毛。叶近于鸟足状。花瓣黄色，倒卵形，顶端微凹，长于萼片。果近圆形，一面稍平，有皱纹。

功　　效：镇定惊厥和癫痫，缓解寒热邪气，对于热病的治疗也有显著作用。

【原文】

蛇合，味苦，微寒。主惊痫，寒热邪气，除热，金疮，疽，痔，鼠瘘，恶疮，头疡。一名蛇衔。生山谷。

【译文】

蛇合，味苦，性微寒。主治惊痫，邪气郁结导致的恶寒发热，能消除金属创伤引起的发烧；治疗疮疡、痔疮、鼠瘘、恶疮、头部疮疡。又叫作蛇衔。生长于山中的深谷处。

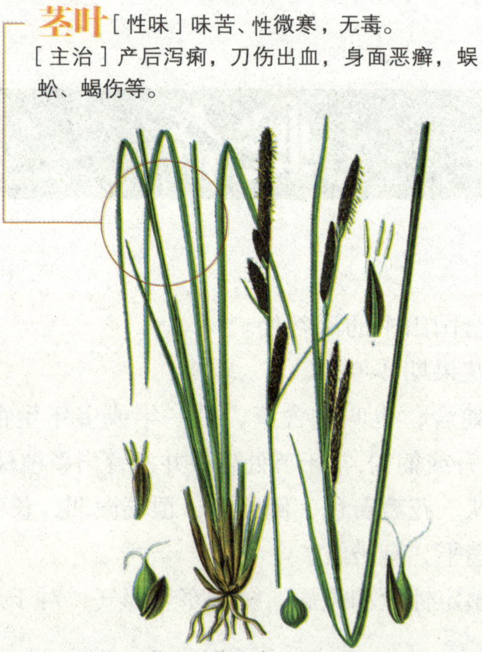
茎叶［性味］味苦、性微寒，无毒。
［主治］产后泻痢，刀伤出血，身面恶癣，蜈蚣、蝎伤等。

【百草堂】

蛇合又叫作蛇衔。其名字的来历源自刘敬叔的《异苑》。

《异苑》中记载：很早以前，有一位农夫清晨时下地耕田，锄地时见到一条受伤的蛇，这条蛇缓缓爬行，来到一棵小草前停下，衔起小草放在自己的伤口处。农夫很好奇，于是观察这条蛇的动向。没想到这条蛇用草敷完伤口后就在原地一动不动的休息。一直从早晨等到日落，他惊奇地发现蛇的伤口慢慢地愈合，傍晚时分受伤的蛇便轻松地离开了。农夫于是采来这些小草去给人们治疗创伤，每次都十分有效。因此就将这种草命名为“蛇衔草”。又因为它的叶子类似龙牙而小，背面紫色，所以俗名叫“小龙牙”，又名“紫背龙牙”。

常山

产地分布：分布江西、湖北、湖南、陕西、四川、贵州、云南、广东、福建等地。

成熟周期：秋季采摘。

形态特征：小枝绿色，常带紫色，稀被微柔毛。先端渐尖，基部楔形，边缘有密的锯齿或细锯齿；中脉上面凹陷，侧脉弯拱向上。伞房花序圆锥形；顶生，有梗；花蓝色或青紫色。

功　　效：劫痰，截疟。

漆蜀山常

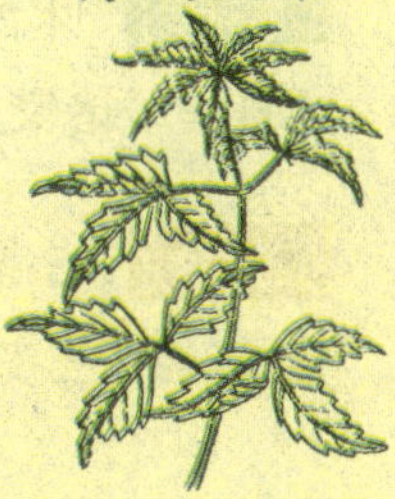

【原文】

常山，味苦，寒。主伤寒寒热，热发温疟，鬼毒，胸中痰结，吐逆，一名互草。生川谷。

【译文】

常山，味苦，性寒。主治伤寒引起的恶寒发热，温疟发热，鬼毒，胸中痰结，吐逆。又叫作互草。生长于河流的谷地之处。

【集解】

《名医别录》载，常山生长在益州川谷及汉中。二月、八月采根，阴干。又载：蜀漆生长在江林山谷及蜀汉中，是常山的苗。五月采叶，阴干。

苏恭说，常山茎圆有节，高的不过三四尺。叶像茗而狭长，两两相当。三月开白花，萼为青色。五月结实青圆，三子为房。其草晒干后色青白，可用。如果阴干，则黑烂郁坏。

［性味］味苦，性寒，有毒。

《日华子诸家本草》载：忌葱菜及菘菜。

［主治］疗鬼蛊往来，水胀，洒洒恶寒，鼠瘘。《名医别录》

治诸疟，吐痰涎，治项下瘤瘿。（甄权）

【百草堂】

相传从前有座山，名叫常山。山上有座破庙，庙里住着个穷和尚。穷和尚每天下山化缘为生。

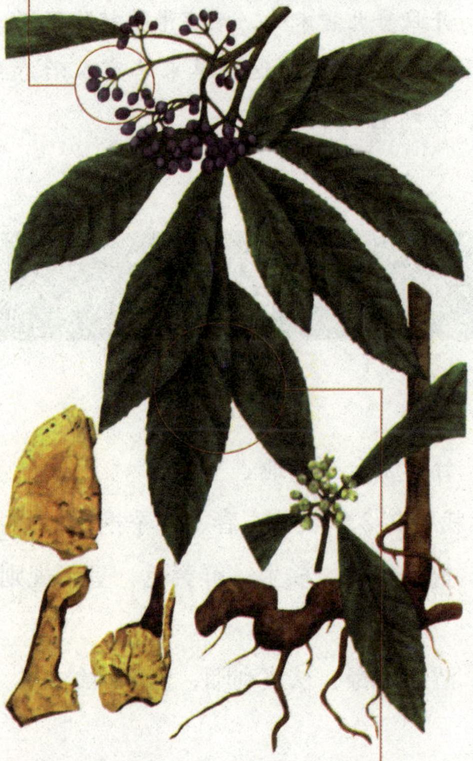
子 [性味] 味苦，性寒，有毒。
[主治] 伤寒寒热，热发温疟，鬼毒。
叶 [性味] 味苦，性平，有小毒。
[主治] 主疟及咳逆寒热，腹中症坚痞结。

有次和尚得了疟疾，身上忽冷忽热，无钱医治，没过多久就瘦得皮包骨头。

有一天，和尚拖着病体下山化缘，他来到一家穷人门前，主人说："我们也吃不上饭，刚煮了半锅野草根稀粥，谁吃了谁吐。你要是胃口好就吃吧。"和尚早就饿得头晕眼花，不管三七二十一，一口气吃了两碗。奇怪的是和尚吃了这种野草根子并没有像其他人那样呕吐。而且几天过去了，疟疾病都没发作。

和尚以为病好了，十分高兴。谁知一个月后，病又复发。和尚去找上次施舍的施主，他领着和尚上了山，找到一种开蓝花的野草，这种草的叶子是长圆形的，边上还有锯齿。和尚将它们挖回栽在庙前庙后的空地上，并且每天煮来吃，疟疾很快就除了根。

从此，和尚化缘时就用这种草来给穷人治疗疟疾。又因为这药草出自常山，便叫它“常山”了。

蜀漆

产地分布： 分布于全国各地。

成熟周期： 栽后 2~3 年收获，春、秋季挖掘根茎。

形态特征： 根茎粗壮，横生，鲜黄色，呈不规则的结节状。

功　　效： 清热解毒，祛痰利咽，消瘀散结。

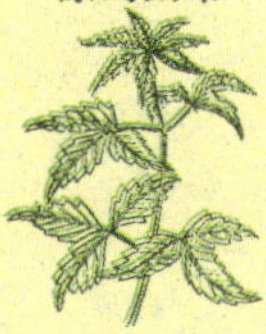

漆蜀山常

【原文】

蜀漆，味辛，平。主疟及咳逆寒热，腹中癥坚，痞结，积聚，邪气，蛊毒，鬼疰。生川谷。

【译文】

蜀漆，味辛，性平。主治疟疾，咳嗽气喘，恶寒发热，腹中癥结、结块聚积，邪气导致蛊毒，鬼疰。生长于河流的谷地之处。

【集解】

徐之才说，与栝楼相使，恶贯众。

名医别录载，疗胸中邪结气，致吐去疾。

甄权说，治瘴、鬼疟长时间不愈，温疟寒热，下肥气。

张元素说，能破血。洗去腥，与苦酸同用，导胆邪。

苏颂说，常山、蜀漆为治疟最重要的药物。但不能多服，否则令人吐逆。

李时珍说，常山、蜀漆有劫痰截疟的作用，但须在发散表邪及提出阳分之后。用法得宜，效果神奇；用法不对，真气必伤。疟疾有六经疟、五脏疟、痰湿食积瘴疫鬼邪诸疟，必须分清阴阳虚实，不能一概而论。常山、蜀漆生用则上行必致呕吐，酒蒸炒熟用则气稍缓，少用不会导致呕吐。其得甘草则吐，得大黄则利，得乌梅、鲮鲤甲则入肝，得小麦、竹叶则入心，得秫米、麻黄则入肺，得龙骨、附子则入肾，得草果、槟榔则入脾。

【百草堂】

蜀漆又叫作恒山、鸡屎草、鸭屎草，为虎耳草科植物黄常山的嫩枝叶。除痰，截疟，消癥瘕积聚，功用与常山基本相同。

对症下药

病症	配方	功效
截疟	取常山三两放浆水三升中浸泡一夜，煎取一升。发病前一次服完，能吐为好	下气通肠
独寒不热	蜀漆、云母（煅三日三夜）、龙骨各二钱，同研末。每服半钱，临发病之时早晨一服，发病前再一服，浆水调下	暖肠
独热不冷	蜀漆一钱半，甘草一钱，麻黄二钱，牡蛎粉二钱，加水二杯，先煎麻黄、蜀漆，去沫，再将其余药倒入，煎至一杯，未发病前温服，得吐则疟止	祛寒

甘遂

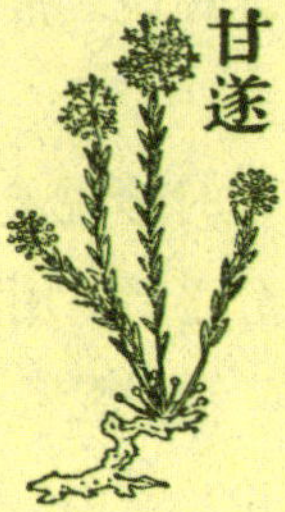

产地分布： 分布于河北、山西、陕西、甘肃、河南、四川等地。

成熟周期： 春季开花前或秋季枯苗后挖掘根部。

形态特征： 全株含白色乳汁。根细长，弯曲，中段及末端常有串珠状、指状或长椭圆状块根，外表棕褐色。茎常从基部分枝，下部带紫红色，上部淡绿色。

功　　效： 泄水逐饮，破积通便。

【原文】

甘遂，味苦，性寒。主大腹疝瘕，腹满，面目浮肿，留饮宿食，破癥坚积聚，利水谷道。一名主田。生川谷。

【译文】

甘遂，味苦，性寒。主治疝瘕引起的腹部痞满肿大，胀满，面目浮肿，宿食消化不良，能破除癥结、积聚，使水道、谷道通利。又叫作主田。生长于河流的谷地之处。

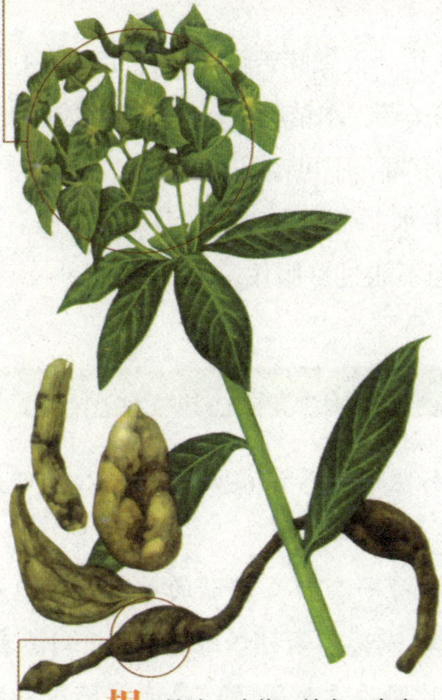
叶 [性味]味苦，性微寒，有毒。
[主治]能泻十二种水疾，去痰水。
根 [性味]味苦，性寒，有毒。
[主治]能破癥坚积聚，利水谷道。

【集解】

苏恭说，甘遂苗像泽漆，根皮赤而肉白，以连珠实重的为好。草甘遂是蚤休，与甘遂完全不一样，苗也不同，俗名重台，叶像鬼臼、蓖麻，根皮为白色。

李时珍说，现在的人用面裹煨熟用，去其毒。

[性味] 味苦，性寒，有毒。

徐之才说，与瓜蒂相使，恶远志，反甘草。

[主治] 下五水，散膀胱留热，皮中痞，热气肿满。(《名医别录》)

能泻十二种水疾，去痰水。(甄权)

泻肾经及隧道水湿，脚气，阴囊肿坠，痰迷癫痫，噎膈痞塞。（李时珍）

[发明] 张元素说，大戟味苦性寒。苦性泄，寒胜热，能直达水气所结之处，是泄水的圣药。水结胸中，非甘遂不能除，故张仲景的大陷胸汤中用它。但甘遂有毒，不可轻用。

李时珍说，肾主水，凝则为痰饮，溢则为肿胀。甘遂能泄肾经湿气，为治痰之本。但不能过量服用，中病则止。

【百草堂】

李时珍刚开始行医时，诊治疾病十分小心，可是仍然时有意外发生。

一次，李时珍治疗一个脾胃虚弱的病人，谨慎起见，李时珍仅给他开了一包甘草粉，嘱其回家拌饭服。但未想到患者在回家的途中，买了一碗面条，当时因为没有筷子，患者就随手在路边折了两根小棍当筷子将面条吃了，同时一并吃了药。结果回家没有多久这个患者就死了。

原来这名患者在路边随手折的小棍是甘遂的茎，甘遂反甘草，吃了会死人。出了这件事后，李时珍感慨不已，以后诊治疾病更加小心。

对症下药

病症	配方	功效
水肿腹满	甘遂（炒）二钱二分，牵牛一两半，同研末，水煎，时时含呷	泄水逐饮
水肿喘急，大小便不通	甘遂、大戟、芫花等分，同研末，用枣肉和成梧子大的丸子。每天清晨用热汤送服四十丸，以利去黄水为度	破积通便
疝气偏肿	甘遂、茴香等分，同研末，每次用酒送服二钱	行气消肿

白敛

产地分布： 分布华北、华东和中南各地。

成熟周期： 春、秋二季采收。

形态特征： 白敛为草质或基部稍木质的攀缘藤本植物，块根粗厚，纺锤状或圆柱状，小枝常带紫色，无毛。

功　　效： 散结气，止痛除热。

【原文】

白敛，味苦，平。主痈肿、疽、疮，散结气，止痛，除热，目中赤，小儿惊痫，温疟，女子阴中肿痛。一名菟核，一名白草。生山谷。

【译文】

白敛，味苦，性平。主治痈肿及各种疮疡，能使郁结之气消散，消除疼痛，祛除热邪，治疗眼睛赤红，小儿惊痫，温疟，女子阴部肿痛。又名菟核、白草。生长于山中的深谷处。

【百草堂】

白敛又写作白蔹，别名白根、昆仑、猫儿卵、鹅抱蛋、见肿消、穿山老鼠、白水罐、山地瓜、铁老鼠、母鸡带仔、老鼠瓜薯、山栗子、八卦牛、白浆罐、狗天天、癞癞茶、野葡萄秧、小老鸹眼、七角莲、上竹龙、旱黄钳、白天天秧。为葡萄科植物白蔹的根。

白敛是传统中药材，其味甘，性微寒，有清热解毒、生肌止疼、消肿的功效，多用于医治痈肿疮疡、烫伤、扭挫伤等，同时还具有嫩白肌肤的功效。另外白敛叶形奇特美丽，株形飘逸俊秀，可用于庭院园林造景，具有很好的装饰性和观赏性。

青葙子

产地分布：分布于中国秦岭以南各地。

成熟周期：花期6–9月，果期8–10月。

形态特征：全株无毛。叶互生，披针形或椭圆状披针形，顶端长尖，基部渐狭成柄。穗状花序顶生；子房长圆形，花柱红色，柱头2裂。胞果球形；种子扁圆形，黑色，有光泽。

子葙青

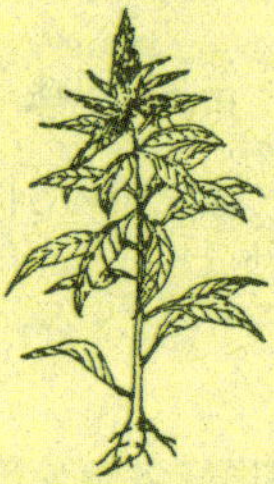

功　　效：燥湿清热，杀虫，止血。治风瘙身痒，疮疥，痔疮，金疮出血。

【原文】

青葙子，味苦，微寒。主邪气皮肤中热，风瘙身痒，杀三虫。子，名草决明，疗唇口青。一名草蒿，一名萋蒿。生平谷。

【译文】

青葙子，味苦，性微寒。主治邪气侵入皮肤使体表发热，可祛除风热邪气，杀灭蛔、赤、蛲三种寄生虫。它的子，叫作草决明，治疗嘴唇青紫。又叫作草蒿、萋蒿。生长于平原、山间小溪、道路两旁。

【集解】

《名医别录》载，青葙生长在平谷道旁。三月采其茎叶，阴干用。五六月采其子。

李时珍说，青葙生长在田野间，嫩苗像苋菜，可以食用。苗长高则有三四尺，苗、叶、花、实与鸡冠花没有什么差别。但鸡冠花穗有的大而扁，有的成团，青葙却在梢间长花穗，穗尖长四五寸，像兔尾，呈水红色，也有黄白色的。它的子在穗中，与鸡冠子和苋子一样难以辨认。

【百草堂】

青葙子又名草蒿、萋蒿、昆仑草、野鸡冠、狼尾花、大尾鸡冠花，其子叫作草决明，具有清肝、明目、退翳的功效，用于肝热目赤、眼生翳膜、视物昏花、肝火眩晕。

青葙也叫作草蒿，是因为其与草蒿功用相似；其子能明目，与决明子同功，因此有了草决明之名；其花叶与鸡冠相似，所以叫作野鸡冠、大尾鸡冠花。

雚菌

产地分布：东海及渤海。

成熟周期：8月采收。

形态特征：雚菌是大型肉质菌的子实体。菌柄多为圆柱形或纺锤形，菌盖的形状多样，菌褶呈放射状排列的片状结构，孢子形状多样，有球形、卵形等。菌肉不断生长，分隔多，分隔处明显缢缩。

功　　效：温补内脏，杀灭蛔虫。

【原文】

雚菌，味咸，平。主心痛，温中，去长虫，白疭，蛲虫，蛇螫毒，癥瘕诸虫。一名雚芦。生池泽。

【译文】

雚菌，味咸，性平。主治心痛，具有温补内脏，杀灭蛔虫、白疭、蛲虫，解蛇螫毒的功效，对癥瘕、各种虫症也有治疗作用。又叫作雚芦。生长于沟渠池塘等水草丛生处。

【百草堂】

雚菌又作灌菌，因产于雚芦丛中而得名，古代也有人认为雚菌为白鹳的粪便所化的。据说灌菌深入老树腐烂处，来年雷雨后就能长出各种颜色的灵芝。

大戟

产地分布：分布于全国除新疆、广东、海南、广西、云南、西藏外各地。

成熟周期：5月采苗，2月、8月采根。

形态特征：全株含白色乳汁。根粗壮，圆锥形，有侧根。茎自上部分枝，表面被白色短柔毛。

功　　效：泄水逐饮，消肿散结。

戟大北

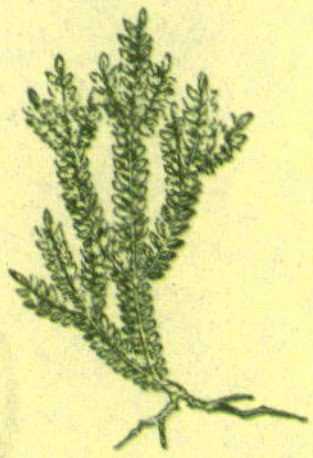

【原文】

大戟，味苦，寒。主蛊毒，十二水腹满急痛，积聚，中风，皮肤疼痛，吐逆。一名邛钜。

【译文】

大戟，味苦，性寒。主治蛊毒，十二经的各种水肿症，腹中胀满紧痛，邪气积聚，中风，皮肤疼痛，呕吐。又叫作邛钜。

【集解】

韩保升说，大戟苗像甘遂而高大，叶有白汁，花是黄色。它的根像细苦参，皮黄黑，肉黄白。五月采苗，二月、八月采根用。

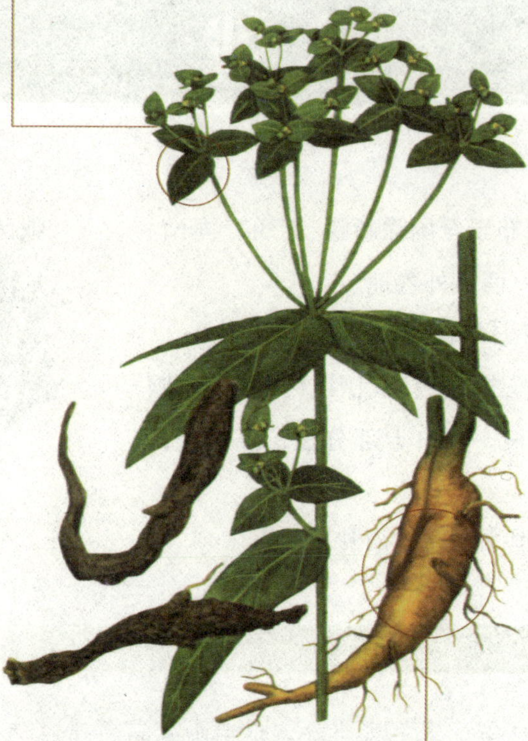
叶 [性味] 味苦，性寒，有小毒。
[主治] 治颈腋痈肿，头痛，能发汗，利大小便。
根 [性味] 味苦，性寒，有小毒。
[主治] 主蛊毒，水肿，腹满急痛积聚，吐逆。

李时珍说，大戟在平原沼泽上有很多。它直茎高二三尺，中空，折断有白浆。叶长窄像柳叶但不团，梢叶密攒向上。杭州紫大戟最好，江南土大戟次之。北方的绵大戟色白，根皮柔韧如绵，作用很是峻利，能伤人。体弱的人服用，甚至会吐血，不能不知道。

李时珍说，采来后，用浆水煮软，去除根基底的茎秆，晒干用。

[性味] 味苦，性寒，有小毒。

李时珍说，配枣同用，则不损脾。

徐之才说，大戟反甘草，用菖蒲解。

苏恭说，畏菖蒲、芦苇。

《日华子诸家本草》载，与赤小豆相使，恶薯蓣。

[主治] 治颈腋痈肿，头痛，能发汗，利大小便。(《名医别录》)

泻毒药，除时疫黄病温疟，破肿结。(《日华子诸家本草》)

能下恶血癖块，除腹内雷鸣，通经，堕胎。(甄权)

大戟根煮水，日日热淋，治隐疹风病，及风毒脚肿。(李时珍)

[发明] 王好古说，大戟、甘遂都是泄水之药，湿胜的用苦燥祛除。

李时珍说，痰涎随气升降，无处不到。大戟能泄脏腑水湿，甘遂能行经隧水湿，白芥子能散皮里膜外的痰气，只要善用，就能收到奇特功效。

【百草堂】

大戟别名猫眼草、龙虎草、京大戟、邛钜、下马仙。为大戟科植物大戟或茜草科植物红芽大戟的根。生于山坡、路旁、荒地、草丛、林缘及疏林下。根入药，能利尿、止泻、通经。全株亦可供兽药用。

对症下药

病症	配方	功效
水肿喘急，小便涩	大戟（炒）二两、干姜（炮）半两，同研末，每次用姜汤送服三钱，以大小便通畅为度	消肿散结
水肿腹大如鼓或遍身浮肿	取枣一斗，放锅内用水浸过，上面盖上大戟的根、苗，不加盖煮熟，随时取枣吃，枣尽病愈	消肿
牙痛	将大戟咬于痛处，止痛效果好	止痛

白及

产地分布：分布华东、中南、西南及甘肃、陕西等地。

成熟周期：花期 4–5 月，果期 10 月。

形态特征：多年生草本植物，基部互相套叠成茎状，中央抽出花葶。花紫色或淡红色，由 3 枚萼片、2 枚花瓣和 1 枚特化的唇瓣组成。地下有粗厚的根状茎，如鸡头状。

功　　效：止血补肺，生肌止痛。

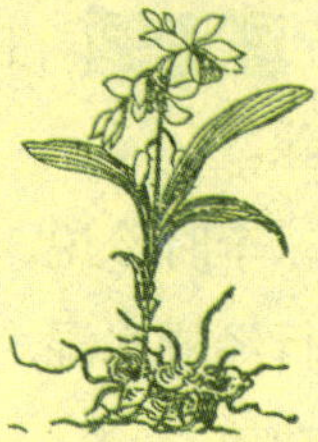

【原文】

白及，味苦，平。主痈肿、恶疮、败疽、伤阴，死肌，胃中邪气，贼风鬼击，痱缓不收。一名甘根，一名连及草。生川谷。

【译文】

白及，味苦，性平。主治痈肿，恶性疮疡，疮疡恶化腐烂，阴精耗伤、肌肤坏死，胃中邪气郁结，受贼风侵袭，四肢缓弱不能收放。又叫作甘根、连及草。生长于河流的谷地之处。

【集解】

《名医别录》载，白及生长在北山川谷及冤句、越山。

韩保升说：白及如今产于申州。它的叶像初生的棕苗叶及藜芦叶，三、四月抽出一茎，开紫色花。七月果实成熟，呈黄黑色。冬季凋谢。白及的根像菱草，有三角，为白色，角顶端发芽，八月采根用。

苏颂说，现在江淮、河、陕、汉、黔各州都有，生长在石山上。白及春天生苗，长一尺许。它的叶呈两指大，为青色。夏天开紫色花。二月、七月采根用。

李时珍说，韩保升所说的正是白及，但一棵白及只抽一茎。它的花长一寸多，红紫色，中心像舌头。其根像菱米，有脐，又像扁扁的螺旋纹，很难晒干。

[性味] 味苦，性平，无毒。

徐之才说，与紫石英相使，恶理石，畏李核、杏仁，反乌头。

[主治] 除白癣疥虫。(《名医别录》)

疗瘀热不退，阴下痿，可治面部痤疮，令人皮肌光滑。(甄权)

止肺部出血。(李杲)

治惊悸血邪血痢，痫疾风痹，赤眼症结，温热疟疾，发背瘰疬，肠风痔瘘。还可治疗跌打损伤，刀箭疮，汤火疮，能生肌止痛。(《日华子诸家本草》)

[发明] 苏恭说，白及性黏，山里人有手足皲裂的，将其嚼服外涂患处有效。

苏颂说，现在的医生在治疗金疮难愈及痈疽的方中，多用白及。

朱震亨说，凡是治疗吐血不止，宜加白及。

李时珍说，白及性涩而收，得秋金之气，所以能入肺止血，生肌疗疮。

【百草堂】

相传从前有位会稽将官，从关外保护皇帝回京，为了护驾身受重伤。皇帝命令太医马上抢救。但是因为将官的肺被箭射穿，生命垂危，太医们束手无策。

皇帝下令张贴榜文，征求能人前来医治。有位老农，拿着几株像棕榈叶一样的草药，草根有颗像菱角肉的块块，献给皇帝道："请皇上把这根块烘干，磨成粉，冲服并外敷。"

不久，那将官果然伤口愈合。皇帝要封赏老农，可是老农却拒绝了。他只请求太医院将这味草药编入医书，公布天下，使百姓得益。

皇帝十分感动，询问药名，老农说此药无名。皇帝问老农姓名，老农说自己叫白及，于是皇帝便将此药命名为"白及"。

对症下药

病症	配方	功效
鼻出血不止	用口水调白及末涂鼻梁上低处，再用水送服白及末一钱，效果好	止血
心气疼痛	取白及、石榴皮各二钱，研为末，炼蜜为丸如黄豆大，每次服三丸，用艾醋汤送下	下气

贯众

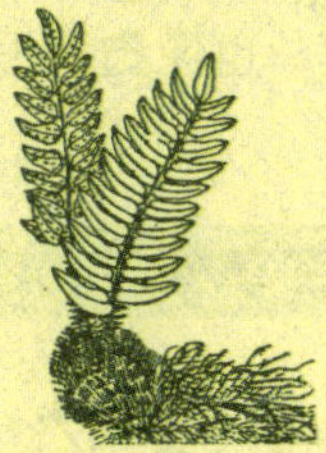

产地分布：我国大部分地区都有分布。

成熟周期：全年可采。

形态特征：贯众为陆生蕨，根状茎粗壮直立。叶丛生，革质，单数一回羽状复叶，小羽片呈镰刀状披针形，边缘有细锯齿，叶柄细长，密被褐色细毛。

功　　效：清热解毒，凉血止血，杀虫。

【原文】

贯众，味苦，微寒。主腹中邪热气，诸毒，杀三虫。一名贯节，一名贯渠，一名白头，一名虎卷，一名扁符。生山谷。

【译文】

贯众，味苦，性微寒。主治腹中邪气结聚，能解除各种毒，杀灭蛔、赤、蛲三虫。又叫作贯节、贯渠、白头、虎卷、扁符。生长于山中的深谷处。

【集解】

吴普说，贯众叶为青黄色，两两相对。茎有黑毛丛生，冬夏不死。它四月份开白花，七月份结黑色的果实，互相攒聚连卷着在旁边生长。三月、八月采根，五月采叶。

韩保升说，贯众苗像狗脊，状如野雉的长尾，根茎直立而多枝，皮黑肉赤，曲者名草鸱头，凡是山谷的北侧都有。

李时珍说，贯众多生长在山北坡近水的地方，数根丛生，一根数茎，茎粗如筷子。它的汁液滑，叶两两对生，像狗脊叶而边缘没有锯齿。叶子青黄色，叶面色深，背面色浅。它的根弯曲而有尖嘴，黑须丛簇，也像狗脊根但更大，形状像伏着的老鸱。

【百草堂】

贯众又叫作贯节、贯渠、贯仲、百头、虎卷、扁符、小贯众、昏鸡头、小金鸡尾，是多年生草本植物，喜生于阴湿处，以干燥的根茎入药。贯众具有杀虫、清热解毒、止血的功效，用于钩虫、蛔虫、绦虫、蛲虫等多种肠寄生虫病，以及风热感冒，温热斑疹，痄腮，血热吐血衄血，便血崩漏等。

中医古籍中记载只用贯众一味药，就能防病祛邪，可预防多种传染性疾病。方法是将一块贯众放在水缸中，饮缸中水可使一家人避免瘟疫。

对症下药

病症	配方	功效
鼻出血不止	用贯众根研末，用水送服一钱	止血
治产后流血过多，心腹彻痛	用状如刺猬的贯众一个，整个入药不锉，只揉去毛和花萼，以好醋蘸湿，慢火炙令香熟，冷后研细。每次用米汤送服三钱，空腹服	产后止血止痛
长期咳嗽，痰带脓血	用贯众、苏方木等分。每次取三钱，加水一盏，生姜三片，煎服。一日二次	止咳化痰

茵芋

产地分布： 分布山东、江苏、安徽、浙江、江西、湖南等地。

成熟周期： 花期 4–5 月。

形态特征： 常绿灌木，叶常集生于枝顶，狭长圆形或长圆形，两端渐尖。花常为两性，集生成顶生的圆锥花序；苞小，卵形；萼片 5，广卵形；花瓣 5，白色，有芳香。

主　　治： 风湿痹痛，四肢挛急，两足软弱。

【原文】

茵芋，味苦，温。主五脏邪气，心腹寒热，羸瘦如疟状，发作有时，诸关节风湿痹痛。生川谷。

【译文】

茵芋，味苦，性温。主治五脏内邪气郁结，心腹间恶寒发热，身体羸瘦虚弱像患有疟疾的样子，全身关节风湿痹痛。生长于河流的谷地之处。

【百草堂】

茵芋又名芫草、卑共，为芸香科茵芋系芳香植物，园林中常作林

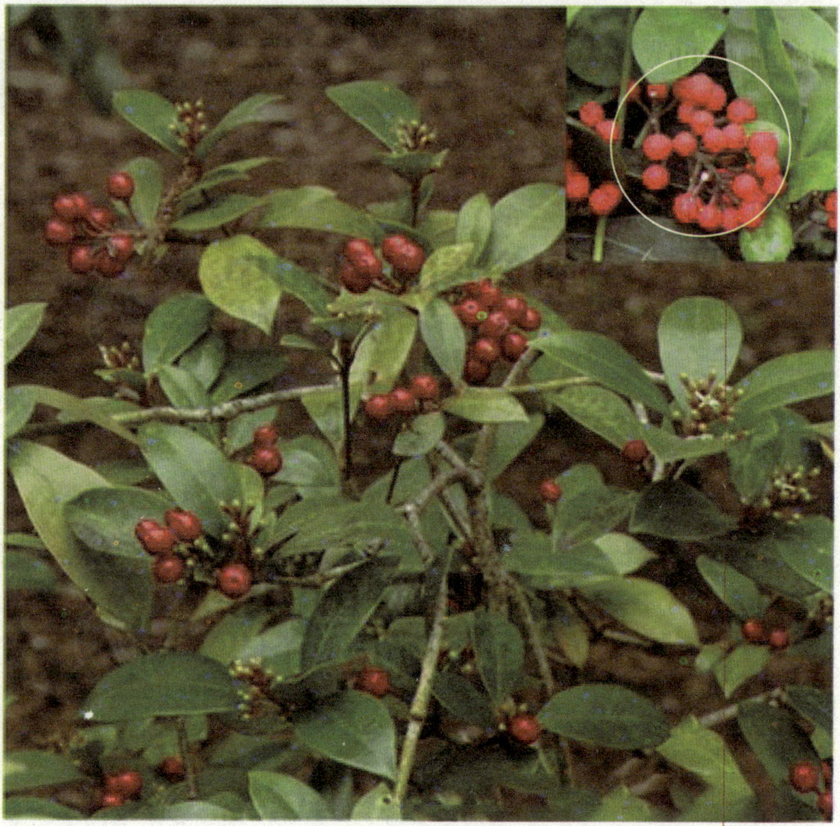

叶 [性味] 味苦，性寒。
[主治] 清热解毒，消肿散结。用于感冒咳嗽，扁桃体炎，颈淋巴结结核，小儿疳积，痔疮；外用治疔疮。

缘种植，也可作盆景。花可提取芳香油。种子可榨油。本品有毒，内服宜慎。阴虚而无风湿实邪者禁用。

《本草纲目》："《千金》《外台》诸古方，治风痫有茵芋丸，治风痹有茵芋酒，治妇人产后中风有茵芋膏，风湿诸方多用之。茵芋、石南、莽草，皆古人治风妙品，而近世罕知，亦医家疏缺也。"

泽漆

产地分布：我国除西藏外，各地均有分布。

成熟周期：花期 4–5 月，果期 5–8 月。

形态特征：茎丛生，基部斜升，无毛或仅分枝略具疏毛，基部紫红色，上部淡绿色。叶互生；无柄或因突然狭窄而具短柄；叶片倒卵形或匙形，先端钝圆，有缺刻或细锯齿，基部楔形，两面深绿色或灰绿色。

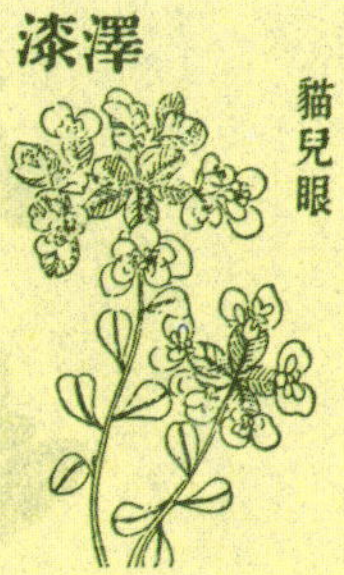

功　　效：行水消肿，化痰止咳，解毒杀虫。

【原文】

泽漆，味苦，微寒。主皮肤热，大腹水气，四肢、面目浮肿，丈夫阴气不足。生川泽。

叶 [性味] 味苦，性微寒，无毒。
[主治] 主皮肤热，腹水，男子阴气不足。

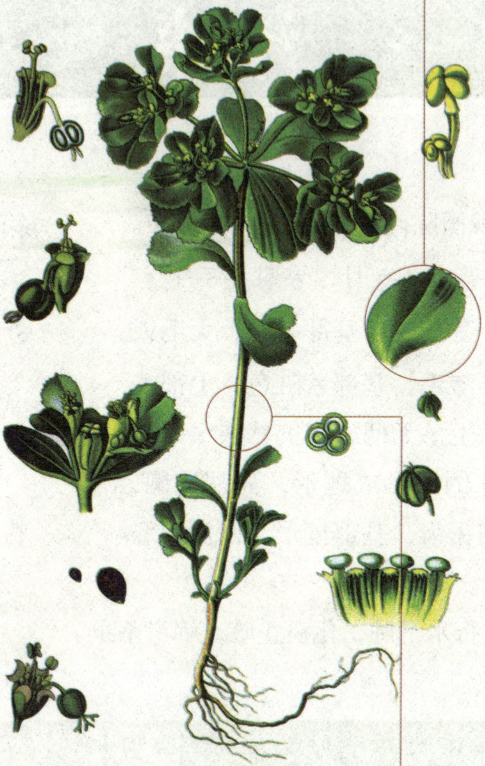

茎 [性味] 味苦，性微寒，无毒。
[主治] 止疟疾，消痰退热。

【译文】

泽漆，味苦，性微寒。主治皮肤发热，腹部胀满有水气，四肢及满目浮肿，男子肾气亏损不足。生长于河边池泽等水草丛生处。

【集解】

李时珍说，今考证《土宿本草》及《宝藏论》各书，说泽漆在江、湖、平原、沼泽里多有。它在春天生苗，一科分枝成丛，茎柔像马齿苋，绿叶像苜蓿叶，叶圆而为黄绿色，很像猫的眼睛，故名猫儿眼。茎头凡五叶中分，中间抽小茎五枝，每枝开青绿色的细花，还有小叶承之，整齐如一，故又名五凤草、绿叶绿花草。将它的茎掐断，有白色汁液黏人。有人因此认为它是大戟苗，是错误的。泽漆的根为白色，有硬骨。据此，泽漆是猫儿眼睛草，并不是大戟苗。使用的时候要审慎。

【百草堂】

泽漆又名五朵云、猫眼草、五凤草、灯台草、倒毒伞、烂肠草、绿叶绿花草、五点草。为大戟科植物泽漆的全草。具有利尿消肿、化痰散结、杀虫止痒的功效，用于腹水、水肿、肺结核、颈淋巴结核、痰多喘咳、癣疮。

荛花

产地分布：分布湖南、湖北、陕西、江西、云南等地。

成熟周期：花期 5–6 月。

形态特征：荛花为落叶灌木，枝细长，小枝有丝状细毛。叶互生或对生，矩圆状披针形。花黄色，成顶生疏腋生穗状花序，或再合成圆锥花序，被细毛。

主　　治：泄水饮，破积聚。

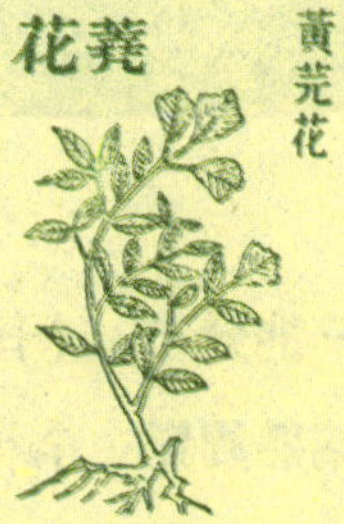

【原文】

荛花，味苦，寒。主伤寒、温疟，下十二水，破积聚，大坚癥瘕；荡涤肠胃中留癖，饮食寒热邪气，利水道。生川谷。

【译文】

荛花，味苦，性寒。主治伤寒，温疟，可下十二经的水邪，破除体内积聚肿块，还能荡涤肠胃中饮宿食停聚，发作寒热，祛邪气，利水道。生长于河流的谷地之处。

【百草堂】

荛花俗称“一把香”，为双子叶植物药瑞香科荛花属落叶灌木荛花的花朵。

荛花具有泄水饮、破积聚的功效，可治疗留饮、咳逆上气、水肿、癥瘕痃癖。体虚无积者及孕妇忌服。

牙子

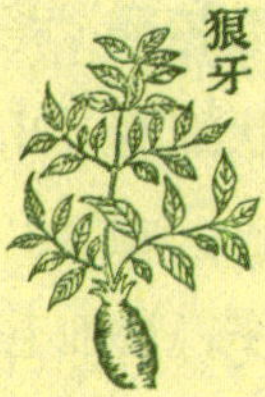

产地分布：全国各地的河流的谷地之处。

成熟周期：全年可采。

性　　味：味苦，性寒。

功　　效：祛除邪热，治疗疥疮瘙痒，恶性疮疡等。

【原文】

牙子，味苦，寒。主邪气，热气，疥瘙、恶疡，疮，痔，去白虫。一名狼牙。生川谷。

【译文】

牙子，味苦，性寒。主要功效是祛除邪热，治疗疥疮瘙痒，恶性疮疡、痔疮，杀灭白虫。又叫作狼牙。生长于河流的谷地之处。

【百草堂】

牙子又名狼齿、狼子、犬牙、抱牙、支兰。狼牙草即仙鹤草，也叫龙牙草，狼牙（牙子）即仙鹤草芽。

相传很早以前，有一年天气干旱异常，仙鹤们赖以生存的芦苇塘干涸了，只有一个土龙钻出地面形成的泉眼依然清泉不断。鹤仙女为了拯救鹤群，化作一个村姑，手提水罐来到泉水旁。她美丽的身影倒映到泉中，被泉底的土龙看到，一下子蹿出水面，扑向鹤仙女。鹤仙女猝不及防，被土龙咬住了脚。她立刻将手中的水罐向土龙的眼睛狠狠地砸去，只听得土龙一声惨叫，马上松了前爪，鹤仙女趁机恢复原形飞向天空。后来在鹤仙女和土龙搏斗的地方长出了一株小草，羽毛状复叶，顶部生花穗，根呈黑色，根部生白色芽蕾。人们叫它仙鹤草或者龙牙草。传说这种草的叶子是鹤仙女的绿衣碎片变的，根是鹤女的脚趾头变的，根部芽蕾是土龙的牙齿所变，这就是牙子。

芫花

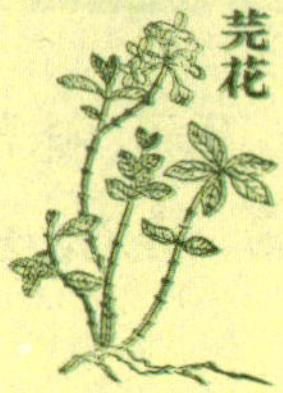

产地分布：主产安徽、江苏、浙江、四川、山东、福建、湖北等地。

成熟周期：春季花含苞初放时采摘。

形态特征：芫花单朵弯曲呈棒锤形，上端四裂色蓝紫，外生白毛内有蕊。

功　　效：泻水逐饮，祛痰止咳，杀虫疗疮。

【原文】

芫花，味辛，温。主咳逆上气，喉鸣喘，咽肿，短气，蛊毒，鬼疟，疝瘕，痈肿，杀虫鱼。一名去水。生川谷。

【译文】

芫花，味辛，性温。主治咳嗽气逆，喉咙中有喘鸣音，咽部肿痛、气息短促，能治疗蛊毒，鬼疟，疝瘕，痈肿，毒杀虫鱼。又叫作去水。生长于河流的谷地之处。

【集解】

吴普说，芫花二月生，叶青色，加厚则黑。花有紫、赤、白的。

三月实落尽，才生叶。三月采花，五月采叶，八月、九月有采根，阴干。

苏颂说，芫花各处都有。宿根旧枝茎紫，长一二尺。根入土深三五寸，为白色，像榆根。春天生苗叶，小而尖，像杨柳枝叶。二月开紫花，很像紫荆而作穗，又像藤花而细。

陶弘景说，用的时候再微熬，不可近眼。

李时珍说，芫花以留数年陈久的为好。用的时候以好醋煮沸十数次，去醋，以水浸一夜，晒干用，则毒灭。或用醋炒，较前者为次。

[性味] 味辛，性温，有小毒。

徐之才说：与决明相使。反甘草。

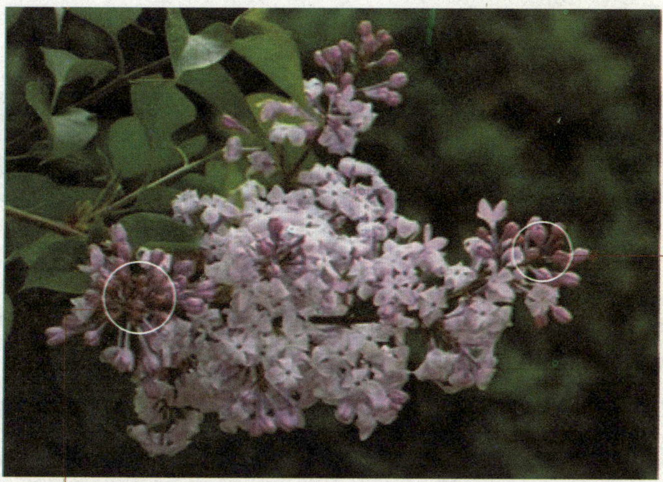
花 [性味] 味辛，性温，有小毒。
[主治] 咳逆上气，喉鸣喘，咽肿短气。
子 [性味] 味辛，性温，有小毒。
[主治] 治心腹胀满，去水气寒痰。

[主治] 消胸中痰水，喜唾，水肿，五水在五脏皮肤及腰痛，下寒毒肉毒。根：疗疥疮。可用来毒鱼。(《名医别录》)

治心腹胀满，去水气寒痰，涕唾如胶，通利血脉，治恶疮风痹湿，一切毒风，四肢挛急，不能行步。(甄权)

疗咳嗽瘴疟。(《日华子诸家本草》)

治水饮痰症，胁下痛。（李时珍）

【百草堂】

芫花又名药鱼草、头痛花、杜芫、老鼠花、黄阳花、癞头花、金腰带、浮胀草、野丁香花。本品为瑞香科植物芫花的干燥花蕾，其根白皮也供药用。春季花未开放时采收，除去杂质，干燥。

花具有泻水逐饮，解毒杀虫的作用，用于水肿胀满、胸腹积水、二便不利、痰饮积聚、气逆喘咳。根皮具有消肿解毒，活血止痛的作用，用于急性乳腺炎、跌打损伤、痈疖肿毒、淋巴结结核、腹水、风湿痛、牙痛。

羊踯躅

产地分布：全国各地的河流的谷地之处。

成熟周期：全年可采。

形态特征：落叶灌木，枝条圆柱形，直立，分枝稀疏，幼时密披灰白色或棕色柔毛，老枝稍带褐色，无毛，近光滑。植株高约0.3~2米。

功　　效：治疗温疟，解除恶毒，祛除各种痹痛。

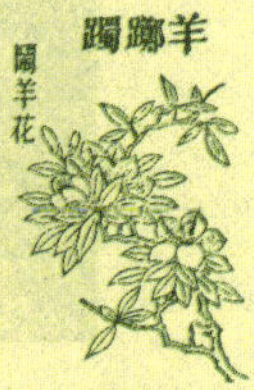

【原文】

羊踯躅，味辛，温。主贼风在皮肤中，淫淫痛，温疟，恶毒，诸痹。生川谷。

【译文】

羊踯躅，味辛，性温。主治皮肤受到贼风侵袭而走窜作痛，治疗温疟，解除恶毒，祛除各种痹痛。生长于河流的谷地之处。

【百草堂】

羊踯躅又叫闹羊花、黄踯躅、黄杜鹃、羊不食草。祛风，除湿，定痛。有毒，不宜多服、久服。

从前有一户穷人家，家中有母亲和两个儿子。哥哥叫杜大，弟弟叫杜二，兄弟以贩卖私盐为生，养活老母。杜大力气大很能干，杜二力气小勉强糊口。

一天，杜大由于担子太重，盐担滑下来，把一个小孩压死了，被官府抓去，关在监牢里，待判死刑。杜二一个人卖盐，奉养老母，十分困难。一次，弟弟来探监说自己身体单薄，没有办法养活老母，要替哥哥去死，说着便把哥哥推出门外，自己进了牢房。

结果杜二被处死了。可是杜大怕事，出来后不敢回家，结果母亲也因病而死。杜二的灵魂化作杜鹃鸟，到处飞叫："哥哥回来！哥哥回来！"一边叫，一边口中滴出鲜血，鲜血滴处，长出了红杜鹃。后来，人们发现村子的山后，常有许多山羊，在羊群叫嚷处，有一具腐尸，从衣服看出这就是杜大，尸旁长出一株有毒的"杜鹃"，开着黄色的花。消息传到杜家村，大家都说杜大贪生怕死害了一家，死后变成了毒草，叫它闹羊花。

商陆

产地分布：分布于河谷地带。

成熟周期：花期 6–8 月。秋冬或春季均可采收。

功　　效：水肿胀满，疝瘕，痹症，用商陆外贴患处可消除痈肿，杀病邪。

形态特征：为多年生草本植物。茎粗大直立。块根肥厚，圆锥形，外皮淡黄色。成熟后成紫色。

功　　效：通二便，泄水湿，散结肿。

【原文】

商陆，味辛，平。主水胀，疝瘕，痹，熨除痈肿，杀鬼精物。一名荡根，一名夜呼。生川谷。

【译文】

商陆，味辛，性平。主治水肿胀满，疝瘕，痹症，用商陆外贴患处可消除痈肿，杀病邪。又名荡根，夜呼。生长于河谷地带。

【百草堂】

别名山萝卜、水萝卜、当陆、荡根、夜呼、当陆、白昌、章柳根、见肿消、白母鸡、长不老、湿萝卜、狗头三七、抓消肿、牛萝卜、春牛头、下山虎、牛大黄、野萝卜。为商陆科植物商陆的根，一年生草本植物，多生于疏林下、林缘、路旁、山沟等湿润地方，秋、冬或春季均可采收，挖取根后，除去茎叶、须根及泥土，洗净，再加工药用。具有通二便，泄水湿，散结肿的功效。主治遍身水肿、腹部胀满、顽固脚气、痈肿恶疮等。

羊蹄

产地分布：分布于河流沼泽的水草丛生处。

成熟周期：5–6月开花，6–7月结果

形态特征：多年生草本植物，茎直立，叶长圆形或披针状长圆形，花序圆锥状，花两性，多花轮生。花梗细长，网脉明显，瘦果宽卵形，两端尖。

功　　效：清热解毒，杀虫止痒，通便。主治头秃，痤疮、瘙痒，祛除热邪，治疗女子阴蚀症。

【原文】

羊蹄，味苦，寒。主头秃、疥瘙，除热，女子阴蚀。一名东方宿，一名连虫陆，一名鬼目。生川泽。

【译文】

羊蹄，味苦，性寒。主治头秃、疥疮、瘙痒，祛除热邪，治疗女

子阴蚀症。又叫作东方宿、连虫陆、鬼目。生长于河流沼泽的水草丛生处。

【百草堂】

羊蹄又名东方宿、连虫陆、鬼目、败毒菜根、羊蹄大黄、土大黄、牛舌根、牛舌大黄、鸡脚大黄、秃菜、猪耳朵。为蓼科植物羊蹄的根。具有清热解毒，杀虫止痒，通便的功效。治疗大便燥结、淋浊、黄疸、功能性子宫出血、吐血、痈肿、肠风、秃疮、疥癣、跌打损伤。用于皮肤病、疥癣、各种出血、肝炎及各种炎症。

萹蓄

产地分布：分布于全国各地。

成熟周期：花期 4–8 月，果期 6–9 月。

形态特征：萹蓄为一年生草本植物，又名萹竹，多生郊野道旁，初夏于节间开淡红色或白色小花，入秋结子，嫩叶可入药。

功　　效：利水通淋，杀虫止痒。

【原文】

萹蓄，味辛，平。主浸淫、疥瘙、疽、痔，杀三虫。一名萹竹。生山谷。

【译文】

萹蓄，味辛，性平。主治浸淫疮、疥疮瘙痒、疽疮、痔疮，杀灭蛔、赤、蛲三种寄生虫。又叫作萹竹。生长于山中的深谷处。

【集解】

苏颂说，春天铺地生于道路旁，苗像瞿麦，叶细绿如竹，赤茎如钗肌，节间开很细的花，根像蒿根，四、五月采苗阴干后用。

李时珍说，它的叶像落帚叶，但不尖。细茎节节引蔓。三月开细红花，像蓼蓝花，结细子，炼丹家用来烧灰炼霜。它又叫水扁筑。

[主治] 疗女子阴蚀。(《名医别录》)

煮汁给小儿饮服，疗蛔虫有效。(甄权)

治霍乱黄疸，有利小便的作用，疗小儿魃病。(李时珍)

【百草堂】

萹蓄为蓼科一年生草本植物萹蓄的全草，节间有粉，多生道旁，因此被又字人们称为粉节草、道生草。萹蓄具有利尿通淋，杀虫止痒的功效，用于膀胱热淋、小便短赤、淋漓涩痛、皮肤湿疹、阴痒带下。

对症下药

病症	配方	功效
产后流血过多，心腹彻痛	将萹蓄放入豉汁中，加五味，煮羹汤食用	利水通淋
蛔虫病	取萹蓄十斤，锉细，加水一石，煎至一斗。去渣后煎浓。头天晚上禁食，次日空腹服一升，虫即可打下	杀虫
恶疮痂痒作痛	用萹蓄捣烂封患处，痂落病即愈	止痒

狼毒

产地分布：分布于山中的深谷处。

成熟周期：春、秋二季采挖，洗净，切片，晒干。

形态特征：为大戟科植物月腺大戟或狼毒大戟的干燥根，外皮棕黄色，切面纹理或环纹显黑褐色。水浸后有黏性，撕开可见黏丝。

功　　效：能散结，逐水，止痛，杀虫。主治咳嗽气喘，破除邪气积聚形成的肿块，饮食积聚，身体恶寒发热，水肿，恶疮，鼠瘘，疽蚀疮，蛊毒，可毒杀飞禽走兽。

【原文】

狼毒，味辛，平。主咳逆上，破积聚，饮食寒热，水气，恶疮，鼠瘘，疽蚀，鬼精，蛊毒。杀飞鸟走兽。一名续毒。生山谷。

【译文】

狼毒，味辛，性平。主治咳嗽气喘，破除邪气积聚形成的肿块，饮食积聚，身体恶寒发热，水肿，恶疮，鼠瘘，疽蚀疮，蛊毒，可毒杀飞禽走兽。又叫作续毒。生长于山中的深谷处。

【百草堂】

狼毒为瑞香科狼毒属多年生草本，花丛生，火红似海。狼毒根入药，有大毒，能散结，逐水，止痛，杀虫，主治水气肿胀、淋巴结核、骨结核；外用治疥癣、瘙痒，顽固性皮炎、杀蝇、杀蛆。因有毒，内服宜慎，体弱者及孕妇忌服。

白头翁

产地分布： 主产华北、江苏、东北。

成熟周期： 秋播或春播，4月下旬采种。

形态特征： 呈类圆柱形或圆锥形，近根头处常有朽状凹洞。根头部稍膨大，有白色绒毛。

功　　效： 清热解毒。

翁頭白

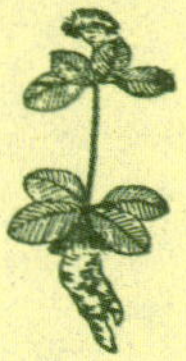

【原文】

白头翁，味苦，温。主温疟，狂易，寒热，癥瘕积聚，瘿气，逐血止痛，金疮。一名野丈人，一名胡王使者。生山谷。

【译文】

白头翁，味苦，性温。主治温疟，精神狂乱，身体恶寒发热，破除邪气积聚形肿块，瘿气，消除瘀血疼痛，治疗金属创伤。又叫作野丈人、胡王使者。生长于山中的深谷处。

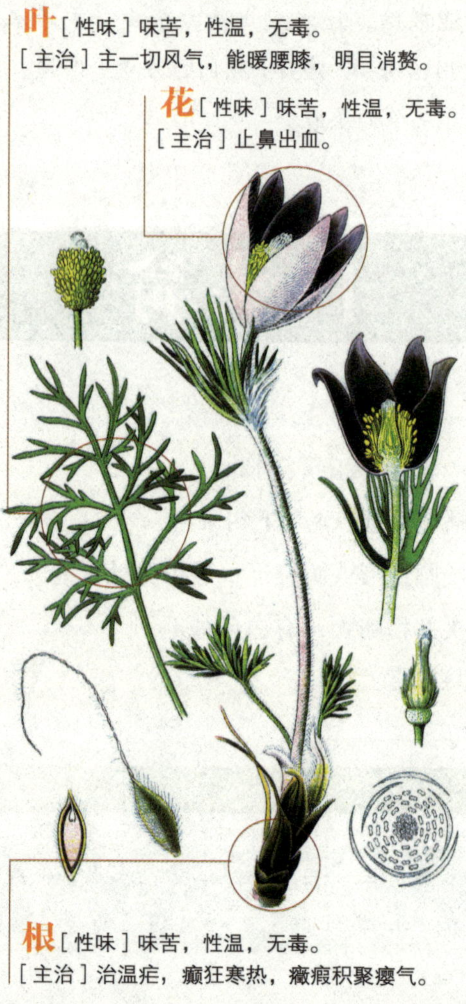
叶［性味］味苦，性温，无毒。
［主治］主一切风气，能暖腰膝，明目消赘。
花［性味］味苦，性温，无毒。
［主治］止鼻出血。
根［性味］味苦，性温，无毒。
［主治］治温疟，癫狂寒热，癥瘕积聚瘿气。

【集解】

《名医别录》载，白头翁生长在高山山谷及田野，四月采摘。

苏恭说，白头翁抽一茎，茎的顶端开一朵紫色的花，像木槿花。

苏颂说，白头翁处处都有。它正月生苗，丛生，状似白薇而更柔细，也更长些。白头翁的叶生于茎头，像杏叶，上有细白毛而不光滑。

近根处有白色的茸毛，根为紫色，深如蔓菁。

[性味] 味苦，性温，无毒。

[主治] 止鼻出血。(《名医别录》)

止毒痢。(陶弘景)

治赤痢腹痛，齿痛，全身骨节疼痛，项下瘤疬。(甄权)

主一切风气，能暖腰膝，明目消赘。(《日华子诸家本草》)

【百草堂】

传说唐代诗人杜甫困守京华之际，生活异常艰辛，往往是，“残杯与冷炙，到处潜悲辛”。一日早晨，杜甫喝下一碗两天前的剩粥，不久便呕吐不止，腹部剧痛难耐。当时他蜗居茅屋，身无分文，根本无钱求医问药。这时，一位白发老翁刚好路过他家门前，见此情景，十分同情杜甫，询问完病情后说道：“你稍待片刻，待老夫采药来为你治疗。”过不多久，白发老翁采摘了一把长着白色柔毛的野草，将其煎汤让杜甫服下。杜甫服完之后，病痛慢慢消除了，数日后痊愈。因“自怜白头无人问，怜人乃为白头翁”，杜甫就将此草起名为“白头翁”，以表达对那位白发老翁的感激之情。

对症下药

病症	配方	功效
热痢下重	用白头翁二两，黄连、黄柏、秦皮各三两，加水七升煮成二升。每次服一升，不愈可再服。妇人产后体虚痢疾者，可加甘草、阿胶各二两	清热解毒
下痢咽痛	春夏季得此病，可用白头翁、黄连各一两，木香二两，加水五升，煎成一升半，分三次服	清热解毒
外痔肿痛	取白头翁捣碎外涂即可	活血止痛

鬼臼

产地分布：分布于山中的深谷处。

成熟周期：夏、秋季采挖，洗净，晒干或鲜用。

形态特征：多年生草本，根茎粗壮，结节状，少分枝。茎生叶，近圆形，浆果近球形。

功　　效：清热解毒，化痰散结，祛痰消肿。主治蛊毒，杀灭鬼疰精物，辟除病邪不祥，逐除邪气，解除百毒

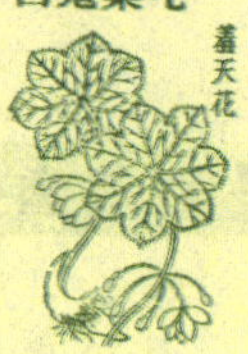

【原文】

鬼臼，味辛，温。主杀蛊毒，鬼疰，精物，辟恶气不祥，逐邪，解百毒。一名爵犀，一名马目毒公，一名九臼。生山谷。

【译文】

鬼臼，味辛，性温。主治蛊毒，杀灭鬼疰精物，辟除病邪不祥，逐除邪气，解除百毒。又叫作爵犀、马目毒公、九臼。生长于山中的深谷处。

【百草堂】

鬼臼的别名有爵犀、马目毒公、九臼、天臼、马目公、解毒、术律草、羞天花、羞寒花、害母草、八角盘、独脚莲、独荷草、旱荷、山荷叶、八角镜、金星八角、独叶一枝花、千斤锤、一碗水、江边

一碗水、独荷莲、独角莲、八角乌。鬼臼具有清热解毒，化痰散结，祛痰消肿的功效，用于痈肿疔疮、瘰疬、咽喉肿痛、跌打损伤、毒蛇咬伤。

阳桃

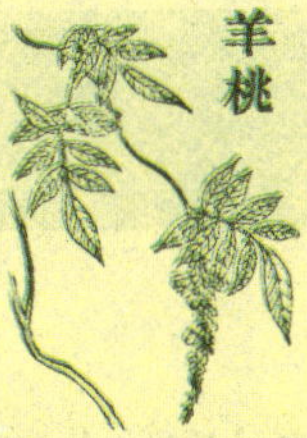

产地分布：分布于山中的深谷处。
成熟周期：每年五月、十月成熟。
形态特征：一种产于热带亚热带、的水果，常绿小乔木，高 8~12 米。羽状复叶互生，卵形或椭圆形，花白色或淡紫色，浆果卵形至长椭球形，绿色或黄绿色。
功　　效：清热解毒，化瘀止血。主治身体受热邪之气而呈现赤红色，风水浮肿，小儿身体发热

【原文】

阳桃，味苦，寒。主熛热身暴赤色，风水，积聚，恶疡，除小儿热。一名鬼桃，一名羊肠。生川谷。

【译文】

阳桃，味苦，性寒。主治身体受热邪之气而呈现赤红色，风水浮肿，消除积聚，治疗恶性疮疡，小儿身体发热。又叫作鬼桃，羊肠。生长于河流的谷地之处。

【百草堂】

阳桃，又名杨桃，学名五敛子，又因其横切面如五角星，故国外又称之为星梨，是素负盛名的岭南佳果之一。阳桃果实形状特殊，颜色呈翠或绿鹅黄色，皮薄如膜，肉脆汁滑，甜酸可口。李时珍说："出岭南及闽中，以蜜渍之，甘酢而美，俗亦晒干以充果食。"

阳桃适宜风热咳嗽，咳吐黄痰，咽喉疼痛之人食用；适宜夏季烦热口干时食用；适宜泌尿系结石患者食用；适宜患口疮之人食用。

女青

产地分布：分布于山中的深谷处。

成熟周期：八月采，阴干。

形态特征：叶似罗摩，两叶相对，子似瓢形，大如枣许，实黑，茎、叶汁黄白。

功　　效：逐邪恶气，杀鬼温疟。主治蛊毒，可祛除邪恶秽浊之气，治疗不明原因的严重温疟。

【原文】

女青，味辛，平。主蛊毒，逐邪恶气，杀鬼，温疟，辟不祥，一名雀瓢。生山谷。

【译文】

女青，味辛，性平。主治蛊毒，可祛除邪恶秽浊之气，治疗不明原因的严重温疟，辟除不祥。又叫作雀瓢。生长于山中的深谷处。

【百草堂】

女青又叫作雀瓢。女青有两种：一种是藤生，形状像萝摩；一种是草生就是前面提到的蛇衔的根。

传说女青能"逐邪恶气，杀鬼温疟，辟不祥"，并且具有起死回生的功效。《南岳魏夫人内传》记载：有一个人突然暴死，大夫立刻取来女青屑一钱捣碎，放入死者咽喉中，用水送下，死者很快就活过来了。古人为了避除瘟疫，会在正月上寅日，将女青末放入红色三角形的布囊缝好，挂在房间内，据说会大吉大利、全家平安。

连翘

产地分布：主分布于河北、山西、陕西、甘肃、山东、江苏、安徽、河南、湖北、四川等地。

成熟周期：连翘定植3~4年后开花结实，8月采摘。

形态特征：茺菁叶狭长，茎赤色，高三四尺，独茎，梢间开黄色花，秋天结实像莲，内作房瓣。

功　　效：清热解毒，消肿散结。

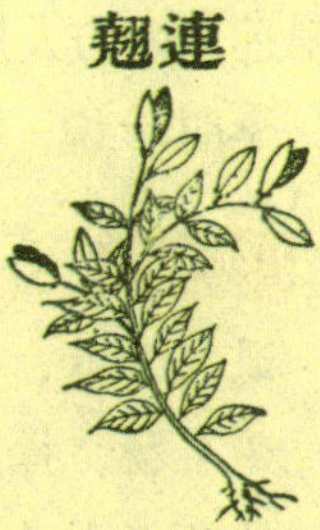

【原文】

连翘，味苦，平。主寒热，鼠瘘，瘰疬，痈肿，恶疮，瘿瘤；结热，蛊毒。一名异翘，一名兰华，一名折根，一名轵，一名三廉，生山谷。

【译文】

连翘，味苦，性平。主治身体恶寒发热，鼠瘘，瘰疬，痈肿，恶疮，瘿瘤，结热，蛊毒等恶性疾病。又叫作异翘、兰华、折根、轵、三廉。生长于山中的深谷处。

【集解】

苏颂说，连翘有大、小两种。大翘生长在下湿地或山冈上，青叶狭长，像榆叶、水苏一类，茎赤色，高三四尺，独茎，梢间开黄色花，秋天结实像莲，内作房瓣，根黄像蒿根，八月采房。小翘生长在山冈平原上，花、叶、果实都似大翘而细。生长在南方的，叶狭而小，茎短，才高一二尺，花也是黄色，实房为黄黑色，内含黑子如粟粒，也叫旱莲，南方人用它的花叶入药。

李时珍说，味微苦、辛。

[主治] 驱白虫。(《名医别录》)
通利五淋，治小便不通，除心经邪热。(甄权)
通小肠，排脓，治疮疖，能止痛，通月经。(《日华子诸家本草》)
散各经血结气聚，消肿。(李杲)
泻心火，除脾胃湿热，治中部血证，为使药。(朱震亨)
治耳聋、听音不清。(王好古)
连翘茎、叶主心肺积热。(李时珍)

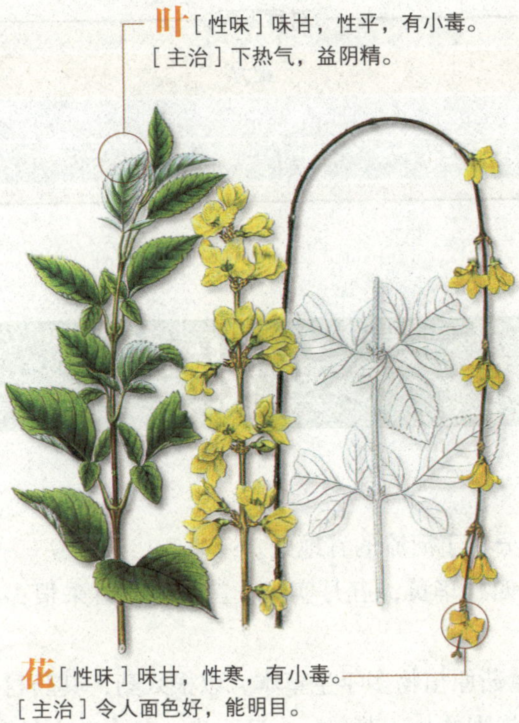

［发明］张元素说，连翘功用有三，一泻心经客热，二去上焦诸热，三为疮家圣药。

【百草堂】

连翘又叫连、异翘、旱莲子、兰华、折根、轵、三廉。

因为其果实似莲作房，片片相比如翘，故取名“连翘”。李时珍说：“连翘状似人心，两片合成，其中有仁甚香，乃少阴心经、厥阴包络气分主药也。诸痛痒疮皆属心火，故为十二经疮家圣药，而兼治手足少阳手阳明三经气分之热也。”

对症下药

病症	配方	功效
瘰疬结核	连翘、芝麻等分，研为末，经常服用	消肿散结
痔疮肿痛	用连翘煎汤熏洗，然后用刀上飞过的绿矾加麝香少许贴敷	清热解毒

兰茹

产地分布：分布于河流的谷地处。

成熟周期：四月华黄，五月实黑，三月至五月采根，根黄有汁，亦同黄。

形态特征：兰茹原植物多年生草本，以根入药，其药材为类圆形、长圆形或不规则块片。茎单一。叶互生，茎生叶，长圆形。蒴果卵球状，被白色长柔毛。种子扁球状。花、果期5–7月。

功　　效：化脓，清热解毒。主治蚀疮，肌肉腐恶、肌肤坏死，可杀灭疥虫，排除脓血，消除严重的风邪热气，治疗健忘症、精神郁郁寡欢。

【原文】

兰茹，味辛，寒。主蚀恶肉，败疮死肌，杀疥虫，排脓恶血，除大风热气，善忘不乐。生川谷。

【译文】

兰茹，味辛，性寒。主治蚀疮，肌肉腐恶、肌肤坏死，可杀灭疥虫，排出脓血，消除严重的风邪热气，治疗健忘症及精神郁郁寡欢。产于河流的谷地之处。

【百草堂】

兰茹又叫闾茹、离楼、屈居，白色的叫草闾茹。用闾茹研为末，温水送下，可治疗痈疽肿痛；用闾茹研为末，加轻粉、香油调匀敷涂，可治疗疥疮。

石下长卿

产地分布：泰山山谷及陇西。
成熟周期：3月采挖。
形态特征：表面淡黄白色至淡棕黄色，具微细的纵皱纹，并有纤维的须根。
功　　效：祛风化湿，止痛止痒。

【原文】

石下长卿，味咸，平。主鬼疰精物邪恶气，杀百精蛊毒老魅注易；亡走，啼哭悲伤，恍惚。一名徐长卿。生池泽、山谷。

【译文】

石下长卿，味咸，性平。主治鬼疰，祛除邪恶之气，杀灭蛊毒及各种精物，治疗神志失常四处乱走、啼哭悲伤、精神恍惚。又叫作徐长卿。生长于池塘沼泽及山谷之中。

【集解】

《名医别录》载，徐长卿生长在泰山山谷及陇西，三月采。

苏恭说，川泽中都有徐长卿。它的叶似柳，两叶相当，有光泽。根像细辛，微粗长，色黄而有臊气。今俗以它来代鬼督邮，是不对的。鬼督邮自有本条。

李时珍说，鬼督邮、及己与杜衡相混，它们的功效、苗形都不相同。徐长卿与鬼督邮相混，它们的根苗不同，功效相似。杜衡与细辛相混，它们的根苗、功效都相似，因二者极相近而非常混乱，不能不仔细分辨。

《名医别录》载，石下长卿味咸，性平，有毒。

李时珍说，治鬼病之药多有毒，当从《名医别录》所说。

李时珍说，《抱朴子》上记载，上古时辟瘟疫有徐长卿散，效果好。现在的人不知道用此方。

【百草堂】

石下长卿又叫徐长卿。在上品中已经提到过。关于徐长卿这个药名还有另外一个传说。

徐长卿原是古代一位乡间医生的名字，由于他善于应用一种草药治疗精神失常的疾病，人们便把这种草药叫作“徐长卿”。

那时候，常常碰到一种病，就是人们在进入地窖、古墓或山洞时，常突然昏厥，醒来往往精神失常，人们便认为是遇到了邪魅，请巫婆神汉驱妖拿邪，也很少见好。这时有个叫徐长卿的医生，他从不信鬼神，就开中药给这样的病人治疗，但疗效也不好。他就四处采药，进行试验。

一次，他采药误入了一个很深的山洞，立时感到胸闷气短，头昏脑胀。他意识到不好，硬撑着爬到洞口，就昏了过去。醒来后，闻到一股奇异的香气，看到身边有一种叶子对生、形如柳叶的小草，他又饥又渴，又想试验一下这种草的性味功能，就拔了几棵放在嘴里嚼着吃了，不想吃后精神立时清楚了许多，身上也有了力气。他就拔了一些带了回来，试着用它治疗类似的病症，果然疗效很好。从那以后，这种精神失常的病就有救了，后来发现这种药草还能治疗胃气痛等病。人们把它取名为“徐长卿”。

对症下药

病症	配方	功效
瘰疬结核	连翘、芝麻等分，研为末，经常服用	消肿散结
痔疮肿痛	用连翘煎汤熏洗，然后用刀上飞过的绿矾加麝香少许贴敷	清热解毒

乌韭

产地分布：分布于山中深谷的岩石之上。
成熟周期：每年四季可采。
形态特征：草本植物，高 60 ~ 100 厘米，根状茎横走，疏生褐色钻状鳞片，叶柄禾秆色。
功　　效：清热，解毒，利湿，止血。

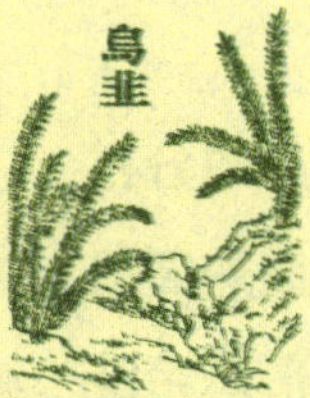

【原文】

乌韭，味甘，寒。主皮肤往来寒热，利小肠膀胱气。生山谷石上。

【译文】

乌韭，味甘，性寒。主治皮肤中有寒热之气往来发作，通利小肠，排出膀胱之气。生长于山中深谷的岩石之上。

【百草堂】

乌韭又叫小叶野鸡尾、小金芯草、解毒藤、金粉藤、仙鹤尾、凤尾连、孔雀尾。具有清热，解毒，利湿，止血的功效，可治疗风热感冒、中暑发痧、泄泻、痢疾、白浊、白带、咳嗽、吐血、便血、尿血、牙疳、痈肿等症。

鹿藿

产地分布：分布于山中深谷处。

成熟周期：花期 5–8 月，果期 9–12 月。

形态特征：缠绕草质藤本植物。全株各部多少被灰色至淡黄色柔毛，茎略具棱。叶为羽状，被短柔毛。

功　　效：退热，养血，止痛。

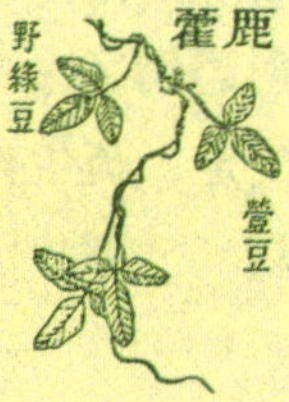

【原文】

鹿藿，味苦，平。主蛊毒；女子腰腹痛，不乐，肠痈，瘰疬，疡气。生山谷。

【译文】

鹿藿，味苦，性平。主治蛊毒，女子腰腹疼痛，郁郁寡欢，肠内痈肿，瘰疬疮疡。生长于山中的深谷处。

【百草堂】

鹿藿又叫鹿豆、荳豆、野绿豆、野黄豆、老鼠眼、老鼠豆、野毛豆、门瘦、酒壶藤、乌眼睛豆、大叶野绿豆。

鹿藿是解毒凉血之药，因此主治肠痈、瘰疬、疡气，女人的身体以气血为主，一旦血虚有热，就会导致腰腹痛不乐，而鹿藿的苦凉之气能退热、养血，因此对女人腰腹疼痛有很好的疗效。

蚤休

产地分布：产于南方各省区。

成熟周期：花期 5–8 月，果期 9–12 月。

形态特征：缠绕草质藤本。全株各部多少被灰色至淡黄色柔毛，茎略具棱。叶为羽状，被短柔毛。

功　　效：清热解毒，消肿止痛，凉肝定惊。

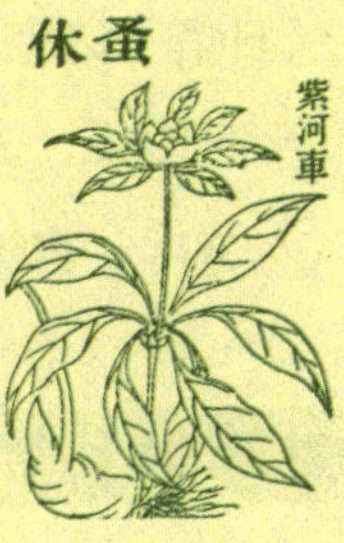

【原文】

蚤休，味苦，微寒。主惊痫摇头弄舌，热气在腹中，癫疾，痈疮，阴蚀，下三虫，去蛇毒。一名蚩休。生川谷。

【译文】

蚤休，味苦，性微寒。主治惊痫，摇头弄舌怪态百出，祛除腹中聚积的热邪之气，癫疾，痈疮，阴蚀，杀蛔、赤、蛲三种寄生虫，解蛇毒。又叫作蚩休。生长于河流的谷地之处。

【集解】

李时珍说，重楼金线到处都有，生长在深山阴湿的地方。一茎独上，茎当叶心。叶绿色似芍药，凡二三层，每一层七叶。茎头夏月开花，一花七瓣，有金丝蕊，长三四寸。根像鬼臼、苍术，外紫中白，有粳、糯两种。入药洗切焙用。有俗谚说，七叶一枝花，深山是我家。痈疽如遇者，一似手拈拿。

《日华子诸家本草》载，治胎风手足搐，能治吐泻瘰疬。

李时珍说，去疟疾寒热。

苏恭说，蚤休用醋摩，敷痈肿蛇毒，很有效。

【百草堂】

蚤休又名七叶一枝花。

很久以前，在一个小山村里，有一对年老的夫妇，养育了七个儿子和一个女儿，生活虽不富裕，但全家相处和睦，日子过得美满幸福。

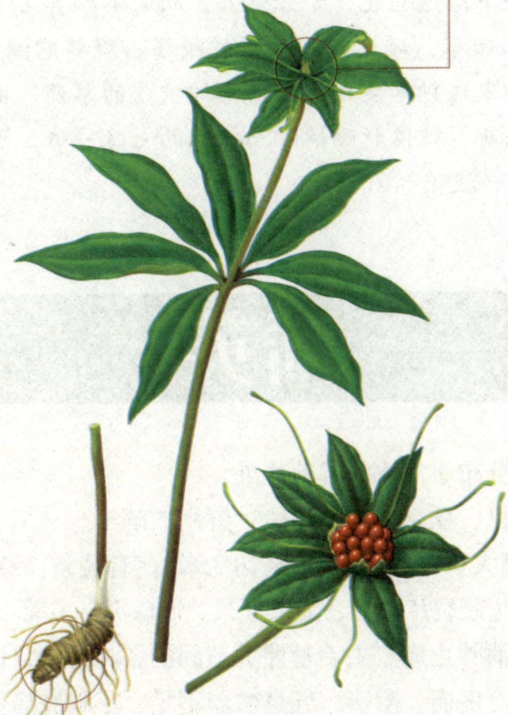
花 [性味] 味苦，性微寒，有毒。
[主治] 胎风手足搐，吐泻瘰疬。
根 [性味] 味苦，性微寒，有毒。
[主治] 惊痫，摇头弄舌，热气在腹中。

有一年，村里突然出现了一条大蟒蛇，经常吞食鸡鸭牛羊，甚至吃人。村民成天提心吊胆。这对老夫妇的儿子决心与大蟒蛇搏斗，为民除害。不幸的是，蟒蛇没有除掉，七个兄弟却葬身蟒蛇腹内。后来，老夫妇的女儿为了替哥哥们报仇，苦练武艺，穿上用绣花针编织成的衣服，再一次与大蟒蛇进行了殊死搏斗。然而，还是没有斗过蟒蛇，被吞进了蛇腹里。可是，蛇也将绣花针编织的衣服吞了下去，结果刺痛难忍，魂归西天。一度惶惶不安的山村，又恢复了昔日的宁静和欢乐。

然而，失去儿女的老夫妇却悲痛难忍。他们每天都到儿女葬身的地方徘徊。一天，他们在那里发现一棵小草，共有七片叶子，顶端还开着一朵黄绿色的花，十分奇异，而又不知其名。这对老夫妇就将这棵草采回家，碰到有人被毒蛇咬了，就将它涂敷到伤口上，果然灵验。后来这种草便成了专治毒蛇咬伤的草药。由于它长有七片叶子和一朵花，就像斩除蟒蛇而牺牲的七兄一妹，于是就给它起名叫作“七叶一枝花”了。

陆英

产地分布：分布于河流的谷地之处。

成熟周期：夏、秋季采收，切段，鲜用或晒干。

形态特征：高大草本或半灌木，高达3米。茎有棱条，叶对生。花小，萼筒杯状，花冠裂片卵形，浆果红果，近球形，表面小疣状突起。

功　　效：消肿止痛。主治骨骼关节间的各种痹痛，四肢拘挛酸痛，膝部寒冷疼痛，阳痿，气息微弱不足，小腿肿痛。

【原文】

陆英，味苦，寒。主骨间诸痹，四肢拘挛疼酸，膝寒痛，阴痿，短气不足，脚肿。生川谷。

【译文】

陆英，味苦，性寒。主治骨骼关节间的各种痹痛，四肢拘挛酸痛，膝部寒冷疼痛，阳痿，气息微弱不足，小腿肿痛。生长于河流的谷地之处。

【百草堂】

陆英别名接骨草、臭草、走马风、八棱麻。主治跌打损伤、风湿痛、脱臼、肾炎水肿、脚气水肿、荨麻疹等症。

相传李时珍撰写《本草纲目》期间也经常上山采药。一次采药休息时，他看到两只蚂蚁在地上打架，结果其中输的一只两条腿被打断了。他发现那只断脚的蚂蚁爬进一丛绿草之中，用自己的嘴巴含住一株小草的叶子，将叶子的汁水搽在伤口处。奇迹发生了，蚂蚁的两条断腿居然可以慢慢活动了，而且很快就伸缩自如了。李时珍见状将蚂蚁刚才吃过的草采下，捣成汁水，涂抹在受骨伤的人身上。结果骨伤病人都很快痊愈。于是李时珍将这种小草命名为接骨草，也就是书中所说的陆英。

石长生

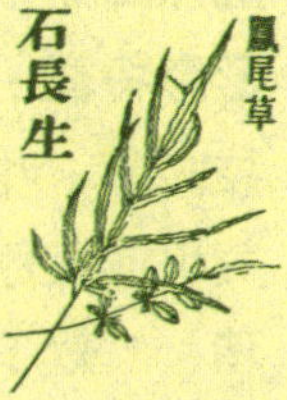

产地分布：分布于山中深谷处。
成熟周期：全草入药，全年可采。
形态特征：为铁线蕨科植物单盖铁线蕨的全草。生于高山峻崖之上，四时不凋，固号长生。
功　　效：清热解毒。主治恶寒发热，恶疮引起的严重发热，可辟除污浊不祥之气。

【原文】

石长生，味咸，微寒。主寒热，恶疮大热，辟鬼气不祥。一名丹草。生山谷。

【译文】

石长生，味咸，性微寒。主治恶寒发热，恶疮引起的严重发热，可辟除污浊不祥之气。又叫作丹草。生长于山中的深谷处。

【百草堂】

石长生，又名丹草、丹沙草，味咸，性寒，有毒，《神农本草经》称其主“寒热恶疮大热”，《名医别录》谓之“下三虫”，《药性论》说它“治疥，逐诸风”。临床上主要作为清热燥湿药使用。

荩草

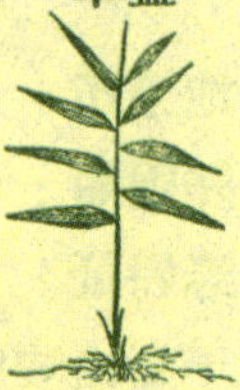

产地分布：分布于河流的谷地之处。

成熟周期：花、果期 8–11 月。

形态特征：一年生草本植物。秆细弱无毛，分枝多节。叶片卵状披针形，灰绿色或带紫色花黄色或紫色，果长圆形。

功　　效：止咳化痰，杀虫。主治久咳，哮喘气逆，久寒惊悸，痂疥疮、白秃疮，能杀灭皮肤中的寄生虫。

【原文】

荩草，味苦，平。主久咳，上气喘逆，久寒惊悸，痂疥，白秃，疡气，杀皮肤小虫。生川谷。

【译文】

荩草，味苦，性平。主治久咳，哮喘气逆，久寒惊悸，痂疥疮、白秃疮，能杀灭皮肤中的寄生虫。生长于河流的谷地之处。

【百草堂】

荩草俗名绿蓐草、鸱脚莎。草叶为绿色，可染黄，因此又叫黄、绿。《诗经》中有“终朝采绿，不盈一掬”的句子。古代人们进贡荩草为君王染色之用，因此又被称为“王刍”。因为其能进入皮肤杀死其中的寄生虫，所以古代称为君王进忠言、良言的人为“荩臣”。

牛扁

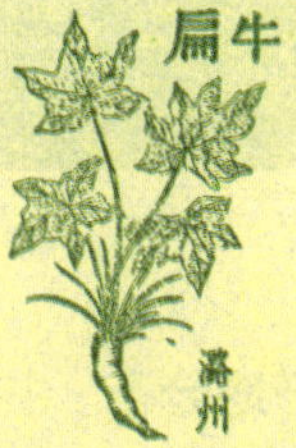

产地分布：分布于河流的谷地之处。

成熟周期：春秋季挖根，除去残茎，洗净，晒干。

形态特征：牛扁根圆锥形，表面暗棕色，外皮脱落处深棕色，根头部常有多数根茎聚生，其下根分数股，每股有几个裂生根，互相扭结成辫子状。质轻而松脆，易折断，木心淡黄褐色。

功　　效：清热解毒、杀虫。主治身体皮肤热疮，可做浴汤洗澡。能杀灭牛虱及小的寄生虫，治疗牛病。

【原文】

牛扁，味苦，微寒。主身皮疮热气，可作浴汤。杀牛虱小虫，又疗牛病。生川谷。

【译文】

牛扁，味苦，性微寒。主治身体皮肤热疮，可做浴汤洗澡。能杀灭牛虱及小的寄生虫，治疗牛病。生长于河流的谷地之处。

【百草堂】

牛扁又称扁特、扁毒、曲芍。为毛茛科乌头属植物牛扁的根、茎、叶。具有清热解毒的功效，用于皮疮热气。

夏枯草

草枯夏

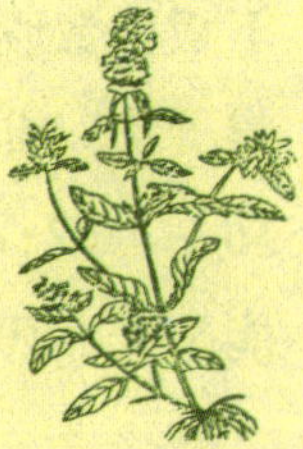

产地分布：主产于江苏、安徽、浙江、河南等地。

成熟周期：夏季果穗呈棕红色时采收。

形态特征：本品呈棒状，略扁，淡棕色至棕红色。全穗由数轮至10数轮宿萼与苞片组成，每轮有对生苞片2片，呈扇形，先端尖尾状，脉纹明显，外表面有白毛。体轻质脆，微有清香气，味淡。

功　　效：清火明目，散结消肿。

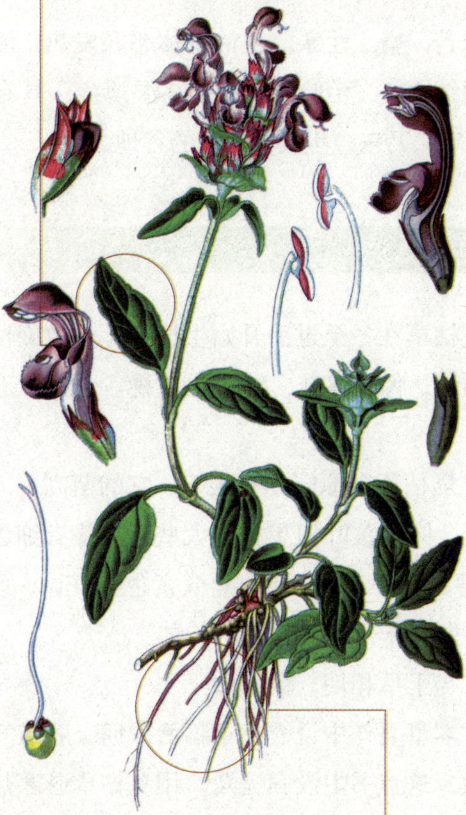
叶 [性味]味辛、苦，性寒，无毒。
[主治]寒热淋巴结核，鼠瘘头疮。
根 [性味]味辛、苦，性寒，无毒。
[主治]散瘿结气，消脚肿湿痹。

【原文】

夏枯草，味苦，辛，寒。主寒热，瘰疬，鼠瘘，头疮，破癥，散瘿结气，脚肿湿痹，轻身。一名夕句，一名乃东。生川谷。

【译文】

夏枯草，味苦，辛，性寒。主治身体恶寒发热，瘰疬，鼠瘘，头疮，破癥，祛瘿结之气，治疗小腿肿痛、湿痹症，具有使身体轻巧的功效。又叫作夕句、乃东。生长于河流的谷地之处。

【集解】

苏颂说，夏枯草在冬至过后开始生长，叶子像旋覆。三四月间开花抽穗，为紫白色，像丹参花，结子也成穗。它到了五月就枯萎，故在四月采收。

李时珍说，夏枯草在原野间有很多。它的苗高一二尺，茎微呈方形，叶子对节生，像旋覆叶但更长更大些，边缘有细齿，背面色白而多纹。茎端抽穗，长一二寸，穗中开淡紫色小花，一穗有细子四粒。将嫩苗煮后，浸去苦味，可用油盐拌来吃。

徐之才说，与土瓜相使。伏汞砂。

朱震亨说，本草著作中说夏枯草善治瘰疬，散结气。它还有补养厥阴血脉的功效，这点书中没有提及。用夏枯草退寒热，体虚的可以用；如果用于实证，佐以行散之药，外用艾灸，也能渐渐取效。

【百草堂】

神农是民间传说中的药仙，他解除众生疾苦之伟绩，千古传颂。

从前有位书生，为人厚道，自幼攻读五经四书，然屡试不第。书生因此终日郁闷，天长日久，积郁成疾，颈部长出许多核块，众医皆施疏肝解郁之法，无效，病情越来越重。

这年夏天，书生父亲不远千里寻神农。一日，他来到一座山下，只见遍地绿草茵茵，白花艳丽，似入仙境。他刚想歇息，不料昏倒在地。

这百草如茵的仙境，正是神农的药圃。神农将老人救醒，得知来意，就从草苑摘来药草，说："此草名'夏枯草'，夏天枯黄时采集入药，用此草上端球状部分，煎汤服用，有清热散结之功效。"书生按方服用，不久病愈。后来，父子二人广种夏枯草，为民治病，深得人心。

对症下药

病症	配方	功效
肝虚目痛，冷泪不止，畏光怕日光	夏枯草半两，香附子一两，同研末，每次用蜡茶汤调服一钱	清火明目
赤白带下	在夏枯草开花时采摘，阴干后碾成末，每次服二钱，饭前服，米汤送下	和营止带
血崩	夏枯草研为末，每次服方寸匕，用米汤调下	清热凉血
汗斑白点	用夏枯草煎成浓汁，每天洗患处	散结消肿

蜀椒

产地分布：分布于河流的谷地之处。

成熟周期：八月采实，阴干。

形态特征：本品为云香科植物花椒的果壳。

功　　效：祛除邪气，治疗咳嗽。主治咳嗽气逆，骨节及皮肤麻木不仁，逐除寒湿痹痛，有排除体内瘴气的作用。

【原文】

蜀椒，味辛，温。主邪气咳逆，温中，逐骨节皮肤死肌，寒湿痹痛，下气。久服之，头不白，轻身增年。生川谷。

【译文】

蜀椒，味辛，性温。主要功效是祛除邪气，治疗咳嗽气逆，具有温补内脏，治疗骨节及皮肤麻木不仁的症状，逐除寒湿痹痛，具有排出体内瘴气的作用。长期服用能使头发不白，身体轻捷，延年益寿。产于山中的深谷处。

【百草堂】

蜀椒又称巴椒、汉椒、川椒、南椒、点椒，现在通常被叫作花椒。

花椒具有独特的医疗保健作用。花椒有独特的芳香气和辛辣味，因此它具有着香、附香、矫臭、抑臭的功能。

也正因为香气袭人和特殊的保健功能，远在秦、汉时期就被当作向皇宫进贡的珍品。在古代宫廷之中，后妃们通常将自己房间的地板铺上一层厚厚的花椒粒，同时墙壁也是由花椒末调成的椒泥涂抹而成，因此后妃们的住所又被称为“椒房”，取其温暖、芳香、多子之义。

对症下药

病症	配方	功效
脏器伤惫	蜀椒炒去汁，捣取红末一斤，生地黄取自然汁煎至一升，名椒红丸	温补内脏
飧泄不化	蜀椒同苍术醋糊丸	治疗气逆
耳聋	蜀椒同巴豆、菖蒲、松脂、黄蜡为梃，纳耳中，一日一易	祛除邪气

巴豆

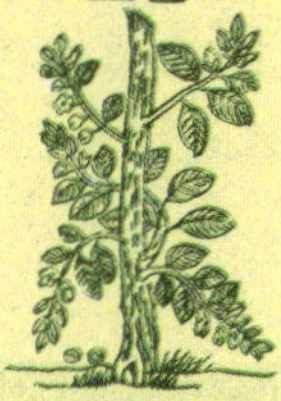

产地分布：分布于河流的谷地之处。

成熟周期：一般 8–9 月采收。

形态特征：巴豆（原变种）灌木或小乔木，高 3~6 米。嫩枝被稀疏星状柔毛。巴豆叶卵形或椭圆形，顶端短尖，边缘有细锯齿，老叶无毛或近无毛，干后淡黄色至淡褐色。蒴果椭圆状，种子椭圆状，花期 4–6 月。

功　　效：破除气血郁结，积聚肿块。主治伤寒、温疟引起的作寒发热，能清理五脏六腑，疏通体内闭塞，通利水道和谷道，去除腐恶之肉，治疗蛊、鬼疰等严重的传染病。

【原文】

巴豆，味辛，温。主伤寒，温疟寒热，破癥瘕、结聚、坚积，留饮，痰澼，大腹水张，荡练五脏六腑，开通闭塞，利水谷道，去恶肉，除鬼毒、蛊疰物邪，杀虫鱼。一名巴椒。生川谷。

【译文】

巴豆，味辛，性温。主治伤寒、温疟引起的作寒发热，破除气血郁结，积聚肿块，留饮积食，痰澼，大腹胀满，能清理五脏六腑，疏通体内闭塞，通利水道和谷道，去除腐恶之肉，治疗蛊、鬼疰等严重的传染病，具有毒杀虫鱼的功效。又叫作巴椒。生长于河流的谷地之处。

【百草堂】

巴豆又叫巴椒，自古以来都被用作泻药，人吃了之后会拉肚子，具有消除体内瘀积、通利水道的作用。但是，巴豆有毒，对人体有侵害作用，《西游记》中的猪八戒也懂得巴豆的药性，有过这样一段妙说："巴豆味辛，性热，有毒，削坚积，荡涤腑之沉寒，通闭塞，利水谷之道路，乃斩关夺门之将，不可轻用。"

柳华

产地分布：我国南方各省区。

成熟周期：每年的2–3月开花。

形态特征：叶互生，线状披针形，两端尖削，边缘具有腺状小锯齿，表面浓绿色，背面为绿灰白色。花开于叶后，雄花序为葇荑花序，有短梗，略弯曲。果实成熟后2瓣裂，种子多枚，种子上具有一丛绵毛。

功　　效：除痰明目，清热祛风。

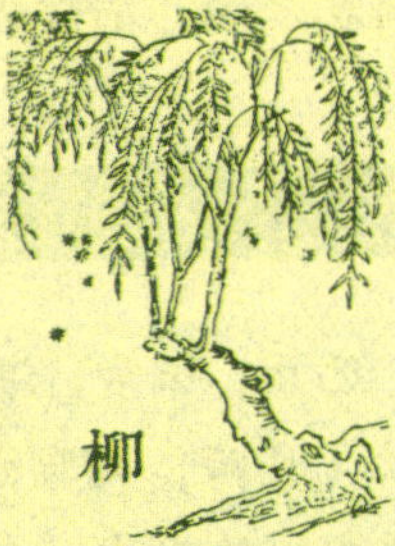

【原文】

柳华，味苦，寒。主风水，黄疸，面热黑。一名柳絮。叶，主马疥痂疮。实，主溃痈，逐脓血。子汁，疗渴。生川泽。

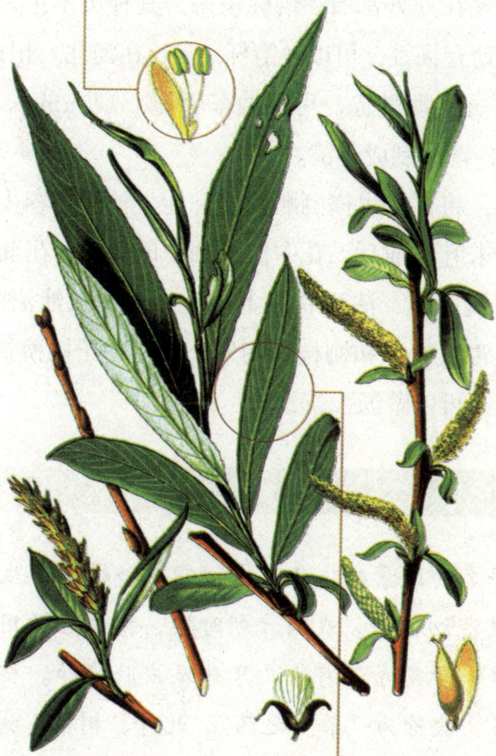

花［气味］味苦，性寒，无毒。
［主治］解丹毒，治腹内血，止痛。
叶［气味］味苦，性寒，无毒。
［主治］天行热病，阴虚发热，下水气。

【译文】

柳华，味苦，性寒。主治水肿，黄疸病，面部发黑发热。又叫作柳絮。柳叶可以治疗马疥疮痂结。柳实主治疮痈破溃，逐除脓血。柳子汁治疗口渴。生长于河边泽畔的水草丛生处。

【集解】

苏颂说，现在处处都有，俗称杨柳，其种类不止一种。蒲柳就是水杨，枝条刚劲有韧性，可以做箭杆，多长在河北。杞柳则长在水边，叶粗而白，木质纹理微赤，可以做车毂辘。现在的人取其细小的枝条，用火烤软，弯曲制成箱箧。

李时珍说，将杨柳纵横倒顺而插都能生长。初春生柔荑，随后开黄蕊花，到春末叶长成后，花中便结细小的黑子。花蕊落下时产生的絮如白绒，随风而飞，沾到衣服上能生虫，飞入池沼中就化为浮萍。古代人在春天常取榆木和柳枝。陶朱公说，种千株柳树，可供给足够的柴炭，其嫩芽可以做汤代茶饮。

【百草堂】

柳树是著名的风景树，又有人说它是多情树、生命树。柳树确实与人类健康密切相关。我国六朝时候，柳枝已被用来治疗牙痛和头痛，唐代进一步用于治疗小儿寒热及皮肤疮疖。柳枝除内服外也可以煎汤洗浴，被称为“最要之药”。此外，树根、树皮和柳絮等也可供药用，堪称全身皆良药。

柳絮为果实中带白毛的种子。可研末浸汁内服，治疗黄疸、各种血症、妇女白浊带下和闭经等。外用敷贴或研末调搽，用于止血、祛湿、消痈。

对症下药

病症	配方	功效
吐血咯血	用柳絮焙过，研末，米汤送服一钱	止血
小便白浊	用清明柳叶煎汤代茶，以愈为度	祛湿
小儿丹毒	用柳叶一斤，加水一斗，煮取汁三升，洗患处。一天洗七八次为宜	清热祛风

皂荚

产地分布：分布于河流的谷地之处。

成熟周期：秋季果实成热时采摘，晒干。

形态特征：落叶乔木，高达 15 米。棘刺粗壮，红褐色，常分枝。花萼钟形，花瓣淡黄白色，卵形或长椭圆形。荚果直而扁平，有光泽，紫黑色，被白色粉霜。种子椭圆形，红褐色，有光泽。

功　　效：能通利九窍，杀灭鬼怪精物。主治风湿病症状，肌肉坏死，治疗风邪引起的头痛，流泪不止。

【原文】

皂荚，味辛，咸，温。主风痹，死肌，邪气，风头，泪出，利九窍，杀精物。生川谷。

【译文】

皂荚，味辛，咸，性温。主治风湿病、肌肉坏死，治疗风邪引起的头痛、流泪不止，能通利九窍，杀灭鬼怪精物。生长于河流的谷地之处。

【百草堂】

皂荚又叫作皂角、鸡栖子、大皂荚、长皂荚、悬刀、长皂角、大皂角。

相传很久以前，有一位农家少女，生得貌美如花，父母视其为掌上明珠。

一天，少女上山打柴，不料被一恶少撞见。恶少见少女如此美貌，立刻垂涎三尺，并将其强行奸污。少女失去贞操，无颜见人，在一棵皂荚树上自缢而死。

父母闻讯痛不欲生，在树下大哭不止。这时，忽然有位白发老翁来到眼前指点起死回生之术。白发老翁告诉少女父母只要将皂荚末吹入少女鼻孔就能令其起死回生。说完消失在皂荚树边。父母心想定是树神显灵，立即依言行事。结果少女果然奇迹般地苏醒过来。皂荚从此便当成了灵丹妙药。

楝实

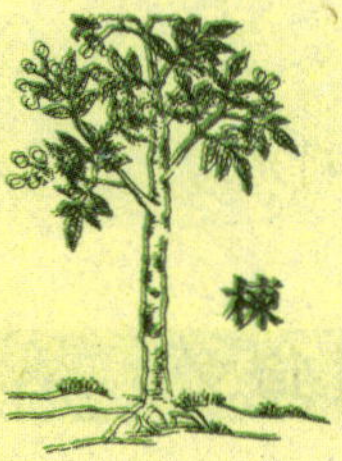

产地分布：分布于山中的深谷处。

成熟周期：十二月采之。

形态特征：川楝子，又名金铃子。产蜀川者佳。三四月开花红紫。结实如弹。生青熟黄。

功　　效：通利小便水道。主治温病，伤寒发高烧，心中烦闷，狂躁，可杀灭蛔、赤、蛲三种寄生虫，治疗疥疮。

【原文】

楝实，味苦，寒。主温疾，伤寒大热，烦狂，杀三虫，疥疡，利小便水道。生山谷。

【译文】

楝实，味苦，性寒。主治温病，伤寒发高烧，心中烦闷，狂躁，可杀灭蛔、赤、蛲三种寄生虫，治疗疥疮，具有通利小便水道的功效。生长于山中的深谷处。

【百草堂】

楝实为楝木的果实，如同手指头大小，白色，有黏性，可以用来洗衣服。

据说曹雪芹的祖父曹寅为了纪念自己的父亲，种下楝树，修了座亭子叫楝亭，并且自己也号楝亭。他有一咏楝树的名句“紫雪溟蒙楝花老”。

楝实有杀虫和通利水道的作用，但因其性寒，所以脾胃虚寒的人不宜服用。

郁李仁

产地分布：我国的华北、东北、华中、华南均有分布。

成熟周期：5–6月采根。

形态特征：小枝纤细而柔，叶卵形或宽卵形，少有披针形，先端长尾状，基部圆形，边缘有锐重锯齿；托叶条形，边缘具腺齿，早落。花瓣粉红色或近白色。核果近球形，暗红色，光滑而有光泽。

功　　效：润肠缓下，利尿，治浮肿脚气。

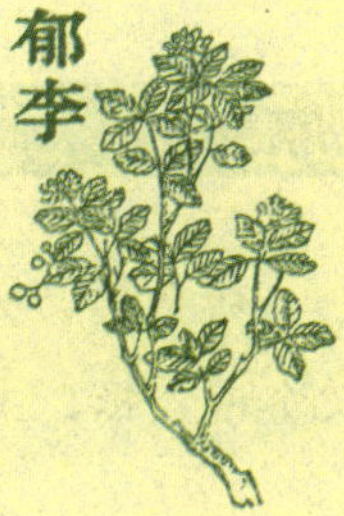

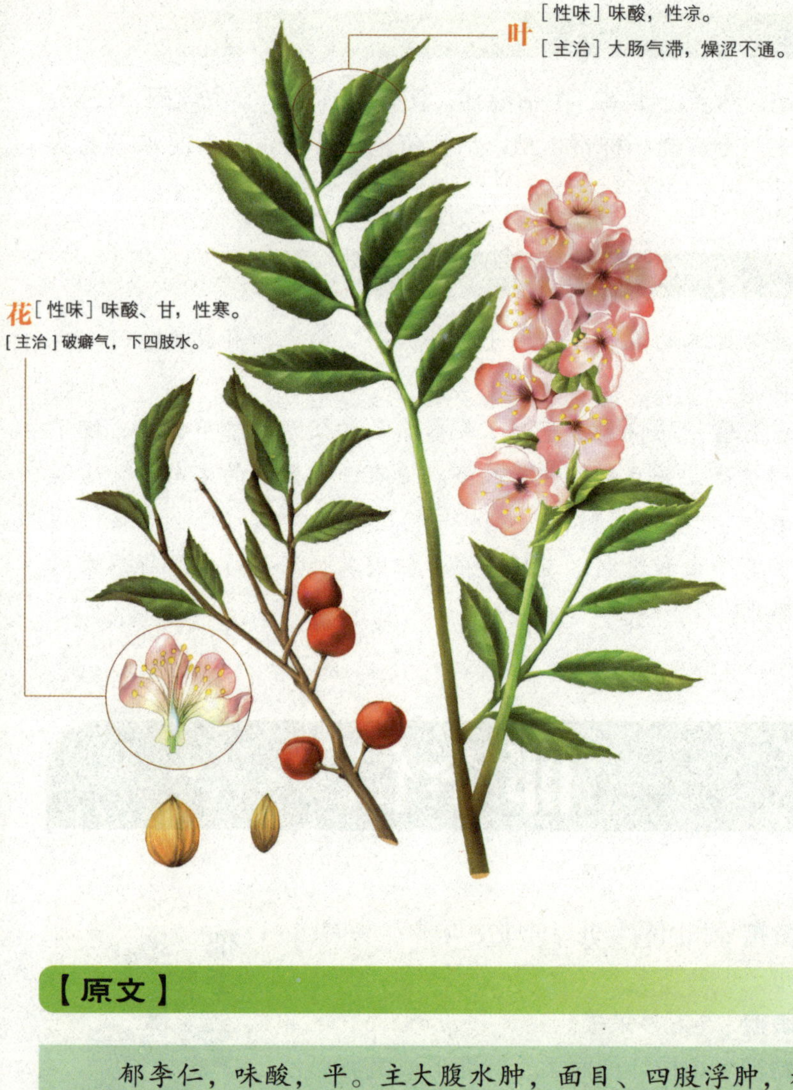
叶
［性味］味酸，性凉。
［主治］大肠气滞，燥涩不通。
花［性味］味酸、甘，性寒。
［主治］破癖气，下四肢水。

【原文】

郁李仁，味酸，平。主大腹水肿，面目、四肢浮肿，利小便水道。根，主齿龈肿，龋齿，坚齿。一名爵李。生川谷。

【译文】

郁李仁，味酸，性平。主治腹部水肿胀满，面目及四肢浮肿，能通利小便水道。它的根主治牙龈肿痛、龋齿，具有坚固牙齿的作用。又叫作爵李。生长于河流的谷地。

【集解】

《名医别录》说，生于高山川谷及丘陵上，五、六月采根。

陶弘景说，山野到处都有。子熟赤色，可食。

寇宗奭说，郁李子红熟可食，微涩，可蜜煎，陕西甚多。

张元素说：辛、苦，阴中之阳，乃脾经气分药。

甄权说，肠中结气，关格不通。

《日华子诸家本草》载，通泄五脏膀胱急痛，宣腰胯冷脓，消宿食下气。

孟诜说，破癖气，下四肢水。酒服四十九粒，可泻结气。

张元素说，破血润燥。

李杲说，专治大肠气滞，燥涩不通。

寇宗奭说，研和龙脑，点赤眼。

李时珍说，郁李仁甘苦而润，性主降，能下气利水。

【百草堂】

郁李仁别名山梅子、小李仁，为蔷薇科植物欧李和郁李的种子。

郁李仁质润，可滑肠通便，辛散行气除胀，苦降利水消肿，善通二便而行气滞，用于津枯肠燥，食积气滞，腹胀便秘，水肿，脚气，小便不利。

莽草

产地分布：分布于山中的深谷处。

成熟周期：果实9月成熟采摘。

形态特征：常绿灌木或小乔木，高3~10米。树皮、老枝灰褐色。单叶互生或集生。

功　　效：清热解毒，消肿止痛。主治风邪头痛，痈肿，乳房肿胀，疝瘕，祛除郁结的邪气，治疗疥疮瘙痒，能毒杀虫鱼。

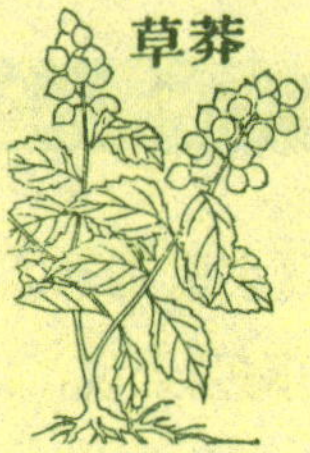

【原文】

莽草，味辛，温。主风头，痈肿，乳肿，疝瘕，除结气疥瘙，杀虫鱼。生山谷。

【译文】

莽草，味辛，性温。主治风邪头痛，痈肿，乳房肿胀，疝瘕，祛除郁结的邪气，治疗疥疮瘙痒，能毒杀虫鱼。生长于山中的深谷处。

【百草堂】

莽草又叫芒草，《山海经》中有"萲山……其下多青雄黄，有木焉，其状如棠而赤叶，名曰莽草，可以毒鱼"的记载。古方用其来治疗风毒痹厥和压痛病。据说用莽草叶，煎汤热含，过一会儿吐出来，可以杀死牙中寄生的小虫，而且非常有效。

雷丸

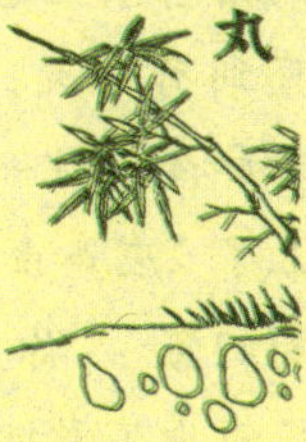

产地分布：分布于山中的深谷处。

成熟周期：常于夏、秋季采收。挖取后洗净，晒干。

形态特征：干燥的菌核为球形或不规则的圆块状，大小不等，直径1～2厘米。表面呈紫褐色或灰褐色，全体有稍隆起的网状皱纹。以个大、饱满、质坚、外紫褐色、内白色、无泥沙者为佳。

功　　效：杀灭蛔、赤、蛲等各种寄生虫，祛除恶毒邪气，消散胃中热邪。主治小儿百病。

【原文】

雷丸，味苦，寒。主杀三虫，逐毒气，胃中热，利丈夫，不利女子，作摩膏，除小儿百病。生山谷土中。

【译文】

雷丸，味苦，性寒。主要功效是杀灭蛔、赤、蛲等各种寄生虫，祛恶毒邪气，消散胃中热邪，有利于男子，不利于女子，制作成摩膏使用，能治疗小儿百病。生长于山中的深谷处。

【百草堂】

从前有位商人，经常要到外地做买卖，出门在外吃住都十分困难。因此，商人刚三十岁就不幸得了一种怪病，只要一开口说话，肚子里就会发出声音将他的话重复一遍。开始的时候因为声音不大，他还以为是自己的错觉。谁知后来声音越来越大，让他十分尴尬和困扰。于是便借着做生意的机会四处求医，但始终没有治好。

直到有一天，他从外地回家，途经一座小庙。由于天色已晚，想跟老和尚借住一宿，老和尚听到他肚子里的声音后，告诉他："这是染上了'应声虫'病。"商人半信半疑，问老和尚如何能治好这种病，老和尚回答："你只要拿起本草经，把所有的药都念一遍。当念到哪味药应声虫不敢回应，就去吃这味药来治疗就行。"

商人虽然不信，但还是借了一本本草经来念，应声虫果然一一回应，但是正当读到雷丸时，应声虫居然没有回应。商人不信，又读几次，仍然没有回应，再念其他药，它又应声。商人于是赶紧到药房抓了雷丸来吃，果然治好了这个心腹大患。

故事虽然离奇，但是雷丸作为多孔菌科雷丸菌的菌核确实是杀灭寄生虫的良药。

桐叶

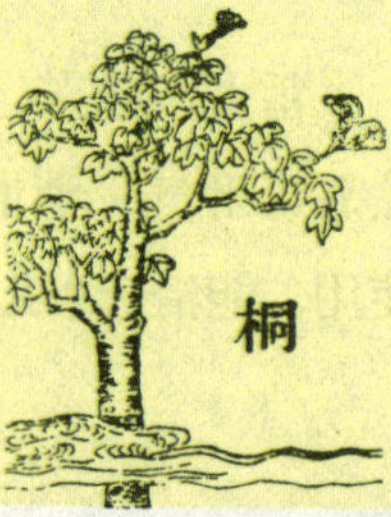

产地分布：我国长江流域各省区。

成熟周期：花期5月，果期10–11月。

形态特征：枝粗壮，无毛。单叶互生，顶端两侧有2枚淡红色腺体；叶片卵形或卵状圆形，基部心形或截形，顶端尖或急尖，幼嫩时两面被黄褐色短柔毛。

功　　效：治痈疽，疗疮，创伤出血。

【原文】

桐叶，味苦，寒。主恶蚀疮，著阴。皮，主五痔，杀三虫。花，主傅猪疮。饲猪肥大三倍。生山谷。

【译文】

桐叶，味苦，性寒。主治恶性疮疡，阴蚀疮。皮，主治各种类型的痔疮，能杀灭蛔、赤、蛲等寄生虫。花，可外敷可治疗猪疮。喂养猪使它肥壮三倍。生长于山中的深谷处。

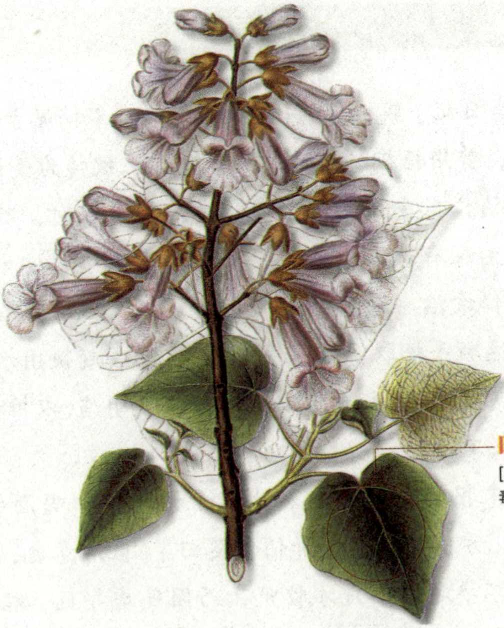

叶 [性味]味苦，性寒，无毒。
[主治]恶蚀疮着阴，消肿毒，生发。

【集解】

苏颂说，桐处处都有。陆玑《草木疏》说，白桐宜制琴瑟。今江南人用来制油者，即冈桐，子大于梧子。江南有紫桐，花似百合，实可糖煮以啖。岭南有刺桐，花色深红。

李时珍说，陶注桐有四种，以无子者为青桐、冈桐，有子者为梧桐、白桐。贾思勰《齐民要术》载，有实而皮青者为梧桐，华而不实者为白桐。白桐冬结似实者，是明年之华房，不是实。冈桐即油桐，子大有油。经考证，白桐就是泡桐。叶大径尺，最易生长。皮色粗白，木轻虚，不生虫蛀，制作器物、屋柱都很好。二月开白色花如牵牛。结实大如巨枣，长寸余，壳内有子片，轻虚如榆荚、葵实之状，老则壳裂，随风飘扬。花紫色者名冈桐。冈桐即是油桐。青桐即梧桐之无实者。

【百草堂】

据明代许浩《复斋日记》载，元代医家滑伯仁治病不拘泥于古方，用药奇怪而无不显效，曾用梧桐叶救治过难产之症，被传为美谈。

有一年秋天，滑伯仁在虎丘山游乐，正是游兴最浓时，赶来一求医仆人，说是他家主人有求。原来，一富裕人家怀孕超过十月的孕妇难产，想请滑伯仁诊治。滑伯仁不言不语，登上石阶，恰逢一片梧桐叶随风落地，遂顺手拾取，给求医者说："回去赶快用水煎桐叶汤，让产妇饮下，即可保平安。"众人以为滑伯随便胡诌，以推托之，便继续对景吟诗，游兴不减。

一会儿，病家便来报喜，孕妇顺利生产，请滑伯仁喝酒领赏。众人才觉奇怪，皆问此方出自何书？滑伯仁笑曰："医者意也，哪有一定之方呢？这妇人怀孕超过十月才临产，乃因气虚导致，梧桐叶得金秋萧降之气而落，煎汤借秋气以辅助产妇之正气，即可催生矣！"因此，后人也仿效用梧桐叶催生，却没有效果，因为桐叶本身并没有催生的功能，不过对风湿疼痛、麻木，痈疮肿毒，痔疮，臁疮，创伤出血，高血压等病倒是有良好的疗效。

对症下药

病症	配方	功效
手足浮肿	桐叶煮汁浸泡，同时饮少许汁。汁中加小豆效果更好	消肿止痛
痈疽发背	用桐叶在醋中蒸过贴患处。逐渐生肉收口，有特效	退热止痛
头发脱落	用桐叶一把、麻子仁三升，加淘米水煮开五六次，去渣，每日洗头部，则头发渐长	营养头发
眼睛发花	桐花、酸枣仁、玄明粉、羌活各一两，共研末，每服二钱，水煎，连滓服下。一天服三次	明目

梓白皮

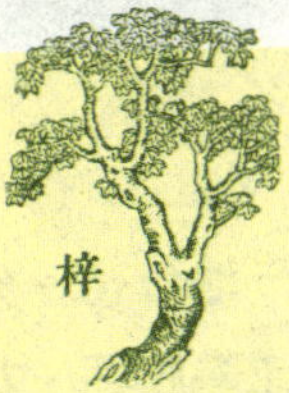

产地分布： 分布于山中的深谷处。

成熟周期： 全年均可采，晒干。

形态特征： 呈块片状，大小不等。皮片多呈卷曲状。外表栓皮棕褐色，皱缩，内表面黄白色，平滑细致，有纤维，撕之不易成薄片。以皮块大、厚实、内色黄者为佳。

功　　效： 清热，解毒，杀虫。主治发烧，杀灭蛔、赤、蛲等各种寄生虫。

【原文】

梓白皮，味苦，寒。主热，去三虫。叶，捣傅猪疮，饲猪肥大三倍。生山谷。

【译文】

梓白皮，味苦，性寒。主治发热，杀灭蛔、赤、蛲等各种寄生虫。叶子捣烂外敷可治疗猪疮，饲养猪可使它肥壮三倍。生长于山中的深谷处。

【百草堂】

梓又名木王、花楸、河楸、水桐、雷电木、木角豆、臭梧桐。梓白皮为紫葳科植物梓的根皮或树皮的韧皮部，具有清热解毒，杀虫的功效，用于黄疸、时病发热、反胃、疮疥、皮肤瘙痒。

石南

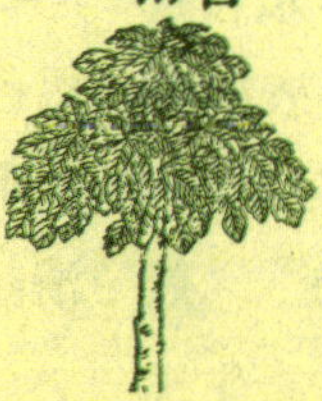

产地分布：分布于山中的深谷处。

成熟周期：花期 4–5 月，果熟 10 月。

形态特征：双子叶植物，常绿灌木或小乔木。株高 4~6 米，枝灰褐色。叶互生，网状脉，革质，长椭圆形至倒卵状椭圆形，边缘疏生具腺细锯齿，表面绿色，幼叶红色。初夏开花，白色。果期 10 月，小梨果球形，熟时红色，后呈褐紫色。

功　　效：养肾气，治疗内伤阴衰，利筋骨皮毛。治软脚烦闷疼，杀虫，逐诸风。浸酒饮，治头风。

【原文】

石南，味辛，平。主养肾气，内伤阴衰，利筋骨皮毛。实，杀蛊毒，破积聚，逐风痹。一名鬼目。生山谷。

【译文】

石南，味辛，性平。能补养肾气，治疗内脏劳伤、阴精衰竭，有利于强健筋骨皮毛。果实，能杀蛊毒，破除积聚，逐除风痹。又叫作鬼目。生长于山中的深谷处。

【百草堂】

石南，现在写作石楠，又名千年红、笔树、石眼树、扇骨木、凿角、石纲、油蜡树、水红树。

石楠为蔷薇科石楠属常绿灌木或小乔木。叶互生，革质，长椭圆形，边缘有细锯齿，表面绿色，幼叶红色，鲜艳可爱。初夏开花，白色，复伞房花序，石楠树可开出几千朵花，并且持续很久。果球形，熟时红色，缀满枝头，极为美丽。

石南作为中药又被称为风药、石楠叶、栾茶、红树叶、石岩树叶等，对于鼠瘘不合，小儿通睛等有显著疗效。

溲疏

产地分布：分布于山谷、田野、土丘、废墟等处。

成熟周期：花期 5–6 月，果期 10–11 月。

形态特征：落叶灌木，树皮成薄片状剥落，叶对生，有短柄；叶片卵形至卵状披针形，花白色或带粉红色斑点，蒴果近球形，顶端扁平具短喙和网纹。

功　　效：祛除邪热之气。主治身体及皮肤中的热邪之气，祛除邪气，使遗尿现象停止。

【原文】

溲疏，味辛，寒。主身皮肤中热，除邪气，止遗溺。可作浴汤。生山谷及田野、故丘墟地。

【译文】

溲疏，味辛，性寒。主治身体及皮肤中的热邪之气，祛除邪气，使遗尿现象停止。可做浴汤擦洗身体。生长于山谷、田野、土丘、废墟等处。

【百草堂】

溲疏夏季开白花，繁密而素雅，花期又长。宜植于草坪、山坡、路旁及林缘和岩石园，也可作花篱栽植。根、叶、果均可药用。

鼠李

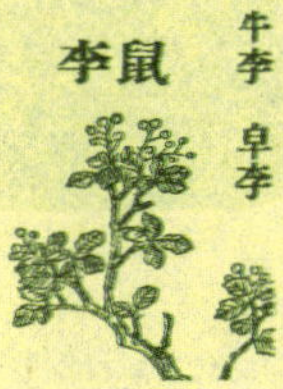

产地分布：在我国分布于黑龙江、吉林、辽宁、河北、山西等地。

成熟周期：花期 5–6 月，果期 8–9 月。

形态特征：落叶小乔木或大灌木，高可达 10 米。树皮灰褐色，叶对生于长枝上，或丛生于短枝上。花 2 ~ 5 束生于叶腋，黄绿色，雌雄异株，核果近球形，直径 5 ~ 7 毫米，成熟后紫黑色。

功　　效：祛湿除热、杀虫。主治身体恶寒发热，瘰疬疮。

【原文】

鼠李，主寒热，瘰疬疮。生田野。

【译文】

鼠李，主治身体恶寒发热，瘰疬疮。生长于田地、原野之上。

【百草堂】

鼠李为鼠李科植物，又名乌槎树、冻绿柴、老鹳眼、红皮绿树、大绿。

其果实具有清热利湿，消积杀虫的功效，多用于水肿腹胀、瘰疬、疝瘕、齿痛、疥癣等症。

李时珍就曾依其祛湿除热之功，将其用于治疗疥癣有虫之症，疗效十分显著。

黄环

产地分布：分布于山中的深谷处。

成熟周期：三月采根，阴干

形态特征：黄环即今朱藤也，天下皆有，叶如槐。其花穗悬紫色如葛，花，可作菜食。

功　　效：解毒和止吐泻。

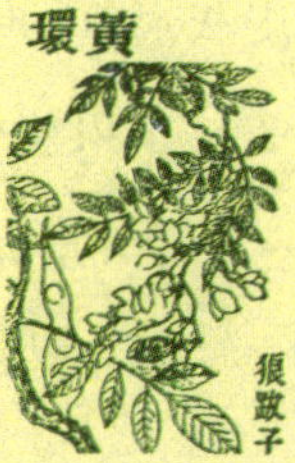

【原文】

黄环，味苦，平。主蛊毒，鬼疰，鬼魅，邪气在脏中。除咳逆寒热。一名凌泉，一名大就。生山谷。

【译文】

黄环，味苦，性平。主治蛊毒，鬼疰，邪气聚积在脏腑之中，治疗咳嗽气喘，消除身体恶寒发热。又叫作凌泉、大就。生长于山中的深谷处。

【百草堂】

紫藤古称黄环，又名藤萝、葛花、招豆藤、朱藤、紫金藤等。

紫藤是一种攀缘花木。《花经》记载："紫藤缘木而上，条蔓纤结，与树连理，瞻彼屈曲蜿蜒之伏，有若蛟龙出没于波涛间。仲春开花。"紫藤的生长有其独特的方式，势如盘龙，刚劲古朴，枝叶茂盛，花序如翠蝶成行，美丽清香，是春季优良的棚架花卉。李德裕的《忆新藤》曰："遥闻碧潭上，春晚紫藤开。水似晨霞照，林疑彩凤来。"李白也有诗："紫藤挂云木，花蔓宜阳春。密叶隐歌鸟，香风流美人。"这些诗句形象地表现了紫藤的美态。

紫藤花可提炼芳香油，并有解毒，止吐、泻等功效。紫藤的种子有小毒，可治筋骨疼，还能防止酒腐变质。

栾华

产地分布：分布于河流的谷地之处。

成熟周期：五月、六月花可采收。

形态特征：此树叶似木槿而薄细。花黄似槐而稍长大。子壳似酸浆，其中有实如熟豌豆，圆黑坚硬，堪为数珠者。

功　　效：消炎止痛。

【原文】

栾华，味苦，寒。主目痛，泪出，伤眦，消目肿。生川谷。

【译文】

栾华，味苦，性寒。主治眼睛疼痛流泪，眼角受伤，消除眼部肿痛。生长于河流的谷地之处。

【百草堂】

栾华为无患子科植物栾树的花。栾树，又名木栾、石栾树、黑叶树。黑色叶树，其树形高大而端正，枝叶茂密而秀丽，春季红叶似醉，夏季黄花满树，秋叶鲜黄，入秋丹果盈树，均极艳丽，是极为美丽的行道观赏树种。十月，红色硕果累累，形似灯笼，挂满枝头，辅以绿叶，奇丽多姿。

腐婢

产地分布：分布于山中的深谷处。

成熟周期：花期 5–6 月，叶期 6–10 月。

形态特征：直立灌木，高约 2–6 米；单叶对生，有臭味；花冠呈二唇形；核果球形，紫色，径约6毫米。

功　效：清热解毒，散肿止血。

【原文】

腐婢，味辛，平。主痎疟，寒热，邪气，泄利，阴不起，病酒，头痛。

【译文】

腐婢，味辛，性平。主治疟疾引起的身体作寒发热，祛除疟邪之气，并可治疗泻痢，阳痿不举，饮酒导致的头痛。

【百草堂】

腐婢，又叫豆腐柴，或称臭黄荆，属马唇形科植物。味甘，性寒，无毒，具有清热解毒，散肿止血的功效。

据说在皖赣边界山区居民会利用一种灌木的树叶，制成一种绿莹莹，似碧玉，清热解毒，开胃生津的神奇豆腐，人们称誉其为“观音豆腐”。

相传有一年，这里遭遇百年未见的大旱，水源枯竭，田地龟裂，所种粮食颗粒无收。正在危急关头，有一家老年夫妇，由于他们笃信救苦救难的观世音菩萨，每天早晚烧香点烛上供，从不间断，他们的虔诚感动了观世音。一天夜里，梦见观世音告诉他们，山里有一种带有豆腐气味的树叶可制作豆腐食用，能帮助他们度过灾荒。

还用柳枝轻轻一点，附近山涧立时流出了涓涓不断的清凉山泉。第二天早晨，他们把这个梦境告诉了全村乡亲们，大家于是找到树叶和山泉，并按梦中观世音的指点制成了清香可口，味美鲜嫩的豆腐使全村人度过了灾荒。由于这豆腐是观世音菩萨点化的，因此，被人们称誉为“观音豆腐”。

用来制作“观音豆腐”的树叶就是山区到处可见的腐婢。因为它能散发出豆腐之味，但又次于真正豆腐，只能为婢，因此被称为“腐婢”。

苦瓠

产地分布：分布于河边沼泽的水草丛生处。

成熟周期：夏秋是苦瓠成熟季节。

形态特征：苦瓠为一年生草本植物，茎蔓生，互生，夏秋开白花，果实的形状因品种而异。果实呈梨形的叫瓢葫芦，又称匏瓜。

功　　效：使下水，催吐。

【原文】

苦瓠，味苦，寒。主大水，面目、四肢浮肿，下水，令人吐。生川泽。

【译文】

苦瓠，味苦，性寒。主治严重的水邪，面目四肢浮肿，具有下水、催吐的功效。生长于河边沼泽的水草丛生处。

【集解】

《名医别录》载，苦瓠生晋地。

陶弘景说，今瓠忽有苦者，如胆不可食，非别生一种也。又有瓠，亦是瓠类。

苏恭说，《本经》所论，都是苦瓠 尔。陶谓瓠中苦者，大误矣。瓠中时有苦者，不入药用，无所主疗，亦不堪啖。瓠与瓠，原种各别，非甘者变为苦也。

韩保升说，瓠即匏也。有甘、苦二种：甘者大，苦者小。

汪机说，瓠壶有原种是甘，忽变为苦者。俗谓以鸡粪壅之，或牛马踏践则变为苦。陶说亦 有所见，未可尽非也。

李时珍说，《诗》云：匏有苦叶。《国语》云：苦匏不材，于人共济而已。皆指苦壶而言，即苦瓠也。瓠、壶同音，陶氏以瓠作护音释之，所以不稳也。应劭《风俗通》云：烧穰可以杀瓠。或云畜瓠之家不烧穰，种瓜之家不焚漆。物性相畏也。苏恭言：服苦瓠过分，吐利 不止者，以黍穰灰汁解之。盖取乎此。凡用苦瓠，须细理莹净无 翳者乃佳，不尔有毒。

[性味] 味苦，性寒。

[主治] 面目四肢浮肿，消水肿。使人呕吐，利尿路结石。煎汁浸洗，可疗小便不通。将汁滴入鼻中，出黄水，可去伤冷引起的鼻塞，还可治痫疸恶疮，疥癣和龋齿。

可除烦，治心热，利小肠，润心肺，治石淋。(《日华子诸家本草》)

【百草堂】

苦瓠是匏瓜的一种。瓠有甜瓠、苦瓠两种，甜瓠可作蔬菜来吃；苦瓠形状长得像葫芦，因此又称葫芦瓜、苦葫芦。苦瓠味苦，性寒，有毒，苦者如同苦胆一样，令人难以下咽。

苦瓠虽然有毒，却对治疗水肿有很好的效果，同时也是止痛良药。

对症下药

病症	配方	功效
黄疸肿满	将瓠瓤熬黄研为末，每次服半钱，一天服一次，十天病愈	消肿
小便不通	苦瓠子三十枚（炒），蝼蛄三个（焙），共研为末。每次服一钱，冷水送下	利尿通便
牙痛	苦瓠子半升，加水五升，煎取三升，含漱。和茎叶煎汁含漱亦可	消肿止痛
通身水肿	苦瓠末（炒）二两，苦葶苈五分，捣烂和成丸，如小豆大。每次服五丸，一天服三次，有水排出为止。又方：苦瓠末五分，大枣七枚，合捣成丸。先服三丸，隔一小时左右，再服三丸，有水排出后更服一丸	利水消肿

水芹

产地分布：分布于中国长江流域、日本北海道、印度南部、爪哇岛及菲律宾等地。

成熟周期：花期6–8月。

形态特征：一年生水生宿根植物。节间短，似根出叶，并自新根的茎部节上向四周抽生匍匐枝。

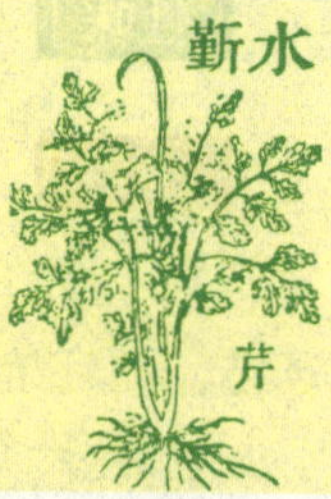

茎叶 [性味] 味甘，性平。
[主治] 清热利湿，止血，降血压。用于感冒发热，呕吐腹泻，尿路感染，崩漏，白带，高血压。

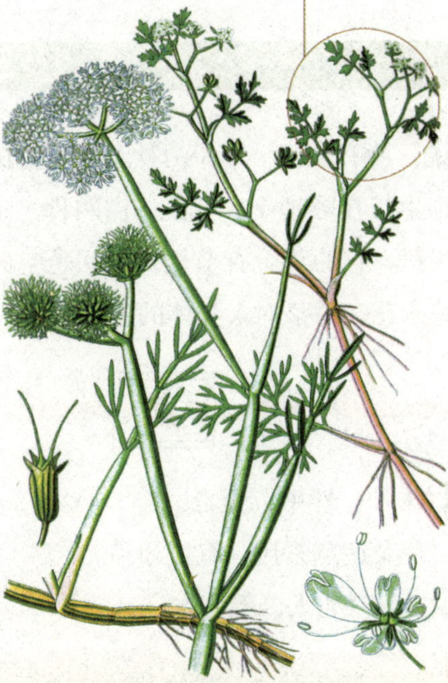

二回羽状复叶，叶细长，互生，茎具棱，上部白绿色，下部白色。伞形花序，花小，白色。不结实或种子空瘪。

功　　效：去热解毒，止血养精。

【原文】

水靳，味甘，平。主女子赤沃，止血养精，保血脉，益气，令人肥健，嗜食。一名水英。生池泽。

【译文】

水靳，味甘，性平。主治女子赤带，具有止血养精，保护血脉，增益气血，使人肥健，增强食欲的功效。又叫作水英。生长于池塘沼泽的水草丛生处。

【集解】

李时珍说，芹有水芹、旱芹两种。水芹生长在江湖、池塘、沼泽边上；旱芹则生长在陆地上，有红、白两种。水芹二月生苗，叶子对节而生，像川芎。它的茎上有节棱，中间是空的，气味芬芳。五月开细白花，像蛇床花。芹菜对人身体的益处不小。

茎

[性味] 味甘，性平，无毒。

孟诜说，芹菜调醋食用，有损牙齿。

李鹏飞说，红芹害人，不能吃。

[主治] 捣水芹汁服用，能去伏热，杀石药毒。(孟诜)

饮汁，去小儿暴热，大人酒后热，鼻塞身热，能去头中风热，利口齿，利大、小肠。(陈藏器)

治烦闷口渴，崩中带下，五种黄病。(《日华子诸家本草》)

【百草堂】

水蕲，现在写作水芹，又叫河芹、水英，它主要生长在潮湿的地方，比如池沼边、河边和水田，在南方多见，是芹菜的一种。郭璞称其为“水中芹菜”。《本草纲目》记载“生江湖、陂泽之涯，旱芹生平地……”。

中医认为水芹、旱芹均属凉性，有清热、平肝、利湿等功效。

水芹味甘辛，入肺、胃二经，偏重于清热除烦、利尿除湿、化痰下气、止血止带，是烦渴、淋病、水肿、痰多、黄疸、带下等患者的食疗佳品。

桃核仁

产地分布：我国大部分地区均有栽培。

成熟周期：花期3–4月，果实6–9月成熟。

形态特征：落叶小乔木，高可达8米，树冠开展。小枝红褐色或褐绿色。单叶互生，椭圆状披针形，先端长尖，边缘呈粗锯齿状。花单生，无柄，通常粉红色，单瓣。核果卵球形，表面有短柔毛。

功　　效：活血化瘀，润肠通便。

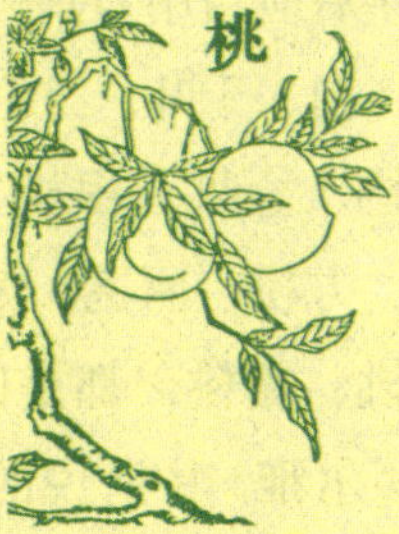

【原文】

桃核仁，味苦，平。主瘀血、血闭、癥瘕，邪气，杀小虫。桃花，杀注恶鬼，令人好颜色。桃凫，微温，主杀百鬼精物。桃毛，主下血瘕，积寒无子。桃蠹，杀鬼邪恶不祥。生川谷。

【译文】

桃核仁，味苦，性平。主治瘀血症、闭经、癥瘕，能祛除邪气，杀灭小虫。桃花，能杀除鬼邪，令人容颜美好。桃凫，性微温，主要功效是杀灭多种鬼精。桃毛，主要消除瘀血，治寒气积聚之不孕。桃蠹，祛杀秽浊不祥邪气。生长于河流的谷地之处。

【集解】

陶弘景说，桃树现在到处都有。用桃核仁入药，应当取自然裂开的种核最好，山桃仁不能用。

李时珍说，桃的品种很多，易于栽种，而且结实也早。桃树栽种五年后应当用刀割树皮，以流出脂液，则桃树可多活几年。桃花有红、紫、白、千叶、二色的区别；桃子有红桃、绯桃、碧桃、缃桃、白桃、乌桃、金桃、银桃、胭脂桃，都是以颜色命名。有绵桃、油桃、御桃、方桃、匾桃、偏核桃，都是以外形命名。有五月早桃、十月冬桃、秋桃、霜桃，都是以时令命名。这些桃子都能食用，只有山中毛桃，即《尔雅》中所说的榹桃，小而多毛，核黏味差。但它的仁饱满多脂，可入药用，这大概是外不足而内有余吧。

李时珍说，桃仁行血，宜连皮、尖生用。润燥活血，宜汤浸去皮、尖炒黄用。或与麦麸同炒，或烧存性，各随方选择。双仁的有毒，不能食用。

[主治] 止咳逆上气，消心下坚硬，疗突然出血，通月经，止心腹痛。(《名医别录》)

治血结、血秘、血燥，通润大便，破瘀血。(张元素)

杀三虫。每晚嚼一枚和蜜，用来涂手和脸，效果好。(孟诜)

主血滞，风痹，骨蒸，肝疟寒热，产后血病。(李时珍)

【百草堂】

相传很久以前，在北方的一个小山村里住着两个年轻人。小伙

实［性味］味辛、酸、甘，性热，微毒。
［主治］制成果脯食用，益于养颜。

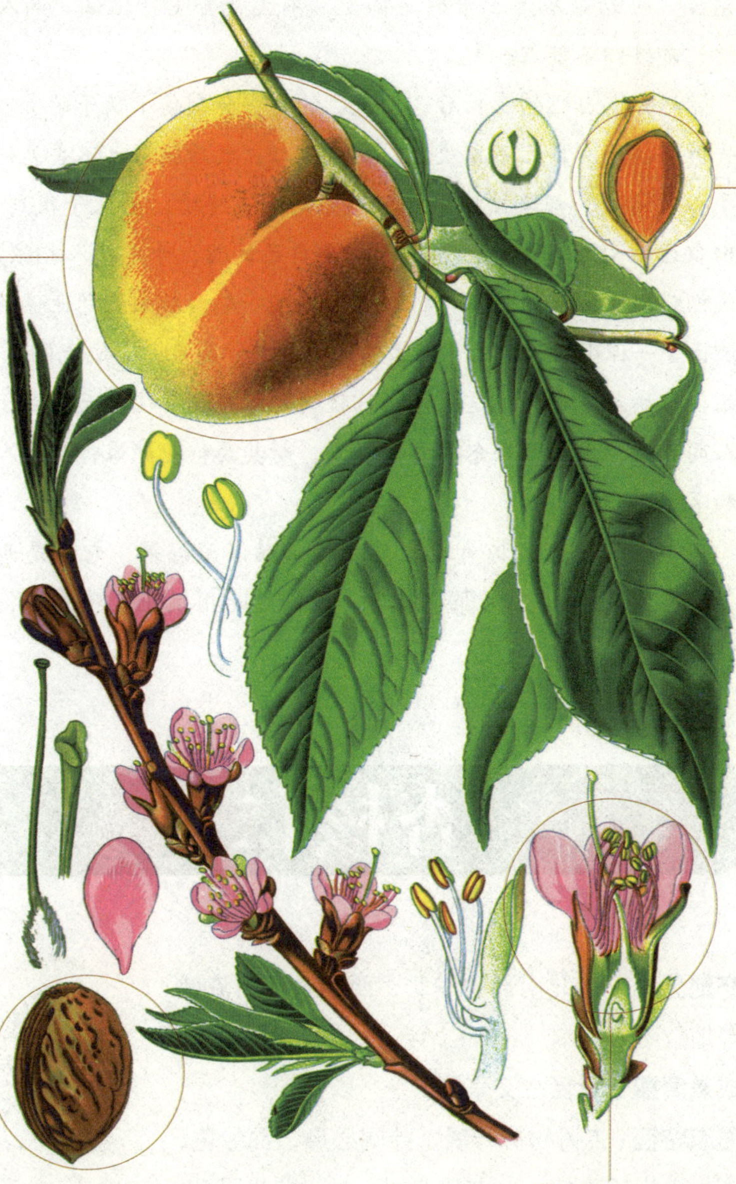

仁［性味］味苦、甘，性平，无毒。
［主治］主瘀血血闭，腹内积块，杀小虫。

花［性味］味苦，性平，无毒。
［主治］使人面色润泽。

子勤劳勇敢，姑娘聪慧美丽。两个人从小一起长大，青梅竹马、情投意合。可姑娘本是玉帝的花仙子，不久就会飞升化仙。两人虽然相爱，却终归不能在一起。

姑娘知道自己的身世后，怕自己的离去会刺伤小伙子的心。于是便告诉小伙子，自己不喜欢他，要他死心，之后就再也不去见他。小伙子心灰意冷，却又按捺不住对姑娘的爱。终于，小伙子找到姑娘，掏出自己的心给姑娘看，姑娘也掏出自己的心，于是两人相依而死。村民们感慨于他俩的深情，将他俩合葬在一起。后来看到他俩的墓地上长出了一棵小树，树上开满了粉红的花朵。原来，小伙子化作树干，姑娘化作桃花，村民把这棵树叫作桃树。姑娘的灵魂升天，由于她贪恋人间真情，王母娘娘念其真情可贵，封其为桃花娘娘，专事人间爱情和求嗣。

当年夏天，人们惊奇地发现桃树上结满了鲜果，它像是两颗心紧紧地重叠在一起。从那年以后，人们总是用桃花象征爱情，用坚硬的桃木做桃符避邪！

杏核仁

产地分布：东北南部、华北、西北及黄河流域等地。

成熟周期：春夏之交采摘。

形态特征：杏树树冠开展，叶阔心形，深绿色，直立着生于小枝上。花盛开时白色，自花授粉。短枝每节上生一个或两个果实，果圆形或长圆

杏

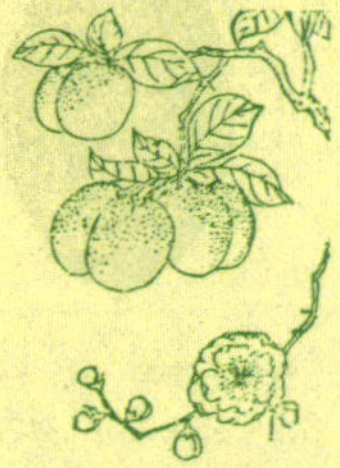

形，稍扁，形状似桃，但少毛或无毛。果肉艳黄或橙黄色。果核表面平滑，略似李核，但较宽而扁平，多有翅边。

功　　效：止渴生津，清热去毒。

【原文】

杏核仁，味甘，温。主咳逆上气，雷鸣，喉痹下气，产乳，金疮，寒心，贲豚。生川谷。

【译文】

杏核仁，味甘，性温。主治咳嗽气逆，哮喘声如雷鸣，喉痹，使气下行，具有催产的作用，并治疗金属器械疮伤，寒气冲逆心胸的贲豚症。生长于河流的谷地之处。

【集解】

李时珍说，各种杏的叶子都圆而有尖，二月开红色花，也有叶多但不结果的。味甜而沙的叫沙杏，色黄而带酸味的叫梅杏，青而带黄的是柰杏。其中金杏个大如梨，色黄如橘。王祯《农书》上说，北方有种肉杏很好，色红，大而扁，有金刚拳之称。凡是杏熟时，将其榨出浓汁，涂在盘中晒干，再摩刮下来，可以和水调麦面吃。

陶弘景说，凡用杏仁，用汤浸去皮尖，炒黄。或者用面麸炒过用。

李时珍说，治风寒肺病药中，也有连皮尖用的，取其发散的作用。

朱震亨说，杏仁性热，寒证可用。

徐之才说，杏仁得火良，恶黄芩、黄芪、葛根，畏蘘草。

张元素说，杏仁气薄味厚，浊而沉坠，主降，属阴，入手太阴经。

实［性味］味酸，性热，有小毒。生吃太多，伤筋骨。
［主治］主咳逆上气 痰鸣，产乳 金疮。

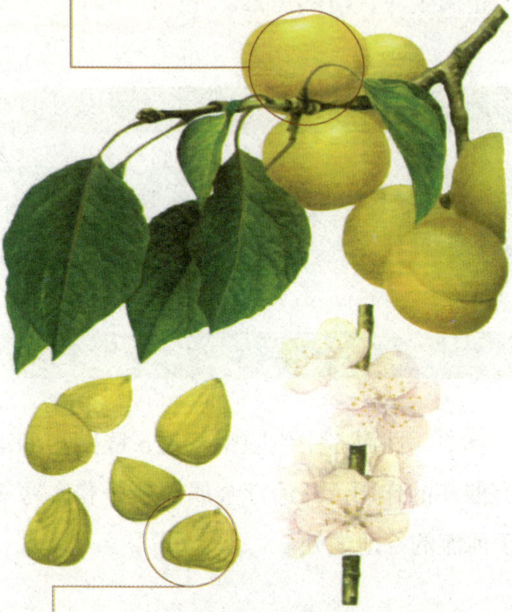

仁［性味］味甘（苦），性温（冷利），有小毒。
［主治］主咳逆上气，痰鸣，产乳，金疮。

它的作用有三，一润肺，二消食积，三散滞气。

李时珍说，杏仁有小毒，所以还能治疮杀虫。

［主治］疗惊痫，心下烦热，风气往来，时行头痛，能解肌，消心下胀痛，杀狗毒。（《名医别录》）

解锡毒。（徐之才）

治腹痹不通，能发汗，主温病脚气，咳嗽上气喘促。加天门冬同煎，润心肺。和酪作汤，润声音。（甄权）

除肺热，治上焦风燥，利胸膈气逆，润大肠治便秘。（张元素）

杀虫，治各种疮疥，能消肿，疗头面各种风气引起的水泡样疙瘩。（李时珍）

【百草堂】

杏，自古以来，就与医药结下了不解之缘。相传在三国时期，东吴名医董奉简居庐山，为人治病，从不取金钱报酬。施恩者不图报，而受患者却不忘恩，患者病愈之后，就在他家的周围栽上杏树。小病愈者栽一棵，大病愈者栽五棵，几年之后，竟栽得杏树十万余棵，蔚然成林。直到现在，“庐山杏林”仍在医界传为佳话，而且“杏林”已成为中医药界的雅称。

杏树的一身皆可入药。杏叶能治目疾、水肿；杏花能治女子伤中、寒热痹症；杏枝可治跌打损伤引起的瘀血。但临床上用得最多的还是杏仁，杏仁能止咳平喘，润肠通便。

对症下药

病症	配方	功效
上气喘急	杏仁、桃仁各半两，去皮尖，炒研，加水调生面和成梧子大的丸子，每次用姜、蜜汤送服十丸，以微泻为度	润肺止喘
喘促浮肿，小便淋沥	杏仁一两，去皮尖，熬后磨细，加米同煮粥，空腹吃二合	利肠通便
小儿脐烂成风	杏仁去皮研后敷涂	杀虫解毒

淮木

产地分布：分布于山中的深谷处。

成熟周期：全年可采。

形态特征：淮木，又称百岁域中木。

功　　效：补中益气。

【原文】

淮木，味苦，平。主久咳上气，伤中虚羸，女子阴蚀，漏下赤白沃。一名百岁城中木。生山谷。

【译文】

淮木，味苦，性平。主治长期咳嗽气逆，内脏受损、身体虚瘦，治疗女子阴蚀疮，漏下赤白相间之物。又叫作百岁城中木。生长于山中的深谷处。

【百草堂】

淮木一名炭木，据说是樟树上的寄生树，树皮形似厚朴，颜色与桂白相像，文理纵横，常被人当作厚朴来采制和使用。但是淮木在诗中也被提到过，宋代赵什有“淮木林林脱，霜鸿阵阵飞”之句，不知是否指的是中药当中的淮木。

淮木可治疗久咳不愈、伤中虚羸，具有补中益气的功效。

下品

矿物篇

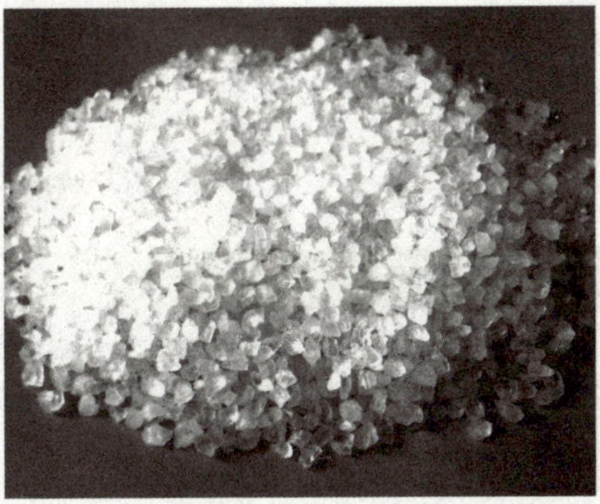

铅丹

【原文】

铅丹，味辛，微寒。主吐逆胃反，惊痫癫疾，除热，下气。炼化还成九光。久服通神明。生平泽。

【译文】

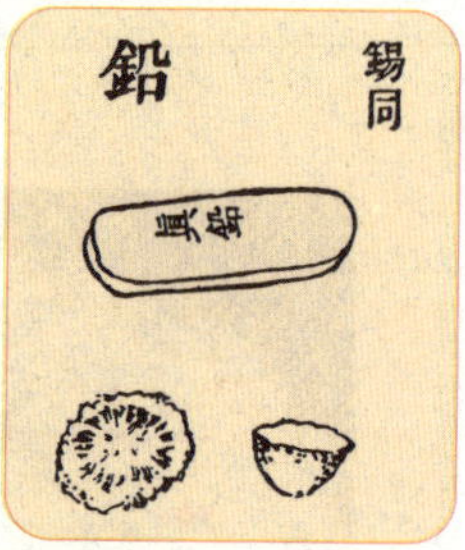

铅丹，味辛，性微寒。主治呕吐、反胃，惊，痫、癫疾，具有祛除热邪，排出郁结之气的功效。炼化之后能变化出九色光。长期服用使人神清气爽。产于平地而有蓄水的地方。

【集解】

苏颂说，铅出产于蜀郡平泽，现在有银坑的地方都有，开采后炼矿石而取。

李时珍说，铅生于山石穴洞中，开采时人们挟着油灯，入坑洞中数里深，随矿脉上下曲折斫取。铅气有毒，如果连续几月采铅不出坑洞，就会皮肤萎黄，腹胀不能吃东西，多数导致疾病而死亡。《宝藏论》中说，铅有好几种：波斯铅，坚硬色白为天下第一。草节铅，出于犍为，是银的精华。衔银铅，也于银坑中，内含五色。以上这几种铅都很好。上饶乐平铅，次于波斯、草节。负版铅，是铁苗，不可用。

倭铅，可以勾金。《土宿真君本草》说：铅是五金之祖，故有五金狴犴、追魂使者的称呼，是说它能伏五金而死八石的缘故。《雷公炮炙论》说：令铅住火，须仗修天；如要形坚，岂忘紫背。注释：修天，指补天石；紫背，是天葵。

【百草堂】

铅丹又名黄丹、真丹、铅华、丹粉、红丹、虢丹、国丹、朱粉、松丹、东丹、朱丹、陶丹、铅黄，为纯铅经加工制造而成的四氧化三铅。铅丹为橙红色或橙黄色粉末，无结晶体，光泽暗淡，用手捻之有细腻光滑感，手指被染成橙红色。质重、气微、味辛。虚寒吐逆者忌服。

用铅丹配龙骨，内服收敛神气，镇惊坠痰，用于癫狂，惊痫，烦躁失眠，心悸怔忡。外用收湿敛疮，治疗溃疡不敛，湿疮流水，金疮出血。

粉锡

【原文】

粉锡，味辛，寒。主伏尸，毒螫，杀三虫，一名解锡。

【译文】

粉锡，味辛，性寒。主治伏尸症，能解除虫毒螫咬，杀灭蛔、赤、蛲三种寄生虫。又叫作解锡。

【百草堂】

粉锡即铅粉，又有解锡、铅华、淀粉、瓦粉、光粉、水粉、白粉、官粉等名称。辛、寒、无毒。为白色的粉末，或凝聚成不规则的块状，手捻之立即成粉，有细而滑腻感。旧日妇女用来擦脸。

治疗小儿脾泄不止，用红枣去核，将粉锡填入，烘干，去枣留粉，再研细，米汤送下；赤白痢，用粉锡调鸡蛋清，和炙烘焦，研细，冷水冲服；身热多汗，用粉锡、雷丸研细，当作扑粉扑身；绦虫蛔虫，用少量粉锡，炒后放在肉汤里空心服下，都有很好的效果。

锡镜鼻

【原文】

锡镜鼻，主女子血闭，癥瘕，伏肠，绝孕。生山谷。

【译文】

锡镜鼻，主治女子经闭，癥瘕结于肠内，使妇女不怀孕。产于山中的深谷处。

【百草堂】

锡镜鼻又叫作锡铜镜鼻，中国古代的铜镜并不是纯铜所铸，而是掺杂了大量的锡，掺入锡会使镜子更加明亮，因此铜镜鼻又被称为锡镜鼻。锡镜鼻煅烧分解之后与粉锡成分相似。

代赭石

【原文】

代赭石，味苦，寒。主鬼疰，贼风，蛊毒，杀精物恶鬼，腹中毒邪气，女子赤沃漏下。一名须丸。生山谷。

【译文】

石赭代

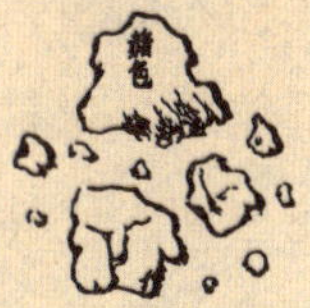

代赭石，味苦，性寒。主治鬼疰，贼风侵袭，蛊毒，能杀灭恶鬼妖精，祛除腹中郁结的毒邪之气，治疗女子赤带漏下。又叫作须丸。产于山中的深谷处。

【集解】

李时珍说，各地山中均有赭石，以西北产的为好。宋时虔州曾上贡万斤赭石。崔防的《外丹本草》载：代赭属阳石，与太一余粮同生山谷中，研磨后呈朱色，可批阅文字，又可以用来涂其他物品。张华用赭石擦宝剑，宝剑更明亮。

雷敩说，凡用代赭石，将其研细，以腊水重重飞过，水面上有赤色如薄云的去掉。用细茶脚汤煮一昼夜，取出研成微末。以净铁铛把它烧红，下白蜜蜡一两，待化投新汲水冲之，再煮一二十沸，取出晒干用。

李时珍说，今人煅红以醋淬三次或七次，研末，水飞过用，取其相制，并为肝经血分引用。

甄权说，味甘，性平。

徐之才说，畏天雄、附子，与干姜相使。

《名医别录》载，治疗各种带下病、难产、胞衣不出，堕胎，养血气，除五脏血脉中热、血痹血瘀。大人小儿急慢惊风，及阳痿不举。

《日华子诸家本草》载，安胎健脾，止反胃、吐血、鼻血、月经不止、肠风痔瘘、泻痢脱精、尿血遗尿、夜多小便、小儿惊痫疳疾。能使金疮长肉。

甄权说，可辟邪气。

王好古说，代赭石入手少阴、足厥阴肝经。怯则气虚浮于上，代赭石质重，可以镇虚气上逆。所以张仲景治疗伤寒，汗吐下后心下痞硬，噫气不除的患者，用旋覆代赭汤治疗。旋覆代赭汤：旋覆花三两，代赭石一两，人参二两，生姜五两，甘草三两，半夏半斤，大枣十二枚。水一斗，煮取六升，去滓，再煎三升，温服一升，一日三次。

李时珍说，代赭石入肝经与心包络二经血分，所以主治二经血分之病。曾有一小孩腹泻后眼睛向上，三天不吃奶，目黄如金，气将绝。有位高明的医生说：这得的是慢惊风，应从肝治，用水飞代赭石末，每次服半钱，冬瓜仁煎汤送服，果然痊愈。

【百草堂】

代赭石又叫须丸、赤土、代赭、血师、紫朱、赭石、土朱、铁朱、红石头、赤赭石。常存于铁岩石风化岩形成的残余赤铁矿床中。挖出后，选取表面有乳头状突起的部分，除去泥土、杂石。用手抚摸则有红棕色粉末粘手，在石上摩擦显红棕色。无臭，无味。

平肝镇逆，凉血止血。治噫气呕逆，噎膈反胃，哮喘，惊痫，吐血，鼻衄，肠风，痔瘘，崩漏带下。孕妇忌服；下部虚寒者，不宜用；阳虚阴萎者忌之；气不足、津液燥者禁用。

对症下药

病症	配方	功效
伤寒汗吐下后，心下痞硬，噫气不除	代赭石同旋覆花、人参、半夏、生姜、大枣、甘草	祛寒
哮喘，睡卧不得	用代赭石研成细末，米醋调服，时时进一二服	止咳化痰
肠风下血，吐血、流鼻血	用代赭石一两，火煅、醋淬多次，研细。每服一钱，开水送下	止鼻血
各种疮疖	用代赭石、铅丹、牛皮胶等分为末，冲入一碗好酒，等澄清后，取酒服。沉渣敷患处，干了就换	化脓止血

戎盐

【原文】

戎盐，主明目，目痛，益气，坚肌骨，去蛊毒。

【译文】

戎盐，主要功效是增强视力，治疗眼部疼痛，增益气血，强肌坚骨，杀灭蛊毒。

【百草堂】

戎盐又名胡盐、秃登盐、阴土盐、石盐、寒盐、冰石、羌盐、青盐、岩盐，即现在所称的大青盐。古代炼制外丹常用的矿物原料，八石之一，为卤化物类矿物石盐的结晶。具有凉血，明目的功效，主治尿血、吐血、齿舌出血、目赤痛、风眼烂弦、牙痛。水肿者忌服，呕吐者禁用。

戎鹽

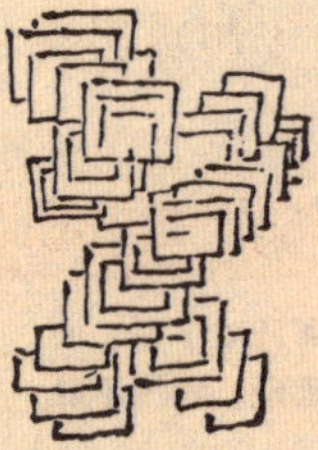

大盐

【原文】

大盐，令人吐。

【译文】

大盐，具有催吐功能。

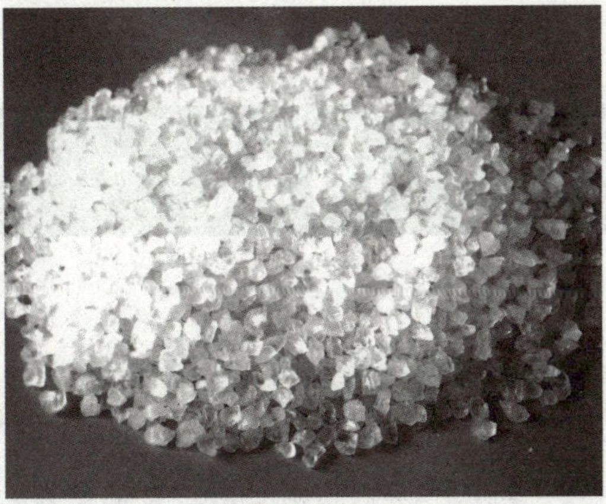

【百草堂】

大盐一般指人们日常生活中使用的食盐，通常是未经特别加工的粗盐。中国历史上关于盐的发现的传说，最早闻名的是夙沙氏煮海为盐。

相传远古时候，在山东半岛南岸胶州湾一带，住着一个原始部落，部落里有个叫夙沙的人，他聪明能干，强悍有力，擅长打猎，每次外出打猎都收获颇丰。有一天夙沙在海边煮鱼吃，他和往常一样提着陶罐从海里打了半罐水回来，刚放在火上煮，突然一头大野猪从眼前飞奔而过，夙沙见了拔腿就追，等他扛着死猪回来，罐里的水已经被熬干了，罐底留下了一层白白的细末。他放到嘴里尝了尝，有一种又咸又鲜的味道。夙沙便用它就着烤熟的野猪肉吃起来，果然美味可口。他将这个发现告诉族人，这种吃法便流行开来，而那白白的细末就是从海水中熬出来的盐。

后来人们发现单吃食盐过多会令人呕吐，用炒过的大盐热敷在关节处会减轻疼痛，这些发现使盐从最初的调味品变成了一味中药。

卤碱

【原文】

卤碱，味苦，寒。主大热，消渴，狂烦，除邪及下蛊毒，柔肌肤。生池泽。

【译文】

卤碱，味苦，性寒。主治身体高烧、消渴，精神发狂、烦躁，能够祛除邪气、排出蛊毒，使肌肤柔韧。产于池塘、湖泊。

【百草堂】

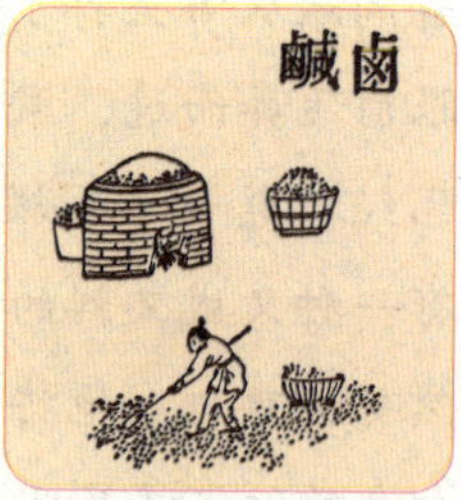

卤碱又作卤醎，亦名卤盐、寒石、石碱。从碱地掘取，用作硝皮。卤碱为卤水块经过加工制成的粉剂，具有强心，利尿，镇静，消炎，清热解毒，下气消食的功效，用于克山病、大骨节病、地方性甲状腺肿、风湿性关节炎、硅肺、高血压等症。

卤碱作药用必须用开水溶化，放冷后再服，以免药粉沾于口腔造成腐蚀。

青琅玕

【原文】

青琅玕，味辛，平。主身痒，火疮，痈伤，疥瘙，死肌。一名石珠。生平泽。

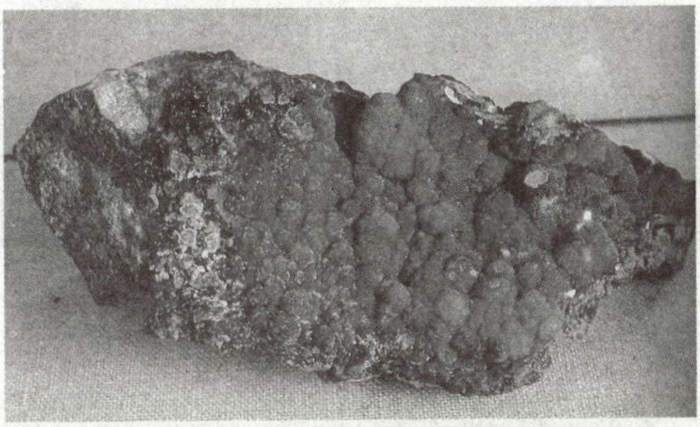

【译文】

青琅玕，味辛，性平。主治皮肤瘙痒，被火灼伤形成的疮，痈伤，疥疮，瘙痒，肌肉麻木坏死。又叫作石珠。产于平地河流、湖泊等积水处。

【百草堂】

青琅玕又被称为青珠、黄环、绿青、石绿，就是现在所说的孔雀石。

传说很久很久以前，有一只美丽的孔雀蒙难受伤，被一个青年救起并悉心照料。后来孔雀痊愈飞走了，青年很高兴也很失落。

不久，一位美丽的姑娘出现在他身边。两人相爱，并结为夫妻。原来这位姑娘就是孔雀所变，她思念在危难时救护和照顾自己的青年，而返回与青年恩爱度日。但是这件事很快就被天庭得知，众神震怒，把孔雀姑娘压在了山下面。青年翻山越岭却始终找不着孔雀姑娘，他难过地靠在一块岩石旁，猛然发现这岩石绿茸茸的，十分可爱，看见它就像看见了孔雀姑娘。后来，这种岩石便被称为孔雀石。

孔雀石有数种颜色，以青者入药为胜。具有治疗身痒、火疮痈疡、疥瘙死肌、石淋、破血、产后恶血、白秃等的神奇功效。

礜石

【原文】

礜石，味辛，大热。主寒热，鼠瘘，蚀疮，死肌，风痹，腹中坚癖，邪气，除热。一名青分石，一名立制石，一名固羊石。出山谷。

【译文】

礜石，味辛，性大热。主治身体恶寒发热，鼠瘘，去除蚀疮、坏死的肌肤，风痹症，腹中癖积坚硬，能消除邪气，去除热邪。又叫作青分石、立制石、固羊石，产于山中的深谷处。

【百草堂】

礜石药性大热，有毒。将其砸成小块，除去杂石，与煤、木炭或木材烧炼，然后升华，即为砒霜。

在《太平广记》第三百八十九卷有这样一段记载：魏武帝北征时，登高远眺，发现一个高岗寸草不生，觉得十分奇怪。于是询问下臣，大家都不明所以，只有王粲回答说："这必然是一座古冢。墓主人在世时经常服用生礜石，礜石药性大热，死后石气蒸发出来，因此使得百草焦灭。"武帝将信将疑，命令将士将高岗凿开察看，果然是一个大墓，大墓中果然有许多礜石。

石灰

【原文】

石灰，味辛，温。主疽疡疥瘙，热气恶疮，癞疾，死肌，堕眉，杀痔虫，去黑子、息肉。一名恶灰。生山谷。

【译文】

石灰，味辛，性温。主治疽疮溃疡，疥疮瘙痒，热邪导致的恶性疮疡，麻风病，肌肤坏死，眉毛脱落，能杀灭痔虫，去除黑痣、息肉。又叫作恶灰。产于山中的深谷处。

【集解】

苏颂说，近山的地方都有，如青石，烧则成灰，又名石锻。有风化和水化两种：风化，取烧锻过的石灰石放在风中，使其自解，这样的功效好；水化，即用水浇煅过的石灰石，热气蒸腾而化解，这样的功效差。

李时珍说，现在的人们专门建窑来烧煅石灰，先在下面放一层柴或煤炭，上面垒青石灰石，从下面点火，层层自焚而散。入药用，取风化、不夹石块的好。

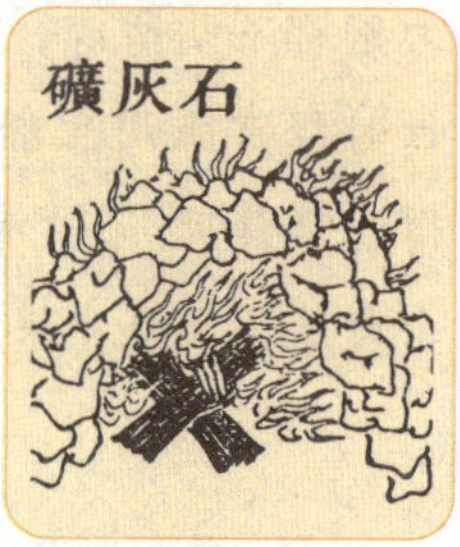

独孤滔说，伏雄黄、硫黄、硇砂，解除锡中毒所致的昏晕。

《名医别录》载，疗髓骨疽。

《日华子诸家本草》载，生肌长肉，止血，治白癜风、疬风、疮疡、瘢疵痔瘘、瘿赘疣子。还治妇女粉刺、产后阴道不能闭合。可以解除酒酸，治酒中毒，温暖肾脏，治疗冷气。

韩保昇说，可堕胎。

李时珍说，散血定痛，止水泻血痢、白带白淫，收脱肛和子宫脱垂，消积聚结块，外贴治黑须发。

李时珍说，石灰是止血的良药，但不可着水，着水即腐烂肌肉。

【百草堂】

石灰又名垩灰、希灰、石垩、染灰、散灰、白灰、味灰、锻石、石锻、矿灰。

石灰主治疽疮溃疡，疥疮瘙痒，热邪导致的恶性疮疡，麻风病，肌肤坏死，眉毛脱落，能杀灭痔虫，去除黑痣、息肉。

因为石灰通体呈白色，因此在古诗当中又常被用来比喻品行高洁者。其中最著名的一首便是于谦的《石灰吟》:“千锤万凿出深山,烈火焚烧若等闲。粉身碎骨浑不怕,要留清白在人间。”

白垩

【原文】

白垩,味苦,温。主女子寒热癥瘕,月闭积聚。生山谷。

【译文】

白垩,味苦,性温。主治女子恶寒发热、癥瘕,经闭而体内有郁积。产于山中的深谷处。

【百草堂】

白垩亦名白善土、白土粉、画粉。白垩是一种微细的碳酸钙的沉积物,由方解石质点和有孔虫、软体动物和球菌类的方解石质碎屑组成。为白色、淡绿色、淡黄色之无晶形粉末或土状结块,质软而轻,手触之有粗感,舔之不粘舌。西方指分布在西欧的白垩纪的地层,而白垩纪一名即由此而来。

白垩入药须用白色。先研捣极细,然后放到盐汤里,浮在水面上的,作药用,沉下去的则不用,这种方法,古人称做“水飞法”。每二两白垩,要用一分盐来搭配,把水飞过的细粉,收集起来,晒干备用。没有经过这样处理的白垩,服用后会令人结肠。

冬灰

【原文】

冬灰，味辛，微温。主黑子，去疣、息肉、疽、蚀、疥瘙。一名藜灰。生川泽。

【译文】

冬灰，味辛，性微温。主要能去除黑痣、赘疣、息肉，治疗疽疮、溃烂、疥疮瘙痒。又叫作藜灰。产于河边池泽等水草丛生处。

【百草堂】

冬灰是冬天炉灶中所烧薪柴的灰，也有人说是古代洗衣服所用的黄灰，一般指蒿藜之灰，因此又被称为藜灰。

冬灰能去除黑痣、赘疣、息肉，治疗疽疮、溃烂、疥疮瘙痒。

下品

动物篇

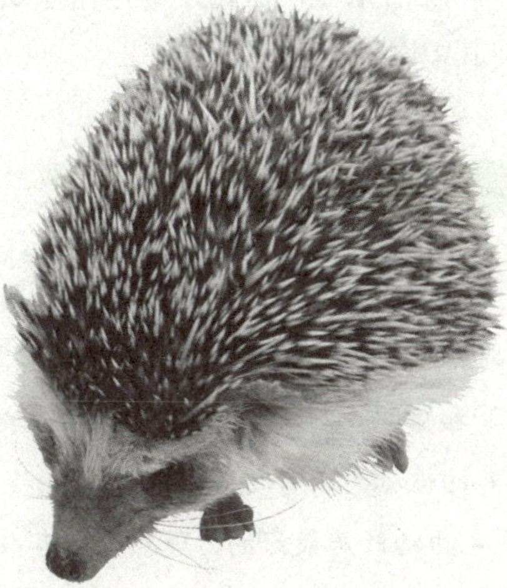

六畜毛蹄甲

【原文】

六畜毛蹄甲，味咸，平。主鬼疰，蛊毒，寒热，惊痫，癫痓，狂走。骆驼毛尤良。

【译文】

六畜毛蹄甲，味咸，性平。主治鬼疰，蛊毒，身体作寒发热，惊痫，癫疾，痓症，发狂乱走。其中以骆驼毛效果最好。

【百草堂】

中国古代把马、牛、羊、鸡、犬、猪称为“六畜”。其实，历史上的家畜并不止六种，据《尚书·禹贡》等古文献记载，象也曾是家畜之一；边疆少数民族地区还自古驯养驴和骆驼。“六畜”的定义应按地域划分才更科学，因此骆驼也就无可厚非的被称为六畜之一了。

在中药六畜毛蹄甲中骆驼毛的功效是最好的，现在依然有人将其作为治疗痔疮的偏方。

鼺鼠

【原文】

鼺鼠，主堕胎，令人产易。生平谷。

【译文】

鼺鼠，主要功效是堕胎，令妇女顺利生产。生活在平原、山谷中。

【百草堂】

鼺鼠又叫耳鼠、鼯鼠、夷由、飞鸓、飞鼠、飞生、飞生虫、飞生鸟、飞虎、松猫儿。鼺鼠耳小，眼大，尾圆形，其长超过体长。多栖于山坡森林地带，巢筑于树洞或岩洞中。晨昏时活动较频繁，活动以攀、爬、滑翔相交替。

鼺鼠亦是传说中的异兽。长相如鼠，兔头，能用尾巴飞翔。早在先秦就有关于鼺鼠的记载。《山海经·北山经》中有"丹熏之山……有兽焉，其状如鼠，而兔首麋身，其音如獋犬，以其尾飞，名曰耳鼠，食之不眯，又可以御百毒"的句子。

蛤蟆

【原文】

蛤蟆，味辛，寒。主邪气，破癥坚血，痈肿，阴疮。服之不患热病。生池泽。

【译文】

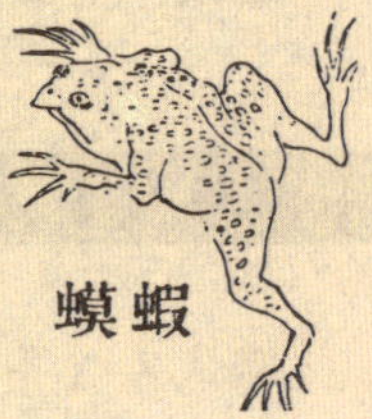
蟆蝦

蛤蟆，味辛，性寒。主要作用是祛除邪气，破除瘀血肿块，治疗痈肿，阴蚀疮。服食蛤蟆有使人不患急性热病的功效。生活在水塘、沼泽之中。

【百草堂】

月食耳疮，用明月砂放入蛤蟆腹中，同烧为末，敷患处。

蛤蟆又叫蛙黾、蟹蟆、土蛙，现在叫作蟾蜍，俗称癞蛤蟆。蛤蟆似乎自古以来就是一种讨人嫌的东西，我国很早就有“癞蛤蟆想吃天鹅肉”的典故。

相传很久以前，王母娘娘开蟠桃会，邀请了各路神仙。蟾蜍仙也在被邀之列。蟾蜍仙在王母娘娘的后花园内恰遇天鹅仙女，一见钟情，凡心大动，但是却遭到天鹅仙女的斥责并且被告到王母娘娘那里。王母大怒，随手将嫦娥月宫中献来的月精盆砸向蟾蜍仙，并罚其下界为癞蛤蟆。于是,后来就有了“癞蛤蟆想吃天鹅肉”的说法。

蛤蟆虽然长相丑陋不招人喜欢，但却是人类的益友，是农田里害虫的天敌。蛤蟆具有清热解毒,健脾消积的功效,用于治疗痈肿,热疖,口疮,瘰疬，泻痢，疳积。

马刀

【原文】

马刀，味辛，微寒。主漏下赤白，寒热，破石淋，杀禽兽贼鼠。生池泽。

【译文】

马刀，味辛，性微寒。主治女子非经期流血，赤白带下，身体恶寒发热，破除石淋症，能杀死禽、兽、贼鼠之类的动物。生活在水塘、沼泽之中。

【百草堂】

马刀又名蛏、单姥、齐蛤、马蛤、竹蛏，为海产双壳软体动物，因其两壳合抱后呈竹筒状，故得竹蛏之名。

马刀具有消痰散结，利水通淋之功效，主治瘿气、痰饮、淋病以及妇女赤白带下等症。

蛇蜕

【原文】

蛇蜕，味咸，平。主小儿百二十种惊痫，瘈疭，癫疾，寒热，肠痔，虫毒，蛇痫。火熬之良。一名龙子衣，一名蛇符，一名龙子单衣，一名弓皮。生川谷及田野。

【译文】

蛇蜕，味咸，性平。主治小儿多种惊痫，瘈疭、癫疾，身体作寒发热，肠内生痔，解除虫毒，治疗蛇痫。用火熬制过的疗效好。又叫作龙子衣、蛇符、龙子单衣、弓皮。蛇一般生活在山谷里及田野之上。

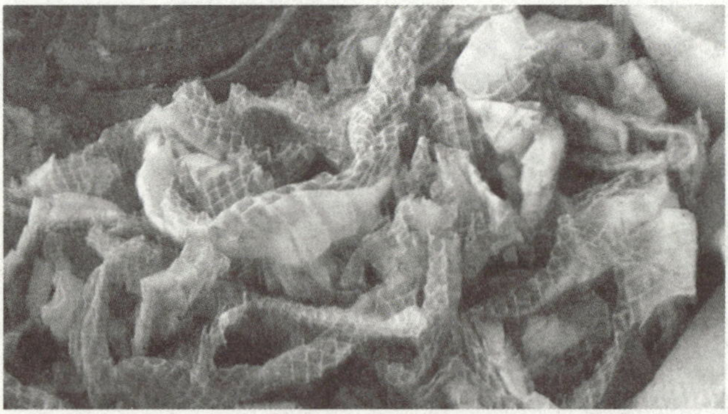

【百草堂】

蛇蜕俗称蛇皮，又叫龙衣、蛇壳，为多种蛇类的干燥皮膜。

人们常常把蛇雅称为“小龙”，以示尊崇。蛇的正面象征意义是幸运、吉祥和神圣。人们把蛇分为家蛇和野蛇，有些地方认为家里有了家蛇是吉兆。民俗农历二月二是蛇结束冬眠、出洞活动的日子，也被称为“龙抬头”。这些都是把蛇比为龙。蛇脱下的皮叫蛇蜕，也被称为“龙衣”，具有祛风、止痒、退翳、定惊的功能，用于小儿惊风、抽搐痉挛、皮肤瘙痒等症。

蠮螉

【原文】

蠮螉，味辛，平。主久聋，咳逆，毒气，出刺，出汗。生川谷。

【译文】

蠮螉，味辛，主治长期耳聋，咳嗽气逆，能除毒气，能使肉中之刺自出，能使人发汗。生活在河流谷地之处。

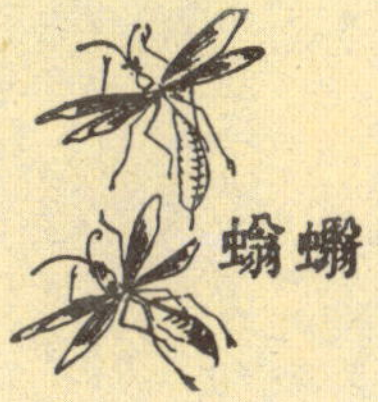

【百草堂】

蠮螉是一种腰细长的蜂，又叫蒲卢、土蜂、缸瓦蜂，俗称“细腰蜂”，身体黑色，翅带黄色，在地下做巢。

传说细腰蜂在古代还被称为果蠃，传说其纯雌无雄，必须捉螟蛉去做继子。它将小青虫封在窠里，自己在外面日日夜夜敲打说道“像我像我”，经过七七四十九天，那青虫也就变成细腰蜂了。所以《诗经》有“螟蛉有子，果蠃负之”的句子。

真实的情况是细腰蜂的雌虫尾端有毒刺，能蜇人，独栖性，掘地做巢，将已被麻痹的尺蠖等小青虫藏起来作为其幼虫的食饵，但因为其成虫只食花蜜及花粉，所以给人们捉螟蛉做继子的假象。

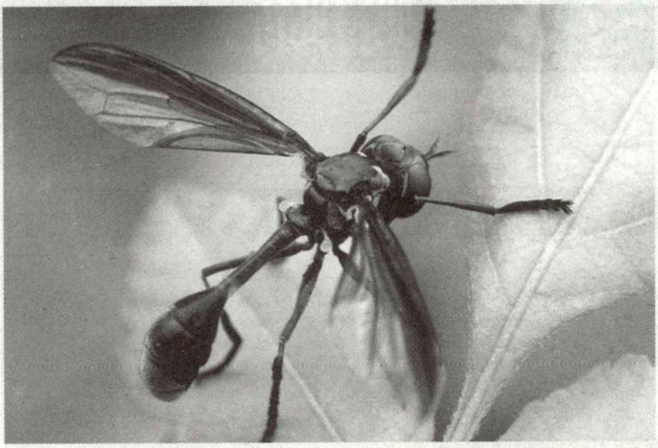

蜣螂

【原文】

蜣螂，味咸，寒。主小儿惊痫，瘈疭，腹胀，寒热，大人癫疾、狂易。一名蛣蜣。火熬之良。生池泽。

【译文】

蜣螂，味咸，性寒。主治小儿惊痫，瘈疭，腹胀，身体作寒发热，大人癫疾，发狂。又叫作蛣蜣。用火熬制使用效果好。生活在池塘沟渠的水草丛生处。

【百草堂】

蜣螂，又作蜣蜋，俗称屎壳郎。之所以叫“屎壳郎”，是因为它们发现了一堆粪便后，便会用腿将部分粪便制成一个球状，将其滚开。它们会先把粪球藏起来，然后再吃掉。屎壳郎还以这种方式给它们的幼仔提供食物。正在繁殖期的屎壳郎会把一个粪球藏起来，雌屎壳郎用土将粪球塑成梨状，将自己的卵产在梨状球的颈部。幼虫孵出后，它们就以粪球为食。等到粪球被吃光，就代表它们已经成年，可以破土而出了。

当然，屎壳郎还有许多好听的名字，明代李时珍著《本草纲目》

中就有推丸、推车客、黑牛儿、铁甲将军、夜游将军等。李时珍解释说，因为屎壳郎虫能“转丸、弄丸，俗呼推车客”因为它们“深目高鼻，状如羌胡，背负黑甲，状如武士，故有将军之称”。

蛞蝓

【原文】

蛞蝓，味咸，寒。主贼风㖞僻，轶筋及脱肛，惊痫，挛缩。一名陵蠡。生池泽。

【译文】

蛞蝓，味咸，性寒。主治中风导致的嘴歪眼斜，筋脉突起及脱肛，治疗惊痫、四肢挛急。又叫作陵蠡。生活在池塘沟渠的水草丛生处。

【百草堂】

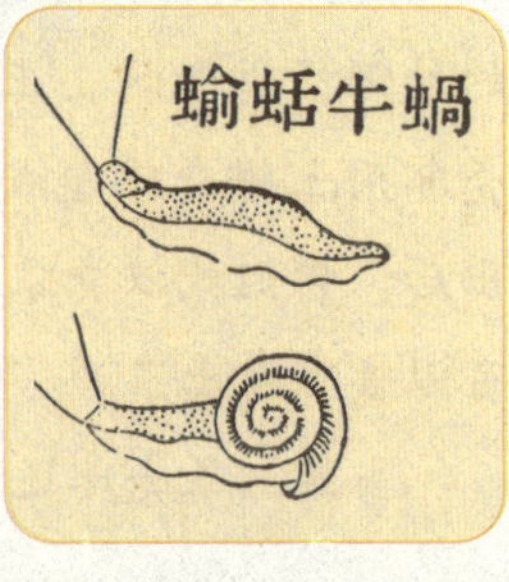

蛞蝓又称水蜒蚰、陵蠡、土蜗、托胎虫、蜒蚰螺，俗称鼻涕虫或黏黏虫。野蛞蝓雌雄同体，异体受精，亦可同体受精繁殖。蛞蝓是蜗牛的亲戚，长得像没有壳的蜗牛，身体黏黏的，所以中国人就管它们叫鼻涕虫了。

蛞蝓具有很高的药用价值，能清热祛风，消肿解毒，破痰通经，治疗中风歪僻，筋脉拘挛，惊痫，喘息，喉痹，咽肿，痈肿，丹毒，经闭，癥瘕，蜈蚣咬伤。据说被蜈蚣咬伤，用蛞蝓生捣敷涂即可。

蚯蚓

【原文】

蚯蚓，味咸，寒。主蛇瘕，去三虫、伏尸、鬼疰、蛊毒，杀长虫，仍自化作水。生平土。

【译文】

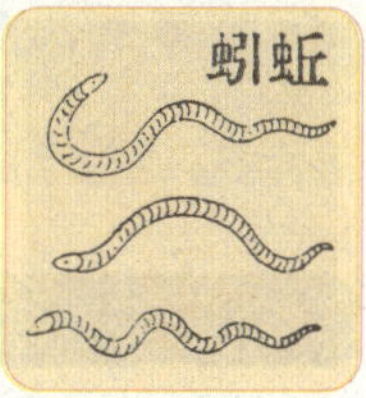

蚯蚓，味咸，性寒。主治蛇瘕，还能杀灭蛔虫、赤虫、蛲虫等寄生虫，治疗伏尸，祛除鬼疰，杀灭蛊毒，可杀死蛔虫。加工后可化为水。生活在平原的土壤内。

【百草堂】

相传宋太祖赵匡胤登基不久，由于劳累过度，饮食起居缺乏规律，竟患了“缠腰蛇丹”，与其宿疾哮喘一并发作。医官们绞尽脑汁，但无回春之术。有人荐举河南商丘一位民间医生张清理为其医治。

张清理察看太祖的患处，见环腰布满大豆状的水泡，累累如珠，认为有把握治愈。他打开所带药罐，从里面取出几条活生生的蚯蚓放入盘中，撒上蜂糖，使其立时溶成水液，然后用棉花蘸些水液涂在太祖患处，太祖自觉有一股清凉之感沁人心脾。接着，他又捧上另一盘蚯蚓的液汁，请太祖服下。太祖惊问：“此是何物？外用复能内服！”张清理怕太祖不肯服用，就随机应变道：“陛下是神龙下凡，民间俗药岂能奏效？此药唤作‘地龙’，取以龙补龙之意。”太祖听后龙颜大悦，仰首把蚯蚓液饮了下去。不几日，果然疮疹落，哮喘止。从此“地龙”的名声大震，用蚯蚓疗疾也逐渐传开了。

石蚕

【原文】

石蚕，味咸，寒。主五癃，破石淋，堕胎。肉，解结气，利水道，除热。一名沙虱。生池泽。

【译文】

石蚕，味咸，性寒。主治各种癃闭，破除石淋，可堕胎。其肉能消散体内郁结之气，具有通利水道，祛除热邪的功效。又叫作沙虱。生活在沼泽、湖泊之中。

【百草堂】

石蚕又叫沙虱、石蠹虫、石下新妇。石蚕形似蚕，细小有角节，青黑色，常吐丝做成一寸左右如同钗股般大小，颜色如泥土一样的蚕茧作为藏身之处，形状好像石头因此被称为“石蚕”。石蚕生长在泥潭沼泽中的芦苇丛里，在许多时候，它依附在芦苇的断枝上，随芦苇在水中漂泊。

雀瓮

【原文】

雀瓮，味甘，平。主小儿惊痫，寒热结气，蛊毒、鬼疰。一名躁舍。

【译文】

雀瓮，味甘，性平。主治小儿惊痫，身体作寒发热，体内有邪气郁结，解除蛊毒，治疗鬼疰。又叫作躁舍。

【百草堂】

雀瓮又叫作躁舍、帖嘶房、雀儿饭瓮、天浆子、棘刚子。

雀瓮一名的由来据说是因为“瓮”与“蛹”读音相近，而它的形状很像雀子，又如茧虫之蛹，因此被称为“雀瓮”，又因为雀瓮多在棘枝上，因此俗称棘刚子。

斑蝥

【原文】

斑蝥，味辛，寒。主寒热，鬼疰，蛊毒，鼠瘘，恶疮，疽蚀，死肌，破石癃。一名龙尾。生川谷。

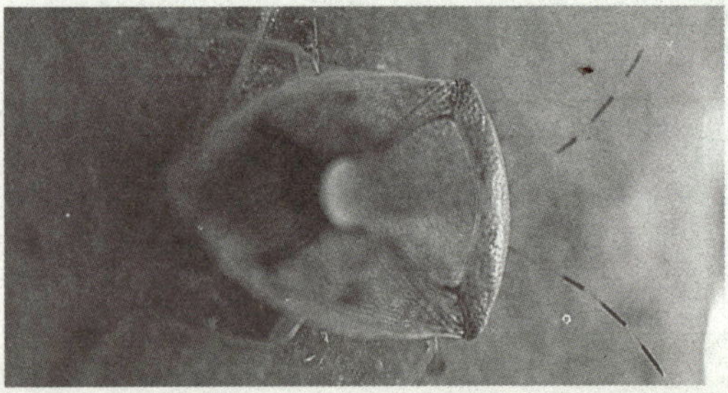

【译文】

斑蝥，味辛，性寒。主治身体恶寒发热，鬼疰，蛊毒，鼠瘘疮、恶疮，疽，蚀疮，肌肉坏死，破除石淋癃闭。又叫作龙尾。生活在河流谷地。

【百草堂】

斑蝥有龙尾、盤蝥、斑蚝、龙蚝、斑菌、晏青、龙苗、羊米虫、老虎斑毛、花斑毛、花壳虫、小豆虫、放屁虫、花罗虫、章瓦等众多名称。

斑蝥对皮肤、黏膜有刺激作用，导致皮肤红肿溃烂。斑蝥虽非临床常用内服药物，但因误服或制药时防护不慎从皮肤及口、鼻黏膜吸收而引起中毒者并不罕见。中毒者的临床表现，在消化系主要有口、咽部烧灼感，恶心、呕吐或呕出血水样物、血丝、血块，腹部绞痛等剧烈反应；皮肤、黏膜吸收中毒者，局部常发生水疱或充血、灼痛等。大多数患者经及时而有效的救治，均可恢复，但亦有少数严重中毒患者因急性肾损伤和全身循环衰竭，抢救无效而死亡。因此，在应用和调制时要格外注意。

蝼蛄

【原文】

蝼蛄，味咸，寒。主产难，出肉中刺，溃痈肿，下哽噎，解毒，除恶疮。一名蟪蛄，一名天蝼，一名螜。夜出者良。生平泽。

【译文】

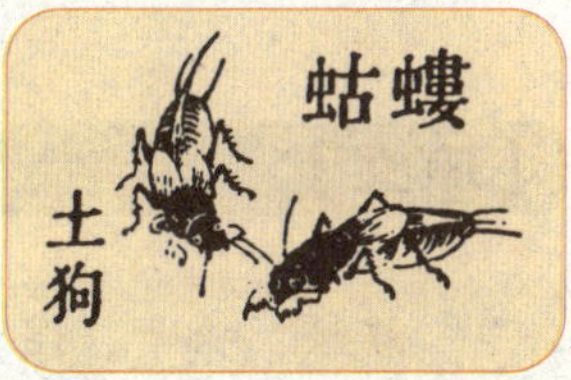

蝼蛄，味咸，性寒。主治难产，使肉中刺自出，痈肿破溃，使哽噎得下，具有解毒、治疗恶疮的功效。又叫作蟪蛄、天蝼、螜。药性以夜间出来活动的为佳。生活在平原的水草丛生处。

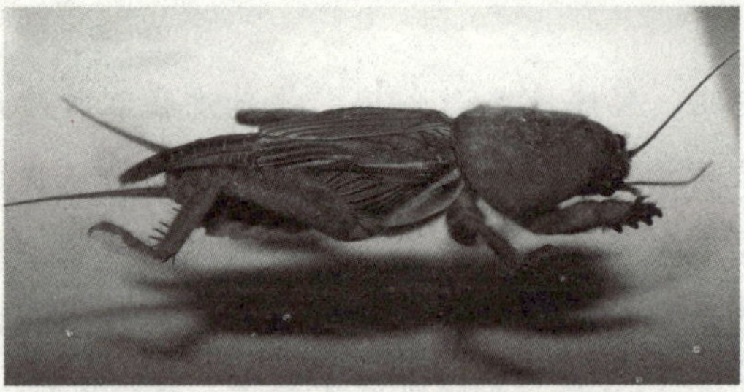

【百草堂】

蝼蛄又叫蟪蛄、天蝼、蝼蝈、仙姑、石鼠、梧鼠，俗名拉拉蛄、土狗。

蝼蛄的前足扁平，好像泥水工人使用的抹子一样，前端生有锐利的尖爪，能用来在地下挖土掘隧道。到了冬天，它就钻到地下深处越冬。蝼蛄在地下挖掘的时候，如果碰到作物的根部阻碍就会一律用“牙齿”咬碎、切断，因此蝼蛄对农业的危害是很大的。然而，作为中药蝼蛄却具有利水、通便的作用，对治疗水肿、石淋、小便不利、瘰疬、痈肿恶疮有很好的疗效。

蜈蚣

【原文】

蜈蚣，味辛，温。主鬼疰，蛊毒，啖诸蛇、虫、鱼毒，杀鬼物老精，温疟，去三虫。生川谷。

【译文】

蜈蚣，味辛，性温。主治鬼疰，蛊毒，能解除蛇、虫、鱼等各种毒，治疗神志虚妄，温疟，去除蛔、赤、蛲等各种寄生虫病。生活在河流的谷地之处。

【百草堂】

有一位专门研究蛇药的大夫，不小心被花蛇在手臂上咬了一口，咬处的皮肤突然肿起，剧痛不止，随即变黑坏死。他赶忙服下自己配制的蛇药，却未能有效地控制中毒症状，很快陷入了半昏迷状态。气若游丝的大夫让人拿来五条蜈蚣服下，但病情却仍未好转。情急之下，他连吃十五条蜈蚣，终于化险为夷。

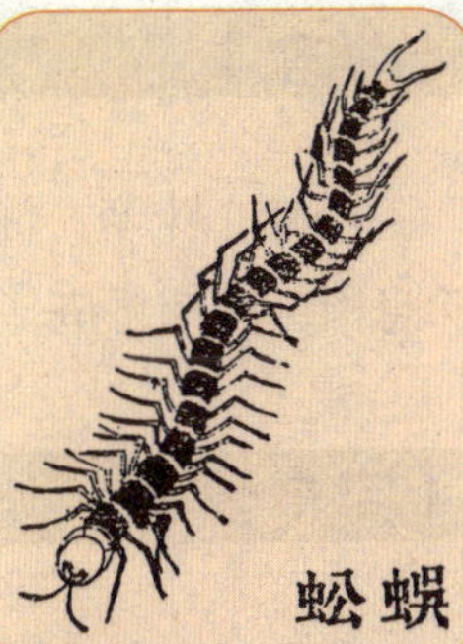
蜈蚣

现代医学还用蜈蚣来治疗癌症，据近代著名医学家张锡纯在《医学衷中参西录》中记载，有一噎膈患者，服药无效，偶思饮酒，饮尽一壶而病愈，后视壶中有大蜈蚣一条，方悟蜈蚣有神奇的疗效。

马陆

【原文】

马陆，味辛，温。主腹中大坚癥，破积聚，息肉，恶疮，白秃。一名百足。生川谷。

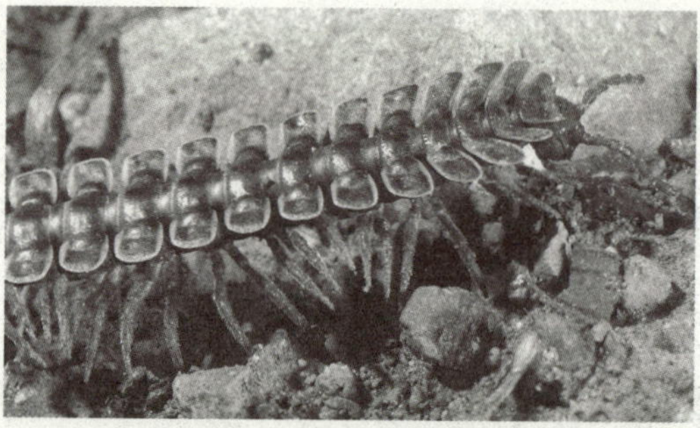

【译文】

马陆，味辛，性温。主治腹中大的坚硬肿块，破除体内积聚，消除息肉，治疗恶疮，白秃疮。又叫作百足。生活在河流的谷地之处。

【百草堂】

马陆为倍足纲节肢动物。马陆性喜阴湿，一般生活在草坪土表、土块、方块下面，或土缝内，白天潜伏，晚间活动。马陆受到惊动或触碰时，会将身体蜷曲成圆环形，呈“假死状态”，间隔一段时间后，复原活动。

地胆

【原文】

地胆，味辛，寒。主鬼疰，寒热，鼠瘘，恶疮，死肌，破癥瘕，堕胎。一名蚖青。生川谷。

【译文】

地胆，味辛，性寒。主治鬼疰，身体作寒发热，鼠瘘，恶疮，肌肉坏死，破除癥瘕，可以堕胎。又叫作蚖青。生活在河流的谷地之处。

【百草堂】

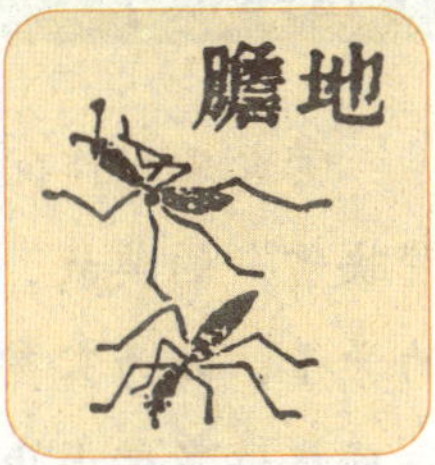

地胆又叫土斑蝥蚖、蚖青、杜龙、青虹、蛇要、青蠡。体细长，长约1.8厘米。蓝黑色，有光泽。头部有稀疏的刻点，前胸背细，略呈圆柱形，中央束狭，有稀疏的小刻点。鞘翅短，柔软，蓝色，翅端尖细，不达尾端，翅面多直皱。

药材地胆为干燥成虫。夏季捕捉，用沸水烫死，晒干或烘干备用。具有破血祛瘀，引赤发泡功能。主治癥瘕痞块，外用治疥癣恶疮、牛皮癣、神经性皮炎等。

萤火

【原文】

萤火，味辛，微温。主明目，小儿火疮伤，热气，蛊毒，鬼疰，通神。一名夜光。生阶地、池泽。

【译文】

萤火，味辛，性微温。主要功效是提高视力，治疗小儿火疮，热伤，蛊毒，鬼疰，使人神清气爽。又叫作夜光。生活在山区、沟渠、池塘的水草丛生处。

【百草堂】

萤火又叫作夜光，就是我们现在所说的萤火虫。我国古代有“囊萤映雪”的典故，用来形容读书刻苦。相传晋朝时，有个名叫车胤的学子，因为家贫无钱买油点灯，所以每到夏天的夜晚便到草丛中去捕捉许多萤火虫放在多孔的囊内，利用萤火虫尾部发出的微弱光芒来看书，终于功夫不负有心人，车胤凭借自己的努力做了官，并且官至吏部尚书。小小的萤火虫除了入药以外，还有如此大的作用。

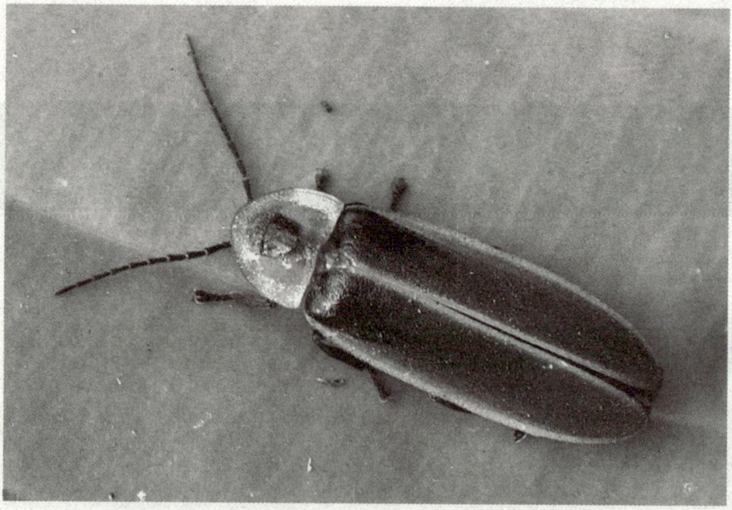

衣鱼

【原文】

衣鱼，味咸，温。主妇人疝瘕，小便不利，小儿中风，项强背起，摩之。一名白鱼。生平泽。

【译文】

衣鱼，味咸，性温，主治妇人疝瘕，小便不利，小儿外感中风、项背强急，可摩擦患处。又名白鱼。生活在水草丛杂的平地上。

【百草堂】

衣鱼又叫蟫、蟫鱼、白鱼、壁鱼，就是我们今天所说的书虫。

衣鱼喜爱富含淀粉或多糖的食物，如胶水里的葡聚糖、糨糊、书籍装订物、照片、糖、毛发、泥土等。如经常损坏书画的为西洋衣鱼、啮食衣物的为敏栉衣鱼、在厨房墙壁上爬行的为小灶衣鱼。可是衣鱼对棉花、亚麻布、丝和人造纤维等也毫不抗拒，甚至连其他昆虫的尸体、自己蜕的皮也是照吃不误。饥饿时甚至连皮革制品、人造纤维等也吃。

衣鱼对于治疗小儿天吊（眼向上翻）、小儿疾、目中浮翳、小便不通有很好的疗效。

鼠妇

【原文】

鼠妇，味酸，温。主气癃不得小便，妇女月闭，血瘕，痫痓，寒热，利水道。一名眉蟠，生平谷。

【译文】

鼠妇，味酸，性温。主治气癃，小便不通，妇女闭经有瘀血肿块，癫痫抽搐，身体作寒发热，能通利水道。又叫作眉蟠，虫蛜蝛。生活在平原的坑穴之中。

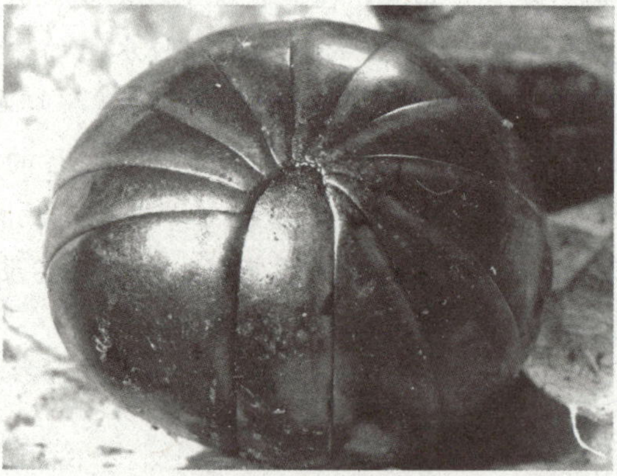

【百草堂】

鼠妇就是我们现在所说的潮虫，也叫豆豆虫、西瓜虫、团子虫。

鼠妇一般生活在阴暗的角落，因为老鼠也常会在阴暗的地方，鼠妇在活动当中，不经意地就会爬到老鼠的背上所以被称作“鼠负”。后来据说是因为鼠负做成的中药，吃了之后会让男人渴望亲近女人，因此就从“鼠负”变成了“鼠妇”。

水蛭

【原文】

水蛭，味咸，平。主逐恶血瘀血，月闭，破血瘕积聚，无子，利水道。生池泽。

【译文】

水蛭，味咸，性平。能祛除恶血，消散瘀血，治疗闭经，破除体内血瘕积聚，治疗不孕症，能使水道通利。生活在池塘、沟渠之中。

【百草堂】

相传有一天，药王孙思邈正在长安城的寓所休息，忽闻窗外传来一阵喧闹嘈杂声，原来是一群人拥着一个用手捂着左眼的大汉，来请孙思邈诊疗眼外伤。孙思邈近前一看，那大汉的左眼被人打得红肿不堪，充满瘀血，此时须将瘀血排出。可因离眼球太近，如果用针挑或用小刀割开放血，有戳伤眼球的危险。他沉思片刻，快步跑出客厅，直奔后庭院。不一会儿，他手捏着一个小布包回来，孙思邈打开布包抓出两条刚从后院庭池边捉来的水蛭。只见他迅速将水蛭洗净就放在大汉瘀血的眼部，顷刻间水蛭身上变得又粗又大，而大汉眼部血肿却越来越小。孙思邈等血肿完全消退后熟练地抓住水蛭，用清水为大汉洗净患处，又敷上消肿草药，几日后那大汉的眼病果然痊愈了。有歌曰：水蛭味咸，除积瘀坚，通经坠产，折伤可痊。

蜚蠊

【原文】

蜚蠊，味咸，寒。主血瘀，癥坚，寒热，破积聚，喉咽痹，内寒无子。生川泽。

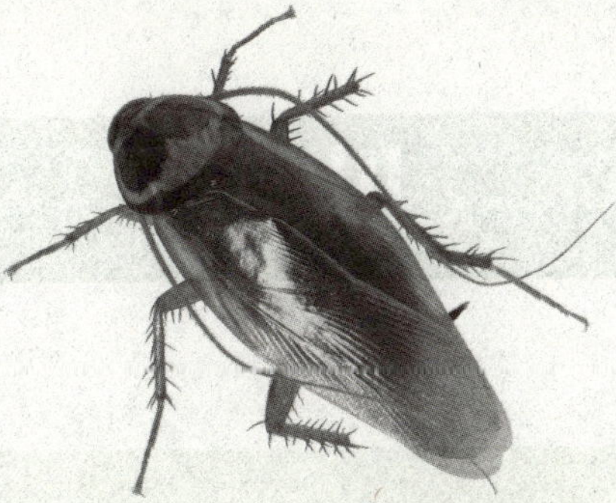

【译文】

蜚蠊，味咸，性寒。主治血瘀积聚，身体发寒发热，能破除体内积聚，治疗咽喉肿痛，子宫寒闭不孕。生活在河边沼泽的水草丛生处。

【百草堂】

蜚蠊俗称蟑螂，蟑螂存在的历史有数亿年，而人类只有几百万年。蟑螂有3700多种，杂食，只要是有机物几乎都吃，人类的残菜剩饭，人体掉下来的皮屑、头屑，甚至是同伴的尸体。蟑螂有极强的生命力，即使只有一滴水，它们也可以依靠它存活两到三周的时间；头断了仍然可以活上好几天，直到饿死。

蟑螂入药可以治疗血瘀积聚、咽喉肿痛、子宫寒闭不孕等症。

贝子

【原文】

贝子，味咸，平。主目翳，鬼疰，蛊毒，腹痛，下血，五癃，利水道。烧用之良。生池泽。

【译文】

贝子，味咸，性平。主治眼睛内翳障，治疗鬼疰、蛊毒，腹部疼痛，大便下血，各种癃闭，可通利水道。烧后使用效果更好。生活在大海、湖泊、沼泽之中。

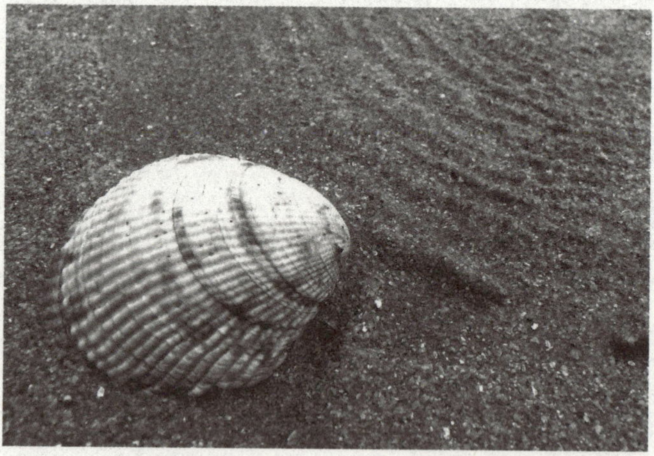

【集解】

苏颂说，贝子现在多穿成串，作为小孩的玩具，北方人用它来装饰衣帽，画家用它来研物。

李时珍说，贝子就是小白贝。它大如拇指尖，约一寸长，背和腹部都是白色的。背部像龟一样隆起，腹下两片相向分开，边缘有齿刻如鱼齿。它的肉像蝌蚪一样，有头、尾。

李珣说，凡入药，烧过用。

雷敩说，贝子用蜜、醋浸过后，蒸过取出，用清酒淘，研为末。

《名医别录》载，解温疰寒热，能散结热。

甄权说，治伤寒狂热。

李珣说，能下水气浮肿，治小儿疳蚀、吐乳。

李时珍说，治鼻渊出脓血、下痢、男子阴疮，能解毒。

【百草堂】

贝子又名贝齿、白贝、海贝。分为紫贝齿和白贝齿。

贝子味咸，性平，有毒。有清热散结的作用，又有利小便、退水肿和消除目生翳膜等功用。用贝子烧研成粉，加龙脑少许点眼，能治疗目花翳痛；用贝子一对，一个生用，一个烧过，共研为末，温酒送服，可治疗小便不通。

豚卵

【原文】

豚卵，味苦温。主惊痫，癫疾，鬼疰，蛊毒，除寒热，贲豚，五癃，邪气，挛缩。一名豚颠。悬蹄，主五痔，伏热在肠，肠痈，内蚀。

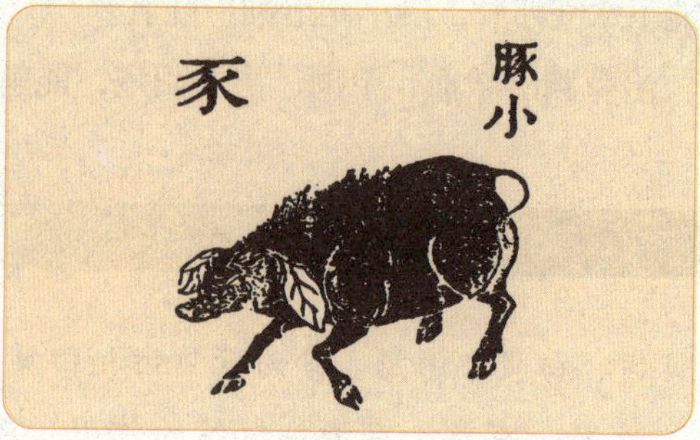

【译文】

豚卵，味甘，性温。主治惊悸、癫痫，癫病，鬼疰，蛊毒等严重疾病，能消除身体的恶寒发热，治疗贲豚，癃闭、筋脉挛缩等症。又叫作豚颠。豚悬蹄，主治五种痔疮，伏热在肠内，肠痈，肠内蚀疮。

【百草堂】

豚卵又名豚颠、猪石子、猪睾丸。为猪科动物猪的睾丸。通常在阉割小猪时收集。

豚卵具有补肾纳气的功效，温肾利尿，用于哮喘、疝气、少腹急痛、癃闭等症。

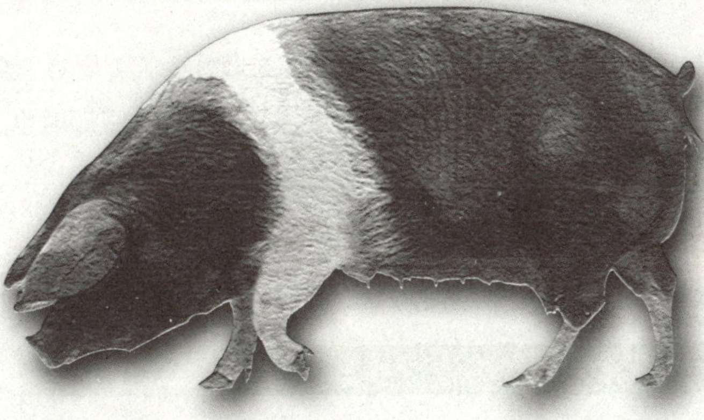

麋脂

【原文】

麋脂，味辛，温。主痈肿，恶疮，死肌，寒风湿痹，四肢拘缓不收，风头，肿气，通腠理。一名官脂。生山谷。

【译文】

麋脂，味辛，性温。主治痈肿，恶性疮疡，肌肉麻木，风寒湿痹症，四肢拘挛不得屈伸，头部受风发肿，能开通腠理。又叫做官脂。麋鹿一般生活在山中的深谷处。

【集解】

李时珍说，《别录》言十月取脂，炼过收用，而《周礼》冬献狼，夏献麋。注云：狼膏聚，麋膏散。聚则温，散则凉，以顺时也。

[性味] 辛，温，无毒。

[主治] 治少年气盛，面生疮疱，化脂涂之。（李时珍）

【百草堂】

医书中所说的麋脂，就是麋鹿的脂肪。

麋鹿是偶蹄目鹿科麋鹿属动物，原产于我国，也是鹿科动物中最奇特的一种，它的长相似马非马，似鹿非鹿，似驴非驴，又似牛非牛，因此被称为“四不像”。麋鹿是古书上的名称，四不像则是民间的俗名。《封神演义》里提到过四不像，它是武王伐纣大军主帅姜子牙的乘骑。小说中把四不像描述成“麟头豸尾体如龙”，充满了奇幻色彩。

附录

神农本草经名例

上药一百二十种为君，主养命以顺应上天，无毒，长期服用不伤人。想要轻身益气、延年益寿者，以上经为本。

中药一百二十种为臣，主养性以顺应人事，有的无毒，有的有毒，须斟酌服用。想要遏病、滋补虚弱者，以中经为本。

下药一百二十五种为佐使，主治病以顺应土地，大多有毒，不能长期服用。想要除寒热邪气、破积聚、疗疾病者，以下经为本。

上、中、下三品共计三百六十五种，法三百六十五度，一度应一日，以成一年。把此数翻倍，合七百三十种。

药味三品图

药分上、中、下三品，分别对应君、臣、佐使，三品彼此相互配合、制约，以使药品发挥最大功效。

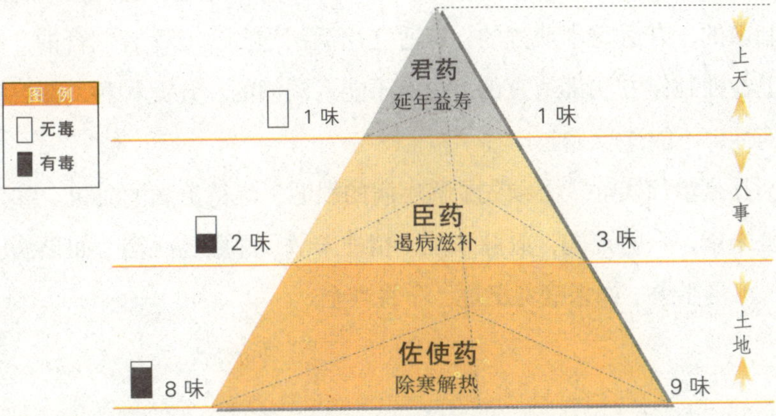

药中有君、臣、佐、使，彼此相互配合、制约。一般的配置是君药一味、臣药两味、佐药三味、使药五味，也可以君药一味、臣药三味、佐使药九味。

药有阴阳相配、母子兄弟，根、茎、花、实、苗、皮、骨、肉。不同药物之间，药性不同，有单行的、相须的、相使的、相畏的、相恶的、相反的、相杀的。医生对这七种情形，要从药性方面来观察。要用药性相须、相使的，不要用药性相恶、相反的。如果药物有毒但能相互制约，可以用相畏、相杀的；否则不能合用。

李时珍说，药有七情：独行的，指的是单方，不需辅药；相须的，指药物药性相同，配合使用，不可分离，如人参、甘草、黄柏、知母等；相使的，指主药的佐使；相恶的，指药物夺取彼此药效；相畏的，指药物彼此制约；相反的，指药物不相合；相杀的，指经物制约彼此的毒性。古方中多有用相恶、相反的。相须、相使同用的，是用药的帝道；相畏、相杀同用的，是用药的王道；相恶、相反同用的，是用药的霸道。

药物有酸、咸、甘、苦、辛五味，还有寒、热、温、凉四气以及有毒无毒。药物阴干、曝干，采收、炮制的时间，生熟，出于何种土壤，药物的真、伪、陈、新，都各有方法。药性有适宜制丸的，有适宜制散的，有适宜水煎煮的，有适宜用酒浸泡的，有适宜制膏的，有以上各种制作方法都适宜的，也有不能入汤酒的。凡此种种，都要顺从药性，不能违反逾越。

凡是治疗疾病，必须先了解疾病的根源，等待治病的时机。如果五脏未虚，六腑未竭，血脉未乱，精神未散，那服药必活；如果病已成，可得半愈；如果病势已过，命将难全。

七方

岐伯说，气有多少，形有盛衰，治疗有缓急，药方有大小。又说，病有远近，证候有中外，治疗有轻重。病情近的用奇方，远的用偶方。发汗不用奇方，下泻不用偶方。补上治上用缓方，补下治下用急方。

刘完素说，病情的转变在于疾病，疾病的治疗在于药方，药方的配制在于医生。药方有七类：大、小、缓、急、奇、偶、复。配制药方，气味是根本。寒、热、温、凉，四气生于天；酸、苦、辛、咸、甘、淡，六味成于地。所以有形为味，无形为气。气为阳，味为阴。辛甘发散为阳，酸苦涌泻为阴；咸味涌泻为阴，淡味渗泄为阳。或收或散，或缓或急，或燥或润，或软或坚，各随脏腑的病症，而采用不同品味的药物，于是七方可成。所以，奇、偶、复方，是三种药方的形式；大、小、缓、急，是四种配制方法。所以说：治有缓急，方有大小。

大方

岐伯说，君药一味，臣药二味，佐药九味，为大方。君药一味，臣药三味，佐药五味，为中方。君药一味，臣药二味，为小方。

刘完素说，体表为远，里为近。大小，是配制奇、偶方的方法。例如小承气汤、调胃承气汤，是奇方中的小方；大承气汤、抵当汤，是奇方中的大方，因为要用它治疗里面的疾病。桂枝汤、麻黄汤，是偶方中的小方；葛根汤、青龙汤，是偶方中的大方，因为要用它来发汗。

小方

张从正说，小方有两种：有君药一味，臣药二味的小方，用来治疗单一邪气的疾病；有分成两部分而少量多次服用的小方，适用于心、肺及上焦诸病。

刘完素说，肝、肾位置远，治疗肝肾疾病的药方，药味多则气缓，不能速达于下，必须剂量大而味数少，使其气急下走。心、肺位置近，治疗心肺疾病的药方，药味少则气急下走，不能升发于上，必须剂量小而味数多，使其气易散而上行。肺服九、心服七、脾服五、肝服三、肾服一，乃五脏生成之数。

缓方

岐伯说，补上治上用缓方，补下治下用急方，急则气味厚，缓则气味薄，这要根据疾病部位来选用。

王冰说，如果病在肾而心气不足，服药宜急过，不让气味袭心，以免药物欺心，心力更衰。治疗上、下、远、近疾病都与此同。

张从正说，缓方有五种：有用甘甜的缓方，如甘草、糖、蜜之类，病在胸膈，取其留恋；有用药丸的缓方，因药丸的药效比汤、散剂要慢；有药味众多的缓方，药物众多则相互拘制，不得完全发挥其药性；有无毒治病的缓方，无毒则性纯功缓；有气味俱薄的缓方，气味薄则长于补上治上，等其蔓延到下时，药力已衰。

急方

王好古说，治主病宜用缓方，缓则治其本；治从病宜用急方，急则治其标。表、里、汗、下，皆有所当缓、当急。

张从正说，急方有四种：有急病急攻的急方，例如中风、关格之类的疾病；有汤散荡涤的急方，下咽易散而行速；有毒药的急方，毒性能上涌下泄以减弱病势；有气味俱厚的急方，气味俱厚，直趋于下而力不衰。

奇方

王冰说，也就是单方。

张从正说，奇方有两种：有单独用一味药物的奇方，适宜于病在上而近的；有药物数目和阳数一、三、五、七、九的奇方，宜下泄，不宜发汗。

偶方

张从正说，偶方有三种：有两味相配的偶方；有将两个古方相合的偶方，古谓之复方，都适宜用于病在下而远的；有药物之数合阴数二、四、六、八、十的偶方，宜发汗不宜下泄。

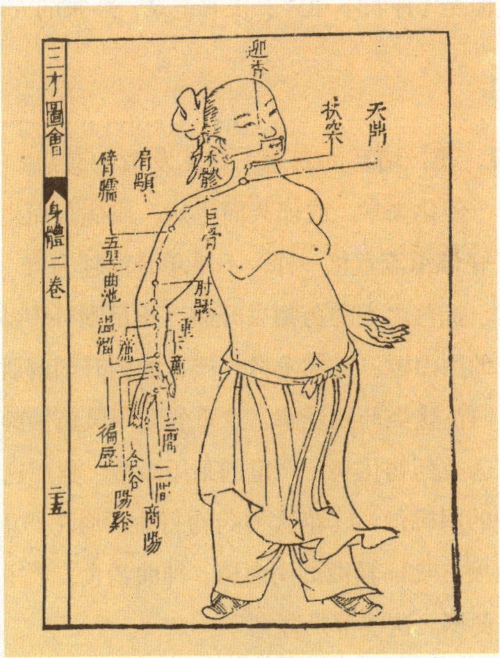

大肠诸穴图

复方

王好古说，奇之不去复以偶，偶之不去复以奇，所以称为复方。复者，再、重的意思。所谓十补一泄，数泄一补也。另外，伤寒见风脉，伤风得寒脉，为脉证不相应，适宜用复方。

张从正说，复方有三种：有二方、三方以及数方相合的复方，如桂枝二越婢一汤、五积散之类；有本方之外另加其他药物的复方，如调胃承气加连翘、薄荷、黄芩、栀子为凉膈散之类；有两分均等的复方，如胃风汤各等分之类。

十剂

徐之才说，药有宣、通、补、泄、轻、重、涩、滑、燥、湿十种，是药之大体，但是《神农本草经》没有记录，后来的人们也没有叙述。

宣剂

李时珍说，壅，堵塞的意思；宣，发散的意思。郁塞导致的疾病，不升不降，传化失常。或郁久而生病，或病久而生郁，必须用药物去发散，就好像承流宣化一样，不单单是涌越为宣。所以，气郁有余，就用香附、抚芎之类的药物去开解，不足则补中益气，以使气运行。火郁轻微的用山栀、青黛发散，严重的则升阳解肌发汗。湿郁轻微的用苍术、白芷这类药物燥解，严重的则用风药偏胜。痰郁轻微的用南星、橘皮这类药物化痰，严重的则用瓜蒂、藜芦这类药物涌吐痰涎。血郁轻微的用桃仁、红花这类药物行血活血，严重的则用吐、利的方法祛除血瘀。食郁轻微的用山楂、神曲消食，严重的则用上涌下利的办法消除食积。这些都是宣剂。

通剂

李时珍说，滞，留滞的意思。湿热之邪留于气分，从而形成痛痹癃闭的，宜用淡味药物上助肺气下降，通其小便，以泄气中之滞，如木通、猪苓之类。湿热之邪留于血分，从而形成痹痛肿注、二便不通的，宜用苦寒药物下引，通其前后，以泄血中之滞，如防己之类。《神农本草经》上说：味薄者通，所以淡味药物被称为通剂。

补剂

张从正说，五脏各有补泻药剂，五味各补其相对应的脏腑，有表虚、里虚、上虚、下虚、阴虚、阳虚、气虚、血虚。《神农本草经》上说：精不足的补之以味，形不足的补之以气。五谷、五菜、五果、五肉，都是补养之物。

李时珍说，虚则补其母。生姜之辛补肝，炒盐之咸补心，甘草之甘补脾，五味子之酸补肺，黄柏之苦补肾。又如，茯神之补心气，生地黄之补心血；人参之补脾气，白芍药之补脾血；黄芪之补肺气，阿胶之补肺血；杜仲之补肾气，熟地黄之补肾血；芎䓖之补肝气，当归之补肝血之类，都是补剂，不单人参、羊肉为补药。

泄剂

李时珍说，去闭也就是去实。《神农本草经》上说实者泻之，实际上应当是泻其子。五脏五味皆有泻，不单是葶苈、大黄。肝实泻以芍药之酸，心实泻以甘草之甘，脾实泻以黄连之苦，肺实泻以石膏之辛，肾实泻以泽泻之咸。

轻剂

李时珍说，轻剂可解除闭塞，有表闭里闭，上闭下闭之分。表闭者，风寒伤营，腠理闭密，阳气郁积，不能外出，出现发热、恶寒、头痛、脊强等症状，适宜用轻扬之剂发汗，而表自解。里闭者，火热郁抑，津液不行，皮肤干闭，出现肌热、烦热、头痛、目肿、昏瞀、疮疡等症状，适宜用轻扬之剂解其肌，而火自散。上闭有两种：一是外寒内热，上焦气闭，出现咽喉闭痛的症状，适宜用清凉之剂扬散，则闭自开；另一则是饮食寒冷抑遏阳气在下，出现胸膈痞满闭塞的病证，适宜扬其清而抑其浊，则痞自泰。下闭也有两种：一是阳气陷下，表现为里急后重，数至厕而不行之证，只需升其阳而大便自顺，也就是所说的“下者举之”；另一则是燥热伤肺，金气郁积，窍闭于上，而

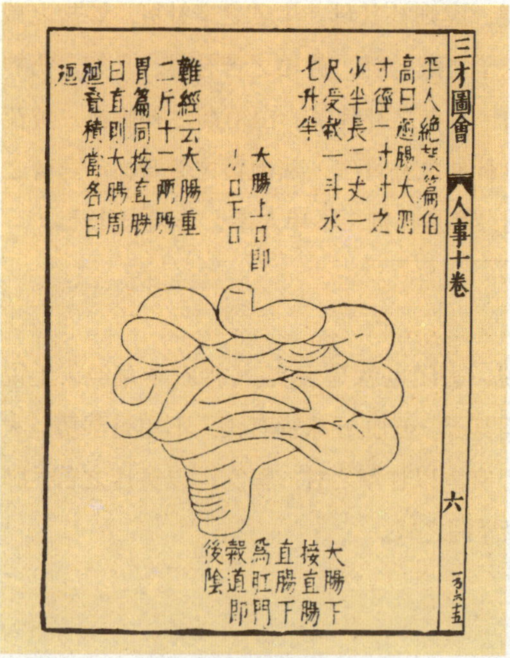

大肠图

膀胱闭于下，出现小便不利的症状，适宜用升麻之类的药物探吐，上窍通而小便自利，也就是所说的“病在下而取之上”。

五脏配当表

五脏各有补泻药剂，五味各补其相对应的脏腑，五脏与五味、五行、五方、五季、五色、五情各有相对应的关系，掌握好它们的关系使其有利于人的五脏健康。

五脏	五味	五行	五方	五季	五色	五情
肝	酸	木	东	春	青	怒
心	苦	火	南	夏	赤	喜
脾	甘	土	中央	长夏	黄	思
肺	辛	金	西	秋	白	忧
肾	咸	水	北	冬	黑	恐

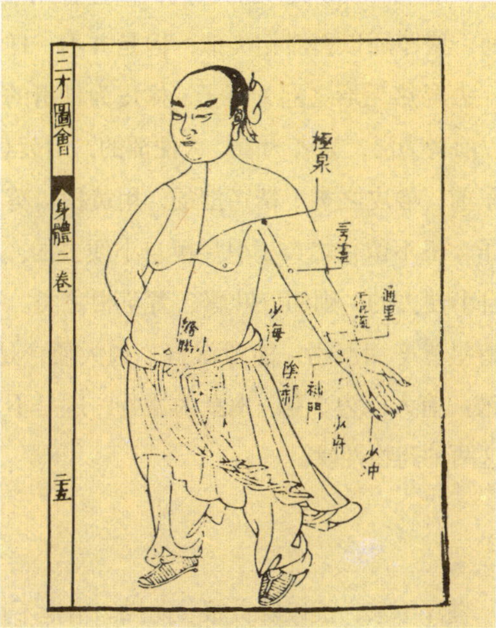

心经诸穴图

重剂

李时珍说，重剂有四：有惊则气乱，而魂气飞扬，如丧神守的；有怒则气逆，而肝火激烈，病狂善怒的，这两种都可以用铁粉、雄黄之类的药物平其肝。有神不守舍，而多惊健忘、迷惑不宁的，适宜用朱砂、紫石英之类的药物镇其心；有恐则气下，精志失守而畏惧，仿佛有人要逮他的，适宜用磁石、沉香之类的药物安其肾。大多数的重剂压浮火而坠痰涎，不单是治疗胆怯之。所以诸风掉眩及惊痫痰喘，吐逆不止及反胃之类的病，都是由浮火痰涎所导致的，都适宜用重剂坠之。

滑剂

李时珍说，着者，也就是有形之邪留着于经络脏腑之间，表现为小便浊滞、痰涎、胞胎、痈肿之类的疾病，都适宜用滑药以引去留着之物。这与木通、猪苓通以去滞相类似，但是并不一样。木通、猪苓为淡泄的药物，去湿热无形之邪；葵子、榆皮为甘滑的药物，去湿热有形之邪。所以前者为滞，后者为着。大便涩的，用菠薐、牵牛之类；小便涩的，用车前、榆皮之类；精窍涩的，用黄柏、葵花之类；胞胎涩的，用黄葵子、王不留行之类；引痰涎自小便去的，用半夏、茯苓之类；引疮毒自小便去的，则用五叶藤、萱草根之类。以上所列都为滑剂。半夏、南星皆辛而涎滑，能泄湿气、通大便，是因为辛能润、能走气、能化液。有人以为半夏、南星为燥物，这是不对的。湿去则土燥，并不是这两种药物性燥。

涩剂

张从正说，寝汗不禁，涩以麻黄根、防风。滑泄不止，涩以豆蔻、枯矾、木贼、罂粟壳。喘咳上奔，涩以乌梅、诃子。凡酸味近于涩者，收敛的意思。然而都宜先攻其本，而后才能够收敛。

李时珍说，脱，有气脱、血脱、精脱、神脱。脱则散而不收，所以用酸涩温平的药物，以敛其耗散。汗出亡阳，精滑不禁，泻痢不止，大便不固，小便自遗，久嗽亡津，都为气脱。下血不已，崩中暴下，诸大亡血，都为血脱。牡蛎、龙骨、海螵蛸、五倍子、五味子、乌梅、榴皮、诃黎勒、罂粟壳、莲房、棕灰、赤石脂、麻黄根这类药物，都是涩药。气脱兼以气药，血脱兼以血药和气药，因为气为血的统帅。脱阳者见鬼，脱阴者目盲，这两者为神脱，是涩药收不了的。

燥剂

李时珍说，湿有外感、内伤。外感之湿，为雨露、岚雾、地气、水湿，袭于人体皮肉筋骨经络之间；内伤之湿，为水饮、酒食及脾弱肾强所致，所以不能一概而论。故风药可以胜湿，燥药可以除湿，淡药可以渗湿，泄小便可以引湿，利大便可以逐湿，吐痰涎可以祛湿。湿而有热，用苦寒之剂燥之；湿而有寒，用辛热之剂燥之，不单桑皮、小豆是燥剂。湿去则燥，所以称为燥剂。

湿剂

李时珍说，湿剂当作润剂。枯者燥也，阳明燥金之化，秋令也，风热怫郁，血液枯涸而为燥病。上燥则渴，下燥则结，筋燥则强，皮燥则揭，肉燥则裂，骨燥则枯，肺燥则痿，肾燥则消。凡麻仁、阿胶、膏润之类的药物，都为润剂。养血用当归、地黄之类的药物，生津用麦门冬、栝楼根之类的药物，益精则用肉苁蓉、枸杞之类的药物。

气味阴阳

《素问·阴阳应象大论篇》记载，阳气积聚在上为天，阴气积聚在下为地。阴性柔和而安静，阳性刚强而躁动，阳主蕴育，阴主成长；阳主肃杀，阴主收藏。阳化生清气，阴凝聚成形。饮食五味滋养了形体，形体又依赖于元气的充养。五味之气生成阴精；阴精又靠气化生成。五味太过会损伤形体，元气太过则耗损阴精。阴精能化生人体的元气，饮食五味太过又耗伤人体的元气。阴性沉下，故味出于下窍；阳性升浮，故气出于上窍。清阳之气循行于肌肤腠理，浊阴之气向内归藏于五脏；清阳之气充实四肢肌肉，浊阴之气内走于六腑。味属阴，味厚者为纯阴，而味薄者为阴中之阳；气属阳，气厚者为纯阳，气薄者为阳中之阴。味厚者能泻下，味薄者则通利；气薄者能宣泄，气厚者则助阳。五味中，辛、甘味发散为阳，酸苦涌泻为阴；咸味涌

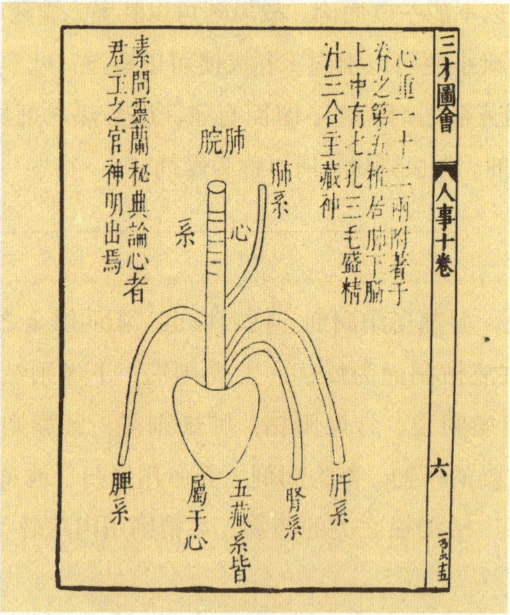

心图

泻为阴，淡味渗泄为阳。六者或收或散，或缓或急，或润或燥，或软或坚，需根据各自功能而使用，从而调节机体平衡。

李杲说，味薄的能通利，像酸、苦、咸、平这些；味厚的能下泄，像咸、苦、酸、寒这些。气厚的能发热，像辛、甘、温、热这些；气薄的能渗泄，像甘、淡、平、凉这些。渗指微出汗，泄指通利小便。

气味阴阳图

天为阳，阳主发散，天生四气，四气无形。地为阴，阴主聚集，地生六味，六味有形有阴阳。

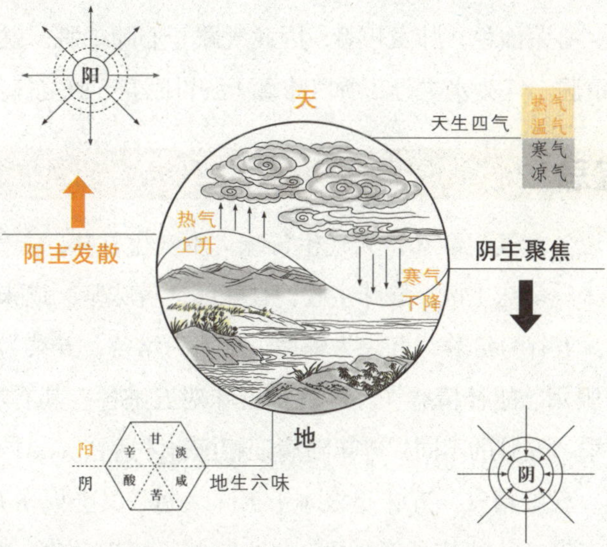

又说，药有温、凉、寒、热之气，辛、甘、淡、酸、苦、咸之味，还有升、降、沉、浮的区别，厚、薄、阴、阳之间的不同。一种药物之内，气味兼有，理性俱存。或气相同而味不同，或味相同而气有异。气像天，温热的为天之阳，寒凉的为天之阴；天有阴、阳、风、寒、暑、湿、燥、火，三阴、三阳的规律与之对应。味像地，辛、甘、淡的为地之阳，酸、苦、咸的为地之阴；地有阴、阳，金、木、水、火、土，生、长、化、收、藏与之呼应。气味薄的，轻清上升而形成天象，因为它源于天而亲上。气味厚的，重浊下沉而形成地貌，因为它源于地而亲下。

《素问·六节脏象论篇》说，天给人以五气，地给人以五味。五气由鼻吸入，藏于心、肺，使得面部五色明润光泽，音、声能辨。五味由口进入，藏于肠胃，以养五气，气和而生，形成津液，滋润五脏，补精益髓，所以神气旺盛。又说：形体瘦弱的用气厚的药食温养，精血不足的用味厚的药食补益。

王冰说，五种气，臊气入肝，焦气入心，香气入脾，腥气入肺，腐气入肾。心荣面色，肺发声音，因此气藏于心肺二脏，就使面色荣润，声音清脆。气为水之母，所以味藏于肠胃而养五脏之气。

五味宜忌

岐伯说，木气生酸味，火气生苦味，土气生甘味，金气生辛味，水气生咸味。辛味主散，酸味主收，甘味缓，苦味坚，咸味软。药物可以祛邪，五谷为给养，五果为辅助，五畜为增益，五菜为补充。气味相合而服用，能补精益气。这就是五味对五脏各有其有利的作用，要根据四季、五脏的不同，五味随病证相配合才适宜。

又说，五脏精气，五味是根本；五味太过，又会损伤五脏精气。只有谨和五味，才能使骨正筋柔，气血流畅，腠理致密，精养骨气，从而能够长寿。

又说，圣人春夏养阳，秋冬养阴，以顺从四季阴阳变化的规律，使体内阴阳调和，互为根本，这样阴阳二气就可常存。

五欲

肝欲酸，心欲苦，脾欲甘，肺欲辛，肾欲咸，这是五味合于五脏之气。

五宜

青色宜酸，肝病宜食麻、犬、李、韭。赤色宜苦，心病宜食麦、羊、杏、薤。黄色宜甘，脾病宜食粳、牛、枣、葵。白色宜辛，肺病宜食黄黍、鸡、桃、葱。黑色宜咸，肾病宜食大豆黄卷、猪、栗、藿。

五禁

肝病禁辛，宜食甘：粳、牛、枣、葵。心病禁咸，宜食酸：麻、犬、李、韭。脾病禁酸，宜食咸：大豆、猪、栗、藿。肺病禁苦，宜

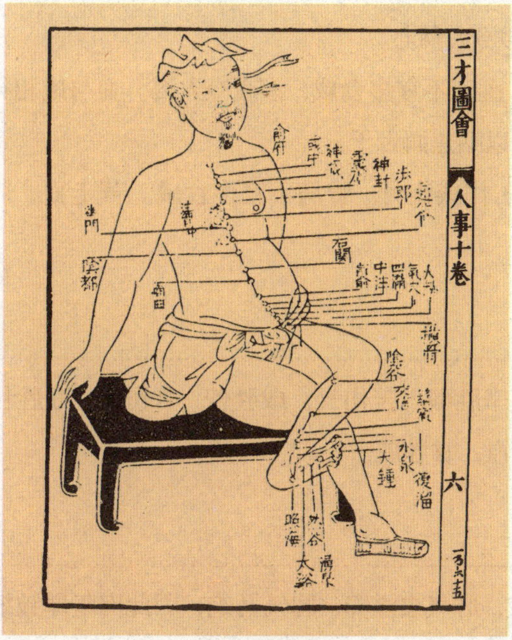

肾经诸穴图

食：麦、羊、杏、薤。肾病禁甘，宜食辛：黄黍、鸡、桃、葱。

孙思邈说，春季适宜少酸增甘以养脾，夏季适宜少苦增辛以养肺，秋季适宜少辛增酸以养肝，冬季适宜少咸增苦以养心，四季都应少甘增咸以养肾。

五走

酸走筋，筋病不宜多食酸，多食令人小便不畅。酸气涩收，膀胱得酸而缩蜷，故水道不通。

苦走骨，骨病不宜多食苦，多食令人呕吐。苦入下脘，三焦皆闭，所以导致呕吐。

甘走肉，肉病不宜多食甘，多食令人心中烦闷。甘气柔润，胃柔则缓，缓则虫动，所以使人心中烦闷。

辛走气，气病不宜多食辛，多食令人辣心。辛走上焦，与气俱行，久留心下，所以令人辣心。

咸走血，血病不宜多食咸，多食令人渴。血与咸相得则凝，凝则胃汁注入，所以咽焦而舌干。

《九针论》作咸走骨，骨病不宜多食咸。苦走血，血病不宜多食苦。

五伤

酸伤筋，辛胜酸。苦伤气，咸胜苦。甘伤肉，酸胜甘。辛伤皮毛，苦胜辛。咸伤血，甘胜咸。

五过

味过于酸，肝气去滋养，脾气乃绝，因此肉坚厚皱缩且唇裂。

味过于苦，脾气不能润泽，胃气便胀满留滞，因此皮肤枯槁而毛发脱落。

味过于甘，令心气喘满，脸色黑，肾气不平，胃痛而毛发脱落。

味过于辛，筋脉阻绝，则精神耗伤，筋急而手足干枯。

味过于咸，大骨之气劳伤，肌肉瘦削萎缩，心气抑郁不舒，血脉凝涩而变色。

李时珍说：五走五伤，是指本脏所对应的五味太过而致自伤，也就是五脏的阴精伤在五味。五过，是指本脏所对应的五味伐其所胜，也就是脏气偏胜。

五味五行图

五行相生相克，生生不息，五行又生五味，五味对五脏各有其有利的作用。

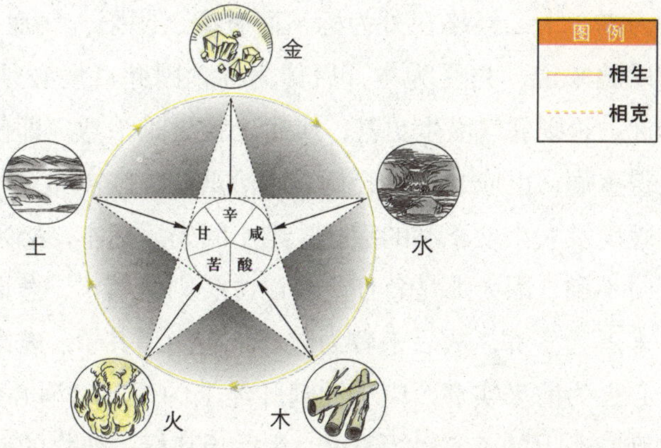

五味偏胜

岐伯说，五味入胃，各归所喜。酸先入肝，苦先入心，甘先入脾，辛先入肺，咸先入肾。时间久了，增脏气；脏气增多了，便成了夭亡的原因。

王冰说，入肝为温，入心为热，入肺为清，入肾为寒，入脾为至阴并兼有四气，都是增其味而益其气。故各从五脏之气，久则从化。所以久服黄连、苦参反而热，热从苦化。其余各味皆与此同。如果气不断增加，则脏气偏胜，必导致偏绝；脏有偏绝，必致突然夭亡。

李杲说，一阴一阳称之为道，偏阴偏阳称之为疾。阳剂性刚，积若燎原，如果消狂痈疽之类的疾病用了它，就会天癸竭而荣涸。阴剂性柔，积若凝水，如果洞泄寒中之类的疾病用了它，就会使真火微弱而卫气散去。所以大寒大热的药物，应当谨慎权衡后使用，气平了则须停止。如有偏助，令人脏气不平，就成为夭亡的缘由。

标本阴阳

李杲说，治病应当清楚标本。以身体来说，体外为标，体内为本；阳为标，阴为本。所以六腑属阳为标，五脏属阴为本；脏腑在内为本，十二经络在外为标。而脏腑、阴阳、气血、经络又各有标本。以病来说，先受为本，后传为标。因此百病必须先治其本，后治其标。否则邪气滋生更甚，疾病也就更难治愈。即使先得的是轻病，后得重病，也应当先治轻病，后治重病，这样邪气才会被制伏。如果有腹满及大小便不利的症状，则不问先后标本，必须先解除腹满及大小便不利，因为那是急症。所以说缓则治其本，急则治其标。又有从前来者为实邪，从后来者为虚邪。实则泻其子，虚则补其母。假如肝受心火为前来实邪，应当针刺肝经上的荥穴以泻心火，这是先治其本；刺心经上的荥穴以泻心火，为后治其标。药物的使用则是入肝经的药物为引，泻心的药物为君。这就是医经上说的标本并见，应当先治其本，后治其标。又如肝受肾水为从后来的虚邪，应当针刺肾经上的井穴以补肝木，这是先治其标，然后刺肝经上的合穴以泻肾水，为后治其本。药物的使用则是入肾的药物为引，补肝的药物为君。这就是医经上所说的标本并见，应当先治其标，后治其本。

升降浮沉

李杲说，药物有升、降、浮、沉、化，生、长、收、藏、成，以与四季配合。春季主升，夏季主浮，秋季主收，冬季主藏，土居中主化。所以味薄的升而生，气薄的降而收，气厚的浮而长，味厚的沉而藏，气平的化而成。如果补之以辛、甘、温、热以及气味薄的，就能助春夏之升浮，那同时也是泻秋冬收藏的药物。在人身上，肝、心二脏就是。如果说补之以酸、苦、咸、寒以及气味厚的，就能助秋冬之降沉，那同时也是泻春夏生长的药物。在人身上，肺、肾二脏就是。淡味的药物，渗也就是升，泄也就是降，为各种药物的佐使。用药的人遵循这种法则，就能治愈疾病。若反其道而行，非但不能治病，还会导致病人死亡，即使不死，也很危险。

王好古说，病证上升的使之下降，必须懂得抑；沉降的使之上浮，必须懂得载。辛主散，作用也横行；甘主发，作用也上行；苦主泄，作用也下行；酸主收敛，性质为缩；咸味药主软坚，性质为舒。药物的味、功能不同，大致如此。鼓掌成声，火使水沸，二物相合，

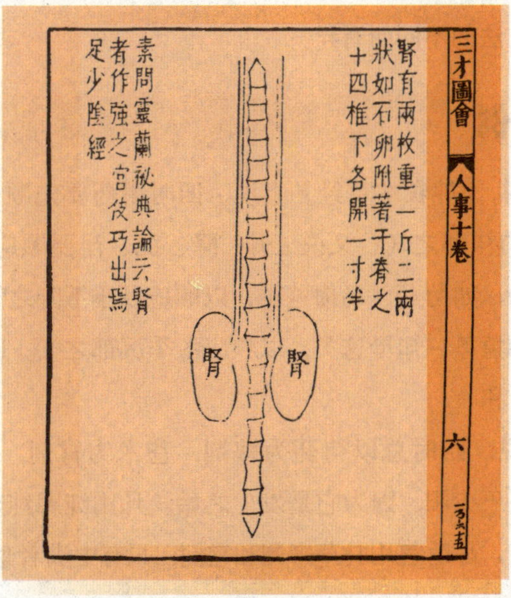

肾图

象在其间。五味相互制约，四气相互调和，其变化甚多，不可轻易使用。《神农本草经》不谈淡味、凉气，是由于缺文造成的。

味薄者主升：甘平、辛平、辛微温、微苦平的药物。

气薄者主降：甘寒、甘凉、甘淡寒凉、酸温、酸平、咸平的药物。

气厚者主浮：甘热、辛热的药物。

味厚者主沉：苦寒、咸寒的药物。

气味平者，兼有四气、四味：甘平、甘温、甘凉、甘辛平、甘微苦平的药物。

李时珍说，酸、咸二味没有升的作用，甘、辛二味没有降的作用，寒无浮的作用，热无沉的作用，这是由各自的性质所决定的。治疗上升的病证，用气味咸寒的药物引之，就能使其沉而直达下焦；治疗沉降的病证，用酒引之，就能使其上浮至头顶。如果不是洞察大自然的奥秘而有造化的人，是不能达到这种境界的。一种药物之中，有根主升而梢主降、生主散而熟主降的，升降虽是药物的固有属性，但也会因人们使用方法的不同而有异。

四时用药例

李时珍说，《神农本草经》上说：四时用药要先顺应时令，不能杀伐天地间的祥和之气。又说：升、降、沉、浮要顺应它，寒、热、温、凉则悖药，如芍药、乌梅这类，以顺应秋季下降之气；冬季宜加苦寒之药，如黄芩、知母这类，以顺应冬季沉郁之气。这就是所说的顺时气以养天和。

王好古说，四时总以芍药为脾剂，苍术为胃剂，柴胡为时剂，十一脏皆取决于少阳，因为它是发生之始。凡用纯寒纯热的药物，或寒热药物相杂，都适宜用甘草来调和它们，只有中满者禁用甘。

五脏六腑用药气味补泻

肝、胆 温补凉泻。辛补酸泻。

心、小肠 热补寒泻。咸补甘泻。

肺、大肠 凉补温泻。酸补辛泻。

肾、膀胱 寒补热泻。苦补寒泻。

脾、胃 温热补，寒凉泻，各从其宜。甘补苦泻。

三焦、命门 与心相同。

五脏五味补泻

肝 苦急，急食甘以缓和（甘草），以酸泻下（赤芍药），实则泻其子心（甘草）。欲散，急食辛以发散（川芎），以辛补之（细辛），虚则补其母肾（地黄、黄柏）。

心 苦缓，急食酸以收敛（五味子），以甘泻下（甘草、人参、黄芪），实则泻其子脾（甘草）。欲软，急食咸以软化（芒硝），以咸补之（泽泻），虚则补其母肝（生姜）。

脾 苦湿，急食苦以燥热（白术），以苦泻下（黄连），实则泻其子肺（桑白皮）。欲缓，急食甘以缓和（炙甘草），以甘补之（人参），虚则补其母心（炒盐）。

肺 苦气上逆，急食苦以泄下（黄芩），以辛泻下（桑白皮），实则泻其子肾（泽泻）。欲收，急食酸以收敛（白芍药），以酸补之（五味子），虚则补其母脾（五味子）。

肾 苦燥，急食辛以润和（黄柏、知母），以咸泻下（泽泻），实则泻其子肝（芍药）。欲坚，急食苦以坚硬（知母），以苦补之（黄柏），虚则补其母肺（五味子）。

引经报使

手少阴心经　黄连　细辛

手太阳小肠经　藁本　黄柏

足少阴肾经　独活　桂　知母　细辛

足太阳膀胱经　羌活

手太阴肺经　桔梗　升麻　葱白　白芷

手阳明大肠经　白芷　升麻　石膏

足太阴脾经　升麻　苍术　葛根　白芍药

足阳明胃经　白芷　升麻　石膏　葛根

手厥阴心包经　柴胡　牡丹皮

手少阳三焦经　连翘　柴胡（上）地骨皮（中）青皮（下）附子

足厥阴肝经　青皮　吴茱萸　川芎　柴胡

足少阳胆经　柴胡　青皮

顺时气养天和

四时用药要顺应天地间的祥和之气，这样才能真正将药物的养生和疗疾的功效发挥出来，达到顺时气养天和的境界。

药 名	品性
薄荷 荆芥	辛温
香薷 生姜	辛热
芍药 乌梅	酸温
黄芩 知母	苦寒

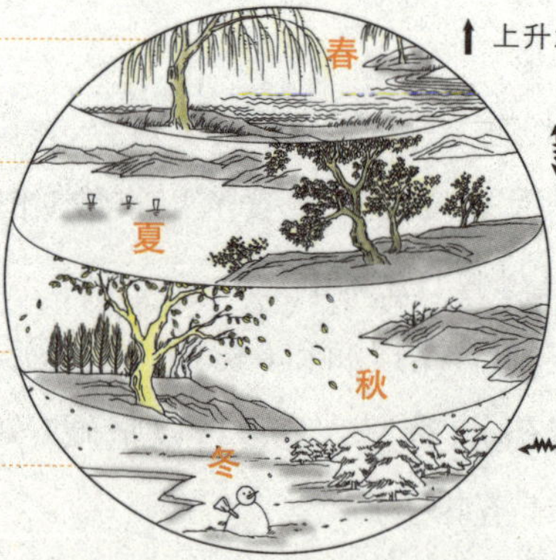

百病主治

诸风

【释名】有中经、中脏、中腑、中气、痰厥、痛风、破伤风、麻痹。

【熏鼻】巴豆烟、蓖麻烟、黄芪汤。

【吹鼻】皂荚末、细辛末、半夏末，梁上尘。

【擦牙】白梅肉、南星末、蜈蚣末、苏合丸、白矾盐、龙脑。

【贴喎】1. 南星末，姜汁调贴。2. 蓖麻仁捣贴。3. 炒石灰，以醋调贴。4. 皂荚研末，以醋调贴。5. 巴豆贴手掌心。6. 桂末，以水调贴。7. 大蒜膏贴合谷穴。8. 伏龙肝，鳖血调贴。

【各经主治】1. 葛根主足阳明经。2. 羌活主足太阳经。3. 白芷主手

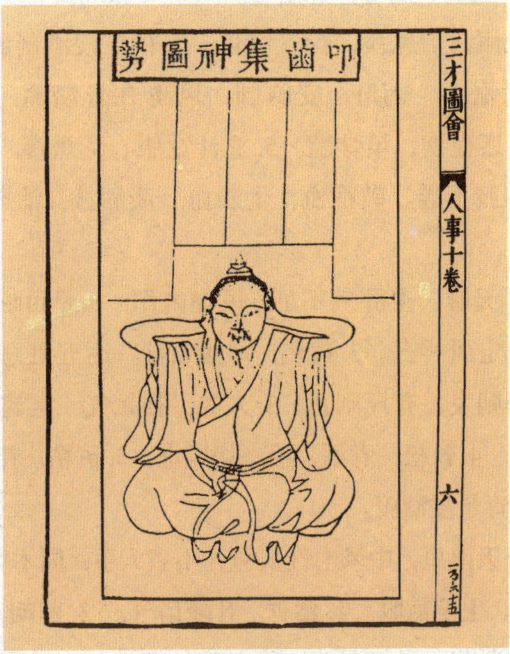

八段锦 -1

阳明经。4. 藁本主手太阳经。5. 黄芪主手少阳经。6. 柴胡主足少阳经。7. 川芎主手、足厥阴经。8. 升麻主足太阴经。9. 细辛主手少阴经。10. 独活主足少阴经。11. 防风主手太阴经。

【风热湿热】1. 玄参、大青、苦参、白鲜皮、白头翁、白英、青葙子、败酱草、桔梗，主治风热。2. 黄芩、黄连、菊花、秦艽，主治风热湿热。3. 甘草，泻火，利九窍百脉。4. 大黄荡涤湿热，下一切风热。5. 侧柏叶一把加葱白捣酒煎服。6. 天门冬，宅风湿偏痹及热中风。

【风寒风湿】1. 石菖蒲浸酒服。2. 经络留湿、一身骨节痛，为除风去湿仙药。3. 藁本，主一百六十恶风，头面身体风湿，手足颤抖防风，主三十六般风，去上焦风邪、头目滞气。4. 羌活，主一切风寒风湿，透关利节，为太阳经、厥阴经。5. 大豆炒焦后投入酒中饮用。6. 鳝鱼做羹食。7. 秦椒或蜀椒食用。8. 五加皮酿酒服。

【血滞】1. 当归、川芎，并主一切风、一切气、一切虚。破恶血，养新血。蜜丸服，治风痰，行气解郁。2. 桃仁浸酒制成丸服。3. 芍药，治风，除血痹，泻肝，安脾肺。风毒在骨髓痛，同虎骨浸酒饮。4. 地黄，逐血痹，填骨髓。5. 韭汁饮服。6. 丹参，除风邪留热，治骨节痛，四肢不遂。破宿血，生新血。渍酒饮，治风毒足软，名“奔马草”。

【风虚】1. 天麻，主肝气不足，风虚内作，头晕目眩，麻痹不仁，语言不遂，为定风神药。2. 黄芪，风虚自汗。逐五脏恶血，泻阴火，去虚热，无汗则发，有汗则止。3. 人参，补元气，定魂魄，止烦躁，生津液，消痰。4. 长松，煮酒，治一切风虚。5. 黄精，补中、除风湿。6. 枸杞子或冬青子浸酒服。

【痰气】1. 天南星，中风中气痰厥，不省人事，同木香煎服。诸风口噤，同苏叶、生姜煎眼。2. 藿香，升降诸气。3. 前胡，化痰热，下气散风。4. 旋覆花，风气湿痹，胸上痰结留饮。中风壅滞，蜜丸服。

5. 香附子，心肺虚气客热，行肝气，升降诸气。煎汤浴风疹。6. 木香，中气不省人事，研末服，行肝气，调诸气。7. 半夏，消痰除湿。痰厥中风，同甘草，防风煎服。

【吐痰】1. 藜芦或煎，或散。2. 橘红一斤，煎水一碗服。3. 食盐煎汤服。4. 人参芦或煎，或散。5. 瓜蒂、赤小豆捣碎取汁调服。6. 莱菔子研磨取汁服。7. 醋、蜜调和服。

【发散】1. 麻黄，发散贼风、风寒、风热、风湿，身热麻痹不仁。熬膏服，治风病取汗。2. 葱白或生姜食用。3. 薄荷治贼风，散风热风寒，利关节，发毒汗，为小儿风涎要药。4. 葛根，发散肌表风寒风热，止渴。5. 白芷，解利阳明及肺经风寒风热、皮肤风痹瘙痒，利九窍，表汗不可缺。6. 升麻，发散阳明风邪。

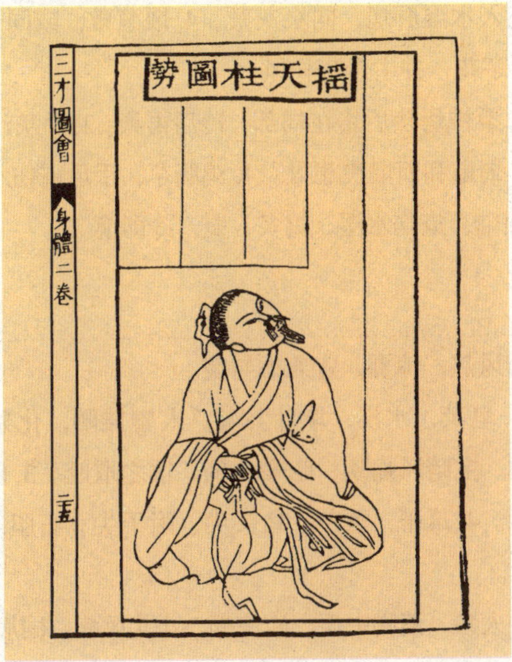

八段锦 -2

痉风

【释名】属太阳。督脉二经。其症：发热口噤如痫，身体强直，角弓反张，甚至抽搐。痈疽产后，俱有伤风湿发痉之证。

【风热湿热】1. 蝉蜕炒研成末，酒服一钱。2. 地黄，主产后风痉，取汁同姜汁交浸焙研，酒服。3. 杏仁杵烂蒸熟后绞汁饮服。4. 黄连，主破伤风，煎酒入黄蜡化服。

【风寒风湿】1. 麻黄、桂枝、术，并主风寒风湿痉。2. 羌活，主风寒风湿，伤金疮痫痉。产后中风，口噤不知人，酒水煎服。3. 防风，主金疮中风湿内痉。4. 荆芥，散风湿风热。产后中风口噤，四肢强直，角弓反张，或抽搐欲死，为末，豆淋酒服。5. 葛根，金疮中风寒，发痉欲死，煮汁服。干者为末。

【外敷】1. 薤白或韭叶捣烂烘后敷。2. 刘寄奴、麦面，同烧盐敷。3. 胡粉，主疮入水湿肿痛，同炭灰敷。4. 煨葱敷，或同干姜一起煎水洗。5. 贝母、茅花，并主金疮伤风。

【洗浸】1. 桑枝烤热后烙在局部，冷后再换。2. 桑灰汁、疮伤风水，入腹杀人。3. 蜀椒和面煨熨患处。4. 鸡肠草，手足疮伤水。

【熨灸】商陆，疮伤水湿，捣炙，熨，冷即换。

癫痫

【释名】有风热，惊邪，皆兼虑与痰。

【吐痰】1. 皂荚，水浸，取汁熬膏，入麝摊晒，化浆水，灌鼻取涎。2. 芭蕉油。主暗风痫疾，眩晕仆倒，饮之取吐。3. 山梅，擦牙追涎。或加白矾。4. 瓜蒂、藜芦、乌头尖、附子尖、石胆，石绿，并吐癫痫暗风痰涎。

【风虚】1. 人参，消胸中痰，治惊痫。小儿风痫，同辰砂、蛤粉末、猪心血丸服。2. 天麻或当归煎汤服。3. 石菖蒲，开心孔，通九窍，出音声。为末，猪心汤日服，治癫痫风疾。4. 酸石榴加酿蝎五枚，用泥包裹煅熟后研成末，每次服五分。5. 蜂蜜和鸡蛋一同食用。

【风热惊痰】1. 雄黄与丹砂同研成末，制成丸服。2. 百合、鸭跖草，并主癫邪，狂叫身热。3. 黄连，泄心肝火，去心窍恶血。4. 莨菪子，癫狂风痫，浸酒煎丸服。5. 蛇含、紫菀、半夏，并主寒热惊痫。6. 天南星，风痫痰迷，九蒸九晒，姜汁丸服。7. 郁金，失心风癫，痰血络聚心窍，同明矾丸服。

卒厥

【释名】有血厥、尸厥、气厥、火厥、痰厥、惊死、中恶。指突然昏倒，不省人事，但大多能够逐渐清醒。

【内治】1. 女青捣末，以酒灌服。2. 巴豆同杏仁汁服。3. 常山同牡蛎煎服。4. 菖蒲汁、蠡实根汁调匀灌服。

【外治】1. 半夏、菖蒲、皂角、雄黄，研末吹鼻。2. 薤汁、韭汁，调匀灌鼻。3. 醋少许灌鼻。4. 热汤熨腹。

伤寒热病

【释名】寒乃标，热乃本。春为温，夏为热，秋为瘴，冬为寒，四时天行为疫疠。

【攻里】1. 大戟、芫花，主胁下水饮。2. 栝楼根实，利热实结胸。3. 桃仁煎汤服。4. 葶苈，主结胸狂躁。5. 大黄，主阳明、太阴、少阴、厥阴经，燥热满痢诸证。6. 荛花，行水。7. 蜀漆，行水。

【发表】1. 艾叶，时气瘟疫，煎服取汁。2. 葛根、升麻、白芷，主阳明、太阴经。3. 细辛，主少阴经。4. 苍术，主太阴经。5. 荆芥、薄荷、紫苏，并发四时伤寒不正之汗。

【和解】1. 地黄，主温毒发斑，熬黑膏眼。同薄荷汁眼，主热瘴昏迷。2. 半夏、黄芩、芍药、牡丹、贝母、甘草，并主寒热。3. 白术、葳蕤、白薇、白鲜皮、防风、防己，并主风温、风湿。4. 泽泻、秦艽、海金沙、木通、海藻，并主湿热。5. 鸡蛋生吞一枚或打破煮成浆啜食。6. 前胡、恶实、射干、桔梗，并主痰热咽痛。7. 柴胡，主少阳寒热诸证。伤寒余热，同甘草煎服。8. 防风、黄连、五味子，煎汤服。9. 赤小豆、薏苡仁、粳米，食用。

【食复劳复】1. 橘皮水煎服。2. 胡黄连，主劳复，同栀子丸服。3. 饭烧成灰研末饮服。4. 麦门冬，主伤寒后小劳，复作发热。同甘草、竹叶，粳米煎服。5. 鳖甲烧存性研末用水冲服。

【温经】1. 草乌头。阴毒，插入谷道中。2. 附子，治三阴经证及阴毒伤寒、阴阳易病。3. 蓼子，主女劳复，卵缩入腹绞痛，煮汁眼。

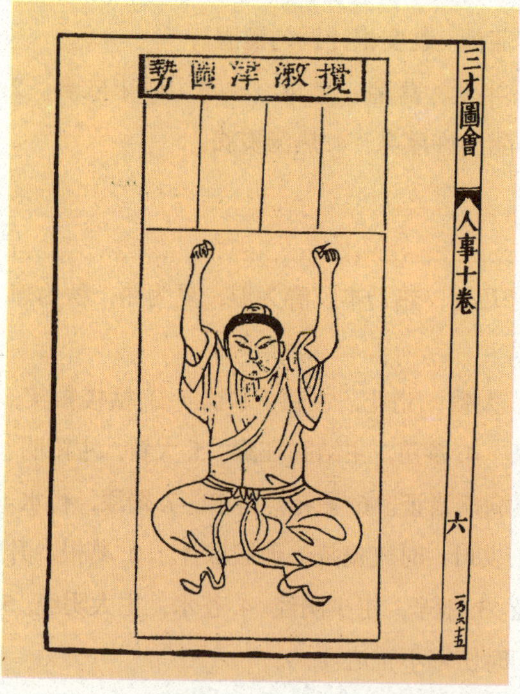

八段锦 -3

瘟疫

【瘴疠】1. 食用猪血。2. 葱、蒜，烧酒同食。3. 槟榔乌梅，同食。4. 大黄、附子、肉豆蔻，并煎汤服。

【辟禳】1. 木香、辟虺雷、徐长卿、鬼督邮、蘖个、女青、山柰、荜拨，并辟毒疫鬼邪气。2. 升麻，吐瘟疫时气毒疠。3. 苍耳，为末水服，辟恶邪，不染疫疾。4. 苍术，主山岚瘴气、温疾恶气。烧烟熏，去鬼邪。

暑

有受热中暑，受凉中暑。

【泻火益元】1. 黄芪、知母，泻肺火，滋肾水。2. 人参，暑伤元气，大汗委顿，同麦门冬、五味子煎服，大泻阴火，补元气，助金水。3. 西瓜、甜瓜和椰子汁饮服。4. 麦门冬，清肺金、降心火、止烦热咳嗽。5. 黄芪，伤暑自汗，喘促肌热，煎服。6. 虎杖，同甘草煎饮，压一切暑毒烦渴，利小便。7. 苦茗，同姜煎饮，和醋同服。8. 乌梅，生津止渴。

【中暑】1. 车前草、半夏煎汤服。2. 黄连，酒煮丸服，主伏暑在心脾，发热吐泻痢渴诸病。3. 黄柏，上湿热，泻阴火，滋肾水，去痿弱。4. 桂心，大解暑毒，同茯苓丸服。同蜜作渴水饮。5. 石香薷、紫苏叶、苍术、白术、木通、车前子、泽泻、半夏、藿香、缩砂、木瓜、枇杷叶、赤茯苓、厚朴、黄芩，并主伤暑有湿热诸病。

湿

【释名】有风湿、寒湿、湿热。

【寒湿】1. 葡萄酒、烧酒，饮服。2. 草乌头，除风湿，燥脾胃，同苍术制丸服。3. 附子、乌头、芫花、艾叶、木香、杜若、山姜、廉姜、王孙、狗脊、牛膝、山柰、红豆蔻、草果、蠡实、豆黄、生姜、干姜、芥子、蒜、胡蒜、茴香、吴茱萸、胡椒、桂心、丁香、樟脑、乌药、山茱萸，煎汤服。4. 苍术，除上、中、下三焦湿，发汗利小便，逐水功最大。湿气身重作痛，熬膏服。

【风湿】1. 羌独活、防风、细辛、麻黄、秦艽、菖蒲、漏芦、菊花、马先蒿、白蒿、旋覆、苍耳、薇衔、石龙芮、防已、茜根、木贼、藁本、川芎、蛇床子、黄芪、黄精、葳蕤、忍冬、苏子、南星、土茯苓、龙常、葱白、薏苡、胡麻、秦椒、蔓椒、蜀椒红、柏实、松叶、沉香、龙脑、蔓荆、皂荚、枸杞、五加皮、桂枝、伏牛花、厚朴，与苍术、橘皮煎汤服，除湿病。2. 鳝鱼制羹食。3. 蝎烧研后加入麝香浸酒服。

【湿热】1. 山茵陈、黄芩、黄连、防已、连翘、白术、柴胡、苦

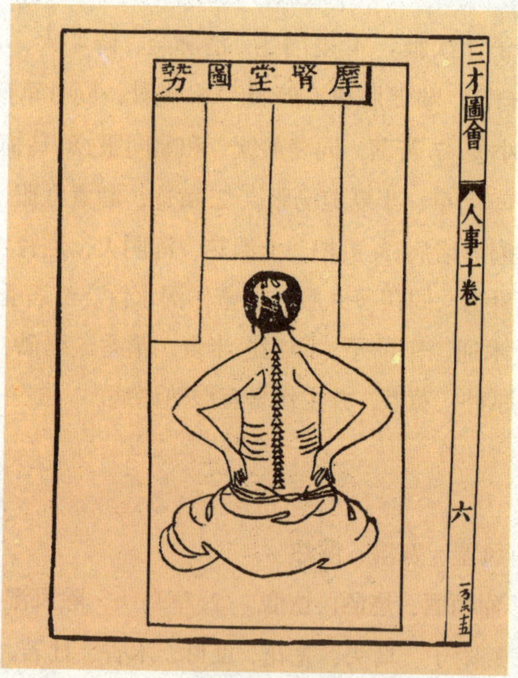

八段锦 -4

参、龙胆草、车前、木通、泽泻、通草、白鲜、半夏、海金沙、地黄、甘遂、大戟、萱草，并煎水服。2.大黄，血分药，煎水服。3.牵牛，气分药，煎水服。4.营实、夏枯草，并煎汤服。5.赤小豆、薏苡仁、旱芹，并制成丸服。6.干姜、生姜、酸枣、柳叶，煎汤服。

火热

【释名】有虚火、郁火、实火，气分热、五脏热、血分热、十二经热。

【升散】1.白芷，散风寒身热，浴小儿热。2.升麻，解肌肉热，散郁火。3.葛根，解阳明烦热，止渴散郁火。4.羌活，散火郁发热。5.柴胡，平肝、胆、三焦、包络相火，除肌热、潮热，寒热往来、小儿骨热、疳热、妇人产前产后热。虚劳发热，同人参煎服。6.薄荷汁、水萍，煎汤服。

【缓火】1.天门冬，肺劳风热，丸服。阴虚火动有痰热，同五味子丸服。妇人骨蒸，同生地黄丸服。2.黄芪，泻阴火，补元气，去虚热。无汗则发，有汗则止。3.鳖肉，同柴胡等制丸服，或食鸭肉、鸽肉、兔肉，解热，凉补。

【泻火】1.连翘，主少阳、阳明、三焦气分之火。2.黄芩，泻肺及大肠火，肌肉骨蒸诸热。肺热如火燎，烦躁咳嗽引饮，一味煎服。3.胡黄连，主骨蒸劳热、小儿疳热、妇人胎蒸。4.秦艽，主阳明湿热，劳热、潮热骨蒸。5.沙参，清肺热。6.桔梗，清肺热。7.黄连，泻肝胆心脾火，退客热。

【滋阴】1.知母，主心烦，骨热劳往来，产后褥劳、热劳。泻肺命火，滋肾水。2.熟地黄，主血虚劳热，产后虚热，老人虚燥。同生地黄为末，姜汁糊丸，治妇人劳热。3.黄柏，主下焦湿热，滋阴降火。4.当归，主血虚发热，困渴引饮，目赤面红，日夜不退，脉洪如白虎证，同黄芪煎服。5. 丹参，主冷热劳，风邪留热。研末服，主小儿中风，身热拘急。

【各经火药】1. 肝：气，柴胡；血，黄芩。2. 心：气，麦门冬；血，黄连。3. 脾：气，白芍药；血，生地黄。4. 肺：气，石膏；血，栀子。5. 肾：气，知母；血，黄柏。6. 胆：气，连翘；血，柴胡。7. 小肠：气，赤茯苓；血，木通。8. 大肠：气，黄芩；血，大黄。9. 膀胱：气，滑石；血，黄柏。10. 胃：气，葛根；血，大黄。11. 三焦：气，连翘；血，地骨皮。12. 包络：气，麦门冬；血，牡丹皮。

【各经发热药】1. 胆：气，柴胡；血，栝楼根。2. 心：气，黄连；血，生地黄。3. 脾：气，芍药；血，木瓜。4. 肺：气，石膏；血，桑白皮。5. 肾：气，知母；血，地黄。6. 肝：气，柴胡；血，当归。7. 小

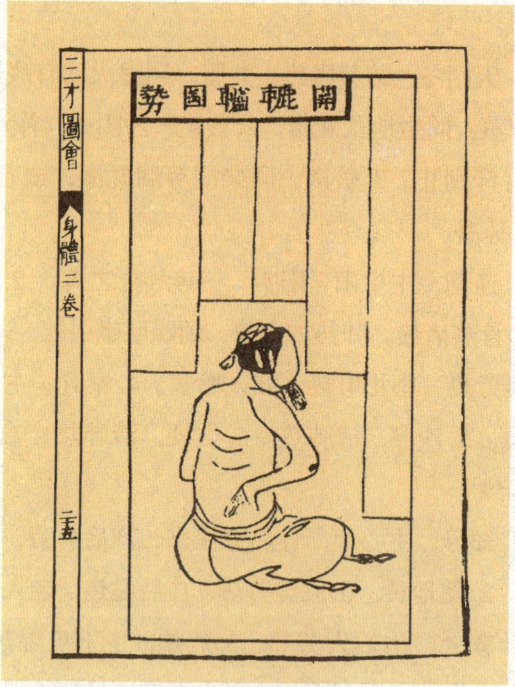

八段锦 -5

肠：气，赤茯苓；血，木通。8. 包络：气，麦门冬；血，牡丹皮。9. 膀胱：气，滑石；血，泽泻。10. 胃：气，石膏；血，芒硝。11. 三焦：气，石膏；血，竹叶。12. 大肠：气，芒硝；血，大黄。

诸气

【释名】悲则气消，怒则气逆，喜则气散，恐则气下，惊则气乱，劳则气耗，炅则气泄，思则气结，寒则气收。

【痰气】1. 荞麦、生姜、山楂、橘皮、橙皮、柚皮，煮食或煎汤服。2. 贝母，散心胸郁结之气，消痰。3. 桔梗、前胡、白前、苏子，并主消痰，一切逆气。4. 射干，散胸中痰结热气。5. 芫花，主诸般气痛，醋炒，同玄胡索服。6. 威灵仙，宣通五脏，去心腹冷滞，推陈致新。男女气痛，同韭根、乌药、鸡蛋煮酒服。7. 牵牛，利一切气壅滞。三焦壅滞，涕唾痰涎，昏眩不爽，皂角汁丸服。气筑奔冲，同槟榔末服。

【郁气】1. 香附，主心腹膀胱连胁下气妨，常日忧愁，总解一切气郁，行十二经气分，有补有泻，有升有降。2. 苍术，消气块，解气郁。3. 抚芎，与香附、苍术，总解诸郁。4. 木香，消心腹一切滞气。和胃气，泄肺气，行肝气。凡气郁而不舒者，宜用。冲脉为病，逆气里急。同补药则补，同泻药则泻。中气，竹沥、姜汁调灌。气胀，同诃子丸服。化积滞。

【冷气】1. 艾叶，主心腹一切冷气恶气，捣汁服。2. 附子，升降诸气，煎汁入沉香服。3. 乌头，主一切冷气，做丸服。4. 肉豆蔻、草豆蔻、红豆蔻、高良姜、益智子、荜拨、缩砂、补骨脂、胡芦巴、蒟酱，并破气。5. 五味子，主奔豚冷气，心腹气胀。6. 蜀椒，解郁结。其性下行通三焦。凡人食饱气上，生吞一二十枚即散。7. 秦椒、荜澄茄、吴茱萸、食茱萸、桂、沉香、丁香、丁皮、檀香、乌药、樟脑、苏合香、阿魏、龙脑树子，并破冷气，下恶气。

【血气】1. 当归，主气中之血。2. 芎藭，主血中之气。3. 蓬莪术，主气中之血。4. 姜黄，主血中之气。5. 郁金，主血气。6. 玄胡索、乳香、没药、安息香，并活血散气。

痰饮

【释名】痰有六：湿、热、风、寒、食、气。饮有五：支、留、伏、溢、悬。皆生于湿。

【湿热火郁】1. 贝母，化痰降气，解郁润肺。痰胀，同厚朴丸服。2. 栝楼根，降火清金，涤痰结。清痰利膈，同半夏熬膏服。胸痹痰嗽，取子同薤白煎服。饮酒痰澼，胁胀呕吐腹鸣，同神曲末服。

【风寒湿郁】 1. 白术，消痰水，燥脾胃。心下有水，同泽泻煎服。

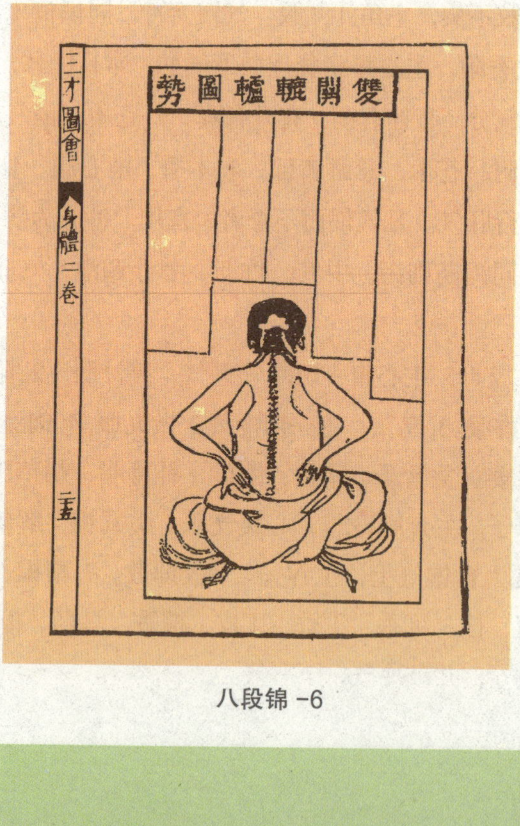

八段锦 -6

无饮酒癖，同姜、桂制丸服。2. 天南星，除痰燥湿。壮人风痰，同木香、生姜煎服。痰迷心窍，服寿星丸。小儿风痰，服抱龙丸。3. 苍术，消痰水，解湿郁，治痰夹瘀血成囊。

【宣吐】1. 杜衡、石苋、石胡荽，汁服。2. 恒山、蜀漆、郁金，同藜芦末服。3. 人参芦、桔梗芦、藜芦、三白草，汁服。4. 人参芦、桔梗芦、藜芦、三白草，汁服。附子尖、土瓜根、及己、苦参、地松、羊踯躅、紫河车、虎耳草、芭蕉油、莱菔子、苦瓠、瓜蒂、苦茗、乌梅、酸榴皮、梨汁、桐油、皂荚、相思子、松萝、盐卤水、石绿、石青、石胆、白青、砒石、密陀僧、矾石、大盐、虾汁，水煎服。

【气滞食积】1. 盐杨梅，消食去痰，做屑服。2. 曲或神曲水煎服。3. 醋、莱菔子，水煎服。4. 蔊菜、茼蒿、山楂，并消食积痰。5. 香附子，散气郁，消饮食痰饮，利胸膈。停痰宿饮，同半夏、白矾、皂角水，做丸服。6. 食用牡蛎、蚌粉。

【荡涤】1. 大黄、射干、桃花，宿水痰饮积滞，为末水服，或做饼食，取利。2. 芫花，胸中痰水，胁下饮癖。3. 荛花，肠胃留癖。4. 大戟，湿热水癖。5. 甘遂，直达水气所结之处。6. 巴豆，寒癖宿食，大便闭，酒煮三日夜，煎丸水下。风痰湿病，按掌心取汗。

脾胃

【释名】有劳倦内伤，有饮食内伤，有湿热，有虚寒。

【虚寒】附子、草豆蔻、高良姜、山姜、廉姜、益智子、荜拨、肉豆蔻、干姜、生姜、蒜、韭、薤、芥、芜菁、糯米、秫、烧酒、胡椒、荜澄茄、秦艽、蜀椒、吴茱萸、食茱萸、丁香、桂，水煎服，或食用。

【劳倦】1. 芍药，泻肝，安脾肺，收胃气。2. 人参，劳倦内伤，补中气，泻邪火，煎膏合姜、蜜服。3. 黄芪，益脾胃，实皮毛，去肌热，止自汗。4. 黄精、葳蕤，补中益气。5. 白术，熬膏服。6. 柴胡，平肝，引清气自左而上。

【食滞】1. 饮用葛根汁、白茅根汁。2. 地黄，去胃中宿食。3. 香附、三棱、莪术、木香、柴胡，消谷。4. 荆芥、薄荷、苏往、水苏，水煎服。5. 红曲、檗米、麦檗、饴糖、酱、醋、酒、糟、蒜、葱、胡葱、胡荽、莱菔、姜、杏仁，消停食，用巴豆炒过，研末服。6. 大黄，荡涤宿食，推陈致新。山楂、柰子、茶，饮服。

【酒毒】1. 猪肾加入葛粉烧烤食用。2. 菊花制成末酒服。3. 绿豆、黑豆或赤小豆煮食。4. 水芹、白苣、甜瓜、橘皮、柑皮，水煎服。5. 蜜、藕、菱、西瓜，食用。6. 饮用葛根汁、白茅根汁。

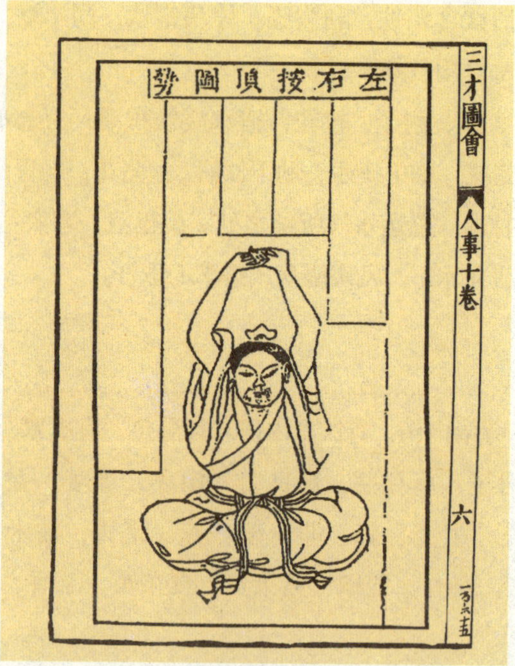

八段锦 -7

吞酸嘈杂

【释名】有痰食热证，有阳气下陷虚证。

【阳陷】1. 人参同干姜制成丸服。2. 吴茱萸与醋煎水服。3. 食鱼。

【痰食】1. 神曲、橘皮、山楂，煎水服。2. 荠苎，生食，去肠间酸水。3. 萝卜，生食。4. 米醋，饮服。5. 苍术、香附、黄连、蓬莪术、缩砂仁、半夏、鸡苏，生食。6. 蚬壳烧存性研末冲服。

噎膈

【释名】噎病在咽嗌，主于气，有痰有积。膈病在膈膜，主于血，有挟积、挟饮癖、挟瘀血及虫者。

【开结消积】1. 韭汁放点盐、姜汁和牛奶饮服，治反胃。2. 郁金，破恶血，止痛。3. 阿魏，五噎膈气，同五灵脂丸服。4. 威灵仙，噎膈气，同蜜煎服，吐痰。5. 凤仙子，噎食不下，酒浸晒研，酒丸服。6. 荛花、甘遂、梅核，同木香末服。7. 大黄，食已即吐，大便结，同甘草煎服。8. 三棱，治气胀，破积气，反胃，同丁香末服。

【利痰化气】1. 半夏、白面、轻粉，做丸煮食，主噎膈反胃，大便郁结。2. 山豆根，研末，橘皮汤下。3. 昆布，气噎，咽中如有物，吞吐不出，以小麦煮过，含咽。4. 芦根，五噎吐逆，煎服。5. 天南星、前胡、桔梗、贝母、香附子、紫苏子、木香、藿香、泽泻、缩砂、茴香、高良姜、红豆蔻、草果、白豆蔻、生姜，咽中有物，吞吐不出，含之一月愈。噎气，姜漂晒研末，入甘草末服。6. 橘皮，水煎服。

反胃

【释名】主于虚，有兼气、兼痰、兼血、兼火、兼寒、兼积者。病在中下二焦。食不能入，是有火；食入反出，是无火。

【和胃润燥】1. 乌雄鸡加入胡荽子煮食，二只即愈。2. 白术、芍药、芦根，止反胃五噎吐逆，去膈间客热，煮汁服。3. 马齿苋捣汁饮服。4. 干柿子连蒂一起捣烂用酒调服。5. 人参，止反胃吐食，煎饮或煮粥食，或同半夏、生姜、蜜煎服。

【温中开结】1. 生姜汁煮粥食。2. 白豆蔻，脾虚反胃，同丁香、缩砂、陈廪米、姜汁制丸服。3. 白芷，血风反胃，猪血蘸食。4. 木香，同丁香煎服，治反胃关格。5. 荜拨、草豆蔻、红豆蔻、高良姜、肉豆蔻、藿香、抚芎、苏子、前胡、香附、半夏，并温中消食止吐。6. 韭菜，炒熟加盐、醋吃十顿。

呕吐

【释名】有痰热，有虚寒，有积滞。

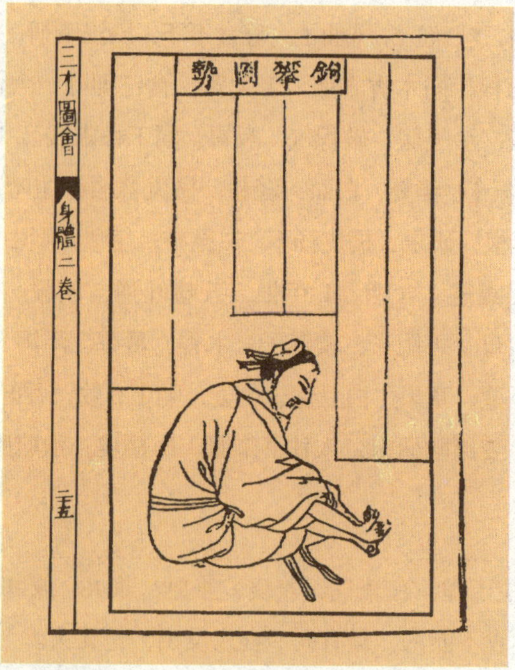

八段锦 -8

【积滞】1. 大黄，水煎服。2. 神曲，水煎服。3. 五灵脂、狗胆制丸服。

【痰热】1. 葛根，捣末服。2. 香附，妊娠恶阻，同藿香、甘草煎服。3. 黄连、苦耽，劳乏呕逆。4. 麦门冬，止呕吐燥渴。5. 前胡，化痰止吐。6. 芦根，主呕逆不食，除膈间客热，水煮服。7. 泽泻，行水止吐。8. 赤小豆、豌豆煎汤服。9. 蝉蜕加滑石粉末水煎服。

【虚寒】1. 旋覆花，止呕逆不下食，消痰下气。2. 苍术，暖胃消谷，止呕吐。3. 白术，胃虚呕逆及产后呕吐。4. 人参，止呕吐，胃虚有痰，煎汁入姜汁、竹沥服。胃寒，同丁香、藿香、橘皮煎服。妊娠吐水，同干姜丸服。

呃逆

【释名】呃，古音噫，不平之意。有寒有热，有虚有实。其气自脐下冲上，作呃呃声，是冲脉之病。也称咳逆。

【虚寒】1. 细辛，卒客忤逆，口不能言，同桂心含口中。 2. 姜汁，久患呃逆，连至四五十声，以汁和蜜煎服，三次立效。也可擦背。3. 乌头，阴毒呃逆，同干姜等分，研炒色变，煎服。4. 缩砂，同姜皮冲酒服。5. 麻黄，烧烟嗅，立止之。

霍乱

【释名】有湿热、寒湿，并七情内伤，六气外感。

【湿热】1. 香薷，霍乱转筋腹痛，水煮汁服。2. 石香薷、术，健胃安脾，除湿热，止霍乱吐下。3. 蓼子，霍乱烦渴，同香薷煎服。4. 前胡、桔梗，并下气，止霍乱转筋。5. 苏子、紫苏，水煮服，止霍乱胀满。6. 扁竹，霍乱吐利，入豉煮羹服。

【积滞】1. 大黄，同巴豆、郁金丸服，治干霍乱。2. 巴豆，伏暑伤冷，同黄丹、蜡丸服。

泄泻

【释名】有湿热、寒湿、风暑、积滞、惊痰、虚陷。

【寒湿】1. 皂荚，霍乱转筋，吹鼻。2. 木香，霍乱转筋，为末酒服。3. 香附子、附子，霍乱吐下，为末四钱，盐半钱，水煎服。小儿吐泻，熟附子、白石脂、龙骨丸服。4. 半夏，霍乱腹满，同桂末服。5. 人参，止霍乱吐利，煎汁入鸡蛋白服，或加丁香，或加桂心。6. 炒盐，霍乱腹痛，熨。转筋欲死者，填脐灸。7. 高良姜，温中消食下气。霍乱腹痛，炙香煮酒，或水煎冷服。

【湿热】1. 粟米，并除湿热，利小便，止烦渴，燥脾胃。2. 青粱米、丹黍米、山药，湿泄，同苍术丸服。3. 苍术，湿泄如注，同芍药、黄芩、桂心煎服。暑月暴泄，同神曲丸服。4. 车前子，暑月暴泄，炒研服。5. 苎叶，骤然水泄，阴干研服。

【积滞】1. 楮叶，止一切泄利，同巴豆皮炒研蜡丸服。2. 芜荑，气泄久不止，小儿疳泄，同豆蔻、诃子丸服。3. 神曲、麦蘖、荞麦粉，脾积泄，砂糖水服三钱。4. 巴豆，积滞泄泻，可以通肠，可以止泄。夏月水泄，及小儿吐泻下痢，灯上烧，蜡丸水服。

【虚寒】1. 补骨脂，水泄日久，同粟壳丸服。脾胃虚泄，同豆蔻丸服。2. 防风、藁本，治风泄，风胜湿。3. 火炊草，风气行于肠胃，泄泻，醋糊丸服。4. 蘼芜，湿泄，作饮服。5. 升麻、葛根、柴胡，并主虚泄风泄，阳气下陷作泄。

【外治】1. 椒红，炒酥后贴于小儿囟门。2. 田螺，捣敷脐上。3. 大蒜捣烂贴两足心，或赤小豆捣烂用酒调贴于两足心。

痢

【释名】有暑毒、积滞、湿热、虚滑、冷积、蛊毒。

【湿热】1. 黄连，热毒赤痢，水煎露一夜热服。小儿入蜜，或炒焦，同当归末、麝香、米汤服，下痢腹痛，酒煎服。伤寒痢，同艾水煎服。暴痢，同黄芩煎服。气痢后重，同干姜末服。赤白日久，同盐梅烧末服。鸡蛋清制丸服。诸痢脾泄，入猪肠煮丸。湿痢，同吴茱萸炒丸服。香连丸加减，通治诸痢：四治黄连丸，治五疳八痢。2. 葱白煮粥或鲫鱼食。3. 柴胡，积热痢，同黄芩半水半酒煎服。4. 豆豉炒焦后酒调服。 5. 白蒿，夏月暴水痢，为末服。6. 益母草，同米煮粥，止

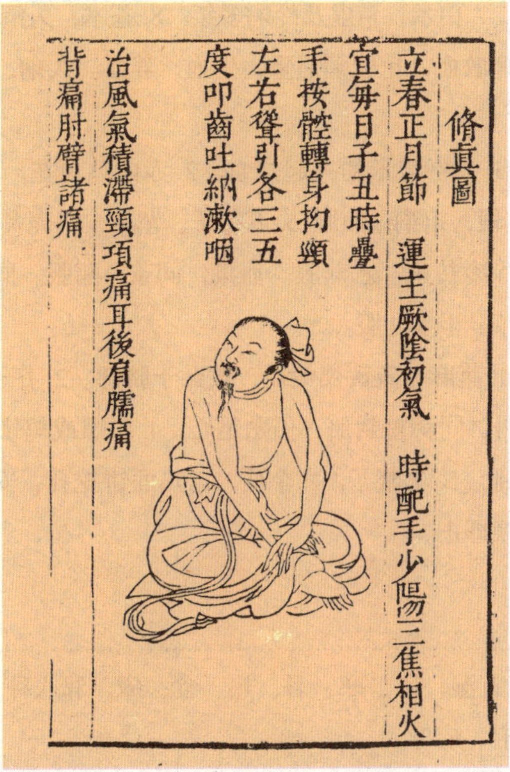

二十四节气做功图——立春

疳痢。同盐梅烧服，止杂痢。7. 荆芥，烧末。8. 黄芩，下痢腹痛日久，同芍药、甘草用。

【积滞】1. 山楂，煮服，止痢。2. 巴豆，治积痢，同杏仁丸服。小儿用百草霜同化蜡共服。3. 巴豆皮，同楮叶烧丸服，治一切泻痢。4. 藜芦，主泻痢。5. 莱菔汁和蜜服，干者嚼，止噤口痢。6. 莱菔子，下痢后重。7. 青木香，下痢腹痛，气滞里急，实大肠。

【虚寒】1. 乌骨鸡煮汁服，或鸡蛋同醋煮食。2. 牛肝与醋一同煮食。3. 乌头，久痢，烧研蜡丸服。4. 附子，休息痢，鸡蛋白丸服。5. 人参，冷痢脚逆，同诃子、生姜煎服。噤口痢，同莲肉煎呷，老人虚痢，同鹿角末煎服。6. 当归，止腹痛里急后重，生血养血。久痢，吴茱萸炒过，蜜丸服。7. 白术，胃虚及冷痢多年。8. 苍术，久痢，同川椒丸服。9. 芍药，补脾散血，止腹痛后重，生血、养血。久痢，吴茱萸炒过蜜丸服。

【止涩】1. 大枣与米粉一起烧食。2. 赤白鸡冠花，酒煎。3. 木贼，煎水。4. 营实根，疳痢，煎服。5. 五味子、罂粟，同壳炙，蜜丸服。6. 乌梅，止渴，除冷热痢，水煎服。血痢，同茶、醋服。同黄连丸服。休息痢，同建茶、干姜丸服。

【外治】1. 蓖麻与硫黄捣烂后，敷贴于脐部。2. 芥子，同生姜捣膏封脐。3. 黄丹，同蒜捣封脐，仍贴足心。4. 田螺或蚂蟥加点儿麝香捣烂后，贴脐部。5. 木鳖子，六个研，以热面饼挖孔，安一半，热贴脐上，少顷再换即止。

疟

【释名】有湿、风、寒、暑、热、食、瘴、邪八种，以及五脏疟、六腑疟、劳疟、疟母。

【寒湿】1. 牛肝，用醋煮食，或羊肉，黄狗肉煮羹食。2. 鳖甲，醋烧研末冲服。3. 独蒜，烧研末，酒调服。4. 橘皮，以姜汁浸煮，焙研末，加入大枣水煎服。5. 附子、红枣、葱、姜，并煎服。

【暑热】1. 牛膝，久疟劳疟，水煎日服。茎叶浸酒服。 2. 黄芩，去寒热往来，入手少阴阳明，手、足少阳、太阴六经。3. 甘草，主五脏六腑寒。4. 黄芪，主太阴疟寒热，自汗虚劳。5. 柴胡，少阳本经药，通治诸疟为君，随寒热虚实，入引经佐使。水煎服。

【外治】1. 鱼腥草，擦身直到出汗。2. 马齿苋、小蒜、胡椒、百草霜，加露水杵汁饮服。

【痰食】1. 白僵蚕，制丸服。 2. 穿山甲，加干枣烧研末冲服，或同

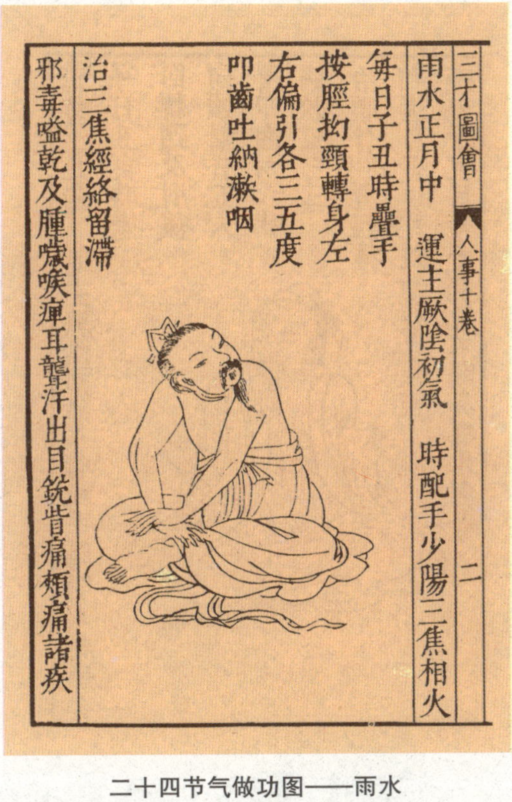

二十四节气做功图——雨水

酒、当归、柴胡、知母一起蒸后制丸服。

【吐痰】1. 瓜蒂，捣汁服。2. 石胡荽，汁饮服。

心下痞满

【释名】有不因下而痞结者，从土虚及痰饮、食郁、湿热而治。痛者为结胸胸痹，不痛者为痞满。有因下而郁结者，从下虚及阳气下陷而治。

【痰食】1. 白芥子，冷痰痞满，同白术丸服。 2. 旋覆花，汗下后，心下痞满，噫气不止。3. 缩砂，痰气膈胀，以萝卜汁浸，焙研汤服。4. 泽

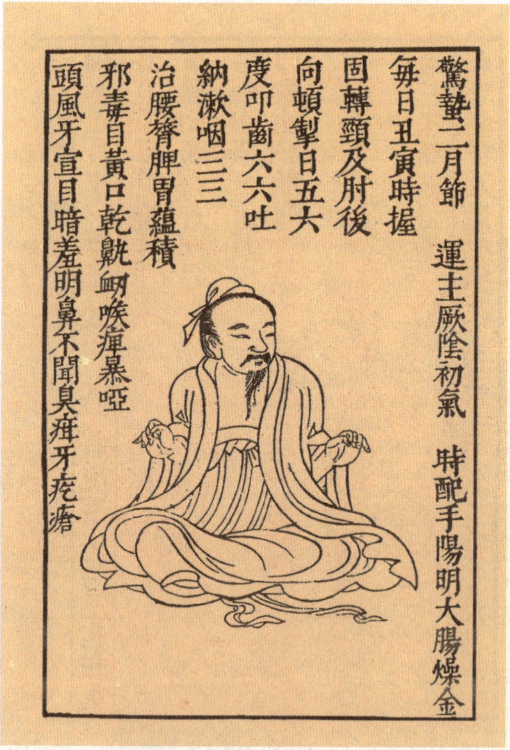

二十四节气做功图——惊蛰

漆，心下伏瘕如杯，同大黄、葶苈丸服。5. 栝楼根，胸痹痰结，痛彻心背，痞满喘咳，取子丸服，或同薤白煎酒服。

【湿热气郁】1. 贝母，主胸胁逆气，散心胸郁结之气，姜汁炒丸。2. 黄连，湿热痞满。3. 黄芩，利胸中气，脾经湿热。4. 柴胡，伤寒心下诸痰热结实，胸中邪气，心下痞，胸胁痛。5. 前胡，痰满胸胁中痞，心腹结气。6. 桔梗，胸胁痛刺，同枳壳煎。

【脾虚】1. 附子、羊肉，老人膈痞不下食，同橘皮、姜、面做羹食。2. 术，除热消食，消痰水。胸膈烦闷，白术末，汤服，消痞强胃，同枳实为丸服。心下坚大如盘，水饮所作，腹满胁鸣，实则失气，虚则遗尿，名气分，同枳实水煎服。3. 苍术，除心下急满，解郁燥湿。4. 远志，去心下隔气。5. 升麻、柴胡，升清气，降浊气。6. 人参，主胸胁逆满，消胸中痰，消食变酸水，泻心、肺、脾、胃火邪。心下结硬，常觉痞满，多食则吐，气引前后，噫呃不除，思虑郁结，同橘皮去白丸服。

胀满

【释名】有血积，湿热，寒湿，气积，食积。

【寒湿】1. 附子，胃寒气满，不能传化，饥不能食，同人参、生姜末，煎服。2. 益智子，主客寒犯胃。腹胀急泻，日夜不止，二两煎汤服，即止。3. 胡芦巴，治肾冷，腹胁胀满，面色青黑。4. 胡椒，虚胀腹大，同全蝎丸服。5. 草豆蔻，除寒燥湿，开郁破气。

【湿热】1. 大黄，主肠结热，心腹胀满。2. 黄连，去心火及中焦湿热。3. 黄芩，主脾经诸湿，利胸中热。4. 柴胡，宣畅气血，引清气上行。5. 桔梗，腹满肠鸣，伤寒腹胀，同半夏、橘皮煎服。6. 射干，主胸胁满，腹胀气喘。7. 薄荷、防风、车前、泽泻、木通、白芍药，去脏腑壅气，利小便，于土中泻木而补脾。

【气虚】1. 百合，除浮肿，胪胀痞满。2. 沉香，升降诸气。3. 葳蕤，主心腹结气。4. 青木香，主心腹一切气，散滞气，调诸气。5. 香附子，治诸气胀满，同缩砂、甘草为末服。

【积滞】1. 橘皮，下气破癖，除痰水滞气。2. 神曲，补虚消食。三焦滞气，同莱菔子煎服。少腹坚大如盘，胸满食不消化，汤服方寸匕。3. 胡蒜，下气，消谷化肉。4. 山楂，化积消食，行结气。5. 刘寄奴穗，血气胀满，为末，酒服三钱，是破血下胀仙药。6. 胡椒，腹中虚胀，同蝎尾、莱菔子丸服。7. 胡粉，化积消胀。小儿腹胀，盐炒摩腹。

诸肿

【释名】有湿肿、风肿、热肿、水肿、气肿、血肿、虚肿、积肿。

【洁净府】1. 绿豆，煮食，消肿下气；加附子煮食，消十种水气。2. 鸭跖车，和小豆煮食，利水。3. 苍耳子，治大腹水肿，烧灰，同葶苈末服。4. 木通，煎水，利大小便、水肿，除湿热。5. 香薷，散水肿。大叶者浓煎汁熬，丸服。暴水、风水、气水，加白术末制丸服。

【开鬼门】1. 陆英洗水气虚肿。2. 浮萍研末酒服，去风湿，下水气。3. 防风，治风行周身，及经络中留湿，是治风去湿之仙药。4. 柴胡，主大肠停积水胀。5. 萝卜子炒熟研末酒服，治妊娠浮肿。6. 羌活，疗风用独活，疗水用羌活。风水浮肿，及妊娠浮肿，以萝卜子炒过研末，酒服二钱，一日二次。7. 蒺藜洗浮肿。8. 麻黄，主风肿、水肿，一身面目浮肿，脉浮，小便不利，同甘草煮汤服，取汗。水肿脉沉，浮者为风，虚肿者为气，皆非水也，麻黄、甘草、附子煮汤服。9. 桐叶、小豆煮水服少许，并洗手足浮肿，

【逐陈莝（消积食）】1. 蓖麻子仁，水证肿满，研水服，取吐。2. 商陆，主水肿胀满，疏五脏水气，泻十种水病，利大小肠。切根，同赤小豆服，粳米煮饭。3. 大戟，主十二水，腹满痛，发汗，利大小便。

水肿喘急及水蛊，同干姜末服。或同当归、橘皮煎服。或同木香末，酒服。或同木香、牵牛末、猪肾煨食。或煮枣食。并取利水为神效。4.泽漆，去大腹水气，四肢面目浮肿。十肿水气，取汁熬膏，酒服。5.甘遂，主面目浮肿，下五水，泻十二水疾，泻肾经及隧道水湿痰饮，直达水气所结之处，是泻水圣药。水肿腹满，同牵牛煎呷。膜外水气，同荞麦面做饼食。身面浮肿，研末二钱入猪肾煨食。正水胀急，大小便不利，半生半炒研末，和面做丸子煮食。小儿疳水，同青橘皮研末服。水蛊喘胀，同大戟煎呷；妊娠肿满，蜜汁丸服。6.芫花，主五水在五脏、皮肤。水肿胀满，同枳壳、醋煮，丸服。7.牵牛，利大小便，除虚肿水病，气分湿热。同大黄研末，与锅焦饭制丸服。诸水饮病，

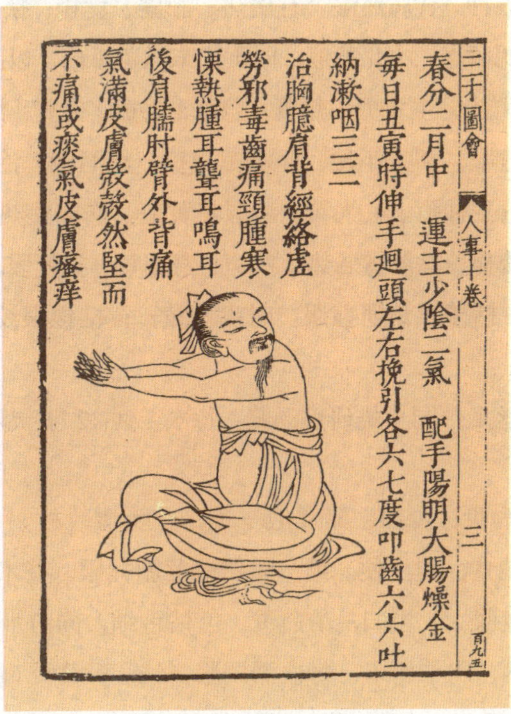
三才圖會　人事十卷　三

春分二月中　運主少陰二氣　配手陽明大腸燥金

每日丑寅時伸手迴頭左右挽引各六七度叩齒六六吐

納漱咽三三

治胸臆肩背經絡虛

勞邪毒齒痛頸腫寒

慄熱腫耳聾耳鳴耳

後肩臑肘臂外背痛

氣滿皮膚殼殼然堅而

不痛或痰氣皮膚瘙痒

二十四节气做功图——春分

同茴香末服。8. 马兜铃，去肺中湿气，水肿腹大喘息，煎汤服。

【调脾胃】1. 附子，脾虚湿肿，同小豆煮焙丸服，男女肿、喘满、小便不利，中下二焦气不升降，用生附子一个，入生姜十片，煎水入沉香汁冷服，须数十枚有效。2. 苍术，除湿发汗，消痰饮，治水肿胀满。3. 黄连，湿热水病，蜜丸，每服四五丸，一日三服。4. 黄芪，风肿自汗。5. 香附子，利三焦，解六郁，消肿。酒肿虚肿，醋煮丸服。气虚浮肿，焙丸服。6. 藿香，主风水毒肿。

【血肿】1. 紫草，胀满，通水道。2. 刘寄奴，下气，治水肿。3. 泽兰，产后血虚浮肿，同防己末，醋汤服。4. 红蓝花，捣汁服，不过三服。

黄疸

【释名】有五种，皆属热湿。有瘀热、脾虚、食积、瘀血、阴黄。

【湿热】1. 胡黄连，小儿黄疸，同黄连末入黄瓜内，以面裹，煨熟，捣丸服。2. 白鲜皮，主黄疸、热黄、急黄、谷黄、劳黄、酒黄，煎服。3. 秦艽，牛乳煎服，利大小便，疗酒黄黄疸，解酒毒，治胃热。以一两酒浸饮汁，治五种疸。4. 大黄，治湿热黄疸。伤寒瘀热发黄者，浸水煎服。5. 栝楼根，除肠胃痼热、八疸、身面黄。捣汁服，小儿加蜜。酒疸、黄疸、青栝楼根焙研煎服。时疾发黄，黄栝楼根绞汁，入芒硝服。

【食积】1. 丝瓜，同子烧研煎汤服，每次二钱。2. 五灵脂，加麝香，制丸服。

【脾胃】1. 鸡蛋，以酒、醋浸泡一夜，吞蛋清数枚。2. 白术，主疸，除湿热，消食，利小便。炒，和熟地黄制丸服。苍术也可。3. 远志，面目黄，煎服。4. 当归，治白黄、色枯舌缩，同白术煎服。5. 老茄，用竹刀采摘，阴干研末，每次酒调服二钱。6. 黄雌鸡，煮食并饮汁。7. 黄芪，主酒疸，心下懊痛，胫肿发斑，同木兰皮研末，酒服。

脚气

【释名】有风湿、寒湿、湿热、食积。

【湿热流注】1. 木通、防已、泽泻、香薷、荆芥、龙常草、车前子、海金沙、海藻、大黄、商陆，任选一种合小豆、绿豆煮饭食。2. 甘遂，泻肾脏风湿下注，脚气肿痛生疮，同木鳖了入猪肾煨食，取利。3. 牵牛，风毒脚气肠秘，蜜丸日服，也可生吞。4. 巴戟天，饮酒人脚气，炒过同大黄炒研，蜜丸服。5. 香附子，胡麻，腰脚痛痹，炒末服。6. 大麻仁，脚气腹痹，浸酒服。肿渴，研汁煮小豆食。7. 赤小豆，同鲤鱼煮食。8. 黑大豆，煮汁饮。9. 桃仁，研末酒调服。

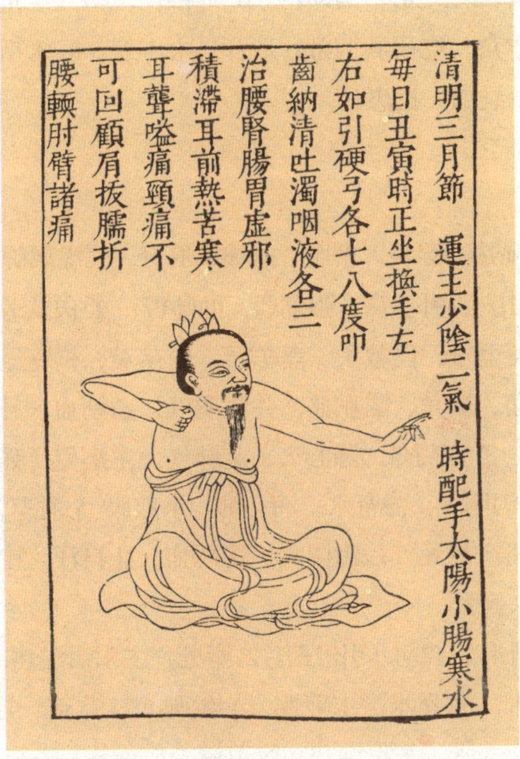

二十四节气做功图——清明

【风寒湿气】1. 猪肝，烧研末酒调服。2. 茴香，干湿脚气，研末酒服。3. 木鳖子，麸炒去油，同桂末，热酒服，取汗。4. 高良姜，脚气人晚食不消，欲作吐者，煎眼即消。5. 丹参，风痹足软，渍酒饮。6. 胡芦巴，寒湿脚气，酒浸，同破故纸末，入木瓜蒸熟，丸服。7. 麻黄、羌活、细辛、苍术、白术、天麻、牡蒙、夏枯草、附子、侧子、艾叶、秦艽、白蒿、薇衔、马先蒿、水苏、紫苏、漏芦、蜚廉、青葙、苍耳、茵芋、马蔺子、茜根、菊花、旋覆、菖蒲、水萍、青藤，选部分泡酒。

【敷贴】1. 皂荚，同小豆末敷。2. 天雄、草乌头，姜汁调敷，或加大黄、木鳖子末调敷。3. 白芥子，同白芷末敷。4. 附子，姜汁调敷。5. 蓖麻仁，同苏合香丸贴足心，痛即止。6. 乌桕皮，脚气生疮有虫，以末敷，追涎。7. 羊角，烧研酒调敷，取汗，永不发。8. 木瓜，袋盛，挞患处。9. 蜀椒，袋盛，挞患处。

痿

【释名】有湿热，湿痰，瘀血。血虚属肝肾，气虚属脾肺。

【虚燥】1. 山药，补虚羸，强筋骨，助肺胃。2. 肉苁蓉、锁阳、列当、五味子、覆盆子、巴戟天、淫羊藿、山茱萸、枸杞子、杜仲、白胶、鹿茸、鹿角、麋角、腽肭脐，并强阴气，益精血，补肝肾，润燥养筋，治痿弱。3. 麦门冬，降心火，定肺气，主痿躄，强阴益精。水煎服。4. 知母，泻阴火，滋肾水，润心肺。水煎服。5. 甘草，泻火调元，水煎服。6. 黄芪，益元气，泻阴火，逐恶血，止自汗，壮筋骨，利阴气，补脾肺。水煎服。

【湿热】1. 升麻、柴胡，引经药。2. 秦艽，主阳明湿热，养血荣筋。3. 知母，泻阴火，滋肾水，水煎服。4. 生地黄、黄连、连翘、泽泻、威灵仙、防己、木通，并除湿热，水煎服。5. 黄芩，去脾肺湿热，养阴退阳。6. 黄柏，除湿热，滋肾水，水煎服。益气药中加它，使膝中气力涌出，痿软即去，为痿病要药。7. 茯苓、猪苓，泄湿热。8. 五加皮，主痿躄，贼风伤人，软脚。

【痰湿】1. 橘皮，利气，除湿痰。水煎服。2. 白术、神曲、香附子、半夏，并除湿消痰。3. 天南星，筋痿拘缓。4. 白附子，主诸风冷气，足弱无力。5. 附子、天雄，主风痰冷痹，软脚毒风，为引经药。6. 苍术，除湿，消痰，健脾，治筋骨软弱，为治痿要药。水煎服。

转筋

【释名】有风寒外束，血热，湿热吐泻。

【外治】1. 铜器，炙，熨患处。2. 柏叶，捣敷患处，并煎汁淋。3. 蒜，加盐捣敷脐部。

【内治】1. 厚朴、栀子，主霍乱转筋。2. 桔梗、前胡、艾叶、紫苏、香薷、半夏、附子、五味子、菖蒲、缩砂、高良姜、葱白、薤白、生姜、干姜、木瓜，利筋脉，主转筋，痉挛诸病。枝、叶、皮，根功用相同。3. 棠梨枝、叶、楂子、吴茱萸，炒煎酒服，得利安。4. 松节，主转痉挛急。同乳香炒焦研末，木瓜酒服。5. 沉香，止转筋。6. 木香，和木瓜汁入酒调服。

喘逆

【释名】古名咳逆上气。有风寒，火郁，痰气，水湿，气虚，阴虚，脚气。

【痰气】1. 阿胶，同紫苏、乌梅火煎服。2. 甘遂，水气喘促，同大戟末，服“十枣丸”。3. 苏子，消痰利气定喘，与橘皮相宜。上气咳逆，研汁煮粥食。4. 莨菪子，积年上气咳嗽，羊肺蘸末服。5. 葶苈，主肺壅上气喘促。肺湿痰喘，和枣肉制丸服，也可浸酒。6. 桔梗，痰喘，研末，水煎服。

【风寒】1. 南藤，上气咳嗽，煮汁服。2. 羌活，主诸风湿冷，奔喘逆气。3. 苏叶，散风寒，行气，消痰，利肺。同橘皮水煎服。4. 款冬花，主咳逆上气，喘息呼吸，除烦消痰。5. 麻黄，主风寒、咳逆上气。6. 松子仁，小儿寒嗽壅喘，同麻黄、百部、杏仁制丸服。7. 桂，同干姜、皂荚制丸服。8. 鲤鱼，烧研末，入粥食。9. 巴豆，寒痰气喘，青皮一片夹一粒烧研，加姜汁、酒服，到口便止。

【火郁】1. 天门冬、麦门冬、黄芩、沙参、前胡、荩草、丹黍根，煮服，并主肺热喘息。2. 茅根，肺热喘急，煎水服，名“如神汤”。3. 大

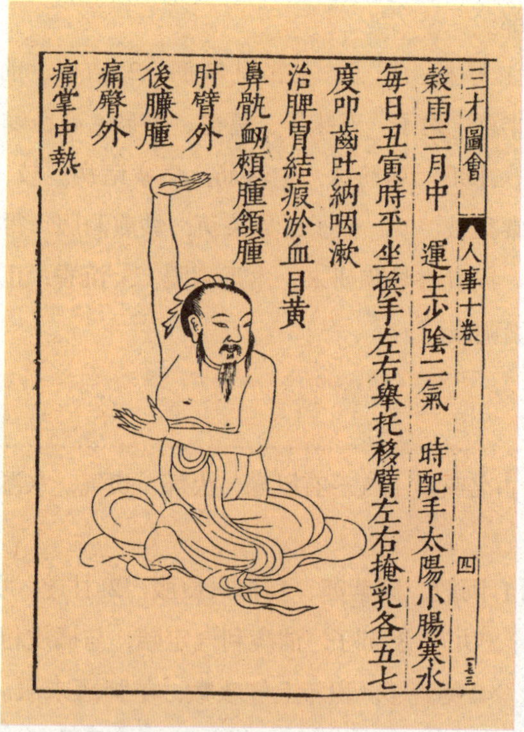

二十四节气做功图——谷雨

黄，人忽喘急闷绝，涎出吐逆，齿动，名“伤寒并热霍乱”，同人参煎服。4. 知母，久嗽气急，同杏仁煎服，次以杏仁、萝卜子丸服。

【虚促】1. 沉香，上热下寒喘急，磨汤。2. 五味子，咳逆上气，以阿胶为佐，收耗散之气。痰嗽气喘，同白矾研末，猪肺蘸食。3. 马兜铃，肺热喘促不止，清肺补肺。酥炒，同甘草末煎服。4. 黄芪、紫菀、女菀、款冬花，水煎服。5. 韭汁，喘息欲绝，饮一升。6. 大枣，止气咳嗽，酥煎含咽。

咳嗽

【释名】有风寒，痰湿，火热，燥郁。

【痰火】1. 知母，消痰润肺，滋阴降火。久近痰嗽，同贝母研末，姜片蘸食。2. 大枣、桑叶、石蜜，煎汤服。3. 沙参，益肺气，清肺火，水煎服。4. 麦门冬，心肺虚热，火嗽，嚼食甚妙，寒多者禁服。5. 百部，热咳上气，火炙，酒浸服。暴咳嗽，同姜汁煎服。6. 天花粉，虚热咳嗽，同人参末服。

【风寒】1. 缩砂、紫苏、芥子，并主寒嗽。2. 生姜，寒湿嗽，烧后，含。久嗽，以白饧或蜜煮食。小儿寒嗽，煎汤浴。3. 白前，风寒上气，能保定肺气，多以温药佐使。久咳唾血，同桔梗、桑白皮、甘草煎服。4. 百部，止暴嗽，浸酒服。5. 款冬花，为温肺治嗽要药。6. 牛蒡根，风寒伤肺壅咳。7. 麻黄，发散风寒，解肺经火郁。水煎服。8. 细辛，去风湿，泄肺破痰。水煎服。9. 干姜、蜀椒、桂心，并主寒嗽。10. 蜂房，烧研冲服。

【痰湿】1. 厚朴、矾石，化痰止咳，醋糊丸服，或加人参。或同炒栀子制丸服。2. 雌黄，久咳，煅过制丸服。3. 莨菪子，久嗽不止，煮炒研末，同酥煮枣食。熏黄烧烟吸。4. 葶苈，肺壅痰嗽，同知母、贝母、枣肉制丸服。5. 玄胡索，老小痰嗽，同枯矾和饧食。6. 旋覆花、白药、栀子、千金藤、黄环、荛花、大戟、甘遂、草犀、苏子、荏子、白芥子、蔓荆子，并主痰气咳嗽。

【虚劳】1. 地黄，咳嗽吐血，研末酒服。2. 羊胰，久咳，加大枣浸酒饮服，或食羊肉。3. 五味子，收肺气，止咳嗽，是火热必用之药。久咳肺胀，同粟壳制丸服。久嗽不止，同甘草、五倍子、风化消研末噙。又同甘草、细茶研末噙。4. 紫菀，止咳脓血，消痰益肺。肺伤咳嗽，水煎服。吐血咳嗽，同五味子制丸服。久嗽，同款冬花、百部研末服。小儿咳嗽，同杏仁制丸服。

肺痿肺痈

【释名】有火郁，分气虚、血虚。

【排逐】1. 防己，肺痿咯血，同葶苈末，糯米汤服。肺痿喘咳，浆水煎呷。2. 桔梗，主肺痈，排脓养血，补内漏。仲景治胸满振寒，咽干吐浊唾，久久吐脓血，同甘草煎服，吐尽脓血愈。3. 芦根，主骨蒸肺痿，不能食，同麦门冬、地骨皮、茯苓、橘皮、生姜煎服。4. 甘草，去肺痿脓血。久咳肺痿，寒热烦闷，多唾，煎服。肺痿吐涎沫，头眩，小便数而不咳，是肺中冷，同下姜煎服。

虚损

【释名】有气虚，血虚，精虚，五脏虚，虚热，虚寒。

【血虚】1. 人参，消痰，治肺痿，鸡蛋清调服。2. 羊肉，益产妇，食用。3. 泽兰，主妇人频产劳瘦，丈夫面黄。丸服。4. 黄柏，下焦阴虚，同知母制丸服，或同糯米制丸服。

【补益】1. 五味子、女菀、沙参、白柿，并润肺止咳。2. 麦门冬，主肺痿肺痈，咳唾脓血。水煎服。3. 栝楼根，肺痿咳血，同乌梅、杏仁研末，猪肺蘸食。4. 款冬花，劳咳肺痿，同百合研末服。5. 天门冬，肺痿，咳涎不渴，捣汁入饴、酒，紫菀末制丸含。6. 蒺藜子，主肺痿唾脓。

【气虚】1. 忍冬藤，久服轻身长年益寿，煮汁酿酒饮。2. 莲实，酒浸后放入猪肚煮熟制丸服。3. 石斛，主五脏虚劳羸瘦，长肌肉，壮筋骨，锁涎。涩丈夫元气，酒浸，酥蒸服，永不骨痛。4. 黄精，五劳七伤，益脾胃，润心肺，九蒸九晒后食。5. 青蒿，劳热在骨节间作寒热，熬膏，或研末服，或入人参、麦门冬制丸服。6. 黄芪，主五劳羸瘦，寒热自汗，补气实表。7. 骨碎补，主五劳六极，手足不收，上热下寒，肾虚。煎服。

【精虚】1. 猪脊髓、羊脊髓，并补虚劳，益精气。2. 列当、锁阳，

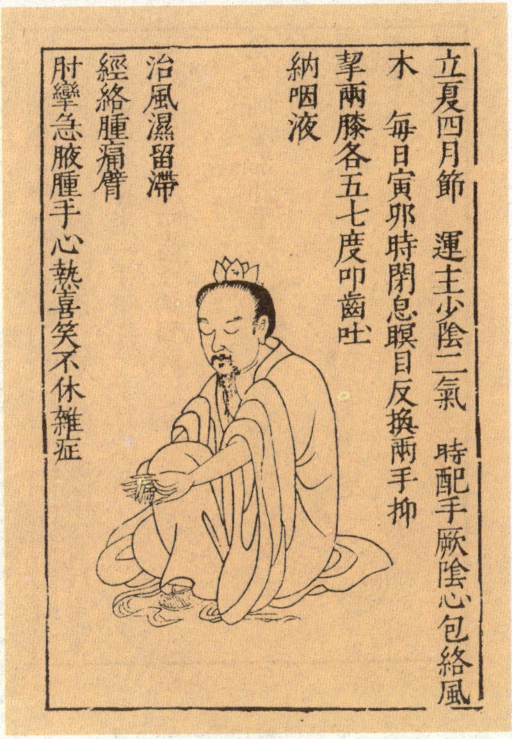

二十四节气做功图——立夏

同上。3. 菟丝子，主五劳七伤，益精补阳。同杜仲制丸服。4. 覆盆子，益精强阴，补肝明目。每日晨水服三钱，益男子精，女人有子。5. 何首乌，益精血气，久服有子，服食有力。

寒热

【释名】有外感，内伤，火郁，虚劳，疟，疮，瘰疬。

【补中清肺】1. 茯苓、酸枣、山茱萸，煎汤服。2. 沙参、黄精、葳蕤、术，并除寒热，益气和中。煎汤服。3. 桔梗，除寒热，利肺。4. 豌豆、绿豆、赤小豆、煎汤服。5. 黄芪，主虚疾寒热。

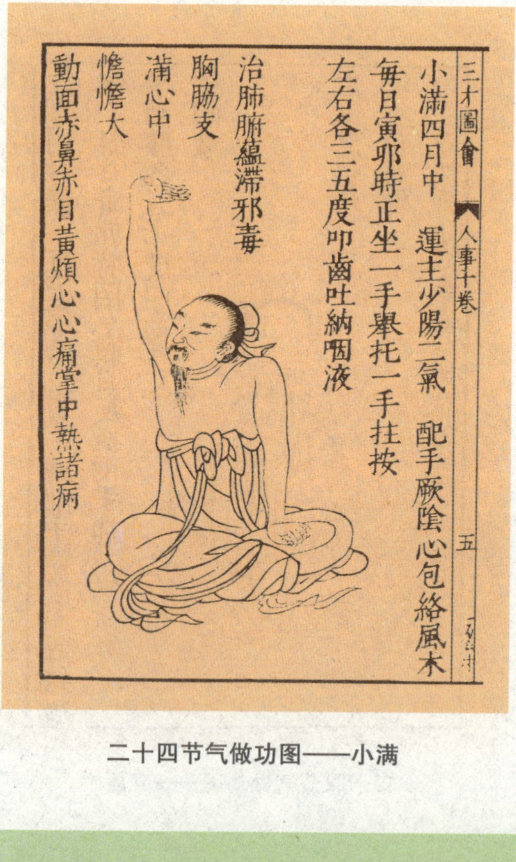

二十四节气做功图——小满

【和解】1. 茅根、大黄，并主血闭寒热。2. 秦艽、当归、芎䓖、芍药，并主虚劳寒热。3. 丹参，主虚劳寒热。4. 胡黄连，主小儿寒热。5. 黄芩，主寒热往来，及骨蒸热毒。6. 柴胡，主寒热邪气，推陈致新，去早辰潮热，寒热往来，妇人热入血室。

吐血衄血

【释名】阳胜阴，则血热妄行；阴胜阳，则血不归经。血行清道出于鼻，血行浊道出于口。呕血出于肝，吐血出于胃，衄血出于肺。耳血、眼血称衈，肤血称血汗，口鼻并出称脑衄，九窍俱出称大衄。

【滋阴抑阳】1. 丹参，破宿血，生新血。2. 紫参，主唾血衄衄。同人参、阿胶研末服，止吐血。3. 生地黄，凉血生血。治心肺损，吐血衄血，水煎，入白胶服。心热吐衄，取汁和大黄末制丸服。同地龙、薄荷研末服。4. 牡丹皮，和血，生血，凉血。5. 当归，头止血，身和血，尾破血。衄血不止，研末服一钱。

【逐瘀散滞】1. 桃仁，破瘀血血闭。2. 麻油，衄血，注鼻，能散血。3. 杜衡，吐血有瘀，用它催吐。4. 红蓝花、郁金，破血。研末，并水服，止吐血。5. 茜根，活血行血。研末，水煎服，止吐衄诸血。或加黑豆、甘草制丸服。同艾叶、乌梅制丸服。6. 三七，吐衄诸血，淘米水服三钱。

【调中补虚】1. 百合汁，和蜜蒸食，主肺病吐血。2. 黄芪，逐五脏恶血。同紫萍研末服，止吐血。3. 甘草，养血补血，主唾脓血。4. 白及，羊肺蘸食，主肺损吐血。水服，止衄。5. 羊血，热饮。6. 代赭石，研末服。7. 水牛脑，加杏仁、胡桃、白蜜、麻油熬干，制末服。

【理气导血】1. 天南星，散血，研末服。2. 半夏，散瘀血。3. 乌药、沉香，并止吐血衄血。4. 防风，上部见血须用。5. 白芷，破宿血，补新血。涂山根，止衄。

【从治】1. 干姜，汁服。主阴胜阳吐血衄血。2. 益智子，热伤心系吐血，同丹砂、青皮、麝香研末服。3. 附子，阳虚吐血，同地黄、山药制丸服。4. 艾叶，服汁，止吐衄。5. 姜汁，服汁，同时滴鼻。6. 胡蒜，贴足心。主衄血。又服蒜汁，止吐血。

齿出血

【释名】有阳明风热，湿热，肾虚。

【外治】1. 地龙，加石矾研末外敷。2. 丝瓜藤，烧灰外敷。3. 香附，姜汁，炒研外涂。或同青盐、百草霜。

【除热】防风、羌活、黄连，水煎服。

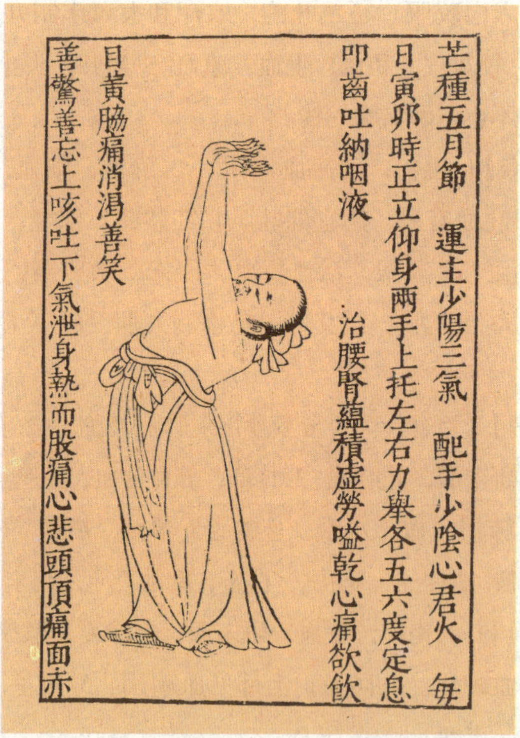

二十四节气做功图——芒种

【清补】1. 人参，齿缝出血，同茯苓、麦门冬服，奇效。2. 上盛下虚，服凉药益甚者，服六味地黄丸，黑锡丹。

咳血

【释名】咳血出于肺，嗽血出于脾，咯血出于心，唾血出于肾。有火郁，有虚劳。

【虚劳】1. 人参、地黄、百合、紫菀、白及、黄芪、五味子、阿胶、白胶、酥酪、黄明胶，肺损嗽血，炙研汤服。2. 猪心，包沉香、半夏末煨食。

【火郁】1. 生姜，蘸百草霜服。2. 荷叶，研末服。3. 藕汁、桃仁、柿霜、干柿，入脾肺，消宿血、咯血、痰涎血。4. 杏仁，主肺热咳血，同青黛、黄蜡作饼，干柿夹煨，每日食。5. 水苏，研末饮服。6. 紫菀，同五味子蜜丸服。并治吐血后咳。

诸汗

【释名】有气虚，血虚，风热，湿热。

【风热】1. 桑叶，经霜后研末服。2. 白芷，盗汗，同朱砂服。3. 荆芥，冷风出汗，煮汁服。4. 黄连，降心火，止汗。5. 胡黄连，小儿自汗。6. 麦门冬、小麦、浮麦、麦面，盗汗，做丸煮食。7. 防风，止盗汗，同人参、芎䓖研末服。自汗，研末，麦汤服。8. 竹沥，热饮服。

【气虚】1. 猪肝，制丸服，以食后汗出为限度。2. 牛胃，制羹食。3. 白术，研末服，或同小麦煎服，止自汗。同黄芪、石斛、牡蛎研末服，主脾虚汗。4. 麻黄根，止诸汗必用，或研末，或煎，或外扑。5. 附子，主亡阳自汗，水煎服。6. 艾叶，盗汗，同茯神、乌梅煎服。7. 何首乌，贴脐。8. 郁金，涂乳。9. 杜仲，产后虚汗，同牡蛎服。10. 吴茱萸，产后盗汗恶寒。

【血虚】1. 当归、地黄、白芍药、猪膏，产后虚汗，同姜汁、蜜、酒煎服。2. 猪心，加人参、当归煮食。

健忘

【释名】心虚，兼痰，兼火。

【补虚】1. 预知子，主心气不足，恍惚错忘，忪悸烦郁。同人参、菖蒲、山药、黄精等，制丸服。2. 人参，开心益智，令人不忘。同猪肪炼过，酒服。3. 龙眼，安志强魂，主思虑伤脾，健忘怔忡，自汗惊悸。“归脾汤”有用。4. 石菖蒲，开心孔，通九窍，久服不惑。研末，酒下。

【痰热】1. 商陆花，主人心错塞，多忘喜误。研末服。2. 玄参，补肾止忘。3. 麦门冬、牡丹皮、柴胡、木通，通利诸经脉所壅寒热之气，令人不忘。4. 黄连，降心火，令人不忘。

惊悸

【释名】有火，有痰，兼虚。

【清镇】1. 牛黄，煮汁服。2. 人参、黄芪、白及、胡麻、山药、淡竹沥、黄柏、柏实、茯神、茯苓、乳香、没药、血竭、酸枣仁、厚朴，火惊失志，煮汁服。3. 甘草，惊悸烦闷，安魂魄。伤寒心悸，煎服。4. 半夏，心下悸忪，同麻黄制丸服。5. 天南星，心胆被惊，神不守舍，恍惚健忘，妄言妄见，同朱砂、琥珀制丸服。6. 柴胡，除烦止惊，平肝胆包络相火。7. 芍药，泻肝，除烦热惊狂。8. 麦门冬、远志、丹参、牡丹皮、玄参、知母，并定心，安魂魄，止惊悸。9. 自然铜，或铁粉煮汁服。

烦躁

【释名】肺主烦，肾主躁。有痰，有火，有虫厥。

【清镇】1. 黄连、黄芩、麦门冬、知母、贝母、车前子、丹参、玄参、甘草、柴胡、甘蔗根、白前、葳蕤、龙胆草、防风、蠡实、芍药、地黄、五味于、酸浆、青黛、栝楼根了、葛根、菖蒲、菰笋、萱根、土瓜根、王不留行，并主热烦。2. 竹沥、淡竹叶、酸枣仁，煮汁服。3. 西瓜、甜瓜、乌梅、大枣，捣汁服。4. 款冬花，润心肺，除烦。5. 白术，烦闷，煎服。

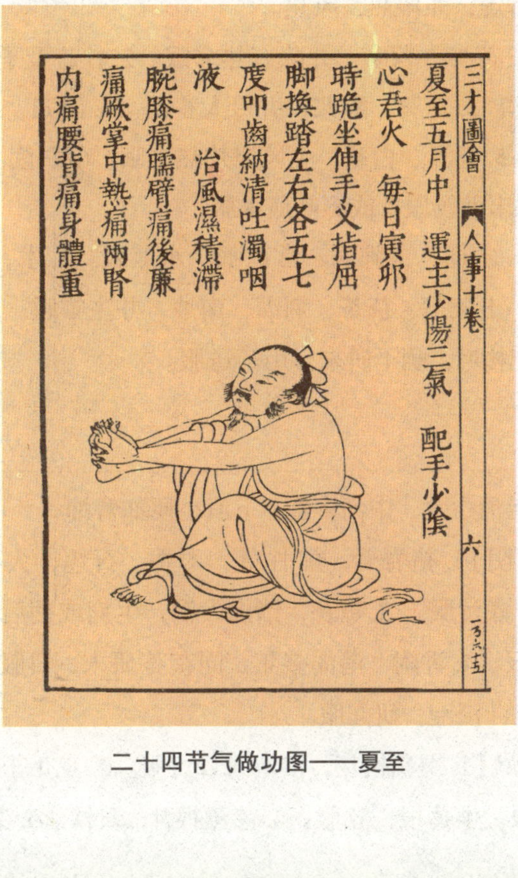

二十四节气做功图——夏至

不眠

【释名】有心虚，胆虚，兼火。

【清热】1. 大枣，同葱白煎服。2. 半夏，阳盛阴虚，目不得瞑，同秫米，煎以千里流水，炊以苇火，饮之即卧。3. 蜂蜜，白鸭煮汁服。4. 麦门冬，除心肺热，安魂魄。5. 干姜，虚劳不眠，研末二钱，汤服取汗。6. 酸枣，炒研末，用竹叶煎汤服。7. 灯芯草，夜不合眼，煎汤代茶。8. 地黄，助心胆气。

多眠

【释名】脾虚，兼湿热，风热。

【风热】1. 苦参、营实，并除有热多眠。2. 甘蓝及子，久食有益心力，治人多睡。3. 龙葵、酸浆，并令人少睡。4. 当归、地黄，并主脾气痿躄嗜睡。5. 苍耳、白薇，主风温灼热多眠。6. 白苣、苦苣，食用。7. 酸枣，生研末煎汤服，或枣叶煎水服。

【脾湿】1. 木通，主脾病、常欲眠。水煎服。2. 术、葳蕤、黄芪、人参、沙参、土茯苓、茯苓、荆沥、南烛，并主嗜睡。3. 蕤核，生用治嗜睡。4. 花构叶，晒干研末，用汤送服。

消渴

【释名】上消少食，中消多食，下消小便如膏油。

【补虚滋阴】1. 猪脊骨，加甘草、木香、石莲、大枣，水煎服。2. 兔及头骨，煮汁服。3. 黄芪，诸虚发渴，生痈或痈后作渴，同粉草半生半炙末服。4. 香附，消渴多年，同茯苓研末，日服。5. 牛膝，下虚消渴，地黄汁浸泡，研丸服。

【生津润燥】1. 煨猪肉汤，澄清每日饮服。2. 王瓜子，食后嚼二三两。3. 王瓜根、生葛根，煮服。4. 芭蕉根汁，日饮。5. 牛蒡子、葵根，消渴，小便不利，煎服；消中尿多，煎服。6. 青粱米，粟米、麻子仁，煮汁服。7. 蔓荆根、竹笋、生姜，加鲫鱼胆制丸服。8. 乌梅，烘烤研末，水煎服。9. 煨鸡汤，澄清饮服，一般用 3 只。10. 栝楼根是消渴要药，煎汤、作粉、熬膏皆良。

【降火清金】1. 小麦，做粥食。2. 猪脬，烧研末，用酒调服。3. 浮萍，捣汁服。同栝楼根制丸服。4. 葎草，虚热渴，杵汁服。5. 紫葛，产后烦渴，煎水服。6. 凌霄花，水煎。7. 泽泻、白药、贝母、白英、沙参、茅根，煎水。

【杀虫】1. 鳝鱼头，加鳅鱼烧研末，加薄荷叶，用新汲水送服，每次二钱。2. 鲫鱼胆、鸡肠，加栝楼根炒研末，制丸服。3. 苦楝根皮，

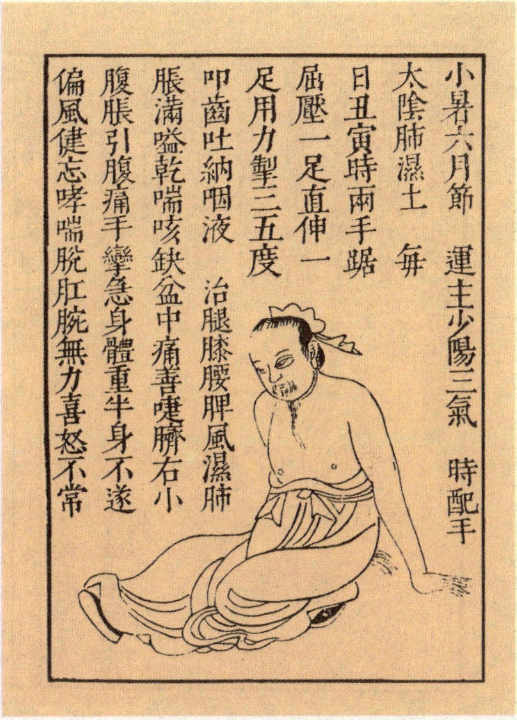

二十四节气做功图——小暑

加少许麝香，水煎服。

遗精梦泄

【释名】有心虚，肾虚，湿热，脱精。

【湿热】1. 牡蛎粉，用醋糊丸服。2. 铁锈，用冷水调服，每次一钱。3. 车前草，捣汁饮服。

【心虚】1. 朱砂，心虚遗精，入猪心煮食。2. 茯苓，主阳虚有余沥，梦遗。同黄蜡制丸服。心肾不交，同赤茯苓熬膏，制丸服。3. 莲子心，止遗精，入辰砂研末服。4. 石莲肉，同龙骨、益智等分研末服。酒浸，同猪肚制丸，名“水芝丹”。5. 厚朴，心脾不调，遗沥，同茯苓，酒、

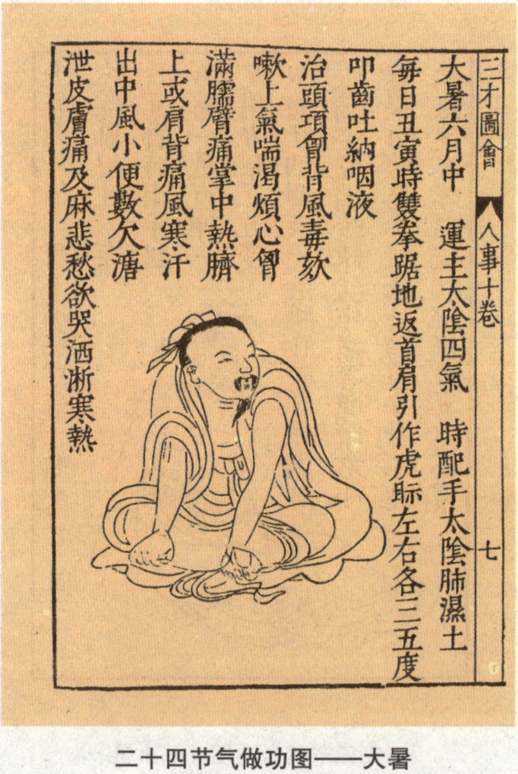

二十四节气做功图——大暑

水煎服。

【肾虚】1. 阿胶，肾虚失精，酒服。2. 猪肾，肾虚遗精，加入附子末，煨食。3. 山药，益肾气，止泄精，研末酒服。4. 补骨脂，主骨髓伤败，肾冷精流，同青盐研末服。5. 五味子，肾遗精，熬膏日服。6. 石龙芮，补阴气不足，失精茎冷，水煎服。7. 葳蕤、蒺藜、狗脊，固精强骨，益男子，同远志、茯神、当归丸服。8. 益智仁，梦泄，同乌药、山药丸服。

赤白浊

【释名】赤属血，白属气。有湿热，有虚损。

【通滞利窍】1. 芦根、石龙刍、葵根，煎服。2. 榆皮，煮汁服。3. 蜀葵花，大小便关格，胀闷欲死，以一两捣入麝香五分，煎服。根也可。4. 车前汁，和蜜服。5. 杜衡，主吐痰，利水道。6. 泽泻、灯芯草、木通、扁竹，煎服。7. 通草、防己、阳桃，汁服。8. 瞿麦，主五淋小便不通，下沙石。

【湿热】1. 稻草，煎浓汁，露置一夜饮服。2. 柳叶，清明采，水煎，代茶饮。3. 黄连，思虑无穷，发为白淫，同茯苓制丸服。4. 知母，赤白浊及梦遗，同黄柏、蛤粉、山粉、牡蛎制丸服。5. 茶茗叶，尿白如注，小腹气痛，烧入麝香服。

【虚损】1. 羊骨，研末，用酒调服。2. 茱萸、巴戟天、山药、茯苓，心肾气虚。梦遗白浊，赤白各半，地黄汁及酒熬膏制丸服。阳虚甚，黄蜡制丸服。3. 肉苁蓉，同鹿茸、山药、茯苓制丸服。4. 菟丝子，思虑伤心肾，白浊遗精，同茯苓、石莲制丸服。又同麦门冬制丸服。5. 木香，小便浑如精状，同当归、没药制丸服。6. 附子，白浊便数，下寒，炮末，水煎服。

癃淋

【释名】癃淋即淋病，指小便不通。热在上焦，口渴；热在下焦，不渴；湿在中焦，不能生肺。前后关格者，是下焦气闭。五淋者，为热淋、气淋、虚淋、膏淋、沙石淋。

【解结】1. 大黄、大戟、郁李仁、乌桕根、桃花，煎水服。2. 白石英，煮汁服。

【清上泻火】1. 桔梗，焙干研末，热酒频服。2. 黄芩，煮汁服。3. 鸡肠草、石韦，煎水服。4. 大麦，煎汁，和姜汁饮。5. 乌麻、蔓荆子，浸水服。6. 赤小豆、黑豆、绿豆、麻仁、甘蔗、砂糖，干柿，煎水服。

【沙石】1. 玉蜀黍、苜蓿根，并煎服。2. 瞿麦，研末服。3. 车前子，煮服。4. 菟葵，汁服。5. 牛膝，煎服。6. 虎杖，煎服。7. 薏苡根，煎服。8. 黑豆，同粉草、滑石服。9. 人参、沙淋、石淋，同黄芪等份研末，以蜜炙萝卜片蘸，食盐汤下。

【湿热】1. 三白草、葶苈、马先蒿、章柳、茵陈蒿、白术、秦艽、水萍、葛、薏苡仁、根、叶，并主热淋。煎服。 2. 苎根，煮汁服，利小便。又同蛤粉水服，外敷脐。3. 葳蕤，卒淋，以一两同芭蕉四两煎，调滑石末服。

【调气】1. 桔梗、半夏、胡荽、葵根，煎水服。2. 杏仁，炒熟研末服。 3. 芍药、槟榔，研末煎服，利膀胱、大小肠。4. 附子，用盐水浸泡，同泽泻煎服。5. 白芷，用醋浸，焙干研末服。6. 徐长卿、冬葵根，煎服。7. 酸草汁、车前汁，调和服。8. 甘草梢、玄胡索、苦楝子，加酒煮服。

【滋阴】1. 白石英，煮汁服。 2. 桑螵蛸、黄芩，煎服。 3. 牛蒡叶，小便痛，捣汁，同地黄汁用蜜煎，调滑石末服。4. 蓟根，捣汁服。5. 续断，捣汁服。6. 菟丝子，煎服。7. 恶实，炒干研末煎水服。8. 紫荆皮，水煮服，下五淋。9. 知母、黄柏，小便不通，各一两用酒洗，入桂一钱，制丸服。

溲数遗尿

【释名】有虚热，虚寒。肺盛则小便数而欠，虚则欠咳小便遗。心虚则少气遗尿。肝实则癃闭，虚则遗尿。脬遗热于膀胱则遗尿。膀胱不约则遗，不藏则水泉不禁。脬损则小便滴沥不禁。

【虚寒】1. 人参、黄芪，气虚遗精。2. 猪脬，烧烤食用，或在猪肚和猪脬中盛糯米煮食。 3. 益智子，夜多小便，取二十四枚入盐煎服，心虚者，同茯苓、白术研末服，或同乌梅制丸服。4. 覆盆子，益肾脏，

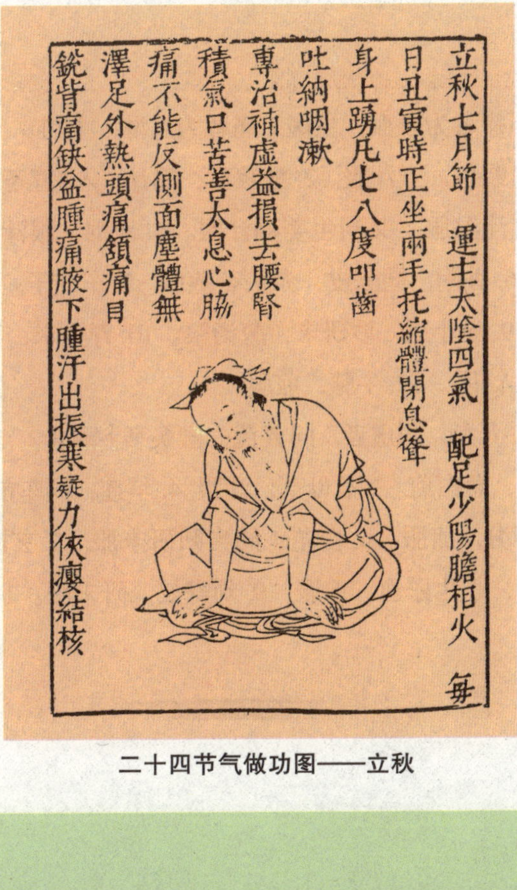

二十四节气做功图——立秋

缩小便，酒焙研末服。5. 草乌头，老人遗尿，炒盐，酒糊丸，服二十丸。6. 狗脊，主失尿不节，利老人，益男子。煎服。7. 葳蕤，主茎中寒，小便数。煎服。8. 仙茅，丈夫虚劳，老人失尿，制丸服。9. 牛膝，阴消，老人失尿。煎服。10. 鸡肠草，止小便数遗，煮羹食。

【虚热】1. 雌黄，肾消尿数不禁，同盐炒干姜，制丸服。2. 黄柏，小便频数，遗精白浊，诸虚不足，同糯米蒸，酒糊丸服。3. 菰根汁、麦门冬、土瓜根，并止小便不禁。煎服。4. 牡丹皮，除厥阴热，止小便。5. 生地黄，除湿热。6. 续断、漏芦，止小便。7. 松蕈，食之，治溲浊不禁。8. 茯苓，治小便数，同矾煮山药，研为散服。不禁，同地黄汁熬膏，制丸服。小儿尿床，同茯神、益智，研末服。9. 白薇，妇人遗尿，同白芍研末酒服。

小便血

【释名】不痛者为尿血，主虚；痛者为血淋，主热。

【血淋】1. 鲟鱼，煮汁服。2. 酢浆草，捣汁，入"五苓散"服。3. 生地黄，同车前汁温服。又同生姜捣汁服。4. 地锦，服汁。5. 茅根，同干姜，煎服。6. 香附，同陈皮、赤茯苓煎服。7. 车前子，研末服。8. 水芹根，汁服。9. 赤小豆，炒研末，葱汤服。10. 青粱米，同车前子煮粥食。11. 藕汁，饮服。12. 牛膝，煎服。

【尿血】1. 人参，阴虚者，同黄芪、蜜炙萝卜蘸食。2. 郁金，破恶血，血淋尿血，葱白煎。3. 益母草，汁服。4. 旱莲，同车前取汁服。5. 芭蕉根、旱莲等分，煎服。6. 白芷，同当归研末服。7. 玄胡索，同朴硝煎服。8. 升麻，小儿尿血，煎服。9. 刘寄奴，研末服。10. 荆芥，同缩砂研末服。

阴痿

【释名】有湿热者，属肝脾；有虚者，属肺肾。

【虚弱】1. 人参，益肺肾元气，熬膏。2. 黄芪，益气利阴，煎服。3. 甘草，益肾气内伤，令人阴不痿。4. 熟地黄，滋肾水，益真阴。5. 肉苁蓉，主茎中寒热疼痒，强阴，益精气，多子。男子绝阳不生，女子绝阴不产，壮阳，日御过倍，同羊肉煮粥食。6. 锁阳，益精血，大补阴气，润燥痿，功同肉苁蓉。7. 列当，兴阳，浸酒服。8. 何首乌，长筋骨，益精髓，坚阳道，令人有子。9. 牛膝，治阴痿补肾，强筋填髓。煎服。

【湿热】1. 天门冬、麦门冬、知母、石斛，并强阴益精，煎服。2. 车前子，主男子伤中。养肺强阴，益精生子。煎服。3. 葛根，起阴。煎

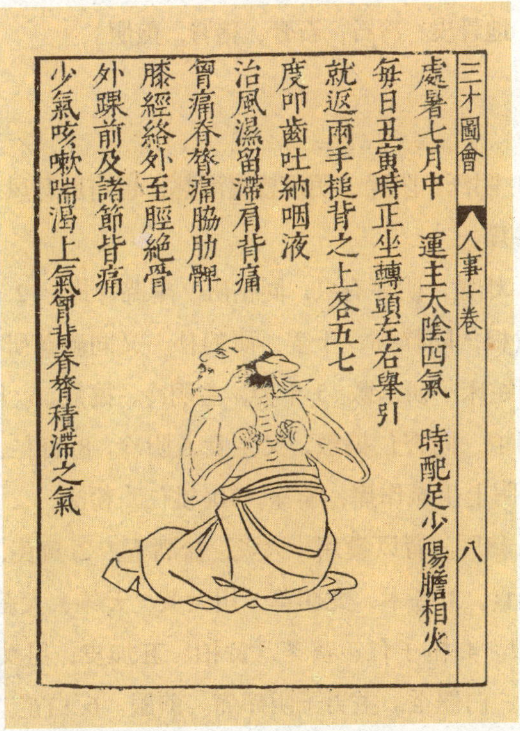

二十四节气做功图——处暑

服。4. 牡丹皮，地肤子、升麻、柴胡、泽泻、龙胆，益精补气，治阴痿。煎服。5. 丝瓜汁，阴茎挺长，肝经湿热之故，调五倍子末敷，内服柴胡加黄连。6. 枳实，阴痿有气者增加。7. 茯苓，五加皮、黄柏、菊花上水，煎服，益色壮阳。

强中

【释名】有肝火盛强，有金石性发，其证：茎盛不衰，精出不止，多发消渴、痈疽。

【补虚】补骨脂，和韭子各一两，研末，水煎服，每次二钱，每日两次。

【伏火解毒】知母、地黄、麦门冬、黄芩、玄参、黄连、栝楼根、大豆、黄柏、地骨皮、冷石、石膏、猪肾，煎服。

阴囊痒

【释名】1. 阴汗、阴臊、阴疼皆属湿热，也有肝肾风虚。厥阴实则挺长，虚则暴痒。

【敷扑】1. 雄黄，阴痒有虫，同枯矾、羊蹄汁搽。2. 五倍子，同茶末涂。3. 麻黄根，同牡蛎、干姜，研粉扑。又同硫黄研末扑。4. 没石子、菖蒲，同蛇床子研末敷。5. 干姜，主阴冷。捣敷。6. 大豆黄，嚼涂。7. 吴茱萸、蜀椒，同杏仁捣敷，又主女人阴冷。8. 杏仁，炒塞妇人阴痒。9. 银杏，阴上生虱作痒，嚼涂。10. 桃仁，粉涂。

【内服】1. 猪脬，肾风囊痒，火炙，盐酒下。2. 黄芪，阴汗，酒炒，研末，猪心蘸食。3. 苍术、龙胆草、川大黄、天雄、大蒜，阴汗作痒，同淡豉制丸服。4. 栀子仁、茯苓、黄柏、五加皮，男女阴痒，煎服。5. 杜仲、滑石、白僵蚕，主男子阴痒痛。煎服。6. 白芷、羌活、防风、柴胡、白术、麻黄根、车前子、白蒺藜、白附子、黄芩、木通、远志、藁本香、黑牵牛、石菖蒲、生地黄、当归、细辛、山药、荆芥穗、补骨脂，主男子阴囊湿痒。煎服。

【熏洗】1. 皂角，糯禾，烧烟日熏。2. 荷叶、浮萍、蛇床子，煎水洗阴部。

大便燥结

【释名】有热，有风，有气，有血，有湿，有虚，有阴，有脾约，三焦约，前后关格。

【养血润燥】1. 土瓜根汁，灌肠。2. 胡麻、胡麻油、麻子仁，老人、虚人，产后闭结，煮粥食。3. 当归，同白芷研末服。4. 地黄、冬葵子、

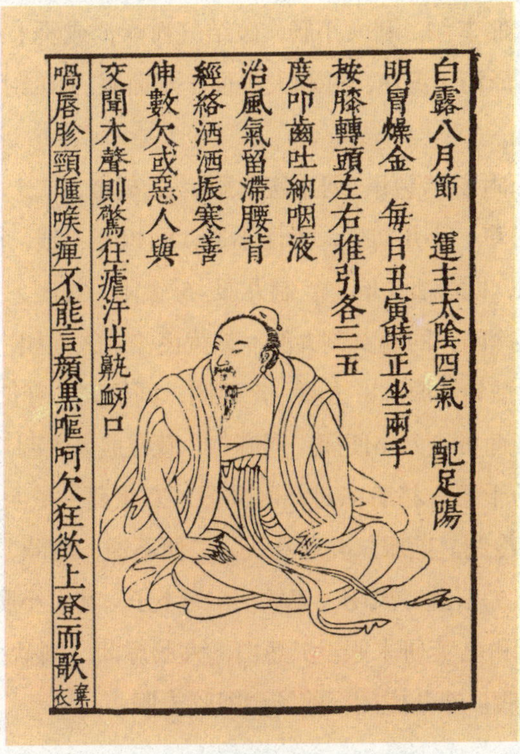

二十四节气做功图——白露

吴葵华、羊蹄根、紫草，利大肠。痈疽、痘疮、闭结，煎服。5. 粟米、秫、荞麦、大小麦、麦酱汁、马齿苋、苋菜、芋、百合、菠菜、苦荬菜、白苣、菘、苜蓿、薇、落葵、笋、甘蔗、桃仁，血燥，同陈皮服。产后闭，同藕节煎服。6. 田螺，捣敷脐部。7. 蜂蜜、蜂子、螺蛳、海蛤，并利大小便。8. 梨、柿子、蜂蜜，食用。9. 柏子仁、松子仁、麻仁，制丸服。

【通利】1. 大黄研末服，或同皂荚制丸服。巴豆、樗根白皮、雄楝根皮、腻粉，通大肠壅结，同黄丹服。2. 蝼蛄，二便不通欲死，同蜣螂研末服。3. 大黄、牵牛，利大小便，除三焦壅塞，气秘气滞，半生半炒服。4. 甘遂，下水饮，治二便关格，蜜水服，也敷脐。5. 续随子，利大小肠，下恶滞物。煎服。6. 桃花，水服，通大便。7. 桃叶，汁服，通大小便。8. 郁李仁，利大小肠，破结气血燥，或研末或制丸，做面食。9. 芫花、泽泻、荛花，并利大小便。水煎服。10. 射干，汁服，利大小便。

【虚寒】1. 附子，冷闭，研末蜜水服。2. 胡椒，二十一粒调芒硝半两煎服。3. 甘草，小儿初生，大便不通，同枳壳一钱，煎服。4. 肉苁蓉，老人虚闭，同沉香、麻仁，制丸服。5. 锁阳，虚闭，煮食。6. 半夏，辛能润燥，主冷闭，同硫黄制丸服。7. 黄芪，老人虚闭，同陈皮研末，以麻仁浆、蜜煎匀和服。8. 人参，产后闭，同枳壳、麻仁，制丸服。

【导气】1. 茴香，大小便闭，同麻仁、葱白煎汤，调“五苓散”服。2. 厚朴，大肠干结，猪脏煮汁，制丸服。3. 生葛、威灵仙、旋覆花、地蜈蚣汁，并冷利。煎服。4. 草乌头，二便不通，葱蘸其汁插入肛内，名“霹雳箭”。5. 石莼，风闭，煮饮。6. 萝卜子，利大小肠，风闭气闭，炒，擂水服。和皂荚研末服。7. 葱白，大肠虚闭，同盐捣贴脐。二便闭，和酢敷小腹。小儿虚闭，煎汤调阿胶末服。

脱肛

【释名】有泻痢，痔漏，大肠气虚。

【内服】1. 蜀椒，清晨嚼一钱，凉水下，数日有效。2. 卷柏，研末服。3. 蛇床子，同甘草研末服。4. 黄栝楼根，服汁，或入矾煅为丸。5. 防己，焙煎代茶。6. 茜根、榴皮，煎酒服。7. 鸡冠花，同棕灰、羌活研末服。8. 母草，浸酒服。9. 紫堇花，同磁石毛服，并敷。10. 防风，同鸡冠花制丸服。

【外治】1. 龟血、鳖血，涂患处。 2. 曼陀罗子，同橡斗、朴硝煎水洗。 3. 苦参，同五倍子、陈壁土煎洗，木贼末敷。4. 香附子，同荆芥煎水洗。5. 女萎，烧熏。6. 苎根，煎水洗。7. 酢浆草。煎水洗。8. 生萝卜，捣贴脐。9. 胡荽，烧熏。10. 胡荽子，痔漏脱肛，同粟糠、乳香烧烟熏。

痔漏

【释名】初起为痔，久则成漏。痔属酒、色、郁、气、血、热或有虫，漏属湿热。

【涂点】1. 鸭胆、鹅胆、牛胆，加片脑涂搽患处。2. 草乌头，反内痔。捣涂。 3. 白及、白蔹、黄连，捣汁涂。硇砂，点。 4. 桃叶，杵捣，患者坐其上。5. 血竭，主血痔。捣涂。6. 没药、楮叶，杵涂。7. 密陀僧，同铜青涂。8. 石灰，点。9. 孔公蘖、殷蘖、硫黄、黄矾、绿矾、水银、枣，研末塞漏孔。

【内治】1. 赤小豆，肠痔有血，苦酒煮，晒干，研末服。 2. 橡子，痔血，同糯米粉炒黄和蒸，频食。3. 苍耳茎、叶，下血，研末服。4. 萹蓄，汁服。5. 苦杖，焙研末，蜜丸服。6. 酢浆草，煮服。7. 连翘、旱莲，捣汁酒服。8. 蒲黄，酒服。9. 忍冬，酒煮，制丸服。10. 何首乌，烧研末，饮服。11. 牵牛，痔漏有虫，研末，猪肉蘸食。

【洗渍】1. 仙人杖、桃根、猕猴桃、无花果、冬瓜、苦瓠、苦荬菜、鱼腥草，煎水洗，并入枯矾、片脑敷。2. 胡麻、丁香、槐枝、柳枝，洗痔，后以艾灸。3. 芫荑、棘根、木槿根，煎水洗。花，研末敷。4. 苦参、蜚廉、白鸡冠、白芷、连翘、酢浆草、木鳖子，洗并涂。

下血

【释名】血清者，为肠风，虚热生风，或兼湿气。血浊者，为脏毒，积热食毒，兼有湿热。血大下者为结阴，属虚寒。便前为近血，便后为远血。又有益毒虫痔。

【虚寒】1. 骨碎补，烧研末，酒服。2. 鲫鱼，酿五倍子煅后研末，

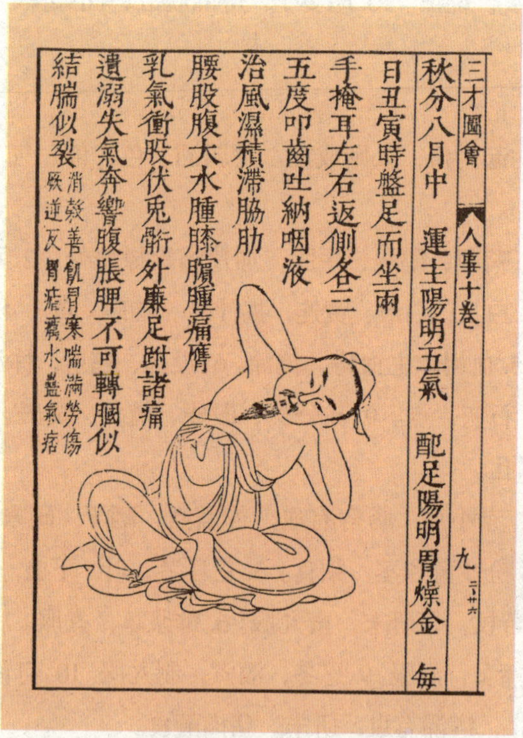

二十四节气做功图——秋分

用酒调服。3. 艾叶，止下血，及产后泻血，同老姜煎服。4. 附子，下血日久虚寒，同枯矾制丸服，或同生黑豆煎服。5. 草乌头，结阴下血，同茴香、盐煎露服。6. 莨菪子，肠风下血，姜汁、酒同熬，制丸服。7. 人参，因酒色甚下血，同柏叶、荆芥、飞面研末，水服。8. 干姜，主肠癖下血。

【风湿】1. 木贼，肠风下血，水煎服。肠痔下血，同枳壳、干姜、大黄，炒研末服。2. 葱须，治便血。3. 赤箭，止血，煎服。4. 升麻、天名精，止血破瘀，水煎服。5. 羌活、白芷，肠风下血，研末，米汤饮服。6. 胡荽子，肠风下血，和生菜食，或研末服。7. 秦艽，主肠风泻血，煎服。8. 皂角，加羊肉制丸服。

【湿热】1. 青蒿，酒痔下血，研末服。2. 苍耳叶，五痔下血，研末服。3. 桔梗，中蛊下血。煎服。4. 黄连，中部见血须用。积热下血，制丸服。脏毒下血，同蒜制丸服。酒痔下血，酒煮，制丸服。肠风下血，茱萸炒过，制丸服。5. 黄芩，水煎服。6. 苦参，肠风泻血。7. 木香，同黄连入猪肠煮，捣丸服。8. 郁金，肠毒入胃，下血频痛，同牛黄，浆水服。9. 香附子，诸般下血，米醋炒，服二钱，或醋糊丸服。或入百草霜、麝香，尤效。

【止涩】1. 牛骨灰、人头发灰，水冲服。2. 卷柏，大肠下血，同侧柏、棕榈烧灰酒服。生用破血，炙用止血。远年下血，同地榆煎服。3. 血见愁、姜汁，和捣，米汤饮服。4. 乌梅，烧研，醋糊丸服。5. 橄榄，烧研，米汤饮服。6. 荷叶、莲房灰、橡斗壳，加白梅，水煎服。7. 酸榴皮，研末冲服或煎服。

【积滞】1. 苦陈实，蜜丸服。2. 巴豆，煨鸡蛋食。3. 芫荑、猪胆汁，制丸服，治结阴下血。4. 山楂，下血，用寒热脾胃药俱无效者，研末，艾汤服即止。

瘀血

【释名】有郁怒，有劳力，有损伤。

【破血散血】1. 射干，消瘀血、老血在心脾间，煎服。2. 黄芪，逐五脏间恶血，煎服。3. 玄参，治血瘕，下寒血。4. 黄芩，热入血室，煎服。5. 黄连，赤目瘀血，上部见血，煎服。6. 败酱，破多年凝血，煎服。7. 生甘草，行厥阴、阳明二经污浊之血。煎服。8. 桔梗，主瘀血久在肠内，研末，米汤饮服。9. 芍药，逐贼血，女人血闭，胎前产后一切血病。

积聚癥瘕

【释名】左为血，右为食，中为痰气。积系于脏，聚系于腑，癥系于气与食，瘕系于血与虫，痃系于气郁，癖系于痰饮。心为伏梁，肺为息贲，脾为痞气，肝为肥气，肾为奔豚。

【痰饮】1. 柴胡、桔梗、苦参，并主寒热积聚。2. 巴豆，破癥瘕结聚，留饮痰癖。一切积滞，同黄柏、蛤粉制丸服。3. 莨菪子，积冷痃癖，煮枣食。4. 狼毒，主积聚饮食，痰饮癥瘕，胸下积癖。煎服。5. 紫菀，主肺积息贲。煎服。6. 商陆，主腹中暴症，如石刺痛。煎服。7. 黄连、天南星，并主伏梁，煎服。8. 牵牛，去痃癖气块。男女五积，研末蜜丸服。食积，加巴豆霜。

【血气】1. 石灰，同大黄、桂心熬膏，贴腹胁积块。2. 姜黄，癥瘕血块，入脾，兼治血中之气。煎服。3. 香附子，醋炒，消积聚癥瘕。4. 郁金，破血积，专入血分。煎服。5. 大黄，破癥瘕积聚留饮，老血留结。以醋制丸，或熬膏服，产后血块尤宜。同石灰、桂心熬醋，贴积块。男子败积，女子败血，以荞面同酒服，不动真气。6. 胡麻油，吐发瘕。7. 山蒜、积块，妇人血瘕，以醋贴。8. 牡丹、芍药、当归、芎䓖、丹参、玄参、紫参、白头翁、玄胡索、泽兰、刘寄奴草、续断、风仙子、大戟、蒺藜、虎杖、水荭、马鞭草、土瓜根、麻黄、米醋，并除癥瘕，恶血癖块。醋煎生大黄，治痃癖。

【食气】1. 青木香，主积年冷气痃癖，癥块胀疼。煎服。2. 白蒿，去伏瘕，女人癥瘕。煎服。3. 蓍叶，同独蒜、穿山甲、盐、醋调，贴痞块，化为脓血。4. 木鳖子，主痞积痞块。煎服。5. 神曲、麦蘖、蘖米、蔓荆，并消食下气，化癥瘕积聚。煎服。6. 萝卜，化面积痰癖，消食下气。煮食。7. 马齿苋、山楂，化饮食，消肉积癥瘕。8. 阿魏，破癥积肉积。

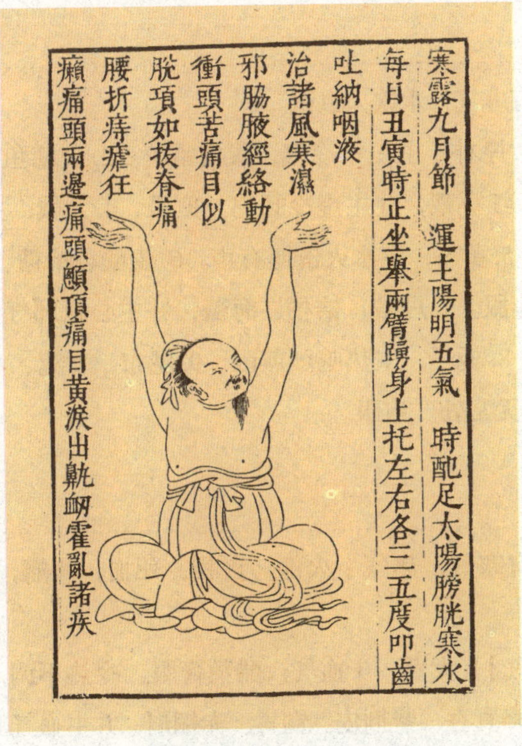

二十四节气做功图——寒露

诸虫

【释名】即人体内蛔、白、蛲、伏、肉、肺、胃、弱、赤虫九种。又有尸虫、劳虫、疳虫、瘕虫。

【杀虫】1. 黄连、苦参、苍耳、天名精、蜀羊泉、蒺藜、酸草、骨碎补、羊蹄根、牵牛、蛇含、营实根，并杀小虫、疳虫。2. 使君子，生食或煎饮，治小儿蛔虫。3. 食盐，杀一切虫。4. 白芷，煎水浴身。5. 黄精，去三尸。煎服。6. 杜衡、贯众、蘼芜、紫河车、云实、白菖、百部、天门冬，并杀蛔、寸白诸虫。7. 连翘、山豆根、下白虫。8. 术，蒸饼制丸服。

肠鸣

【释名】有虚气，水饮，虫积。

【肠鸣】1. 厚朴，主积年冷气，腹内雷鸣。2. 食鳝鱼。3. 半夏、石香薷、荜拨、红豆蔻，并主虚冷肠鸣。煎服。4. 大戟，主痰饮，腹内雷鸣。煎服。5. 黄芩，主水火击搏有声。6. 麦蘖、饴糖、橘皮、杏仁，并主肠鸣。煎服。7. 丹参、桔梗、海藻，并主心腹邪气上下，雷鸣如走水。煎服。8. 栀子，主热鸣。煎眼。9. 昆布、女菀、女萎，并主肠鸣游气，上下无常处。煎服。

心腹痛

【释名】有寒气，热气；火郁，食积，死血，痰癖，虫物，虚劳，中恶，阴毒。

【活血流气】1. 大黄，干血气，醋熬膏服。冷热不调，高良姜制丸服。2. 乳香、降真香、紫荆皮、铜青、赤铜屑，并主血气心痛。煎服。3. 姜黄，产后血痛，同桂研末酒服，血下即愈。4. 刘寄奴草，血气，研末酒服。5. 红蓝花，血气，擂酒服。6. 当归，和血，行气，止疼。心下刺疼，酒服方寸匕。女人血气，同干漆制丸服。产后痛，活血利气。心腹少腹诸痛，酒服二钱，有神。热厥心痛，同川栋末二钱服。血气诸痛，同橘红制丸服。7. 蒲黄，血气心腹诸疼，同五灵脂煎醋或酒服。

【温中散郁】1. 香薷，暑月腹痛。煎服。 2. 苏子，一切冷气痛，同高良姜、橘皮等分，制丸服。 3. 艾叶，心腹一切冷气鬼气，捣汁饮，或研末服。同香附，醋煮丸服，治心腹小腹诸痛。4. 芎䓖，开郁行气。诸冷痛中恶，研末，浇酒服。5. 蒿本，大实心痛，同苍术煎服，彻其毒。6. 苍术，心腹胀痛，解郁宽中。7. 甘草，去腹中冷痛。8. 高良姜，腹内暴冷久冷痛，煮饮。心脾痛，同干姜制丸服。9. 香附子，主一切气，心腹痛，利三焦，解六郁，同缩砂仁、甘草末点服。心脾气痛，

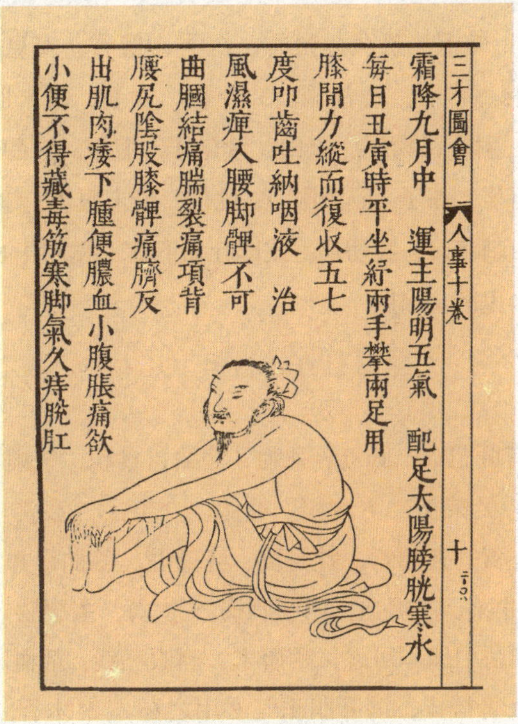

二十四节气做功图——霜降

同高良姜研末服。血气痛，同荔枝烧，研末酒服。

【痰饮】1. 牡蛎粉，烦满心脾痛，煅研末，酒服。2. 狼毒，九种心痛，同吴茱萸、巴豆、人参、附子、干姜制丸服。心腹冷痰胀痛，同附子、旋覆花制丸服。3. 蛤粉，心气痛，炒研末，同香附末服。4. 百合、椒目，留饮腹痛，同巴豆制丸服。5. 牡荆子，炒研末服。6. 枳实，胸痹痰水痛，研末服。7. 枳壳，主心腹结气痰水。煎服。8. 矾石，诸心痛，以醋煎皂子服。同半夏制丸服。9. 五倍子，心腹痛，炒焦，酒服立止。

【火郁】1. 沙参、玄参、生麻油，卒热心痛，饮一合。2. 苦参，大热腹中痛，及小腹热痛，面色青赤，煎醋服。3. 黄芩，小腹绞痛。小儿腹痛、得厚朴、黄连，止腹痛，水煎服。4. 山豆根，卒腹痛，水研服，入口即定。5. 马兜铃，烧研酒服。6. 黄连，卒热心腹烦痛，水煎服。

【中恶】1. 蜀椒、茱萸、蜜香、沉香、檀香、安息香，化酒服。2. 桔梗、升麻、木香，磨汁服。3. 卷柏、女青，研末服。4. 鬼督邮、狼毒、藁本、射干、鸢尾、鬼臼，续随子，煎服。5. 醇酒、豌豆、白豆、大豆、胡荽、芥子，浸酒服。6. 桃仁，研末服。7. 艾叶，鬼击中恶，卒然着人如刀刺状，心腹切痛，或即吐血下血，水煎服。8. 乳香、了香、阿魏、樟材、鬼箭，水煎。

胁痛

【释名】有肝胆火，肺气，死血，痰澼，食积，气虚。

【血积】1. 吴茱萸，主食积。煎服。2. 巴豆，积滞。煎服。3. 当归、芎䓖、姜黄、玄胡索、牡丹皮、红蓝花、红曲，并主死血食积作痛。煎服。4. 韭菜，主瘀血，两胁刺痛。5. 大黄，主腹胁老血痛。煎服。6. 凤仙花，腰胁引痛不可忍，晒研末，酒服三钱，活血消积。

【木实】1. 青橘皮，泻肝胆积气必用之药。2. 木香，散肝经滞气，升降治气。煎服。3. 黄芩、龙胆、青黛，并泻肝胆之火。4. 芍药、抚芎，并搜肝气。5. 生甘草，缓火。6. 柴胡，胁痛主药，煎服。7. 香附子，总解诸郁，治膀胱连胁下气妨，煎服。8. 黄连，猪胆炒，大泄肝胆之火。肝火胁痛，姜汁炒，制丸。同茱萸炒，制丸服。

【痰气】1. 防风，泻肺实烦满胁痛。2. 枳实，胸胁痰癖气痛。煎服。3. 狼毒，两胁气结痞满，心下停痰鸣转，同附子、旋覆花制丸服。4. 香薷，心烦胁痛连胸欲死，捣汁饮。5. 芫花，心下痞满，痛引两胁，干呕汗出，同甘遂、大戟为散，枣汤服。6. 半夏、天南星、桔梗、细辛、杜若、贝母、生姜，并主胸胁逆气。煎服。7. 白芥子，痰在胸胁支满，每次酒吞七粒。又同白术制丸服。8. 薏苡根，胸胁卒痛，煮服即定。

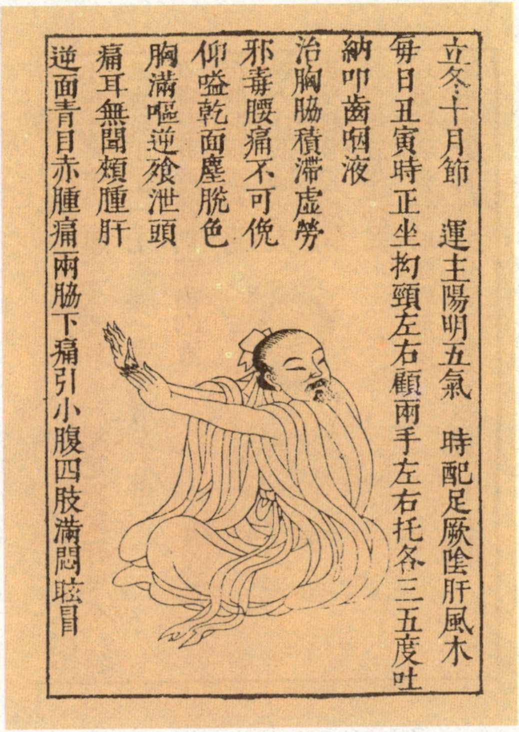

二十四节气做功图——立冬

【外治】1. 大黄，同石灰、桂心熬醋贴。同大蒜、朴硝捣贴。2. 芥子、茱萸，并醋研敷。3. 食盐、生姜、葱白、韭菜、艾叶，并炒熨。

【虚陷】1. 茴香，加枳壳末，用盐、酒煎服。2. 黑大豆，腰胁卒痛，炒焦煎酒服。3. 黄芪、人参、苍术、柴胡、升麻，并主气虚下陷，两胁支痛。

腰痛

【释名】有肾虚，湿热，痰气，瘀血，闪肭，风寒。

【湿热】1. 甜瓜子，制末，酒浸饮服。2. 皂荚子，腰脚风痛，酥炒制丸服。3. 威灵仙，宿脓恶水，腰膝冷疼，酒服一钱取利，或研丸服。

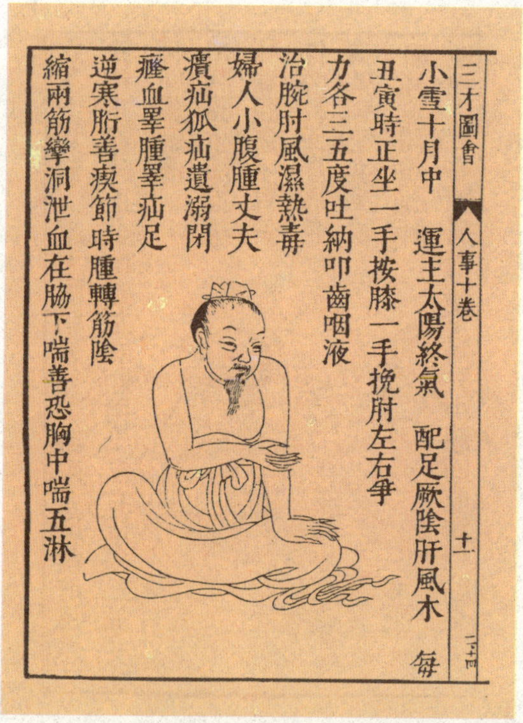

二十四节气做功图——小雪

4. 青木香，气滞腰痛，同乳香酒服。5. 牵牛子，除湿热气滞，腰痛下冷，半生半炒，同硫黄研末、白面做丸，煮食。6. 木鳖子、蕙草、桃花，湿气腰痛，酒服一钱，一宿即消。或酿酒服。7. 槟榔，腰重作痛，研末酒服。8. 葳蕤，湿毒腰痛，煎服。

【虚损】1. 韭子，同安息香制丸服。2. 菊花，腰痛，水煎服。3. 艾叶，带脉为病，煎服。4. 附子，补下焦之阳虚，煎服。5. 蒺藜，补肾，治腰痛及奔豚肾气，蜜丸服。6. 狗脊、牛膝、肉苁蓉、天麻、蛇床子、石斛、山药，并主男子腰膝强痛，补肾益精。煎服。7. 补骨脂，主骨髓伤败，腰膝冷。肾虚腰痛，研末酒服，或同杜仲、胡桃制丸服。妊娠腰痛，研末，胡桃、酒下。8. 茴香，肾虚腰痛，猪肾煨食。腰痛如刺，研末，盐汤服，或加杜仲、木香，外以糯米炒熨。9. 干姜、菥蓂子、胡麻、胡桃，肾虚腰痛，同补骨脂制丸服。10. 山楂，老人腰痛，同鹿茸制丸服。

【血滞】1. 莳萝，闪挫，酒服二钱。2. 鳖肉，煮食。3. 术，利腰脐间血，补腰膝，煎服。4. 甘遂，闪挫痛，入猪肾煨食。5. 续断，折跌，恶血腰痛，酒服。6. 神曲，闪挫，煅红淬酒服。7. 玄胡索，止暴腰痛，活血利气，同当归、桂心研末，酒服。8. 丝瓜根，烧研末，用酒调服。9. 冬瓜皮，烧研末，用酒调服。10. 西瓜皮，干研末，用酒调服。11. 橙核，炒研末，用酒调服。

【风寒】1. 羌活、麻黄，太阳病腰脊痛。水煎服。2. 藁本，主一百六十种恶风鬼注，流入腰痛。煎服。

【外治】1. 大豆、糯米，并炒熨寒湿痛。2. 天麻、半夏、细辛同煮，熨。3. 芥子，痰注及扑损痛，同酒涂。4. 白檀香，肾气腰痛，磨水涂。5. 桂，反腰血痛，醋调涂。

疝溃

【释名】腹病曰疝，丸病曰溃。有寒气，湿热，痰积，血滞，虚冷。男子奔豚。女子育肠。小儿木肾。

【湿热】1. 海藻，疝气，卵肿。研末服。2. 梨叶，水煎服。3. 丹参，通心包络。酒服。4. 沙参、玄参，并主卒得疝气，小腹阴中相引痛欲死，酒煎服二钱。5. 马鞭草，妇人疝气，酒煎热服，又浴身取汗。6. 羌活，男子奔豚，女人疝瘕。煎服。7. 黄芩，小腹绞痛，小便如淋，同木通、甘草煎服。8. 藁本、蛇床子、白鲜皮，并主妇人疝瘕。煎服。9. 泽泻、赤小豆，并主小肠膀胱奔豚气。煎服。10. 莴苣子，研末水煎服。

【寒气】1. 木香，小肠疝气，煮酒日饮。小儿阴肿，同枳壳、甘草煎服。2. 草乌头，寒气心疝二十年者，同茱萸制丸服。3. 桃仁，炒研末，用酒调服。4. 附子乌头，寒疝厥逆，脉弦紧，煎水入蜜服。寒疝滑泄，同玄胡索、木香煎服。5. 艾叶，一切冷气少腹痛，同香附醋丸服，有奇效。6. 什蒿，阴肿，擂酒服。7. 茴香，疝气，膀胱育肠气，煎酒、煮粥皆良。同杏仁、葱白研末，酒服。同荔枝研末服。同川椒研末服。炒熨脐下。8. 薤白汁、木瓜，并主奔豚。煎服。

【阴溃】1. 蜀椒，阴渐入囊，欲死，作袋包。2. 茱萸，冷气，内外肾痛，同盐研，敷。3. 蒺藜，研粉摩。4. 石灰，同栀子、五倍子研末，醋和敷。5. 牡蛎粉，同干姜末敷。6. 马鞭草、大黄，和醋煎服。7. 地肤子、野苏、槐白皮，并煎汤洗。

【痰积】1. 商陆、天南星、贝母、芫花、防葵、巴豆、干漆、五加皮、鼠李、山楂，煎服。2. 香附子，治食积痰气疝痛，同海石研末，姜汁服。3. 大黄，小腹痛，老血留结。4. 甘遂，主疝瘕，偏气，同茴香研末酒服。5. 狼毒，阴疝欲死，同防风、附子制丸服。6. 荆芥，破结聚气，下瘀血。阴肿痛，焙研末，酒服。7. 蒲黄，同五灵脂，治诸疝痛。8. 射干，利积痰瘀血疝毒。阴疝痛刺，捣汁服，取利，也制丸服。

【挟虚】1. 猪脬，疝气刺痛，入诸药煮食。2. 苍术，疝多湿热，挟虚者，先疏涤，后用人参、白术，佐以疏导。3. 赤箭、当归、芎䓖、芍药，并主疝瘕，搜肝止痛。煎服。4. 山茱萸、巴戟天、远志、牡丹皮，并主奔豚冷气。煎服。5. 甘草，缓火止痛，煎服。

头痛

【释名】有外感，气虚，血虚，风热，湿热，寒湿，痰厥，真痛，偏痛。右属风虚，左属痰热。

【湿热痰湿】1. 香附子，气郁头痛，同川芎研末服。偏头风，同乌头、甘草制丸服。2. 杨梅，研末，用茶饮服。3. 竹茹，水煎服。4. 菊花，头目风热肿痛，同石膏、芎䓖研末服。5. 蔓荆实，主头痛，脑鸣，目泪。太阳头痛，研末浸酒服。6. 水苏，风热痛，同皂荚、芫花制丸服。7. 半夏，痰厥头痛，非此不除，同苍术用。8. 栝楼根，热病头痛，洗瓤温服。9. 黄芩，一味酒浸晒研，茶服，治风湿、湿热、相火，偏、正诸般头痛。

【引经】1. 厥阴：吴茱萸、芎䓖。2. 太阴：苍术、半夏。3. 少阳：柴胡、芎䓖。4. 阳明：白芷、葛根、升麻、石膏。5. 少阴：细辛。6. 太阳：麻黄、藁本、羌活、蔓荆。

【外治】1. 桂木，酒调，涂头顶和额。2. 玄胡索，同牙皂、青黛制丸。3. 全蝎，加地龙、土狗、五倍子末调匀贴敷太阳穴。4. 谷精草，研末，调糊贴脑，烧烟熏鼻。

【风寒湿厥】1. 草乌头，偏正头风，同苍术、葱汁制丸服。2. 菖蒲，主头风泪下。煎服。3. 胡麻，主头面游风。煎服。4. 乌头、附子，浸酒服，煮豆食，治头风。同白芷研末服，治风毒痛。同川芎或同高良姜服，治风寒痛。同葱汁制丸，或同钟乳、全蝎制丸，治气虚痛。同全蝎、韭根制丸，主肾厥痛。同釜墨，止痰厥痛。5. 天雄，头面风去来痛。6. 芎䓖，风入脑户头痛，行气开郁，必用之药。风热及气虚，研末茶服。偏头风，浸酒服。卒厥，同乌药研末服。7. 白附子，偏正头风，同牙皂研末服。痰厥痛，同半夏、南星制丸服。8. 杜衡，风寒头痛初起，研末服，发汗。

◎彩色版◎

神农本草经

第二卷

常国良　编

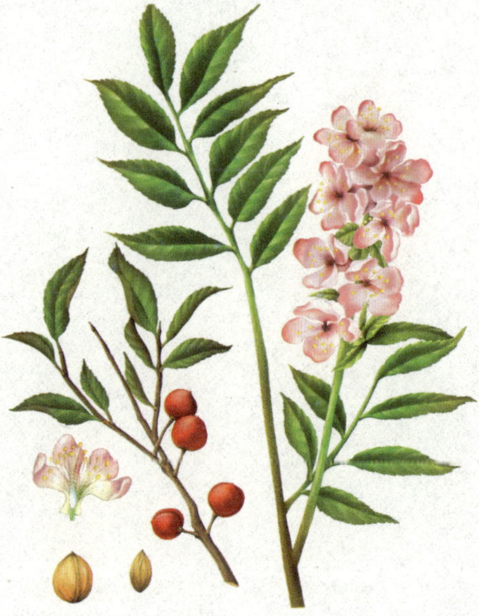

中医古籍出版社
Publishing House of Ancient Chinese Medical Books

目录

1 …………………………… 矾石
4 …………………………… 朴消
7 …………………………… 消石
9 …………………………… 滑石
12…………………………… 空青
13…………………………… 曾青
14………………………… 禹余粮
16……………………… 太一余粮
17………………………… 白石英
19………………………… 紫石英
22……………………… 五色石脂
24…………………………… 石胆
26…………………………… 白青
27…………………………… 扁青

上品 动物篇

30…………………………… 麝香
33…………………………… 龙骨
34…………………………… 熊脂
36…………………………… 白胶
37…………………………… 阿胶
39…………………………… 石蜜
40…………………………… 蜂子
41…………………………… 蜜蜡
43…………………………… 牡蛎
46…………………………… 龟甲
47………………………… 桑螵蛸
48…………………………… 发髲

50…………………… 牛黄
53…………………… 丹雄鸡
54…………………… 雁肪
55…………………… 鲤鱼胆
57…………………… 蠡鱼
57…………………… 海蛤
59…………………… 文蛤
60…………………… 姑活
61…………………… 别羁

中品　植物篇

64…………………… 干姜
67…………………… 葈耳实
70…………………… 葛根
73…………………… 栝楼根
76…………………… 茈胡
81…………………… 苦参
84…………………… 芎䓖
88…………………… 当归
92…………………… 麻黄
96…………………… 通草
97…………………… 芍药
102 …………………… 蠡实
104 …………………… 瞿麦
107 …………………… 元参
108 …………………… 秦艽
111 …………………… 百合
114 …………………… 知母
118 …………………… 贝母
121 …………………… 白芷
124 …………………… 淫羊藿
128 …………………… 黄芩
132 …………………… 石龙芮
134 …………………… 茅根
137 …………………… 紫菀
140 …………………… 紫草
143 …………………… 茜根
146 …………………… 败酱
149 …………………… 白鲜
151 …………………… 酸浆
154 …………………… 藁本
157 …………………… 紫参
158 …………………… 狗脊
161 …………………… 萆薢
162 …………………… 白兔藿

163 …………………… 营实
165 …………………… 白薇
167 …………………… 水萍
169 …………………… 薇衔
171 …………………… 翘根
172 …………………… 王瓜
173 …………………… 地榆
177 …………………… 海藻
179 …………………… 防己
180 …………………… 泽兰
183 …………………… 牡丹
187 …………………… 款冬花
190 …………………… 马先蒿
191 …………………… 积雪草
193 …………………… 石韦
195 …………………… 女菀
196 …………………… 王孙
197 …………………… 爵床
199 …………………… 栀子
201 …………………… 蜀羊泉
202 …………………… 竹叶
204 …………………… 蘖木
206 …………………… 吴茱萸
209 …………………… 桑根白皮
212 …………………… 芜荑
214 …………………… 枳实
217 …………………… 厚朴
218 …………………… 秦椒
222 …………………… 秦皮
223 …………………… 山茱萸
226 …………………… 紫葳
227 …………………… 猪苓
228 …………………… 白棘
229 …………………… 龙眼
232 …………………… 木兰
233 …………………… 卫矛
235 …………………… 五加皮
236 …………………… 合欢
238 …………………… 彼子
239 …………………… 梅实
241 …………………… 葱实
243 …………………… 蓼实
246 …………………… 假苏
250 …………………… 薤
252 …………………… 水苏
254 …………………… 松萝
255 …………………… 大豆黄卷
257 …………………… 孔公孽
258 …………………… 殷孽

中品　矿物篇

260 ………………………… 雄黄
263 ………………………… 雌黄
265 ………………………… 石硫黄
266 ………………………… 水银
268 ………………………… 石膏
271 ………………………… 磁石
273 ………………………… 凝水石
276 ………………………… 阳起石
279 ………………………… 理石
280 ………………………… 长石
282 ………………………… 肤青
283 ………………………… 铁精
284 ………………………… 铁落
285 ………………………… 铁

中品　动物篇

288 ………………………… 白马茎
289 ………………………… 鹿茸
292 ………………………… 牛角鳃
293 ………………………… 羖羊角
295 ………………………… 牡狗阴茎
296 ………………………… 羚羊角
298 ………………………… 鮀鱼甲

矾石

【原文】

砚石，味酸，寒。主寒热泻痢，白沃，阴蚀，恶疮，目痛，坚骨齿。炼饵服之，轻身不老增年，一名羽涅。生山谷。

【译文】

矾石，味酸，性寒，主治寒热泄泻痢疾，妇女白带、男子溺精，阴蚀疮，恶疮，眼睛痛，能够坚骨强齿。炼作丸饵服用，可使人身体轻巧、延缓衰老，延年益寿。又称为羽涅。产于山中的深谷处。

【集解】

苏恭说：矾石有五种：白矾多入药用；青、黑二矾，疗疳及疮；黄矾亦疗疮生肉，兼染皮；绛矾本来绿色，烧之成赤，故名。

李时珍说：矾石不止五种。白矾，方士叫它为白君，出于晋地的为上品，出自青州、吴中的稍次。洁白的为雪矾；光明的为明矾，也叫云母矾；文如束针，状如粉扑的，为波斯白矾，入药为良。黑矾，也就是铅矾，产自晋地，其状如黑泥，为昆仑矾；其状如赤石脂有金星者，为铁矾。

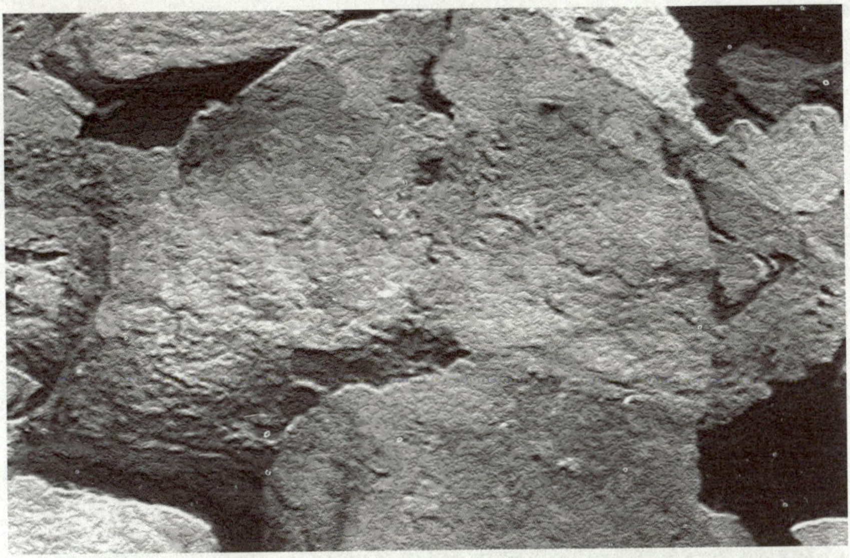

[修治] 李时珍说，今人只是煅干汁用，叫作枯矾，不煅的为生矾。如用来服食，必须遵照一定的方法。

[性味] 味酸，性寒，无毒。

吴普说，神农、岐伯认为：味酸，久服伤人骨。扁鹊说：味咸。

甄权说，味涩，性凉，有小毒。

徐之才说，与甘草相使，恶牡蛎，畏麻黄。

[主治] 除固热在骨髓，去鼻中息肉。(《名医别录》)

除风去热，消痰止渴，暖肾脏，治中风失音。和桃仁、葱作汤沐浴，可出汗。(《日华子诸家本草》)

生含咽津，治急喉痹。疗鼻出血，鼠漏瘰疬疥癣。(甄权)

主痰涎吐下、饮澼，燥湿解毒追涎，止血定痛，去腐生肌，治痈疽疔肿恶疮，癫痫疸疾。通大小便。治口齿眼目诸病，虎犬蛇蝎百虫伤。(李时珍)

[发明] 寇宗奭说，不可多服，因其能损心肺，却水。治膈下

涎药多用它，也就是这个意思。

李时珍说，矾石的功用有四：一是吐利、风热之痰涎，取其酸苦涌泻也；二是治各种血痛、脱肛、阴挺、疮疡，取其酸涩而收也；三是治痰饮、泻痢、崩带、风眼，取其收而燥湿也；四是治喉痹、痈疽、中蛊、蛇虫伤螫，取其解毒也。

对症下药

病症	配方	功效
胸中积痰，头痛，不思饮食	矾石一两，加水二升，煮成一升，加蜜半合。频频取饮，不久即大吐积痰。如不吐，喝少许热汤引吐	化痰止痛、消食开胃
牙齿肿痛	用白矾一两，烧成灰，蜂房一两，微炙，制成散剂。每用二钱，水煎含漱，去涎	清热解毒，消肿止痛
漆疮作痒	用白矾煎汤洗搽	消毒止痒

【百草堂】

矾石又称白矾、明矾。其外用解毒杀虫，燥湿止痒；内服止血止泻，祛除风痰。外治用于湿疹，疥癣，聤耳流脓；内服用于久泻不止，便血，崩漏，癫痫发狂。枯矾收湿敛疮，止血化腐。用于湿疹湿疮，聤耳流脓，阴痒带下，鼻衄齿衄，鼻息肉。

白矾在生活当中也有其妙用：取白矾和白糖等分加热融化，用棉棒蘸白矾涂抹患处，可以治疗口腔溃疡；而根据其性寒，味酸涩，有解毒与除燥湿功效，用碎末装袋作为垫枕制作而成的明矾枕，具有清热解火、降压醒脑和清痰祛湿毒的作用；用芽茶、白矾各适量加水共煎而成的白矾茶则对于草、木中毒或过敏之症有不错的功效。

朴消

【原文】

朴消，味苦，寒。主百病，除寒热邪气，逐六腑积聚，结固留癖，能化七十二种石。炼饵服之，轻身，神仙。生山谷。

【译文】

消芒消朴

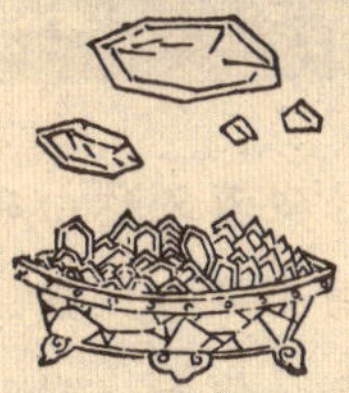

朴消，味苦，性寒。可以治疗多种疾病，能够祛除身体的冷热邪气，以及胆、胃、大肠、小肠、膀胱、三焦六腑的瘀积之物，能够驱散各种肿瘤结石，炼制成丸饵服用，可以使人身体轻巧如神仙一般。产于山中的深谷处。

【集解】

《名医别录》载，朴硝生于益州山谷咸水之阳，随时可采。色青白的佳，黄的伤人，赤的杀人。又说：芒硝，生于朴硝。

李时珍说，硝有三品：产于西蜀的，俗称川硝，最好；产于河东的，俗称盐硝，次之；产于河北、青、齐的，俗呼土硝。三种都生于斥卤之地，当地人刮扫煎汁，经宿结成，状如末盐，还有沙土夹杂，其色黄白，所以《名医别录》说，朴硝黄的伤人，赤的杀人。必须再用水煎化，澄去渣滓，放入萝卜数枚同煮熟后，将萝卜去掉倒入盆中，经宿则结成白硝，如冰如蜡，故俗称盆硝。齐卫的硝则底多，上面生细芒如锋，也就是《名医别录》所说的芒硝。川、晋的硝则底少，一面生牙如圭角，六棱形，玲珑洞澈可爱，也就是《嘉祐补注本草》所说的马牙硝，因状如白石英，又名英硝。二硝之底，叫作朴硝。取芒硝、英硝，再三以萝卜煎炼去咸味，即为甜硝。以二硝置于风、日中吹去水气，则轻白如粉，即为风化硝。以朴硝、芒硝、英硝同甘草煎过，鼎罐升煅，则为玄明粉。

朴硝

[性味] 味苦，性寒，无毒。

徐之才说：与大黄、石韦相使，畏麦句姜。

张从正说：畏三棱。

[主治] 治胃中食饮热结，破留血闭绝，停痰痞满，推陈致新。（《名医别录》）

疗热胀，养胃消谷。（皇甫谧）

治腹胀，大小便不通，女子经闭。（甄权）

通泄五脏百病及郁结，治天行热疾，头痛，消肿毒，排脓，润毛发。（《日华子诸家本草》）

芒硝

[性味] 味辛、苦，性大寒，无毒。

甄权说：味咸，有小毒。

[主治] 主五脏积聚，久热胃闭，除邪气，破留血，腹中痰实结搏，通经脉，利大小便及月水，破五淋，推陈致新。（《名医别录》）

下瘰疬黄疸病，时疾壅热，能散恶血，堕胎，敷漆疮。（甄权）

马牙硝

[性味] 味甘，性大寒，无毒。

李时珍说，味咸、微甘。也就是英消。

[主治] 除五脏积热伏气。（甄权）

研细末用来点眼赤，去赤肿障翳涩泪痛，也入点眼药中使用。（《日华子诸家本草》）

功效与芒硝相同。（李时珍）

[发明] 张元素说，芒硝气薄味厚，沉而降，阴也。其作用有三：一是去实热，二是涤肠中宿垢，三是破坚积热块。

李时珍说，朴硝澄下，是硝中粗的，其质重浊。芒硝、牙硝结于上，是硝之精，其质清明。甜硝、风化硝，则又是芒硝、牙硝去气味而甘缓轻爽者。所以朴硝只可用于鲁莽之人，及用作外敷、涂搽之药；如用作汤、散剂服用，必须用芒硝、牙硝为好。

【百草堂】

朴消具有“除寒热邪气，逐六腑积聚，结固留癖，能化七十二种石”的功效，于是《备急千金要方》和《千金翼方》便据此制成了朴消荡胞汤：取朴消、牡丹皮、当归、大黄、桃仁（生用）、细辛、厚朴、桔梗、赤芍药、人参、茯苓桂心、甘草、牛膝、橘皮、虻虫、水蛭、附子等十八味药材，按照一定比例配置，并用清酒和水煎取服用。

此方具有温肾暖胞，荡涤瘀血的功效。据说对于妇人寒瘀阻于胞宫，久不生育有奇效。

对症下药

病症	配方	功效
腹中痞块	用朴硝一两，独蒜一个，大黄末八分，共捣成饼，贴患处，以痞块消除为度	养胃消谷，去邪气
关格不通，大小便闭，臌胀欲死	用芒硝三两，泡在一升开水中，饮下，引起呕吐即通	泻热，润燥
口舌生疮	用朴硝含口中	祛邪热，消肿毒
眼睑红烂	芒硝一盏，用水二碗煎化，露一夜，过滤，早晚用清液洗眼	疏风，清热，利湿

消石

【原文】

消石，味苦，寒。主五脏积热，胃胀闭，涤去蓄结饮食，推陈致新，除邪气。炼之如膏，久服轻身。生山谷。

【译文】

消石，味苦，性寒。主治五脏内积热，胃部胀满闭结不通，有清除久蓄的积食，促进新陈代谢的作用，能祛除邪气。能够炼制成膏剂，长时间服用可使身体轻巧。产于山中的深谷处。

【百草堂】

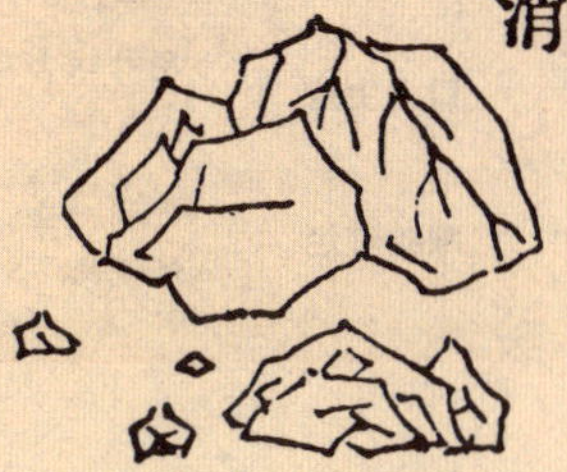

消石又称硝石、芒硝。关于“消石”名称的来历，《唐本草》中是这样记述的：“盖以能消化诸石，故名消石。”

古时候，人们普遍认为服食药石可以长生不老，甚至羽化成仙，而在为数不多的仙药之中，硝石便是其一。《列仙传》记载：神仙赤斧将丹药与硝石一起服食，而“反如童子”“颜晔丹葩”，证明了硝石可以返老还童的奇效。

当然这只是传说而已，不过也正是因为道家和医家对此的笃信，才有了“四大发明”中火药的产生，而药王孙思邈则是火药的发明者。在《丹经内伏硫黄》一书中，记述他用硝石、硫黄和木炭混在一起，制成火药。

对症下药

病症	配方	功效
胃实积聚	承气汤：芒硝同大黄、枳实、厚朴	消食助消化
关格不通，大小便闭，臌胀欲死	芒硝三两，泡在一升开水中，饮下，引起呕吐即通	润肠通便
小便不通	白花散：用芒硝三钱，茴香酒送下	润肠通便
眼睑红烂	芒硝一盏，用水两碗煎化，露一夜，过滤，早晚用清液洗眼。虽久患者亦能治	清热散风，退翳明目

滑石

【原文】

滑石，味甘，寒。主身热泄澼，女子乳难，癃闭，利小便，荡胃中积聚寒热，益精气。久服轻身，耐饥，长年。生山谷。

【译文】

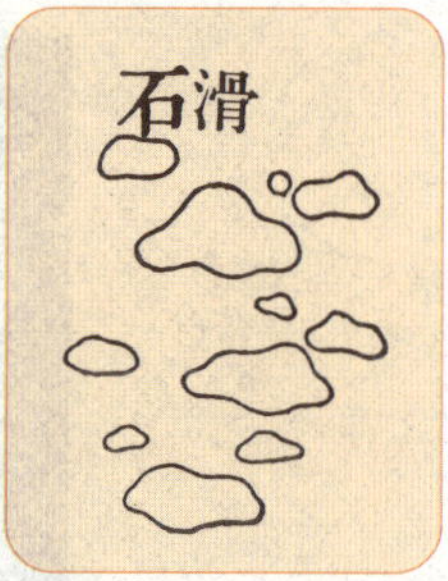

滑石，味甘，性寒。主治身体发热、腹泻，女子生子困难，小便闭塞，具有通利小便的作用，能够清除胃内积聚的寒热，使精液外溢。长期服用会使身体轻巧，减少饥饿感，延年益寿。产于山中的深谷处。

【集解】

苏恭说，此石很普遍。最先发现于岭南，白如凝脂，极软滑。掖县出产的，理粗、质青有黑点，可制器物，不可入药。

李时珍说，滑石，广西桂林各地以及瑶族居住地区的山洞皆有出产，这些地方即古代的始安。滑石有白、黑两种，功效相似。山东蓬莱桂府村出产的品质最好，故处方上常写桂府滑石，与桂林出产的齐名。现在的人们用来刻图书，但不怎么坚牢。滑石之根为不灰木，滑石中有光明黄子的是石脑芝。

[修治] 雷敩说，凡用白滑石，先用刀刮净研粉，以牡丹皮同煮一昼夜。然后去牡丹皮，取滑石，以东流水淘过，晒干用。

[性味] 味甘，性寒，无毒。

《名医别录》载，大寒。

徐之才说，与石韦相使，恶曾青，制雄黄。

[主治] 能通利九窍六腑津液，去滞留、郁结，止渴，令人利中。(《名医别录》)

燥湿，分利水道而坚实大肠粪便，解饮食毒，行积滞，逐凝血，解燥渴，补益脾胃，降心火，为治疗石淋的要药。(朱震亨)

疗黄疸水肿脚气，吐血衄血，金疮出血及诸疮肿毒。(李时珍)

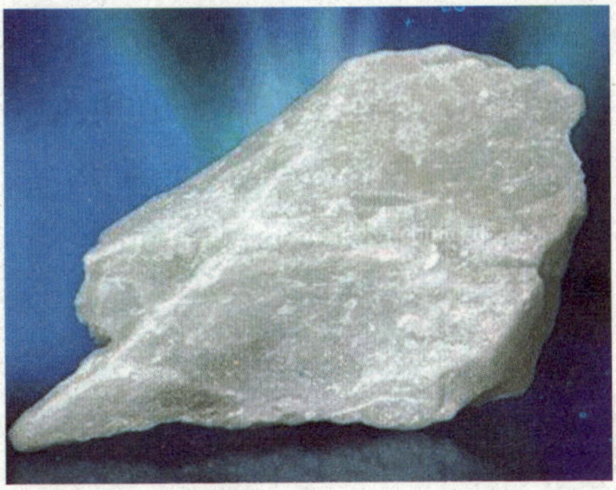

[发明] 李时珍说，滑石能利窍，不独利小便。上能利毛发腠理之孔窍，下能利精、尿之孔窍。其味甘、淡，先入于胃，渗走经络，游溢津气，上输于肺，下通膀胱。肺主皮毛，为水之上源；膀胱主司津液，经气化可利出。故滑石上能发表，下利水道，为荡热燥湿之药。发表是荡涤上中之热，利水道是荡涤中下之热；发表是燥上中之湿，利水道是燥中下之湿。热散则三焦安宁，表里调和，湿去则阑门通(大

小肠交界处），阴阳平利。刘河间用益元散，通治上下诸病，就是此意，只是没有说明确而已。

【百草堂】

“四大美人”之一的杨贵妃，四川人氏，名玉环，是一位传奇式的古代美人，素有“环肥燕瘦”“闭月羞花”的典故。杨玉环原是唐玄宗的儿媳，由高力士推荐入宫，唐玄宗因顾忌名分，不能直接将儿媳纳入宫中，于是以追荐太后为名，度她为女道士，住太真宫修道。天宝四年，玄宗正式将其册封为贵妃。杨玉环的魅力大半源自自然娇嫩的肌肤，白居易《长恨歌》便有“春寒赐浴华清池，温泉水滑洗凝脂”之句。而其能集“三千宠爱在一身”，使“六宫粉黛无颜色”，更与养颜有术不无关系。

传说杨贵妃的养颜秘方便是用滑石、杏仁、轻粉制成的杨太真红玉青。据说施之十日后，面色如红玉，是历代佳人美女美容的秘方之一，连后来的慈禧太后也天天使用。此方中杏仁滋肤，轻粉抑菌，滑石利窍，三药合用，具有去垢润肤、迫利毛窍的功效，是天然的美容佳品。

对症下药

病症	配方	功效
暑邪小便闭	滑石同甘草末	清热利湿，通利小便
湿热恶疮	滑石水飞	清湿热，解恶疮
女劳疸	滑石同石膏末，大麦汁服	滋补肾阴，化湿解表
霍乱	滑石同藿香、丁香末	清湿热，止吐泻

空青

【原文】

空青，味甘，寒。主眚盲；耳聋；明目，利九窍，通血脉，养精神。久服轻身，延年，不老。能化铜、铁、铅、锡作金。生山谷。

【译文】

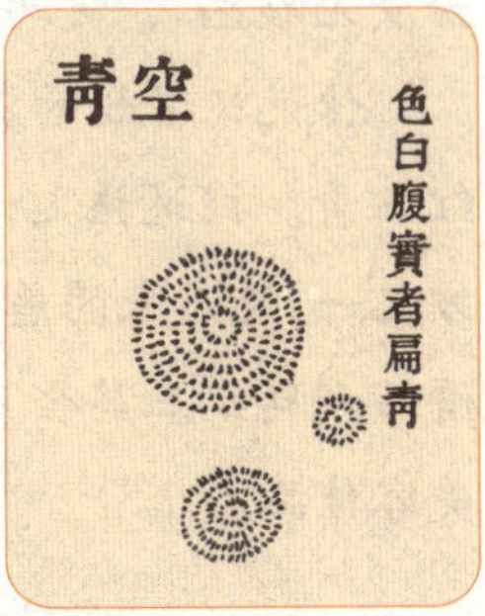

空青，味甘，性寒。主治眼睛外观正常但视物不见的眚盲，耳聋，具有使眼睛明亮，九窍通利，血脉舒通，以及调养精神的作用。长期服用能使人身体轻巧，延缓衰老，能把铜、铁、铅、锡化作金。产于山中的深谷处。

【百草堂】

传说远古的圣君舜出生在古冀州一个贫苦的家庭里。他自幼失母，父亲瞽叟是个瞎老头，糊涂而且暴躁，后母十分凶悍，弟弟象更是傲慢无礼，一家人经常无端地虐待舜。舜是个德行操守都十分高尚的人，他并不记恨父亲、后母和弟弟对他的折磨。不管瞽叟和象怎样对待舜，舜依然把他们当作自己的亲人去善待。舜听说有一种叫“空青”的中药能够治愈眼疾，便四处寻找“空青”，想替父亲治好眼病。

有一天，舜到了淮河南岸，看到一段绵延起伏的山脉，便来到这座山上。但见山上山下一片荒芜。舜看到当地的百姓生活十分艰难，便决定留下来教这里人耕地、种粮、挖井、制陶、捕鱼、狩猎，改变他们的生活。

舜一边教大家耕种、制陶，一边念念不忘在山上寻找“空青”。村民听说他要给父亲治眼病，于是一起来到山上帮他找“空青”。有一位年长者告诉他，“空青”就是石乳，五层山里有一块大石头里的“空青”最好最多。村民们还帮着舜凿开巨石，拿着陶钵取出了舜寻觅已久的“空青”。舜拿到“空青”想回家去了。在与舜相处的几年里，大家对他产生了深厚的感情，这里百姓对他恋恋不舍，于是便把这座山叫作“舜耕山”。

曾青

【原文】

曾青，味酸，小寒。主目痛止泪，出风痹，利关节，通九窍，破癥坚，积聚。久服轻身，不老。能化金铜，生山谷。

【译文】

曾青，味酸，性小寒。主治眼痛，能止泪出，治疗风痹症，通利关节，并疏通九窍，化解内脏坚硬肿块，消散积聚物。长期服用能使身体轻巧，延年益寿。能化为金铜。产于山中的深谷处。

【百草堂】

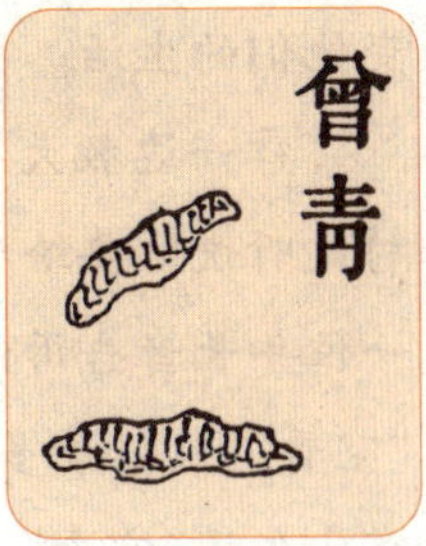

曾青“能化金铜”，据说是因为其为碳酸盐类矿物，据考证是指铜的化合物，有人更认为其为铜绿，历来说法不一。在古籍《淮南万毕术》中就有“曾青得铁则化为铜”的记载。

但是曾青作为中药，其主要作用就是活血化瘀，因此它可以“出风痹，利关节，通九窍；破癥坚，积聚”。

据说用曾青、雄黄、黄芩按比例配制，共研为末，搽于患处，可以治疗耳内恶疮。

禹余粮

【原文】

禹余粮，味甘，寒。主咳逆，寒热，烦满，下赤白，血闭，癥瘕，大热，炼饵服之不饥，轻身延年。生池泽及山岛中。

【译文】

禹余粮，味甘，性寒。主治咳嗽气逆，身体发冷发热、烦闷胀满，下痢赤白，血管闭塞成癥瘕，身体高热。炼制成丸饵服用，使人没有饥饿感，使身体轻巧，延缓衰老、益寿延年。产于沼泽积水处及江河环绕的山岛上。

【百草堂】

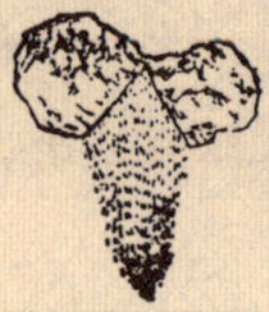

“禹余粮”的来历顾名思义与禹有关。传说在上古时期，大禹治水来到剡溪，见剡溪浊浪滔天，奔流中被一座大山迎面挡住，水位猛涨，洪水四溢，使剡溪两岸遭灾。大禹于是留下来开始治水。一天晚上，禹的妻子女娇为还在山上忙碌的丈夫盛了一篮馒头送去。到了半山，在月色中，她猛然望见山上一只似象非象、似牛非牛的庞然怪兽正在用粗长的鼻子拱山，在一声巨响后山倒下一角。女娇大惊，不由得发出一声尖叫，手中的篮子也脱手滚下山去。后来才知道怪兽乃禹所变。禹恢复原形来到女娇身边，两人一起下山找到篮子，篮内只剩下几个馒头，其余的都丢撒在了山中。禹说:“晚餐已经够吃了，其余馒头就算我的余粮，留在山上吧。”不久，大山劈开了缺口，剡溪顺从地流注大海，而山上却出现了许多馒头形状的圆石块，当地人认为这是大禹的粮食，就将其称为“禹余粮”。

太一余粮

【原文】

太一余粮，味甘，平。主咳逆上气；癥瘕，血闭，漏下，除邪气。久服耐寒暑，不饥，轻身飞行千里，神仙，一名石脑。生山谷。

【译文】

太一余粮，味甘，性平。主治咳嗽气喘，癥瘕，血管阻塞，月经过多，祛除风邪、神志异常。长期服用能使人耐寒暑，没有饥饿感，使身体轻巧，如神仙般飞行千里之外。又称为石脑。产于山中的深谷处。

【百草堂】

“有一个美丽的传说，精美的石头会唱歌……”这是曾经传唱度很高的一首歌。而歌词中会唱歌的石头就是传说中的木鱼石，它是一种非常罕见的空心石头，俗称“还魂石”“凤凰蛋”，学名“太一余粮”。

木鱼石是世界罕见的稀有宝石，呈紫檀色，属海相沉积，有木纹，含有多种对人体发育有益的微量元素和矿物质，用木鱼石制作的茶具有良好的通透、防腐性能，在酷暑季节泡茶，5天内该茶的色、香、味不变，因而木鱼石茶具被冠以“天下第一壶”的美称。古代的文人墨客利用其中空为盂为砚，所盛水墨经久不变色、味。同时，木鱼石还象征着吉祥如意、佛力无边，可护佑众生、辟邪消灾。基于以上各种原因，木鱼石成为人们崇拜和追寻的至宝。传说乾隆皇帝为寻找木鱼石，历尽千辛万苦，终于在山东境内张夏曼寿山下找到了它。

白石英

【原文】

白石英，味甘，微温。主消渴，阳痿不足，咳逆，胸膈间久寒，益气；除风湿痹。久服轻身，长年。生山谷。

【译文】

白石英，味甘，性微温。主治消渴症、阳痿，咳逆，胸膈间长期有寒气；能益气，并能消除风湿痹症。长期服用能够使人身体轻巧，延缓衰老。产于山中的深谷处。

【集解】

李时珍说，徐锴说，英，也作瑛，玉光也。今五种石英，都像玉而有光泽。

《名医别录》说，白石英产自华阴山谷及泰山，大如手指，长二三寸，六面如削，洁白明澈有光，长五六寸的更佳。其中顶端黄色，棱白色的是黄石英；顶端赤色，棱白色的是赤石英；顶端青色，棱赤色

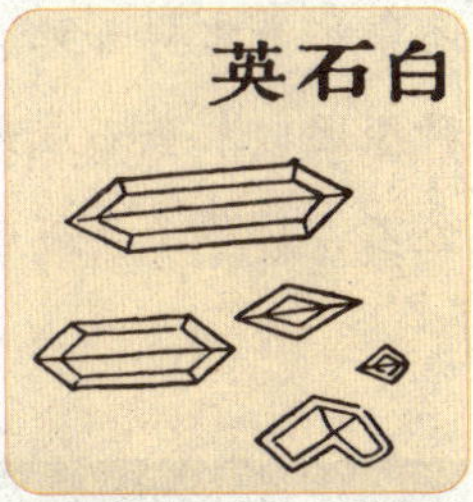

的是青石英；黑泽有光的是黑石英。

李时珍说，泽州有一种英鸡，吃石英，最补人。

[性味] 味甘，性微温，无毒。

徐之才说，恶马目毒公。

[主治] 治疗肺痿，下气，利小便，补五脏，耐寒热。（《名医别录》）
治肺痈吐脓，咳逆上气，黄疸。（甄权）
实大肠。（王好古）

五色石英

[主治] 心腹邪气，女人心腹痛，镇心，胃中冷气，益毛发，悦颜色，治惊悸，安魂定魄，壮阳道，下乳汁。随脏而治，青治肝，赤治心，黄治脾，白治肺，黑治肾。（《日华子诸家本草》）

[发明] 陈藏器说，湿能去枯，如白石英、紫石英之类。

李时珍说，白石英，为手太阴、阳明经的气分药，治痿痹、肺痈、枯燥之病。但属石类，只能暂时使用，不可久服。

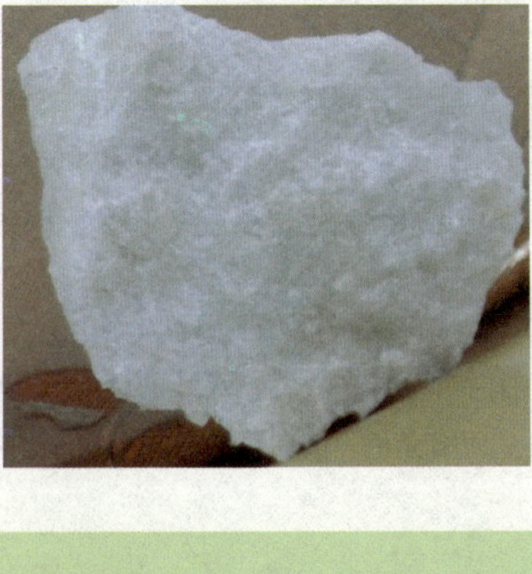

【百草堂】

白石英就是人们通常所说的白水晶。

中国最古老的称法叫水玉，意谓似水之玉，又说是“千年之冰所化”。唐代诗人温庭筠《题李处士幽居》写道：“水玉簪头白角巾，瑶琴寂历拂轻尘。”水玉一词最早频繁出于《山海经》，“又东三百里，日堂庭之山……多水玉”“丹山出焉，东南流注于洛水，其中多水玉”“逐水出焉，北流注于渭，其中多水玉”。司马相如《上林赋》曰：“水玉磊河。”水晶得名水玉，古人是看重“其莹如水，其坚如玉”的质地。

白石英还被称为水精，《广雅》称其为“水之精灵也”，李时珍则说：“莹洁晶光，如水之精英。”

佛家弟子确信，水晶会闪射神奇的灵光，可普度众生。于是水晶被尊崇为菩萨石。《谈苑》说：“嘉州峨眉山有菩萨石，形六棱而锐首，色莹而明彻，若泰山狼牙上饶水晶之类。”

紫石英

【原文】

紫石英，味甘，温。主心腹咳逆，邪气，补不足，女子风寒在子宫，绝孕十年无子，久服温中，轻身延年。生山谷。

【译文】

紫石英，味甘，性温。主治胸腹中有咳逆郁气，能补虚养生，对女子血海空虚，长期宫寒不孕有奇效。长期服用能够使五脏温煦，身体轻巧，增长寿命。产于山中的深谷处。

【集解】

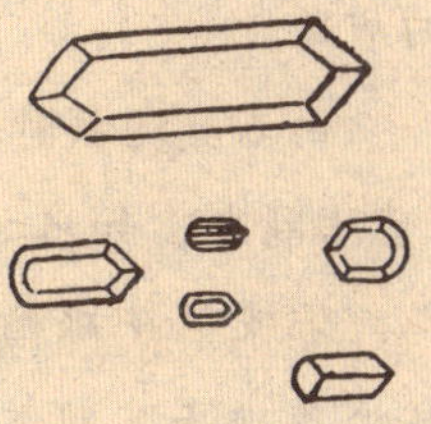

《名医别录》载，紫石英产于泰山山谷，随时可采。

掌禹锡说，它的颜色淡紫，质地莹澈，大小不一，都呈五棱形，两头如箭镞。煮水饮用，暖而无毒，与白石英相比，效力倍增。

李时珍说，按《太平御览》所说：从大岘到泰山，都产紫石英。泰山产的，甚是奇物。平氏阳山县产的，色深特别好。乌程县北垄土所出的，光明但小黑。东莞爆山所出产的，以前用来进贡。江夏矾山也产紫石英。永嘉固陶村小山所出的，芒角很好，但成色小而薄。

[修治] 李时珍说，凡入丸、散，用火煅醋淬七次，碾成末用水飞过，晒干后入药。

[性味] 味甘，性温，无毒。

徐之才说，与长石相使。畏扁青、附子。恶鮀甲、黄连、麦句姜。得茯苓、人参，治疗心中结气。得天雄、菖蒲，治疗霍乱。

李时珍说，服食紫石英后，如乍寒乍热，饮酒良。

[主治] 治疗上气心腹痛、寒热邪气结气，补心气不足，定惊悸，安魂魄，填下焦，止消渴，除胃中久寒，散痈肿，令人悦泽。（《名医别录》）

养肺气，治惊痫，蚀脓。（甄权）

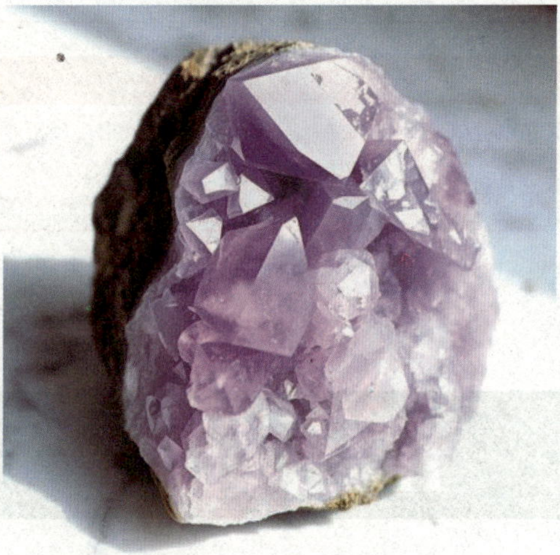

[发明] 王好古说，紫石英入手少阴、足厥阴经。

李时珍说，紫石英，是入于手少阴、足厥阴经的血分药。上能镇心，取重能去怯；下能益肝，取湿能去枯。心主血，肝藏血，其性暖而补，所以心神不安、肝血不足，以及女子血海虚寒不孕的病证适宜使用。《名医别录》说其补心气，甄权说其养肺，都没有分清气阳血阴营卫的区别。只有《神农本草经》中所说的各种病症，才是正确的。

【百草堂】

水晶中有白水晶和紫水晶之分，白石英为白水晶，那么紫石英就是人们常说的紫水晶了。在西方人眼中紫水晶常常被认为是有魔力的，巫婆和法师将其制成水晶球，据说具有通晓过去和预知未来的神奇功能。

而在中国，紫石英则在很早以前就被用于医学，它不仅具有治病救人的功效，更具有“轻身延年”的功效，因此被称为养生佳品。用紫石英、糯米、红糖制成的紫石英粥具有温暖子宫、治疗妇女宫冷不孕的疗效。

对症下药

病症	配方	功效
女子绝孕无子	紫石英同白薇、艾叶、鹿角胶、当归身、山茱萸、川芎、香附	降逆气，暖子宫
小儿惊症	紫石英同龙齿、牡蛎、甘草、北五味子、炮姜	镇心，安神

五色石脂

【原文】

青石、赤石、黄石、白石、黑石脂等，味甘，平。主黄疸；泄利，肠澼脓血，阴蚀，下血，赤白，邪气，痈肿，疽，痔，恶疮，头疡，疥瘙。久服补髓益气，肥健不饥，轻身延年。五石脂各随五色补五脏。生山谷中。

【译文】

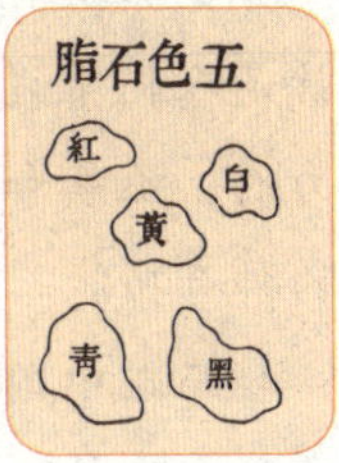

五色石脂，包括青石、赤石、黄石、白石、黑石脂等，味甘，性平，主治黄疸，泻痢，暴痢、便血，赤白带下，邪气痈肿、疽、痔、恶疮、头部溃烂、疥疮瘙痒等症。长期服用强壮骨骼、增补气血，使人身体强健没有饥饿感，身体轻巧、延长寿命。五色石脂各随其色而发挥补益五脏的作用，青石入肝、赤石入心、黄石入脾、白石入肺、黑石入肾。产于山中的深谷处。

【集解】

《名医别录》中说，五色石脂，生南山之阳山谷中。又曰：青石脂生齐区山及海涯。黄石脂生嵩高山，色如莺雏。黑石脂生颍川阳城。白石脂生太山之阴。赤石脂生济南、射阳，又太山之阴。并采无时。

吴普说，五色石脂，一名五色符。青符生南山或海涯。黄符生嵩山，色如狆脑、雁雏。黑符生洛西山空地。白符生少室天娄山或太山。赤符生少室或太山，色绛滑如脂。

【百草堂】

似石而性黏，故名石脂。有青石脂、赤石脂、黄石脂、白石脂、黑石脂等不同的类别，总称为"五色石脂"。药用以赤石脂为最多，白石脂少用，青石脂、黄石脂、黑石脂三种都不入药。

中国道教相信，人只要坚持修炼，食饵药物，便可以长生不老，亦可以返老还童。古代神仙故事中，服食仙药是主要的返老还童的手段，而"石脂"能返老还童的记载也出现在东晋道教大师葛洪的《抱朴子 · 内篇 · 仙药》当中。

对症下药

病症	配方	功效
痢下脓血	桃花汤：赤石脂同炮姜、粳米	清肠化湿，解毒，调气行血
痰饮	赤石脂专为末酒服	温阳化饮
痢下白冻	桃花丸：赤石脂同炮姜蒸饼丸	温中燥湿，调气和血

石胆

【原文】

石胆，味酸，寒。主明目，目痛，金疮，诸痫痉，女子阴蚀痛，石淋，寒热，崩中下血，诸邪毒气，令人有子。炼饵服之不老，久服增寿，神仙，能化铁为铜成金银。一名毕石。生山谷。

【译文】

石胆，味酸，性寒。主要功效是使眼睛视物清晰，能治疗眼睛疼痛，金属创伤，抽风等各种痫症，以及妇女阴部溃疡疼痛，石淋引发的发冷发热，子宫损伤出血，还能解除各种邪气之毒，治疗不孕不育。将其炼制成饵药服用能使人延缓衰老，长期服用使人如神仙般延年益寿，能将铁变为铜合成金、银。又叫作毕石。产于山中的深谷处。

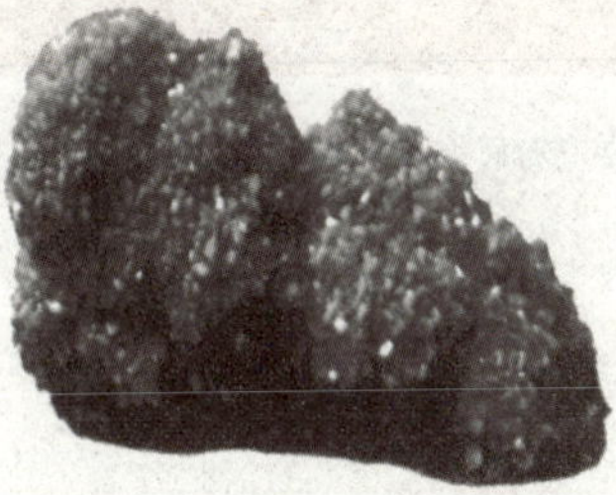

【集解】

李时珍说，石胆出产于蒲州山洞中，像鸭嘴颜色的为上，俗呼胆矾；产于羌里，颜色稍黑的质量次之；信州产的又次之。此物是出产于石矿里，凡经过冶炼的，大多是伪造的。如果用火烧后成汁者，一定是伪造的。涂在铁和铜上烧后呈红色的，是真品。也可以用铜器盛水，投入少许石胆，如果不变成青碧色，几天都没有变化的，是真品。

徐之才说，与水英相使。畏牡桂、菌桂、芫花、辛夷、白微。

[主治] 散癥积，治咳逆上气，及鼠瘘恶疮。(《名医别录》)

治虫牙，鼻内息肉。(《日华子诸家本草》)

治疗赤白带下、面黄、女子脏急。(苏恭)

石胆是吐风疾痰药中见效最快的一种。(苏颂)

[发明] 李时珍说：石胆性寒，味酸而辛，入少阳胆经，其性收敛上行，能涌风热痰涎，发散风木相火，又能杀虫，所以对咽喉口齿疮毒有奇特功效。

对症下药

病症	配方	功效
风痰	用石胆末一钱，小儿用量一字，温醋汤调服。痰涎吐出即愈	清肝化痰
喉痹喉风	二圣散。取石胆两钱半、白僵蚕（炒过）无钱，共研为末。每次取少许吹喉，痰涎吐尽，风痹自愈	消肿去毒，清热化痰
赤白癜风	用石胆、牡蛎粉各半两，共研为末，调醋涂抹	解毒

【百草堂】

石胆又名胆矾、黑石、君石、毕石、铜勒、立制石。味酸、辛，性寒，有毒。

用石胆粉一钱，温醋汤调服，主治风痰。

用石胆二钱半，白僵蚕（炒过）五钱，共研为末。每次取少许吹喉，痰涎吐尽，风痹自愈。此方名“二圣散”。

口舌生疮用石胆半两，放在锅内煅红，露一夜，研细。每次取少许搽疮上，吐出酸涎水。

用石胆、牡蛎各半两，共研为末，调醋涂搽，治疗赤白癜风。

用石胆煅后研细，蜜水调匀搽疮上，治疗痔疮热肿。

白青

【原文】

白青，味甘，平。主明目，利九窍，耳聋，心下邪气，令人吐，杀诸毒、三虫。久服通神明，轻身，延年不老。生山谷。

【译文】

白青，味甘，性平。主要功效是使眼睛视物清晰，九窍通利，能治疗耳聋，逐除胃脘部的不正之气，具有催吐，解毒，杀灭三虫的疗效。长期服用能使人通晓神明，身轻体巧，延年益寿。产于山中的深谷处。

【百草堂】

白青就是我们今天所说硫酸铜。西汉刘安招宾客方士著《淮南万毕术》中有“白青得铁则化为铜”的记载,《吴普本草》中也说:“生豫章，可消而为铜。”

扁青

【原文】

扁青，味甘，平。主目痛，明目，折跌，痈肿，金疮不瘳，破积聚，解毒气，利精神，久服轻身不老。生山谷。

【译文】

扁青，味甘，性平。主治眼睛疼痛，能使人视物清晰，治疗跌打损伤，痈肿，金属创伤不能愈合，能破除体内积聚，解毒，调养精神。长期服用能使人身轻体矫，延缓衰老。产于山中的深谷处。

【百草堂】

扁青又叫作白青、碧青、石青、大青。

《唐本草》，“此扁青，即陶谓绿青是也。朱崖、巴南及林邑、扶南舶上来者，形块大如拳，其色又青，腹中亦时有空者。武昌者片块小而色更佳。简州、梓州者形扁作片而色浅也”“陶所云白青，今空青圆如铁珠，色白而腹不空者是也。研之色白如碧，亦谓之碧青，不入画用，无空青时亦用之，名鱼目青，以形似鱼目故也，今出简州、梓州者好”。

《本草纲目》：“扁青，苏恭言即绿青者，非也，今之石青是矣。绘画家用之，其色青翠不渝，俗呼为大青，楚、蜀诸处亦有之。而今货石青者，有天青、大青、西夷回回青、佛头青，种种不同，而回青尤贵。《本草》所载扁青、层青、碧青、白青，皆其类耳。”

上品

动物篇

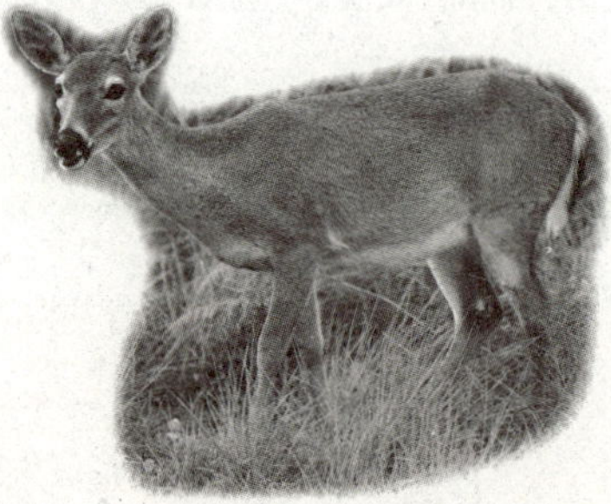

麝香

【原文】

麝香，味辛，温。主辟恶气，杀鬼精物，温疟，蛊毒，痫痓，去三虫。久服除邪，不梦寤魇寐。生川谷。

【译文】

麝香，味辛，性温。主要功效是辟除不正的恶气，杀灭鬼精，能治疗受暑热突发的疟疾，蛊毒，痓症，并能去除蛔、赤、蛲三虫。长期服用可以除邪安神，使精神正常，睡眠安稳。生活于山川河谷地带。

【集解】

陶弘景说，麝的外形像獐但比獐小，为黑色。常吃柏树叶，也吃蛇。麝香长在雄性阴茎前的皮下，并有膜袋裹着。五月时获得香，往往可以在麝香中看到蛇皮和骨。现在的人用蛇蜕裹麝香，说是会更

麝

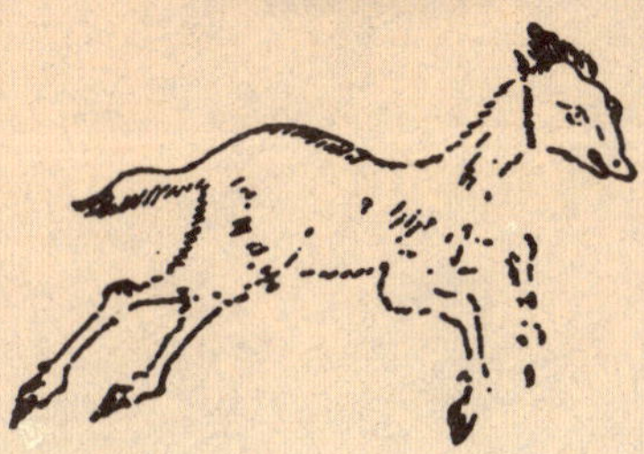

香，这是两物相使的原因。麝在夏天捕食很多的蛇、虫，到寒冬时，则香已填满，入春后麝脐内急痛，便自己用爪子剔出香，还拉屎尿将香覆盖住。麝常在一个固定的地方剔香。曾有人遇到麝的藏香之处，得香一斗五升，这样的香绝对超过杀取的。

苏颂说，现在陕西、益州、利州、河东等处的山中都有麝出没，而秦州、文州各少数民族地方尤其多。蕲州、光州有时也有，但香特别的小，一子才只有弹丸般大，不过往往是真的，因那儿的人不大会作假。麝香分三等：最好的是生香，名遗香，是麝自己剔出来的香，极难获得，价同明珠。这种香聚合处，远近的草木都不生长，或者变为焦黄。如有人带香走过园林，则园中的瓜果都不结果实。第二等是脐香，捕杀麝而获得的。第三等是心结香，这是麝遇到大兽追逐，惊恐失心，狂跑跌死。有人获得，剖开心看到血流出，滴在脾上，成干血块的就是，不堪入药用。

唐慎微说，《谈苑》载，商汝山中有很多麝，遗粪常在一个固定的地方，人以此而获得。麝天生对自己的脐很爱护，如果人追赶它过急，它即跳岩，并举爪剔裂其香，死后仍拱起四足保护脐。所以李商隐有诗说：“投岩麝退香。”许浑诗说：“寻麝采生香。”

李时珍说，麝居住在山中，獐居住在沼泽之地，可以此来分辨它们。西北产的麝香结实，东南产的叫土麝，也可以用，只是药力次之。中南有灵猫囊，其香气如麝，人们常将它们混淆。

麝脐香

[性味] 味辛，性温，无毒。

李鹏飞说，麝香不可接近鼻子，否则有白虫入脑，会得癞病。将麝香长期带在身上，香会穿透关节，让人生怪病。

[主治] 疗各种凶邪鬼气，中恶，心腹暴痛，胀急痞满，风毒，

能去面黑斑、目生翳膜，治妇人难产，可堕胎。(《日华子诸家本草》)

疗鼻窒，闻不到香臭。(王好古)

通诸窍，开经络，透肌骨，解酒毒，消瓜果食积，治中风，中气，中恶，痰厥，积聚癥瘕。(李时珍)

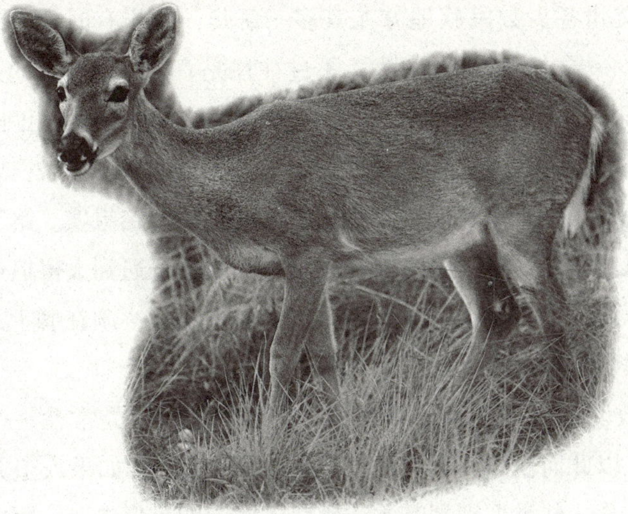

【百草堂】

传说很早以前，在深山里居住着一对以打猎为生的唐姓父子。一天，父子俩在深山打猎，儿子为追捕一只野鸡，不慎掉下山涧。

山涧中儿子虽倒在洞里动弹不得，却闻到缕缕奇香。这奇特的香气，沁人心脾，儿子闻了之后伤痛好像逐渐消散。

唐老汉找到儿子后，就按儿子的意思去寻找香味来源。之后在泥土中发现一个鸡蛋大小、长着细毛的香囊。儿子每天闻香囊，不久伤便不治而愈。后来，每遇到穷人跌打损伤，唐老汉就用香囊为其治疗。

此事被县太爷得知，便派衙役将香囊抢去，送给自己的小妾。小妾将香囊随身携带，哪知已怀孕三月的胎儿竟然流产了。

唐老汉失去香囊后，上山打猎时便加倍留意。终于，他发现雄性麝的腹部有一装着分泌物的囊袋，这个囊袋和原来的香囊一样，于是就被称为“麝香”了。

龙骨

【原文】

龙骨，味甘，平。主心腹鬼疰，精物老魅，咳逆，泻痢脓血，女子漏下，癥瘕坚结，小儿热气惊痫，龙齿，主小儿、大人惊痫，癫疾狂走，心下结气，不能喘息，诸痉，杀精物。久服轻身，通神明，延年。生山谷。

【译文】

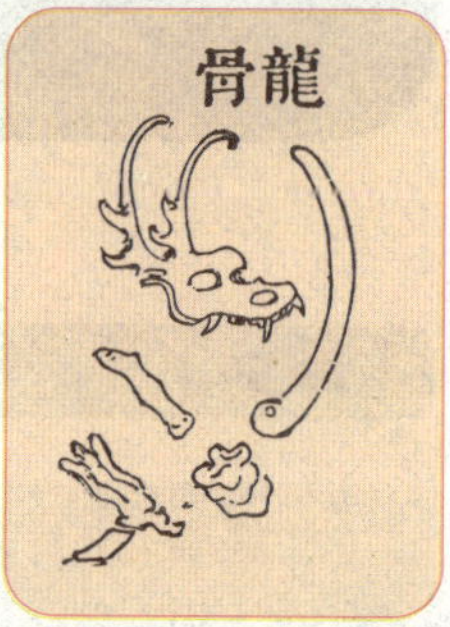

龙骨，味甘，性平。主治心腹慢性传染病，有谵语妄见等神志异常现象，咳嗽气喘，下痢脓血便，女子阴道出血及腹部肿块，小儿发热惊痫。龙齿，主治小孩、大人的惊痫以及疯狂奔走，胃脘部有邪气结聚，喘息困难，治疗各种痉症，杀灭各种不明由来的疾病。长期服用能使人身体轻巧，神清气爽，延年益寿。产于山中的深谷处。

【百草堂】

中药龙骨其实是古代动物的骨骼化石。龙骨的主要作用是镇静，敛汗涩精，固肠止泻。东汉时期医家张仲景则创制了桂枝龙骨牡蛎汤（由桂枝、龙骨、牡蛎、芍药、生姜、大枣、甘草组成），用以治疗心悸、神昏等神经衰弱的症状。

龙骨中还蕴含着一个重大的发现。清代光绪年间，一个叫王懿荣的官员患了疟疾，也按医生的处方从药店中抓来了龙骨等药物。当查验药物时，他发现在这些龙骨上有刀痕，仔细一看，是一些像文字的符号，与殷商青铜器上的铭文竟然十分相似。原来这些甲骨是商代占卜所用的骨片，上面的文字即是甲骨文。于是，这些刻字的甲骨也身价倍增，成了研究历史的重要线索。

对症下药

病症	配方	功效
大人癫症、小儿惊痫	龙骨同牛黄、犀角、钩藤、丹砂、生地黄、茯神、琥珀、金箔、天竺黄、竹沥	镇惊
梦遗	龙骨同牡蛎、白芍、甘草、桂枝、生姜、大枣	敛汗涩精

熊脂

【原文】

熊脂，味甘，微寒。主风痹不仁，筋急，五脏、腹中积聚，寒热，羸瘦，头疡、白秃，面皯、皰。久服强志，不饥，轻身。生山谷。

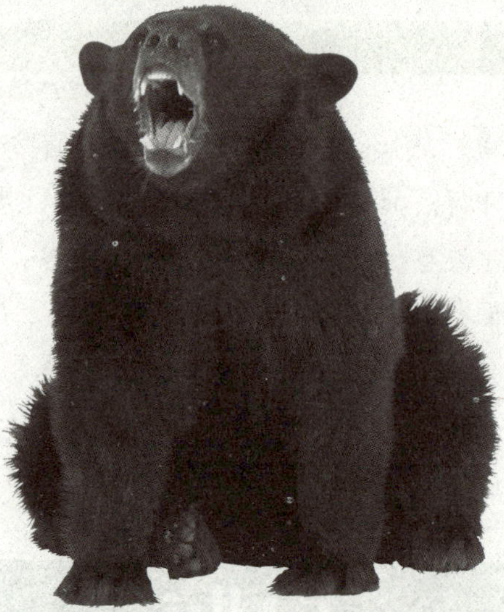

【译文】

熊脂，味甘，性微寒。主治风痹肌肤麻木不仁，筋脉拘挛，五脏及腹中寒热邪气积聚不散，身体虚弱羸瘦；治疗头部疮疡、白秃症，面色枯黑，粉刺。长期服用能增强记忆力，充饥耐饿、身轻体巧。又叫作熊白。产于山中的深谷处。

【集解】

陶弘景说，脂即熊白，乃背上肪，色白如玉，味甚美，寒月则有，夏月则无。

［性味］甘，微寒，无毒。

［主治］治风，补虚损，杀劳虫，酒炼服之。（《日华子诸家本草》）

【百草堂】

熊脂又叫熊白、熊恤。以秋末冬初猎取者脂肪最为肥满。取出脂肪，熬炼去滓即得。熊油色白微黄，略似猪油，寒冷时凝结成膏，热则化为液态。气微香。以纯净无滓、气香者为佳。苏轼有诗云："陇肴有熊脂，秦烹惟羊羹。"

中医认为熊脂可美容养生，用熊脂、蔓荆子末，等分和匀，调醋涂搽，可令头发乌黑。

白胶

【原文】

白胶，味甘，平。主伤中劳绝，腰痛羸瘦，补中益气，妇人血闭，无子，止痛安胎。久服轻身，延年。一名鹿角胶。

【译文】

白胶，味甘，性平。主治因操劳过度而造成的腰痛及身体虚弱羸瘦，能补益中气，治疗女子的经闭、不孕，具有止痛、安胎的功效。长期服用能使身体轻巧，延年益寿。又叫作鹿角胶。

【百草堂】

鹿角胶熬制时间多在11月到翌年3月。先将鹿角锯成小段，长

10~15 厘米，置水中浸漂，每日搅动并换水 1~2 次，漂至水清，取出，置锅中煎取胶液，反复煎至胶质尽出，角质酥融易碎时为止。将煎出所有胶液，过滤合并 (或加入黄酒 3%，冰糖 5%) 至稠膏状，倾入凝胶槽内，俟其自然冷凝，取出，分切为小块，阴干。每块重约 5 克，即为鹿角胶。

阿胶

【原文】

阿胶，味甘，平。主心腹内崩，劳极洒洒如疟状，腰腹痛，四肢酸疼，女子下血，安胎。久服轻身，益气。一名傅致胶。

【译文】

阿胶，味甘，性平。主治心腹内的脏器虚损，劳累过度而造成的皮肤恶寒如发疟疾，能够消除腰腹疼痛、四肢酸痛的症状。还可治疗女子下部出血，具有安胎的作用。长期服用能使身体轻巧，增益气力。又叫作傅致胶。

【百草堂】

传说很久以前，山东流行一种出血而死的怪病。当时有一个叫阿姣的姑娘，为了治此顽疾四处寻医找药。一天，阿姣在泰山遇一白发药翁，对她说："必须找到吃狮耳山的草、喝狼溪河水长大的毛驴的皮，熬成胶服用，才能治好此病。"阿姣姑娘听后特别高兴，因为家乡王员外家中就有一头这样的驴。于是，阿姣再三请求王员外普济众人，王员外无奈答应了阿姣，但提出必须由阿姣一人处死此驴方可。阿姣知此驴灵活，穿山越涧，如履平地，赛马胜骡，力大无穷，自己一个弱女子如何是好？但一想到乡亲们被疾病磨折和惨死的情景，勇气顿生，便答应下来。乡亲们知道王员外是心怀诡计，就含泪劝阿姣不要上当，但阿姣毫不动摇，经过拼死努力，终于制服了这头驴。可是，王员外不甘心，暗害了阿姣。为了纪念阿姣之恩德，人们将驴皮熬成的胶称为"阿胶"。阿胶素与人参、鹿茸齐名，且并称养生中药三宝。

据考，阿胶曾治好了慈禧太后久治不愈的血病，慈禧太后特赐这种阿胶以"福"字，所以"福字牌"阿胶由此得名。不仅如此，咸丰晚年无子，懿妃怀胎但有血症，当时户部侍郎陈宗妫是山东吴城阿胶镇的人，向懿妃推荐阿胶治好了血症，保住了胎元。这个足月出生的男孩就是清朝第九代皇帝同治（载淳）。

对症下药

病症	配方	功效
妇人胎漏下血	阿胶同白芍、炙甘草、麦冬、生地黄、鹿角胶、当归身、枸杞子、杜仲、续断	和血滋阴，安胎
多年咳嗽	阿胶（炒）、人参各二两，同研末。每次取三钱，加豉汤一盏、葱白少许，煎服，一天三次。	止咳化痰
肺风喘促	取透明阿胶切小，炒过，加紫苏、乌梅肉（焙研）等分，用水煎服。	平喘清肺
老人虚秘	阿胶（炒）二钱、葱白三根，水煎化，加蜜两匙，温服。	利小便，调大肠
月经不调	阿胶一钱，蛤粉炒成珠后研末，用热酒送服。	滋阴补血，调经止痛

石蜜

【原文】

石蜜，味甘，平。主心腹邪气，诸惊痫痓，安五脏，诸不足，益气补中，止痛解毒，除众病，和百药。久服强志，轻身，不饥，不老。一名石饴。生山谷。

【译文】

石蜜，味甘，性平。主治心腹间邪气结聚引发的各种惊痫、痓症，能使五脏安定，补益五脏的各种虚弱不足，具有止痛解毒，治疗多种疾病、调和百药的功效。长期服用能增强记忆力，使身轻体巧，没有饥饿感，延缓衰老。又叫作石饴。产于山中的深谷处。

【百草堂】

在蜂蜜当中，从野外，如树上、岩洞等采取者称为野蜂蜜，又叫石蜜或岩蜜，质量最好。但也有人认为冰糖就是石蜜。

石蜜味甘，性平。入药用必须炼熟。有益气补脾胃和润燥解毒的作用，适用于脾胃虚弱、津液不足的肠燥便秘，以及肺燥干咳。

一般补养药用蜜做丸，能加强它的补益作用。治咳药用蜜炙，可以增加润肺止咳功能，并可缓和毒性药物，起到解毒作用。

蜂子

【原文】

蜂子，味甘，平。主风头，除蛊毒，补虚羸伤中。久服令人光泽，好颜色，不老。大黄蜂子，主心腹胀满痛，轻身益气。土蜂子，主痈肿。一名蜚零，生山谷。

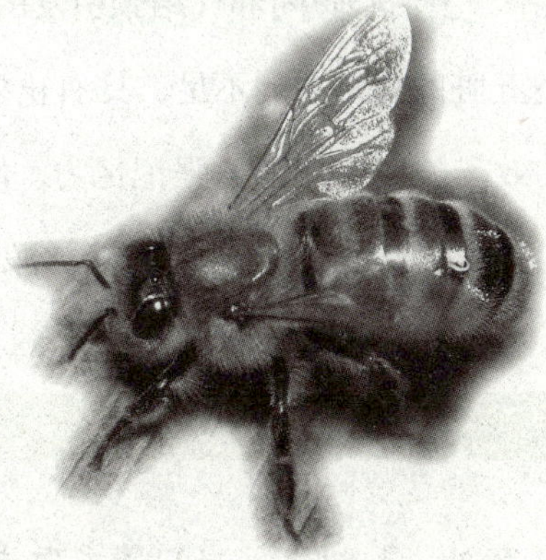

【译文】

蜂子，味甘，性平。主治受风侵袭而引起的头痛，能杀除蛊毒，修补身体虚损瘦弱而造成的内脏损伤。长期服用能使人肌肤光泽、面色美好，延缓衰老。大黄蜂子，主治心腹间胀满疼痛，使人身体轻巧、气力充沛。土蜂子，主治痈肿。又叫作蜚零，产于山中的深谷处。

【百草堂】

蜂子是蜜蜂的幼虫，治疗痈肿、丹毒、风疹。食谱中的“油炸土蜂子”更是具有食疗的功效。将土蜂幼虫洗净，油锅烧至四成热，放入土蜂幼虫炸至金黄色，盛出装盘即成。油炸土蜂幼虫脆酥香甜，含丰富蛋白质、糖等营养成分，具有消肿、解毒、祛风的功效。对于治疗疮痈肿毒、风疹有一定疗效。

蜂子本身有毒素，因此《日华子诸家本草》中说：“有食之者，须以冬瓜及苦荬、生姜、紫苏以制其毒。”

蜜蜡

【原文】

蜜蜡，味甘，微温。主下痢脓血，补中，续绝伤，金疮，益气，不饥，耐老。生山谷。

【译文】

蜜蜡，味甘，性微温。主治下痢脓血，能够补益内脏，续补损伤，治疗金属器械损伤，补益气血，服后没有饥饿感，能延缓衰老。产于山中的深谷处。

【百草堂】

蜜蜡是一种从蜂巢中提取的特殊营养物质，这种物质具有奇妙的功效，不仅可以用来美容保健，它同时还是一种中药，对身体可以起到调养治疗的效果。

蜜蜡可以用于面部、身体肌肤，达到一些特殊的美容功效，甚至还可以用来制成首饰，也可以起到一定的保健作用。自古以来，蜜蜡深受世界各地之皇室、贵族、收藏家、百姓的钟爱，它不只被当作首饰、颈饰等装饰品，更因为被相信其具有神秘的力量而获一致的赞扬推崇。蜜蜡的温热作用可以促进血液及淋巴循环，有助于身体的排毒。它是历代皇族所采用的饰物与宗教之加持圣物，佩戴者与珍藏家相信它代表着无比的幸运和财富。所以欧洲一直有“千年琥珀，万年蜜蜡”的说法。蜜蜡的质感和彩艳魅力，足以媲美钻石和翡翠，它的神秘力量和灵性，却是其他珠宝所不具备的，可谓最美丽和珍贵的珠宝。

牡蛎

【原文】

牡蛎，味咸，平。主伤寒寒热，温疟洒洒，惊恚怒气，除拘缓，鼠瘘，女子带下赤白。久服强骨节，杀邪鬼，延年。一名蛎蛤。生池泽。

【译文】

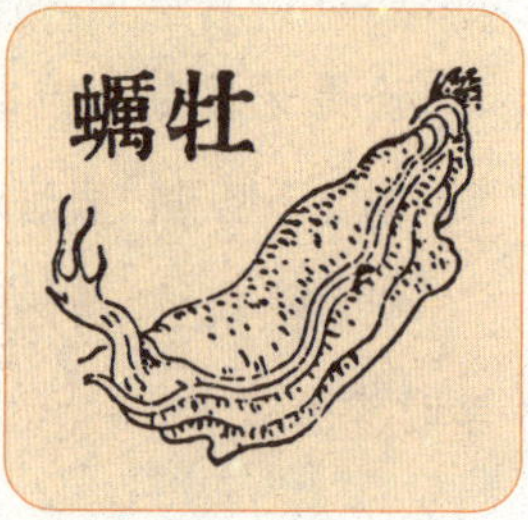

牡蛎，味咸，性平。主治因感伤寒引起的恶寒发热，以及温疟之后体弱畏风，容易惊悸发怒，能除拘急驰缓，鼠瘘，女子的赤白带下。长期服用能够使筋骨强壮，镇静除邪，使人益寿延年。又叫作蛎蛤。生活于湖泊和大海中。

【集解】

苏颂说，现在海边都有牡蛎，尤其以东海、南海为多。牡蛎都附石而生，像房子一样相连，称为蛎房。晋安人叫它蚝莆。刚生长时只有拳头大小，逐渐向四面生长，可长到一两丈长，漫布于岩石之上，像山一样，俗称蚝山。每一房内有肉一块，大房如马蹄，小房像人的手指头。涨潮的时候，每个房门都打开，若有小虫进入，则合上房门，以充饥。渔民得到它后，凿开蛎房，用烈火烧，挑出房中的肉食用，味道鲜美且益人，是很珍贵的海味。

李时珍说，南海人用蛎房砌墙，用煅烧的灰粉刷墙壁，吃牡蛎肉。他们称牡蛎肉为蛎黄。

[性味] 味咸，性平、微寒，无毒。

徐之才说，与贝母相使。与甘草、牛膝、远志、蛇床子配用为好。恶麻黄、辛夷、吴茱萸。

[主治] 除留滞于骨节、荣卫之间的热邪，疗虚热、心中烦满疼痛气结。能止汗止渴，除瘀血，治泄精，涩大小肠，止大小便频繁。还能治喉痹、咳嗽、胸胁下痞热。(《名医别录》)

将其做成粉擦身，止大人、小孩盗汗。与麻黄根、蛇床子、干姜制成粉，可治阴虚盗汗。(陈藏器)

治男子虚劳，能补肾安神、去烦热，疗小儿惊痫。(李珣)

去胁下坚满，瘰疬，一切疮肿。(王好古)

能化痰软坚，清热除湿，止心脾气痛，下痢，白浊，治疝瘕积块，瘿疾。(李时珍)

牡蛎肉

[性味] 味甘，性温，无毒。

[主治] 煮食，治虚损，调中，解丹毒，疗妇人血气。用姜、醋拌来生吃，治丹毒，酒后烦热，能止渴。(陈藏器)

炙食味道很好，还可以美容。(苏颂)

【百草堂】

牡蛎，俗称蚝，别名蛎黄、蚝白、海蛎子。鲜牡蛎肉青白色，质地柔软细嫩。欧洲人称牡蛎是“海洋的玛娜”(即上帝赐予的珍贵之物)，“海洋的牛奶”，古罗马人把它誉为“海上美味——圣鱼”，日本人则称其为“根之源”，它是唯一能够生吃的贝类。

宋人苏颂《本草图经》中曾描述“(牡蛎)今海旁皆有之，而南海闽中及通泰间尤多。初生海边才如拳石，四面见长有一二丈者，崭岩如山，每一房内有蚝肉一块，肉之大小随房所生，大房如马蹄，小者如人指面，每潮来则诸房皆开，有小虫入，则合之以充饥。海人取之，皆凿房以烈火逼开之，挑取其肉”。

李时珍在《本草纲目》中也说牡蛎“肉治虚损，解酒后烦热……滑皮肤，牡蛎壳化痰软坚，清热除湿，止心脾气痛，痢下赤白浊，消疝积块”。它性微寒，同时兼具制酸作用，所以对胃酸过多或患有胃溃疡的人更有益处。

牡蛎中所含多种人体所需微量元素，钙使皮肤滑润；铜使肤色好看，令人看起来特别有血色；钾可治疗皮肤干燥及粉刺；维生素也可以使皮肤光润，同时可以调节油脂的分泌。

对症下药

病症	配方	功效
梦泄	牡蛎同龙骨、桂枝、白芍、甘草、姜、枣	补肾安神
疟疾寒热	牡蛎粉、杜仲等分，研为末，加蜜做成梧子大的丸子，每次用温水送服五十丸	清热除湿，软坚散结
虚劳盗汗	牡蛎粉、麻黄根、黄芪等分，同研末。每次取二钱，加水一盏，煎成七分，温服，一日一次	平肝潜阳，收敛固涩

龟甲

【原文】

龟甲，味咸，平。主漏下赤白，破癥瘕，痎疟，五痔，阴蚀，湿痹，四肢重弱，小儿囟不合。久服轻身，不饥。一名神屋。生池泽。

【译文】

龟甲，味咸，性平。主治女子白带异常而赤白相间的妇科病，能消散女子腹中瘀血癥瘕，治疗久疟不愈，各种痔疮，女子阴部瘙痒溃烂，祛除风湿痹痛，四肢沉重无力，小儿囟门不合等症。长期服用能使身轻体巧，不感到饥饿。又叫作神屋。生活于湖泊和大海中。

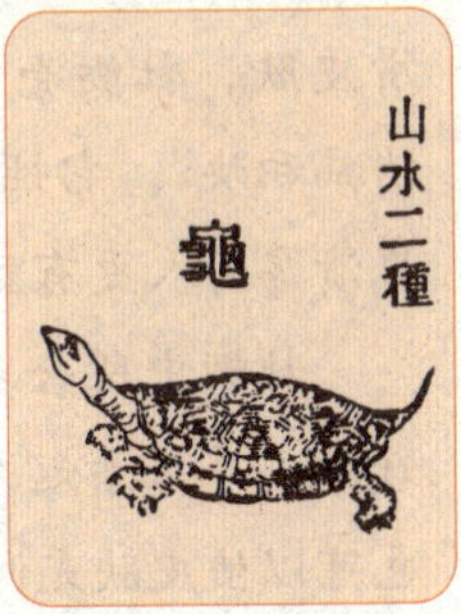

【百草堂】

很久以前，东海边有一个靠打鱼为生的小伙子，他的勤劳善良感动了正在附近修炼的海龟仙子，她自愿放弃修行到人间和这位小伙子过日子。婚后一年，海龟仙子生下了一个活泼可爱的男孩，小两口甭提多高兴了。小伙子每天起早贪黑出海打鱼，海龟仙子则在家洗衣、做饭、带小孩，为夫织补渔网。可好景不长，由于孩子生来先天不足，得了软骨病，小两口把家里值钱的东西都卖光了，仍未能治好孩子的病。眼看着丈夫整天闷在家里叹气，海龟仙子毅然对他说："夫君啊，治孩子的病，我这里有一种宝药。"小伙子立刻眼睛一亮，问道："在哪里？"海龟仙子随即将自己的龟甲拿出来，叫夫君把它碾碎后熬成浓汁，喂给孩子吃。孩子吃过没多久，身上的骨骼果真硬朗起来了。丈夫乐得合不拢嘴，可海龟仙子的身子却渐渐衰弱，进而奄奄一息。最后，她对夫君说："我原是东海修炼了几百年的金龟，精气全凝聚在这龟甲中，如今我的龟甲没有了，为了咱们的孩子我死而无怨……"说着说着，海龟仙子便咽气了。小伙子悲痛万分地埋葬了妻子，一个人含辛茹苦地将儿子拉扯大。好在儿子很争气，不仅越长越强壮，而且听从父亲的教诲，潜心学医，为渔民们解除疾苦。从此，龟甲这味药能治病的消息就传开了。

对症下药

病症	配方	功效
阴虚内热，骨蒸盗汗，头晕目眩	常配熟地黄、知母、黄柏、石决明、菊花等	滋补肝肾之阴、潜降肝阳
肾虚骨痿，小儿囟门不合等	常配熟地黄、锁阳、牛膝等同用	益肾健骨，补血滋阴
心虚惊悸，失眠，健忘	常与龙骨、远志等配伍，如孔圣枕中丹	有养血补心之效

桑螵蛸

【原文】

桑螵蛸，味咸，平。主伤中，疝瘕，阴痿，益精生子，女子血闭，腰痛，通五淋，利小便水道。一名蚀胧。生桑枝上，采蒸之。

【译文】

桑螵蛸，味咸，性平。主治内脏受损，疝瘕，阴痿，能增强生育能力，治疗女子闭经，腰痛，使气淋、血淋、劳淋、热淋、石淋这五种淋症消除，具有通利小便的功效。又叫作蚀胧。生长在桑枝上，采摘后蒸熟使用。

【百草堂】

桑螵蛸别名螳螂窠、刀螂子、螳螂蛋、螳螂子、流尿狗、桑蛸、螵蛸虫、老鸹苾脐。为螳螂科昆虫大刀螂、小刀螂或巨斧螳螂干燥卵鞘。以上三种分别习称“团螵蛸”“长螵蛸”及“黑螵蛸”。具有益肾固精、缩尿、止浊的功效，用于遗精滑精，遗尿尿频，小便白浊。

发髲

【原文】

发髲，味苦，温。主五癃，关格不通，利小便水道，疗小儿痫，大人痓，仍自还神化。

【译文】

发髲，味苦，性温。主治五种淋症，关格不通，具有利水道，通小便，治疗小儿痫症，大人痓症，还原原有的生理功能。

【集解】

明代李时珍《本草纲目·人一·发髲》："鬄髲，乃剪鬀下髪也。"清陆圻《新妇谱·款待宾客》："新妇或係贫家之女，奁无可废，然常存此心，即布衣可质，鬄髲可截也。"

案说文云：发，根也。髲鬄也。鬄髲也。或作鬀。毛诗云：不屑鬀。笺云：鬀髲也。仪礼云：主妇被锡。注云：被锡，读为髲鬄。古者或剔贱者刑者之发，以被妇人之为饰，因名髲鬄焉。李当之云：是童男发，据汉人说：发髲，当是剃刑人发，或童男发本经不忍取人发用之。故用剃余也。方家至用天灵盖，害及枯骨，卒不能治病。古人所无矣。

[性味] 味苦，性微温，无毒。

[主治] 主咳嗽，五淋，大小便不通，小儿惊痫，止血。鼻出血，将乱发烧成灰吹鼻可止。《名医别录》

将乱发烧灰，可以治转胞，小便不通，赤白痢，哽噎，痈肿，狐尿刺，尸疰，疔肿骨疽杂疮。（苏恭）

消瘀血，补阴效果迅速。（朱震亨）

[发明] 李时珍说，发为血之余，所以能治疗血病，补阴，疗惊痫，去心窍之血。

【百草堂】

发髲是《神农本草经》中唯一一种从人身上取来入药的东西。发髲主治五癃，具有利水道、通小便的功效。但是在古代，发髲并不是随随便便就能剃下拿来入药的，古人有“身体发肤受之父母”的古训，剪掉头发就表示不孝。因此，拿来入药的发髲通常是从死刑犯的头上剃下的。

牛黄

【原文】

牛黄，味苦，平。主惊痫，寒热，热盛狂痓，除邪逐鬼。生平泽。

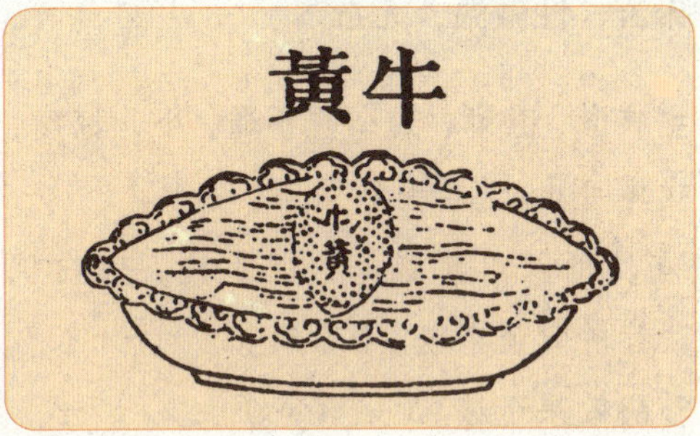

【译文】

牛黄，味苦，性平。主治惊恐、癫痫，身体恶寒发热，高烧使人发狂，四肢及全身筋脉强急痉挛，能祛邪安神。牛一般生活在平原水草丛生之处。

【集解】

苏颂说，今出登、莱州。他处或有，不甚佳。凡牛有黄者，身上夜有光，眼如血色，时复鸣吼，恐惧人。又好照水，人以盆水承之，伺其吐出，乃喝迫，即堕下水中，取得阴干百日。一子如鸡子黄大，重叠可揭折，轻虚而气香者佳。然人多伪之，试法但揩摩手甲上，透甲黄者为真。

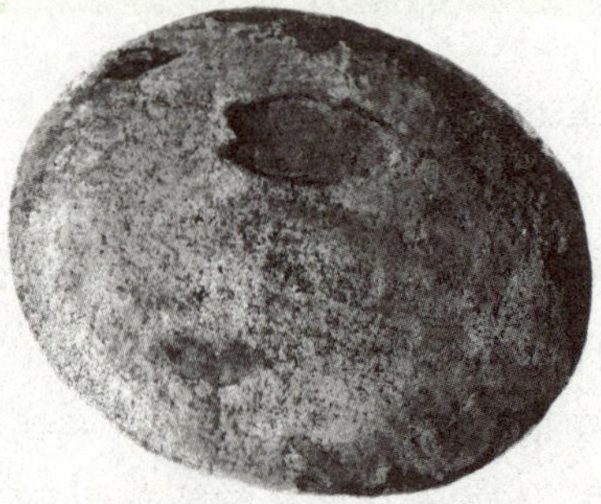

[性味] 苦，平，有小毒。

[主治] 疗小儿百病，诸痫热，口不开，大人狂癫，又堕胎。久服，轻身增年，令人不忘。(《名医别录》)

主中风失音口噤，妇人血噤惊悸，天行时疾，健忘虚乏。(《日华子诸家本草》)

安魂定魄，辟邪魅，卒中恶，小儿夜啼。(甄权)

益肝胆，定精神，除热，止惊痫，辟恶气，除百病。(孙思邈)

清心化热，利痰凉惊。(宁源)

痘疮紫色，发狂谵语者可用。(李时珍)

[发明] 李杲说，牛黄入肝，治筋病。凡中风入脏者，必用牛、雄、脑、麝之剂，入骨髓，透肌肤，以引风出。若风中腑及血脉者用之，恐引风邪流入于骨髓，如油入面，莫之能出也。

李时珍说，牛之黄，牛之病也。故有黄之牛，多病而易死。诸兽皆有黄，人之病黄者亦然。因其病在心及肝胆之间，凝结成黄，故还能治心及肝胆之病。正如人之淋石，复能治淋也。按《宋史》云：宗泽知莱州，使者取牛黄。泽云：方春疫疠，牛饮其毒则结为黄。今和气流行，牛无黄矣。观此，则黄为牛病，尤可征矣。

【百草堂】

战国时期，名医扁鹊在渤海一带行医。一日，扁鹊为邻居故阳文煅制了一块青礞石，准备研末做药治他的中风偏瘫。这时，门外传来一阵喧闹声，扁鹊问其究竟，原来是阳文家中养了十几年的黄牛，不知何故，近两年来日见消瘦，不能耕作。故阳文的儿子阳宝请人把牛宰杀了。阳宝在牛胆里发现一块石头，扁鹊对此石头颇感兴趣，嘱咐阳宝将石头留下。阳宝于是将其随手和桌上的青礞石放在一起。

正在这时，阳文的病又发作起来。扁鹊赶来，见阳文双眼上翻，喉中碌碌痰鸣，肢冷气促，十分危急。他叮嘱阳宝去把桌上那块青礞石拿来。阳宝气喘吁吁地拿来药，扁鹊也未细察，很快研为细末，取用五分给阳文灌下。不一会儿，病人停止了抽搐，气息平静，神志清楚。扁鹊回到屋里，发现礞石仍在桌上，而那块结石不见了，忙问家人何人动了结石。家人回答是阳宝按他的吩咐取走的。这个偶然的差错使扁鹊深思："难道牛的结石，也有豁痰定惊作用？"于是，他第二天有意将阳文的药里的青礞石改换为牛结石。三天后，阳文的病势奇迹般地好转，不但止住了抽搐，而且偏瘫的肌体也能动弹了。

由于结石生于牛身，凝于肝胆而成黄，故称它为"牛黄"，又因为其有此神效，堪称一宝，牛属丑，于是又被人们称为"丑宝"。

丹雄鸡

【原文】

丹雄鸡，味甘，微温。主女人崩中漏下赤白沃，补虚温中，止血，通神，杀毒辟不祥。头，主杀鬼，东门上者尤良。肪，主耳聋。肠，主遗溺。肶胵裹黄皮，主泄利。尿白，主消渴，伤寒寒热。黑雌鸡，主风寒湿痹，五缓六急，安胎。翮羽，主下血闭。鸡子，主除热，火疮，痫、痉，可作虎魄神物。鸡白蠹，肥脂。生平泽。

【译文】

丹雄鸡，味甘，性微湿。主治女子崩漏及赤白带下，具有温中补虚，止血，通神，解毒辟秽的功效。它的头，能杀灭阴寒鬼气，立在东门上者为佳。其脂肪，主治耳聋。其肠，主治遗尿。鸡内金，主治泻痢。鸡尿或屎中的白色物质，主治消渴症。黑雌鸡，主治风寒湿痹，调养极度虚损，具有安胎的功效。鸡的硬毛，主治闭经。鸡蛋，消除身体发热，治疗火灼烧形成的疮，癫痫、抽风等症。可同琥珀一样，用作镇惊安神之药。鸡白蠹，像脂肪一样。鸡一般生活在平地水草丛生之处。

【百草堂】

丹雄鸡就是羽毛带红色的公鸡。《本草经集注》认为，丹雄鸡味甘，性微温，主治女子非经期阴道大出血或持续小出血，以及红白相间的白带，具有补虚温中、止血作用。

说丹雄鸡能驱鬼避邪，是因为根据汉族民间传说，恶鬼一般都是夜间出来活动并为害人类，而当雄鸡鸣唱时天即将曙，于是各种鬼物都将藏匿起来，所以便有雄鸡能够镇鬼的说法；又汉族民间认为红色也有驱鬼的功效，故谓丹雄鸡能镇鬼。另外根据汉族民间传说，鬼怪都害怕阳光，而东方正是太阳升起的方向，所以人们相信东方是对鬼怪不利的方位。

雁肪

【原文】

雁肪，味甘，平。主风挛拘急，偏枯，气不通利。久服益气，不饥，轻身，耐老。一名鹜肪。生池泽。

【译文】

雁肪，味甘，性平。主治受风引起的肢体痉挛僵直，身体偏枯活动不便，气血不通畅。长期服用能补益气血，使人没有饥饿感，身体轻巧，延缓衰老。又叫作鹜肪。大雁一般生活在水塘、湖泊等水草丛生之处。

【百草堂】

古代医书中记载，雁肪具有活血祛风，清热解毒的功效，能治疗中风偏枯，手足拘挛，心胸结热，痞塞呕逆，疮痈，发脱不长。

大雁除药用之外，在古人的典籍中更多地出现在诗中。范仲淹《渔家傲》："塞下秋来风景异，衡阳雁去无留意。"李清照《一剪梅》："云中谁寄锦书来，雁字回时，月满西楼。"晏殊《诉衷情》："凭高目断，鸿雁来时，无限思量。"李师中《菩萨蛮》："从此信音稀，岭南无雁飞。"大雁作为一种精神寄托在古诗中大放异彩，直至今日依然为人们诉说衷肠的最佳传递者。

鲤鱼胆

【原文】

鲤鱼胆，味苦，寒。主目热赤痛，青盲，明目。久服强悍，益志气。生池泽。

【译文】

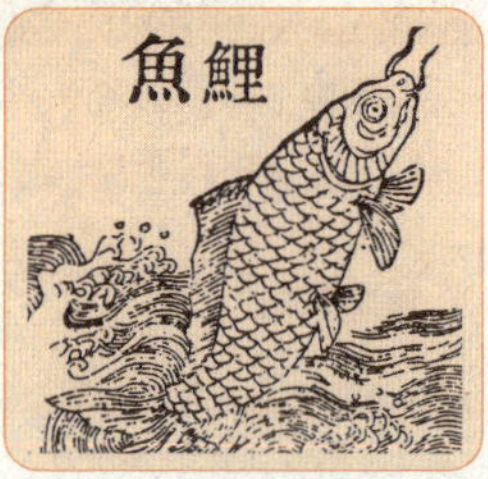

鲤鱼胆，味苦，性寒。主治眼睛红肿疼痛，消除青盲眼，增强视力。长期服用能使身体强壮，增强记忆力，增长气力。鲤鱼生活在池塘、湖泊之中。

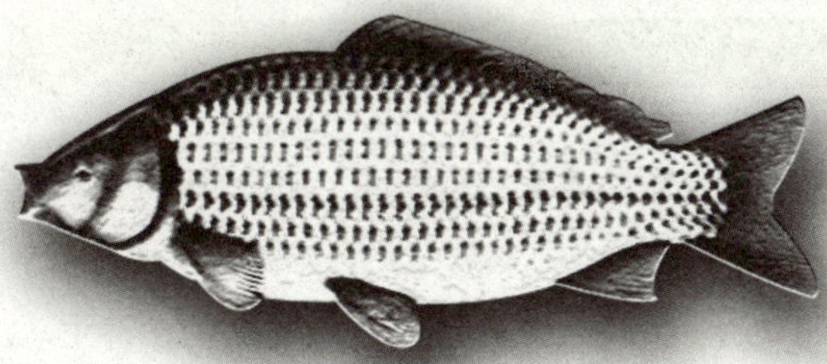

【百草堂】

传说龙生九子，鲤鱼即为其中之一。不信，可以查看所有的淡水鱼，只有鲤鱼头上有两条“龙须”，传说鲤鱼只要跳过龙门，就会变化成龙。《埤雅·释鱼》中说：“俗说鱼跃龙门，过而为龙，唯鲤或然。”清代李元在《蠕范·物体》中也说：“鲤……黄者每岁季春逆流登龙门山，天火自后烧其尾，则化为龙。”这种脱胎换骨式的转变，便被后人用来比喻中举、升官等飞黄腾达之事。

传说是美丽的，鲤鱼的味道也是美妙的，就连看似无用的鲤鱼胆也被古人拿来入药。可是，食用鲤鱼时却要格外注意，鲤鱼胆味苦有毒，食用时极易中毒，因此吃鲤鱼时一定要去胆，勿使污染鱼肉。

对症下药

病症	配方	功效
水肿	大鲤鱼一尾，加醋三升煮干吃下，一天一次	消肿
乳汁不通	鲤鱼一尾烧为末，每次用酒调服一钱	养气血，催乳汁
咳嗽气喘	鲤鱼一尾去鳞，纸裹炮熟，去刺研成细末，同糯米煮粥，空腹服下	止咳平喘

蠡鱼

【原文】

蠡鱼，味甘，寒。主湿痹，面目浮肿，下大水。一名鲖鱼。生池泽。

【译文】

蠡鱼，味甘，性寒。主治湿痹症，治疗面目水肿，具有祛风除湿和下水的功效。又叫作鲖鱼。生活在池塘、湖泊当中。

【百草堂】

蠡鱼又称鳢鱼、鲤鱼、黑鲤鱼。性寒，味甘，有补脾利水作用。

唐·孟诜早就认为："作脍与脚气人食之，效。"清代王孟英亦云："蠡鱼，甘寒，行水，下大腹水肿、脚气。"所以，脚气病患者，尤其是脚气浮肿之人，非常适合吃蠡鱼。

海蛤

【原文】

海蛤，味苦，平。主咳逆上气，喘息，烦满，胸痛，寒热。一名魁蛤。

【译文】

海蛤，味苦，性平。主治咳嗽气逆，哮喘，心中烦满，胸中疼痛，恶寒发热。又叫作魁蛤。生活在湖泊、大海之中。

疗阴痿。(《名医别录》)

主水满急痛，能利膀胱大小肠。《唐本草》

主治水气浮肿，能下小便，疗项下瘿瘤。(甄权)

[主治]疗咳逆，胸胁胀急，腰痛五痔，妇人崩漏带下。(《日华子诸家本草》)

止消渴，润五脏，治服丹石人生疮。(萧炳)

清热利湿，化痰饮，消积聚，除血痢，治妇人血瘀，疗伤寒反汗抽搐，中风瘫痪。(李时珍)

【百草堂】

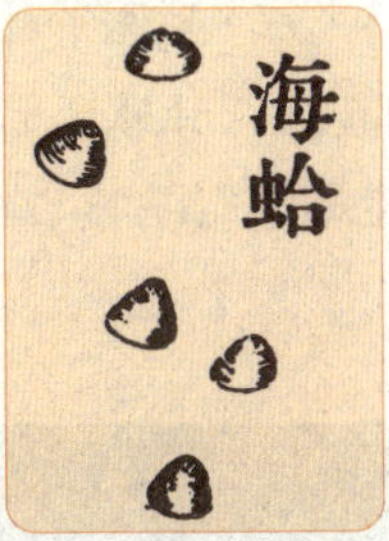

相传宋徽宗年间，宫廷中有一名宠妃患了咳嗽，皇帝命令李御医在三日之内治好此病，否则就将他处斩。李御医惊慌失措地在家中苦思，忽听到门外有人叫卖："咳嗽良药，一文一帖，其效如神。"李御医买了十帖，打算一试。第二天，李御医将此药交给皇妃服用，其效果很好，不出三日，皇妃的咳嗽就全好了。皇上也龙颜大悦，重赏了李御医。

此方是由青黛和海蛤壳这两味常用的药物配制而成的，又名黛蛤散。海蛤壳性味咸寒，有清热化痰、软坚散结的作用。用时将蛤壳置于新瓦之上煅烧，发红之后离火冷却研末，再配以青黛粉末混匀即可服用。

文蛤

【原文】

文蛤，主恶疮，蚀，五痔。

【译文】

文蛤，主治恶疮、蚀疮，治疗五种痔疮。

【集解】

韩保升说，文蛤现出自莱州海中，三月中旬收集，背上有花纹。

李时珍说，按沈括《梦溪笔谈》所说，文蛤也就是现在吴人所吃的花蛤。它的外形一头大一头小，壳上有花斑。

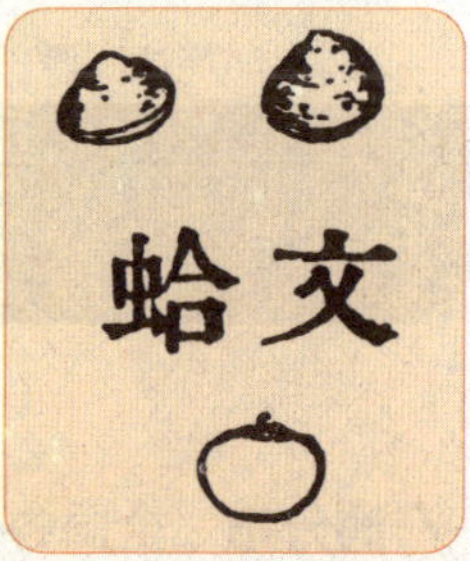

[主治] 治咳逆胸痹，腰胁疼痛，鼠瘘穿孔出血，女子崩中漏下。(《名医别录》)

能止烦渴，利小便，化痰软坚，治口鼻中糜烂。(李时珍)

[发明] 李时珍说，按成无已说，文蛤咸走肾，胜水气。

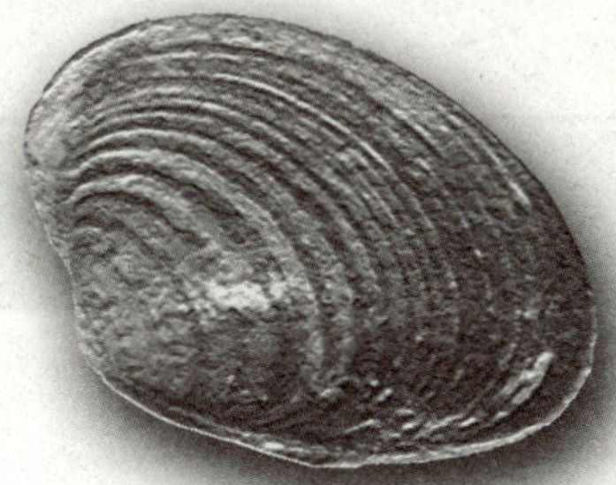

【百草堂】

文蛤俗名车螺、花蛤、黄蛤、海蛤、贵妃蚌，为帘蛤科动物文蛤的贝壳。具有清热利湿、化痰软坚的功效。用于咳逆胸痹、口渴烦热、痰核、瘰疬、痔瘘、崩漏等症。

文蛤除了药用价值以外更是人们餐桌上的美味，因其肉嫩味鲜，营养丰富，素有“天下第一鲜”之称。

姑活

产地分布：全国各地。

成熟周期：春季种子成熟时采收。

形态特征：一年生草本，不分枝。茎被柔毛，叶柄细瘦，被疏柔毛。叶片圆形，边缘具细锯齿。花白色，果扁球形，种子暗黑色。

功　　效：行水滑肠，通乳，清热排脓。治二便不通，淋病，水肿，妇女乳汁不行，乳房肿痛。

【原文】

姑活，味甘，温。主大风邪气，湿痹寒痛。久服轻身，益寿耐老。一名冬葵子。

【译文】

姑活，味甘，性温。主治受到严重风邪引起的寒湿痹痛。长期服用则身体轻巧，延年益寿，延缓衰老。又叫作冬葵子。

【百草堂】

姑活又作固活，是野葛的一种，李时珍说："野葛折之，青烟出者名固活。"姑活又叫冬葵子，但是并非葵菜的冬葵子。

别羁

产地分布：全国各地的河流的谷地之处。

成熟周期：全年可采。

形态特征：又名别羁，天然草本植物，植物科属未明。

功　　效：治疗风寒湿痹，四肢疼酸，关节肿痛。

【原文】

别羇，味苦，微温。主风寒湿痹，身重，四肢疼酸，寒邪气，历节痛。生川谷。

【译文】

别羇，味苦，性微温。主治风寒湿痹，身体沉重，四肢酸疼，祛除寒邪之气，治疗周身关节疼痛。生长于河流的谷地之处。

【百草堂】

别羇又叫别枝、别骑、鳖羇。关于别羇医书中的记录并不多。

中品

植物篇

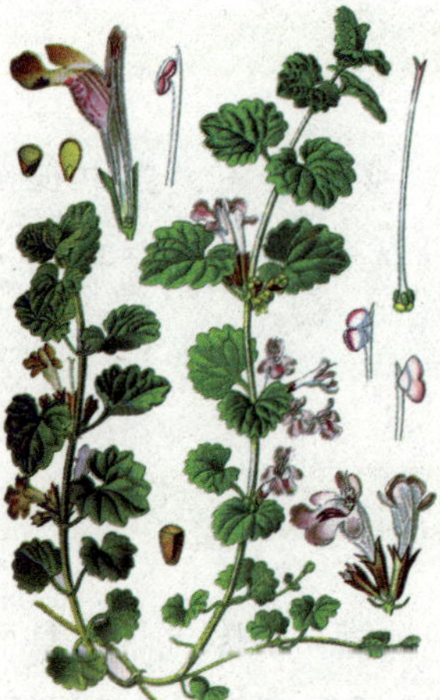

干姜

产地分布：主产四川、贵州等地。

成熟周期：冬季采挖。

形态特征：多叶2列，线状披针形，光滑无毛。花茎自根茎生出；穗状花序卵形至椭圆形；苞片淡绿色，卵圆形；花冠黄绿色，裂片披针形；唇瓣中央裂片长圆状倒卵形，较花冠裂片短，有淡紫色条纹及淡黄色斑点；雄蕊微紫色。

功　　效：温中散寒，回阳通脉，温肺化饮。

【原文】

干姜，味辛，温。主胸满，咳逆上气，温中止血，出汗，逐风，湿痹，肠澼，下痢。生者尤良。久服去臭气，通神明。生川谷。

【译文】

干姜，味辛，性温。主治胸中烦满，咳嗽气逆，具有温补中气、止血的功效，并且能使人发汗，逐除风湿痹痛，治疗肠泻痢疾。生姜的疗效尤其好。长期服用能去除恶臭之气，使人神清气爽。生长于山川河谷地带。

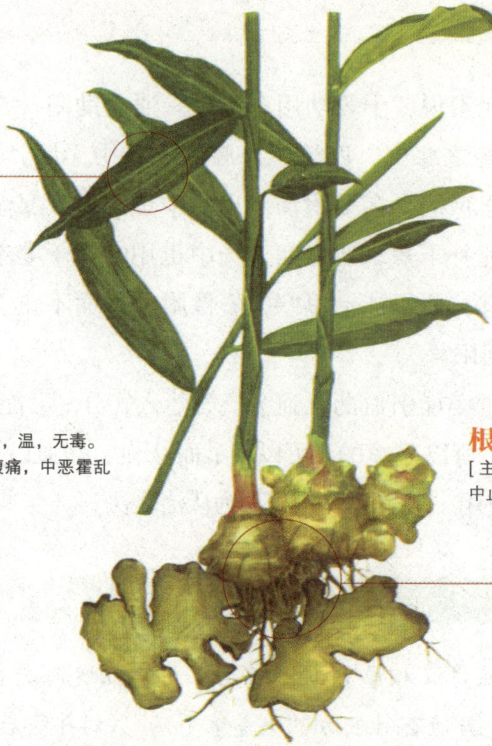
叶［性味］味辛，温，无毒。
［主治］治寒冷腹痛，中恶霍乱胀满。
根［性味］味辛，温，无毒。
［主治］主胸满咳逆上气，能温中止血。

【集解】

苏颂说，干姜造法：采姜于长流水洗过，日晒为干姜。

李时珍说，干姜用母姜制成。现在江西、襄都有，以白净结实的为好，以前人称其为白姜，又名均姜。凡入药都宜炮用。

［主治］治寒冷腹痛，中恶霍乱胀满，风邪诸毒，皮肤间结气，止唾血。（《名医别录》）

治腰肾中疼冷、冷气，能破血去风，通四肢关节，开五脏六腑，宣诸络脉，去风毒冷痹，疗夜多小便。（甄权）

消痰下气，治转筋吐泻，腹脏冷，反胃干呕，瘀血扑损，止鼻洪，

解冷热毒，开胃，消宿食。(《日华子诸家本草》)

主心下寒痞，目睛久赤。(王好古)

[发明] 张元素说，干姜功用有四：一通心助阳，二去脏腑沉寒痼冷，三发诸经之寒气，四治感寒腹痛。肾中无阳，脉气欲绝，以黑附子为引，水煎服，名姜附汤。也治中焦寒邪，寒淫所胜，以辛发散。干姜又能补下焦，所以四逆汤中也用它。干姜本辛，炮之稍苦，故止而不移，所以能治里寒，不像附子行而不止。理中汤中用干姜，因其能回阳。

李时珍说，干姜能引血药入血分，气药入气分，又能去恶养新，有阳生阴长之意，所以血虚的人可以用；而吐血、衄血、下血，有阴无阳的人，也宜使用。那是热因热用，为从治之法。

【百草堂】

相传，我国在楚汉相争时期，汉高祖刘邦征战河南音山，身染瘟疫，久治不愈。当地百姓献方“生姜萝卜汤”，刘邦喝后病情大减，再喝一次即病除。

生姜不但治了帝王的瘟疫，也救过许多平民百姓。

唐朝时期，长安香积寺有位叫行端的和尚，夜间上南五台山砍柴，回寺后成了哑巴，人们相互议论不解其故。方丈急忙带领众僧在佛前做了八十一天道场，让佛祖为行端驱魔，可是无济于事，行端仍不能说话。

行端来到长安，拜见了名医刘韬。刘韬经察颜、望诊、号脉后说：“师傅先回，待我明日上山一观再行处方。”次日凌晨，刘韬来到山上，仔细观察后便胸有成竹地来到了香积寺，从药袋里取出一块生姜，对方丈说：“将此药煎服，三五日内定能药到病除。”时过两日，行端连服三剂姜汤，胸中郁积渐解，咽喉轻松爽利，又连服了三剂，竟能开口说话了，寺中众僧都惊讶不止。

方丈询问行端病因，刘韬说："此乃沙弥误食山中半夏所致，用生姜一解，自然药到病除。"众僧也除掉了心病，照旧上山砍柴。

对症下药

病症	配方	功效
胃虚风热	取姜汁半杯，生地黄汁少许，加蜜一匙、水三合，调匀服	益脾胃，散风寒
寒热痰嗽	初起时烧姜一块含咽	治嗽温中
湿热发黄	用生姜随时擦身，加茵陈蒿擦，效果更好	去热解毒

葈耳实

耳枲

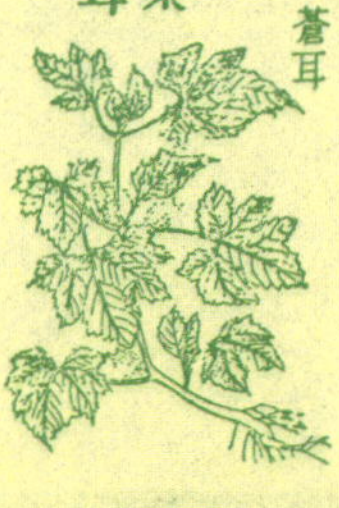

产地分布：全国。

成熟周期：花期5–6月，果期6–8月。

形态特征：一年生草本，粗糙或被毛。叶互生，有长柄，叶片宽三角形，先端锐尖，基部心脏形，边缘有缺刻及不规则粗锯齿，上面深绿色，下面苍绿色，粗糙或被短白毛。

功　　效：清热解毒，祛风杀虫。

【原文】

葈耳实，味甘，温。主风头寒痛，风湿周痹，四肢拘挛痛，恶肉死肌。久服益气，耳目聪明，强志，轻身。一名胡葈，一名地葵。生川谷。

[性味] 味甘，性温。
[功效] 利尿、发汗。

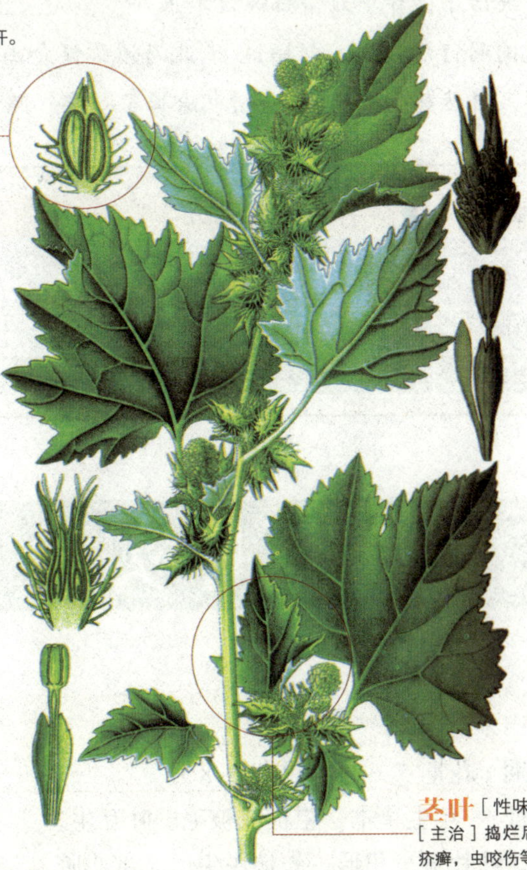

茎叶 [性味] 味甘，性温。
[主治] 捣烂后涂敷，治疥癣，虫咬伤等。

【译文】

葈耳实，味甘，性温。主治伤风引起的头痛，风湿全身痹痛，四肢拘挛疼痛，肌肉坏死。长期服用能补益元气，使人耳聪目明，增强记忆力。又叫作胡葈、地葵。生长于山川河谷地带。

【集解】

苏颂说，苍耳现在到处都有。陆氏《诗疏》载其叶子呈青白色像胡荽，白花细茎，蔓延生长，可煮来吃，滑溜味淡。在四月中旬长果实，形状像妇人戴的耳环。

李时珍说，按周定王《救荒本草》所说，苍耳的叶为青白色，类似于黏糊菜叶。在秋天结果实，比桑葚短小而多刺。嫩苗炸熟，用水浸淘拌来吃，可以充饥。其果实炒去皮，研成面，可做成饼吃，也可熬油点灯。

苍耳实

[性味] 味甘，性温，有小毒。

苏恭说，忌猪肉、马肉、米泔，害人。

[主治] 清肝热，明目。（甄权）

治一切风气，填髓，暖腰脚，治瘰疬疥癣及瘙痒。（《日华子诸家本草》）

炒香浸酒服，能祛风补益。（李时珍）

【百草堂】

葈耳实又叫胡葈、常思、苍耳、卷耳、爵耳、猪耳、耳珰、地葵、进贤菜、喝起草、野茄、缣丝草。

陆机《诗疏》里说："其叶青白似胡荽，白华细茎，蔓生，可煮为茹，滑而少味。四月中生子，正如妇人耳珰，今或谓之耳珰草。"《博物志》说："洛中有人驱羊入蜀，胡葈子多刺，粘缀羊毛，遂至中土，故名羊负来。俗呼为道人头。"

《苏沈良方》中说："葈耳根、苗、叶、实，皆洗濯阴干，烧灰汤淋，取浓汁，泥连两灶炼之。灰汁耗，即旋取傍釜中热灰汤益之。一日夜不绝火，乃旋得霜，干瓷瓶收之。每日早晚酒服二钱，补暖去风驻颜，尤治皮肤风，令人肤革清净。每澡沐入少许尤佳。宜州文学昌从谏，服此十余年，至七八十，红润轻健，皆此药力也。"

《集简方》："五月五日采苍耳根叶数担，洗净晒萎细锉，以大锅五口，入水煮烂，以筛滤去粗滓，布绢再滤。复入净锅，武火煎滚，文火熬稠，搅成膏，以新罐贮封。每以敷贴，即愈。牙疼即敷牙上，喉痹敷舌上或噙化，二三次即效。每日用酒服一匙，极有效。"

对症下药

病症	配方	功效
大腹水肿 小便不利	用苍耳子灰、葶苈末各等分，每服二钱，水送下，一天服两次	通便，消水肿
风湿挛痹	用苍耳子三两，炒为末，加水一升半，煎取七合，去滓咽下	祛风补益
眼目昏暗	用苍耳子一升，研细，加白米半升煮粥每天吃	清肝热，明目

葛根

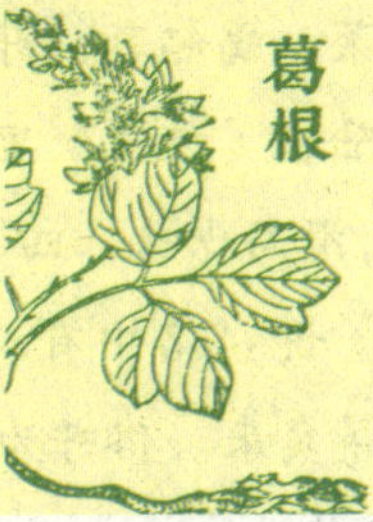

产地分布：分布于辽宁、河北、河南、山东、安徽、江苏、浙江、福建等地。

成熟周期：花期 7–8 月，果期 8–10 月。

形态特征：块根圆柱状，肥厚，外皮灰黄色，内部粉质，富纤维。藤茎基部粗壮，上部分枝，长数米，植株全被黄褐色粗毛。叶互生，具长柄，三出复出有毛，顶生叶片菱状卵圆形，先端渐尖，边缘有时浅裂。

功　　效：解肌发表出汗，开腠理，疗金疮，止胁风痛。

【原文】

葛根，味甘，平。主消渴，身大热，呕吐，诸痹，起阴气，解诸毒。葛谷，主下痢十岁已上。一名鸡齐根。生川谷。

【译文】

葛根，味甘，性平。主治消渴症，身体的严重发热，恶心呕吐，以及各种痹症，能使气、津液旺盛，解除各种毒素。葛的种子，主治长期下痢达十年以上者。又叫作鸡齐根。生长于山川河谷地带。

【集解】

名医别录中说，疗伤寒中风头痛，解肌发表出汗，开腠理，疗金疮，止胁风痛。

甄权说，治天行上气呕逆，开胃下食，解酒毒。

日华子诸家本草载，治胸膈烦热发狂，止血痢，通小肠，排脓破血。还可外敷治蛇虫咬伤，毒箭伤。

徐之才说，杀野葛、巴豆等百药毒。

陈藏器说，生的：堕胎。蒸食：消酒毒。作粉吃更妙。

开宝本草载，作粉：止渴，利大小便，解酒，去烦热，压丹石，外敷治小儿热疮。捣汁饮，治小儿热痞。

李时珍说，散郁火。

[发明] 陶弘景说，生葛捣汁饮，解温病发热。

朱震亨说，凡瘢痘已见红点，不可用葛根升麻汤，恐表虚反增斑烂。

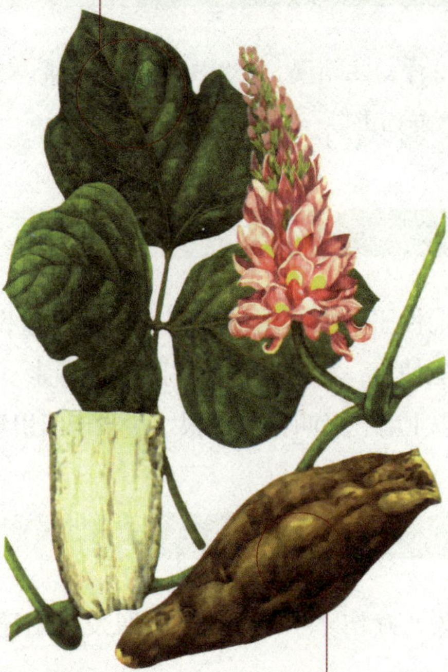
叶[性味]味辛，性平，无毒。
[主治]主诸痹，起阴风，解诸毒。
根[性味]味甘、辛，性平，无毒。
[主治]主消渴，呕吐。

【百草堂】

葛根入药，常用于清热之配伍药。

如果解肌退热，用于风热感冒，配以桑叶、菊花等，亦可配麻黄、桂枝，用于风寒感冒有项颈强硬者。若止泻，可用于治疗热性的腹泻、痢疾，则配黄芩、黄连同用。葛根如煨用，可治脾虚泄泻。

葛根也可用于做菜，粤菜中就有葛根清肺汤，此汤具有清肺热、肠热，治疗肺炎、痧疹、百日咳的功效。

对症下药

病症	配方	功效
时气头痛，壮热	生葛根洗净，捣汁一大盏，加豉一合，煎成六分，去滓分次服，汗出即愈。	解温病发热
酒醉不醒	取生葛根汁二升，服下。	解酒毒

栝楼根

产地分布：分布于我国北部至长江流域各地。

成熟周期：花期 7–8 月，果熟期 9–10 月。

形态特征：块根肥大，圆柱形。茎多分枝，卷须细长。雌雄异株，花白色，雄花成总状花序，雌花单生于叶腋。果实近球形，成熟时金黄色。种子多数，扁长椭圆形。

功　　效：消渴身热，烦满大汗，补虚安中。

粉花天樓栝

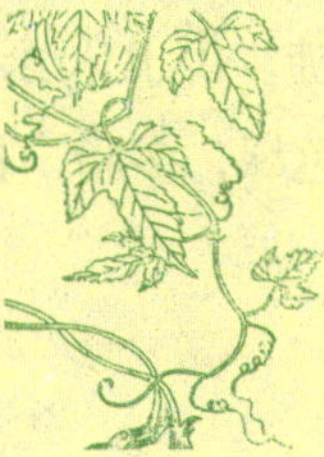

【原文】

栝楼根，味苦，寒。主消渴，身热，烦满大热，补虚安中，续绝伤。一名地楼，生川谷及山阴地。

【译文】

栝楼根，味苦，性寒。主治消渴症，身体发热，胸中烦满严重发热，具有补益虚损，安和内脏的作用。能接续筋骨折断伤。又叫作地楼。生长于河谷地带或山阴之地。

【集解】

苏颂说，栝楼各地都有。三四月生苗，引藤蔓。叶像甜瓜叶而窄，作叉，有细毛。七月开花，像葫芦花，为浅黄色。结的实在花下，大小如拳，生时为青色，至九月成熟后为赤黄色。其形有的正圆，有的锐而长，功用都相同。根也叫白药，皮黄肉白。

李时珍说，栝楼根直下生，年久者长数尺。秋后挖的结实有粉，夏天挖的有筋无粉，不能用。它的果实圆长，青的时候像瓜，黄时如熟柿，山上人家小儿常食。果实内有扁子，大小如丝瓜子，壳色褐，仁色绿，多脂，有青气。炒干捣烂，水熬取油，可点灯。

栝楼根（天花粉）

[修治] 周定王说，秋冬采根，去皮切成寸许大，用水浸，逐日换水，四五天后取出。捣成泥状，用绢袋滤汁澄粉，晒干用。

李时珍说，味甘、微苦、酸，性微寒。

徐之才说，与枸杞相使，恶干姜，畏牛膝、干漆，反乌头。

[主治] 除肠胃中痼热，八疸身面黄，唇干口燥短气，止小便利，通月经。（《名医别录》）

治热狂时疾，通小肠，消肿毒，乳痈发背，痔瘘疮疖，排脓生肌长肉，跌打损伤瘀血。（《日华子诸家本草》）

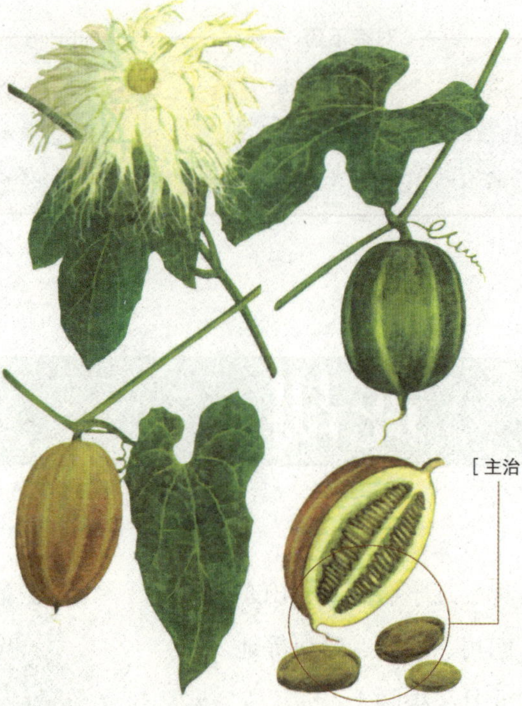
[性味]味苦，性寒，无毒。
[主治]治胸痹，能使人皮肤悦泽。

[发明] 李时珍说，栝楼根味甘微苦酸。其茎叶味酸。酸能生津，所以能止渴润枯。微苦降火，甘不伤胃。前人只说它苦寒，似乎没有深究。

【百草堂】

栝楼根就是现在人们所说的天花粉，栝楼皮清肺化痰，宽中利气；天花粉清热化痰，养胃生津，解毒消肿。二药伍用，药效倍增，荡热涤痰，生津润燥，开胸散结，润肺止咳甚效。

栝楼根的鲜品提取物用于中期妊娠引产、宫外孕、恶性葡萄胎、绒毛膜上皮癌。

对症下药

病症	配方	功效
小儿热病，壮热烦渴	用乳汁调服栝楼根末半钱	消渴身热
天疱湿疮	天花粉、滑石等分，研为末，用水调匀外搽	消肿毒

茈胡

产地分布：主产吉林、辽宁、河北、山东、安徽、江苏、湖北、四川、甘肃、青海等地。

成熟周期：二月、八月采根晒干。

形态特征：茎青紫坚硬，微有细线。叶像竹叶而稍紧小，也有像斜蒿的。

功　　效：败毒抗癌，解热透邪，疏肝理郁。

竹葉柴胡

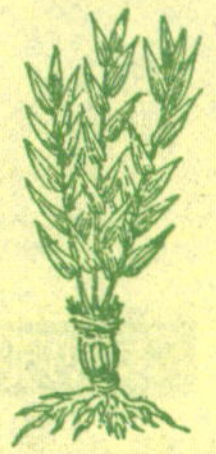

【原文】

茈胡，味苦，平。主心腹肠胃中结气，饮食积聚，寒热邪气，推陈致新。久服轻身明目，益精。一名地薰。生山谷。

【译文】

茈胡，味苦，性平。主治腹内肠胃有气积聚不散，饮食积聚不消化，能祛除寒热邪气，并能推陈出新。长期服用能使身体轻巧，眼睛明亮，增益精气。又叫作地薰。生长于山中的深谷处。

【集解】

《名医别录》载，茈胡叶名芸蒿，辛香可以食用，生长在弘农川谷及冤句一带，二月、八月采根晒干。

苏颂说，现在关陕、江湖间近道都有，以银州所产的最好。茈胡二月生苗，很香。它的茎青紫坚硬，微有细线；叶像竹叶而稍紧小，也有像斜蒿的，还有像麦门冬叶而短的。茈胡在七月开黄色花，根淡赤色，像前胡而强。

汪机说，解表宜用北柴胡，虚热宜用海阳产的软柴胡为好。

李时珍说，银州即现在的延安府神木县，五原城是其废址。那里产的柴胡长一尺多，色微白且柔软，不易得到。北方所产的，也像前胡而柔软，也就是现在人们称的北柴胡，入药也很好。南方所产的，不像前胡，却像蒿根，强硬不能入药。柴胡的苗像韭叶或者像竹叶，以像竹叶的为好。其中似斜蒿的最次，可以食用，也属于柴胡一类，入药用效果不好，所以苏敬认为不是柴胡。现在还有一种，根像桔梗、沙参，色白而大，药商用它来冒充银柴胡，只是无气味，不可不分辨。

柴胡根

李杲说，柴胡主升，是阴中之阳药，为手、足少阳厥阴四经的引经药。它在脏主血，在经主气。如果想要药力上升，则用柴胡根，以酒浸；如果想药力在中及下降，则用柴胡梢。

徐之才说，与半夏相使，恶皂荚，畏女菀、藜芦。

李时珍说，柴胡入手、足少阳经，须佐黄芩同用；入手、足厥阴经，则佐黄连同用。

[主治] 除伤寒心下烦热，各种痰热壅滞，胸中气逆，五脏间游气，大肠停积水胀及湿痹拘挛。也可煎汤洗浴。(《名医别录》)

治热痨骨节烦痛，热气肩背疼痛，劳乏羸瘦，还能下气消食，宣畅气血，治流行病的发热不退有效，单独煮服，效好。(甄权)

补五劳七伤，除烦止惊，益气力，消痰止咳，润心肺，添精髓，治健忘。(《日华子诸家本草》)

除虚劳，散表热，去早晨潮热，寒热往来，胆热口苦，妇人胎前产后各种发热，心下痞满，胸胁痛。(张元素)

治阳气下陷，平降肝胆、三焦、心包络的相火，及头痛眩晕，目昏赤痛障翳，耳鸣耳聋，各种疟疾及痞块寒热，妇人热入血室，月经不调，小儿痘疹余热，五疳羸热。(李时珍)

[发明] 苏颂说，张仲景治伤寒，有大、小柴胡及柴胡加龙骨、柴胡加芒硝等汤，所以后来的人治疗寒热，柴胡是最重要的药物。

李时珍说，劳有五劳，病在五脏。如果劳在肝、胆、心及心包有热，或少阳经寒热往来者，柴胡为手、足厥阴少阳必用之药。劳在脾胃有热或阳气下陷，则柴胡为引清气、退热的必用之药，只有劳在肺、肾的，不能用柴胡。然而李东垣说诸劳有热者宜加用柴胡，无热则不加。又说各经的疟疾，都以柴胡为君药。十二经疮疽，须用柴胡以散结聚。如此说来，则肺疟、肾疟，十二经疮疽及发热者都可用柴胡。但用药时必须认真分析疾病的原因，辨证施治，合理地加减用药。寇氏不分脏腑经络热无热，就说柴胡不治劳伤，一概否定，这是不合理的。

叶［性味］味苦，性平，无毒。
［主治］润心肺，添精髓，治健忘。

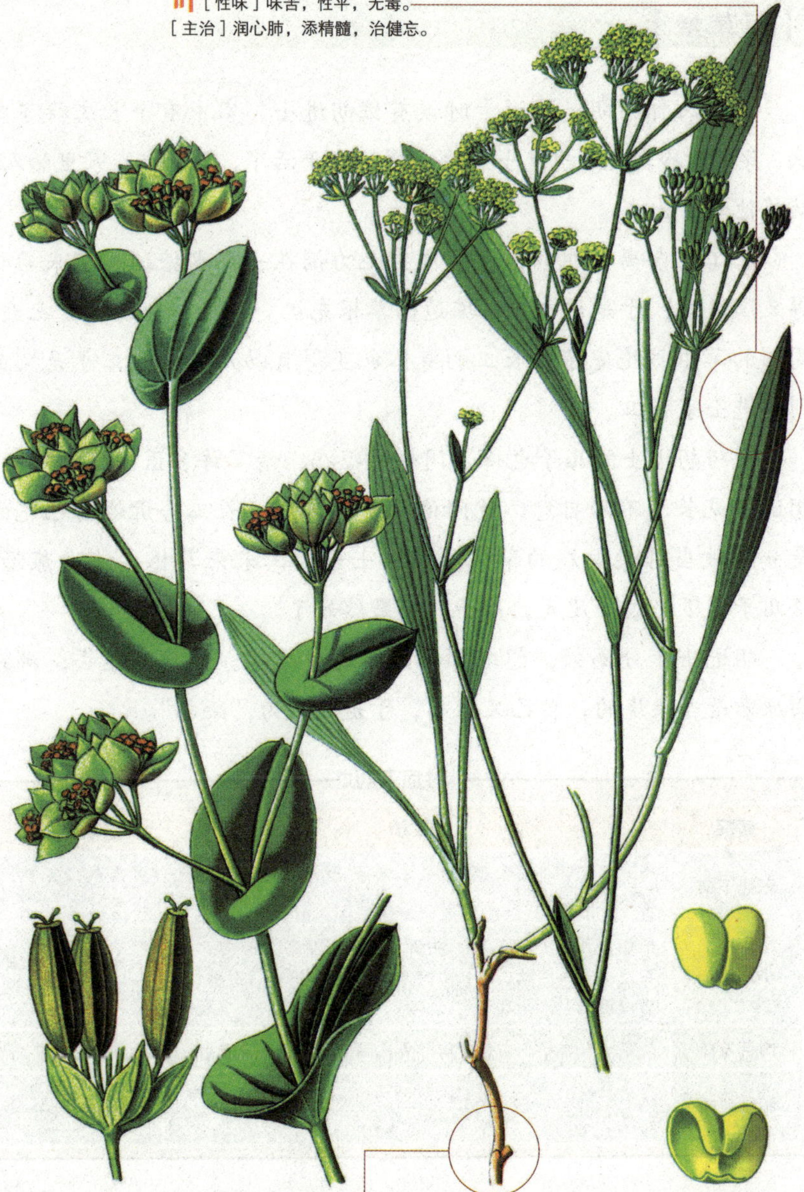

根［性味］味苦，性平，无毒。
［主治］主心腹疾病，祛胃肠中结气，及饮食积聚。

【百草堂】

茈胡又作柴胡。传说古时候有位胡进士，家中有个长工得了瘟病，身上时冷时热，胡进士见他病得不能干活了，又怕传染家里的人，就将他赶了出去。

长工无奈离开胡家，由于浑身无力倒在一个水塘边。醒来后觉得又渴又饿，于是用手挖水塘边的草根充饥。这样，一连吃了七天，周围的草根被吃完了，长工的身体也变得有劲儿了。长工于是又回到胡进士家帮工。

刚巧胡进士的儿子也得了同样的瘟病，请了许多医生也治不好。胡进士见长工不治自愈，就问他吃了什么药。长工告诉他自己吃的是一种被当作柴火烧的草根。胡进士命长工采来草根，洗净煎汤，给儿子喝下。过了几天，儿子的病果然好了。

胡进士十分高兴，想给那种药草起个名字。他想来想去，那东西原来是当柴烧的，自己又姓胡，于是起名为“柴胡”。

对症下药

病症	配方	功效
积热下痢	柴胡、黄芩等分，半酒半水煎至七成，浸冷后空腹服下	引清气，退热，止痢
小儿骨热	柴胡四两，丹砂三两，共研为末，用猪胆汁拌匀，放在饭上蒸熟后做成绿豆大的药丸。每次服一丸，用桃仁、乌梅汤送下，一日三次	下气消食，宣畅气血
虚劳发热	柴胡、人参等分，每次取三钱，加姜枣同水一起煎服	除虚劳，散表热
眼睛昏暗	柴胡六铢，决明子十八铢，共研为末，过筛，用人乳调匀，敷眼上	轻身，明目

苦参

产地分布：全国均产。

成熟周期：三月、八月、十月采根。

形态特征：单数羽状复叶，小叶披针形至线状披针形，顶端渐尖，背面有平贴柔毛。

功　　效：清热燥湿，杀虫，利尿。

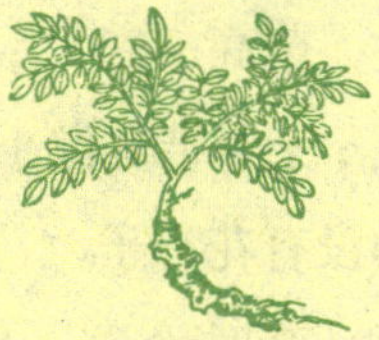

【原文】

苦参，味苦，寒。主心腹结气，癥瘕、积聚，黄疸，溺有余沥，逐水，除痈肿，补中明目止泪。一名水槐，一名苦识。生山谷及田野。

【译文】

苦参，味苦，性寒，主治心腹间有邪气郁结，癥瘕，能消除积聚，黄疸病，小便淋漓不尽，还能逐除水湿，消除痈肿，补益内脏，使眼睛明亮，治疗泪流不止。又叫作水槐、苦识。生长于山中深谷处及田野上。

【集解】

《名医别录》载，苦参生长在汝南山谷、田野，三月、八月、十月采根晒干。

陶弘景说，苦参的叶像槐叶，开黄色花，子作荚状，根的味道很苦。

苏颂说：苦参的根为黄色，长五至七寸，两指粗细；三至五茎并生，苗高三四尺；叶为碎青色，很像槐叶，春生冬凋。它的花是黄白色；七月结实像小豆子；五月、六月、八月、十月采根晒干。河北生长的没有花和子。

李时珍说，七八月结角像萝卜子，角内有子二三粒，像小豆而坚硬。

苦参根

[修治] 雷敩说，采来苦参根，用糯米浓泔汁浸一夜。它的腥秽气都浮在水面上，须重重淘过，蒸后晒干切用。

徐之才说，与玄参相使，恶贝母、菟丝、漏芦，反藜芦。

李时珍说，伏汞，制雌黄、焰消。

[主治] 养肝胆气，安五脏，平胃气，开胃轻身，定志益精，利九窍，除伏热肠澼，止渴醒酒，治小便黄赤，疗恶疮、阴部瘙痒。（《名医别录》）

用酒浸泡饮用，治疥疮杀虫。（陶弘景）

治恶虫、胫酸。（苏恭）

治热毒风，皮肌烦躁生疮，赤癞眉脱，除大热嗜睡，治腹中冷痛，中恶腹痛。（甄权）

能杀疳虫。炒存性，用米汤送服，治肠风泻血及热痢。(《日华子诸家本草》)

[发明] 张元素说，苦参味苦气沉纯阴，是足少阴肾经的君药。治本经须用，能逐湿。

苏颂说，古今方中苦参用来治风热疮疹最多。

李时珍说，子午乃少阴君火对化，所以苦参、黄檗之苦寒均能补肾，取其苦能燥湿、寒能除热。热生风，湿生虫，所以苦参又能治风杀虫。但只有肾水弱而相火胜者，用之合适。火衰精冷、真元不足及年老者，不可用。《素问》载，五味入胃，各归其所喜脏腑，久而增气。气增日久则令人夭折。所以，久服黄连、苦参反而生热。气增不已，则脏气有偏胜，偏胜则脏有偏绝，所以会突然夭折。这是因为药不具备四气五味，如果长期服用，虽暂时有效，但久了就会夭折。张从正也说，凡药皆毒。即使是甘草、苦参，也不能说不毒。长期服用则五味各归其脏，必有偏胜气增的祸患，各种药物都是如此。至于饮食也是同样的道理。

【百草堂】

苦参，又名苦识、水槐、地槐、菟槐、骄槐、白茎、虎麻、岑茎、禄白、陵郎(《名医别录》)、野槐(《本草纲目》)、山槐子、白萼。苦以味名，参以功名，故名苦参。

苦参配荆芥，祛风燥湿；配木香，行气止痛、清热燥湿；配黄柏，清热燥湿；配黄连，清热湿热；配茯苓，清热利尿。

苦参虽为良药，但因其性寒，因此脾胃虚寒者忌服。

○对症下药○

病症	配方	功效
热病发狂	苦参末加蜜调成丸子，如梧子大，每次用薄荷汤送服十丸。也可取苦参末二钱，水煎服	清热燥湿
小儿身热	用苦参煎汤洗浴	清热湿热
热毒脚肿	用苦参煮酒泡脚	清热解毒
肺热生疮	用苦参末、粟米饭团成梧子大的丸子，每次空腹服五十丸，用米汤送服	清肺养肝，清热解毒

芎䓖

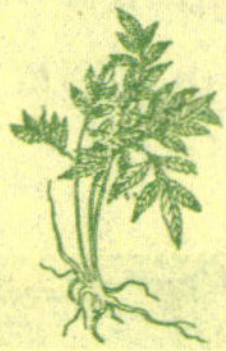

产地分布：主产于山川河谷地带。

成熟周期：栽后第二年5–6月挖出根茎，炕干。

形态特征：七八月开碎白花，像蛇床子花。根瘦而坚硬，为黄黑色。

功　　效：长肉排脓，消瘀血，温中散寒。

【原文】

芎䓖，味辛，温。主中风入脑头痛，寒痹筋挛缓急，金疮，妇人血闭无子。生川谷。

花 [性味]味辛，性温，无毒。
[主治]治刀箭伤，妇人经闭不孕。

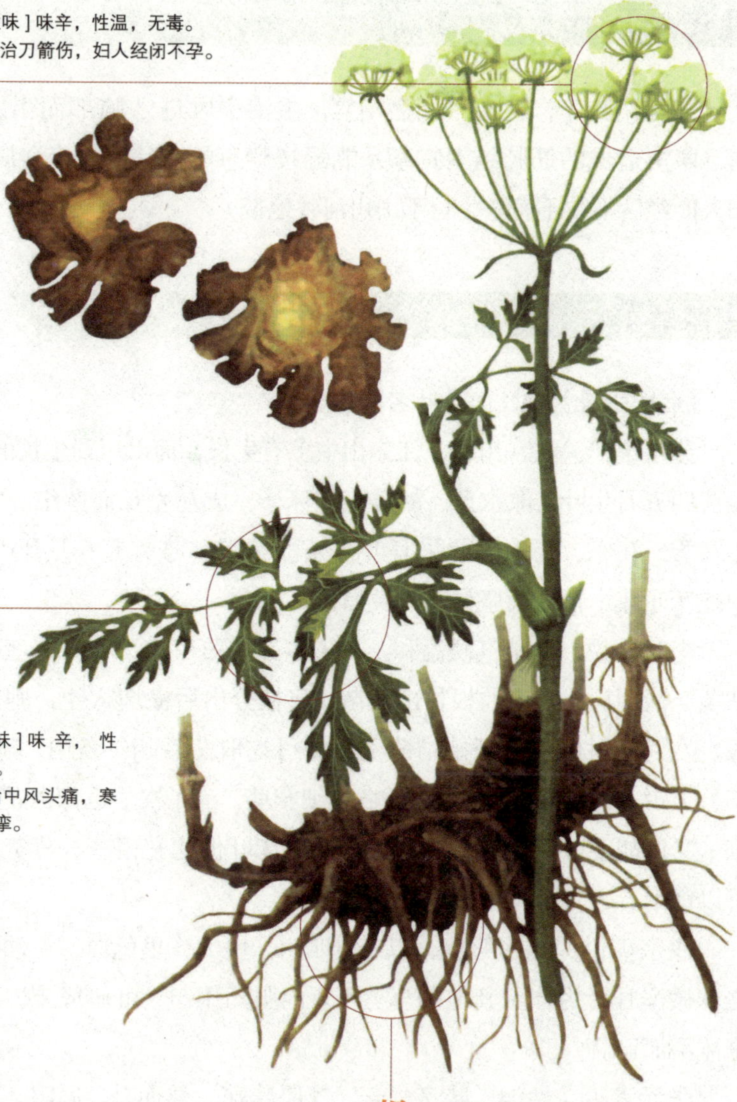

叶 [性味]味辛，性温，无毒。
[主治]治中风头痛，寒痹痉挛拘挛。

根 [性味]味辛，性温，无毒。
[主治]疏肝气，补肝血，润肝燥，补风虚。

【译文】

芎䓖，味辛，性温。又名川穹，主治中风进入脑部而引发的头痛，寒痹造成的筋脉结聚拘挛，能舒缓挛急的症状，治疗金属创伤，妇人闭经、不孕不育。生长于山川河谷地带。

【集解】

《名医别录》载，芎䓖叶名蘼芜。

苏颂说，关陕、川蜀、江东山中多有生长，而以川蜀生长的最好。芎䓖四五月生叶，像水芹、胡荽、蛇床子，成丛生长而茎细。它的叶非常香，江东、蜀人因此采其叶当茶泡水喝。芎䓖七八月开碎白花，像蛇床子花；根瘦而坚硬，为黄黑色。

李时珍说，蜀地气候温和，人工多栽培芎䓖，深秋时节茎叶也不枯萎。清明后，上年的根长出新苗，将枝分出后横埋入土，则节节生根。八月的时候根下开始结芎䓖，便可挖取蒸后晒干备用。《救荒本草》上说：芎䓖叶像芹菜叶但略微细窄些，有丫杈；也像白芷叶，叶细；又像胡荽叶而微壮；还有一种像蛇床叶但比它粗些。芎䓖的嫩叶可以食用。

寇宗奭说，凡用芎䓖，以产自四川，块大、里色白、无油脂，嚼之味微辛甘者为佳。其他的芎䓖不入内服药用，只可研成末，煎汤用来沐浴而已。

张元素说，性温，味辛、苦，气厚味薄，浮而升，属阳。芎䓖为少阳本经引经药，入手、足厥阴经气分。

徐之才说，与白芷相使，畏黄连，伏雌黄。配细辛用，可止痛疗金疮。配牡蛎用，治头风吐逆。

[主治]《名医别录》记载，除脑中冷痛，面上游风，泪出多涕，疗各种寒冷气，胸腹胁肋胀痛，能温中散寒。(《名医别录》)

甄权说，治腰腿软弱，半身不遂，胞衣不下。(甄权)

治一切风证、气分病、劳损及血分病。补五劳，壮筋骨，调血脉，破症结宿血，养新血，止吐血、鼻出血、尿血，治脑痈发背，瘰疬瘿赘，痔瘘疮疥，能长肉排脓，消瘀血。(《日华子诸家本草》)

疏肝气，补肝血，润肝燥，补风虚。(王好古)

燥湿，止泻痢，行气开郁。(李时珍)

用蜂蜜拌和做丸，晚上服，治疗风痰有很好的疗效。(苏颂)

治齿根出血，含服。(陶弘景)

[发明] 张元素说，芎䓖上行头目，下行血海，所以清神及四物汤中都有用它。它能散肝经之风，治少阳厥阴经头痛，是血虚头痛的圣药。芎䓖的功用有四，一是少阳经引经药，二治各经头痛，三助清阳之气，四去湿气在头。

李杲说，头痛必用芎䓖。如果头痛仍未愈，则用芎䓖加各引经药：太阳经加羌活，阳明经加白芷，少阳经加柴胡，太阴经加苍术，厥阴经加吴茱萸，少阴经加细辛。

李时珍说，芎䓖为血中气药。如果肝苦急，辛味药可补，所以血虚者适宜使用。因辛能散气，所以气郁结者也适宜。

【百草堂】

关于芎䓖《吴普本草》中说："芎䓖，叶香细青黑，文赤如藁本，冬夏丛生，五月华赤，七月实黑，茎端两叶，三月采，根有节，似马衔状。"《名医别录》中说："一名胡䓖，一名香果，其叶名蘼芜，生武功斜谷西岭，三月四月，采根暴干。"《说文》中说："营，营䓖，香草也，芎，司马相如说或从弓。”郭璞说：“芎䓖一名江蓠，今历阳呼为江离。”

对症下药

病症	配方	功效
气虚头痛	取芎䓖研末，每取二钱，用蜡茶调服，效果明显	疏肝气，补肝血
风热头痛	取芎䓖一钱，茶叶二钱，水一盅，煎至五分，饭前热服	祛风清热
崩漏下血	用芎䓖一两，清酒一大盏，煎至五分，慢慢服下	调血脉，壮筋骨
诸疮肿痛	将芎䓖煅后研末，加入适量轻粉，用麻油调涂患处	排脓止痛

当归

产地分布：主产甘肃、云南、四川等地。

成熟周期：花果期 7–9 月。

形态特征：茎带紫色。基生叶及茎下部叶卵形，密生细柔毛。双悬果椭圆形，侧棱有翅。

功　　效：泻肺降气，下痰止嗽。

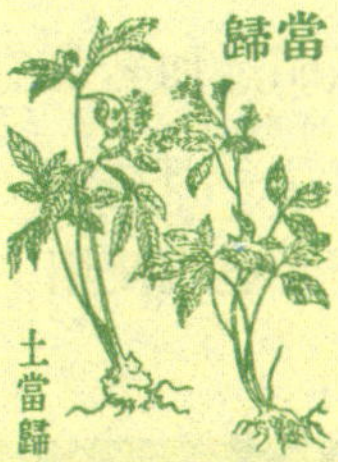

【原文】

当归，味甘，温。主咳逆上气，温疟寒热洗洗在皮肤中，妇人漏下绝子，诸恶疮疡、金疮。煮饮之。一名乾归。生川谷。

【译文】

当归，味甘，性温。主治咳嗽气逆，温疟引起的发冷发热、皮肤内凉痛，妇女非经期阴道出血、不孕症，长期不愈的恶疮、金属创伤。煎煮服用。又叫作乾归。生长于山川河谷地带。

【集解】

《名医别录》载，当归生长在陕西的川谷中，二月、八月采根阴干用。

苏颂说，现在川蜀、陕西各郡及江宁府、滁州都产当归，以川蜀出产的最佳。当归春天生苗，绿叶有三瓣。七八月份开浅紫色花，花像莳萝，根呈黑黄色，以肉厚而不干枯的为好。

李时珍说，当归以秦州陇西产的头圆尾多，色紫气香肥润的，质量最佳，名马尾归。头大尾粗色白坚枯的，是镵头归，只适合入发散药中使用。韩悫说四川产的当归力刚而善攻，秦州产的当归力柔而善补，正是如此。

当归根

[修治] 张元素说，当归头止血，归尾破血，归身和血，全用则一破一止。先用水将当归洗净。治上用酒浸，治外用酒洗过，用火焙干或晒干，入药。

李时珍说，治上部疾患宜用当归头；疗中部疾患宜用当归身；治下部病证主选当归尾；通治一身疾病就用全当归。当归晒干趁热用纸封好，密闭收藏在瓮中，可防虫蛀。

徐之才说，当归恶䕡茹、湿面，畏菖蒲、海藻、牡蒙、生姜，制雄黄。

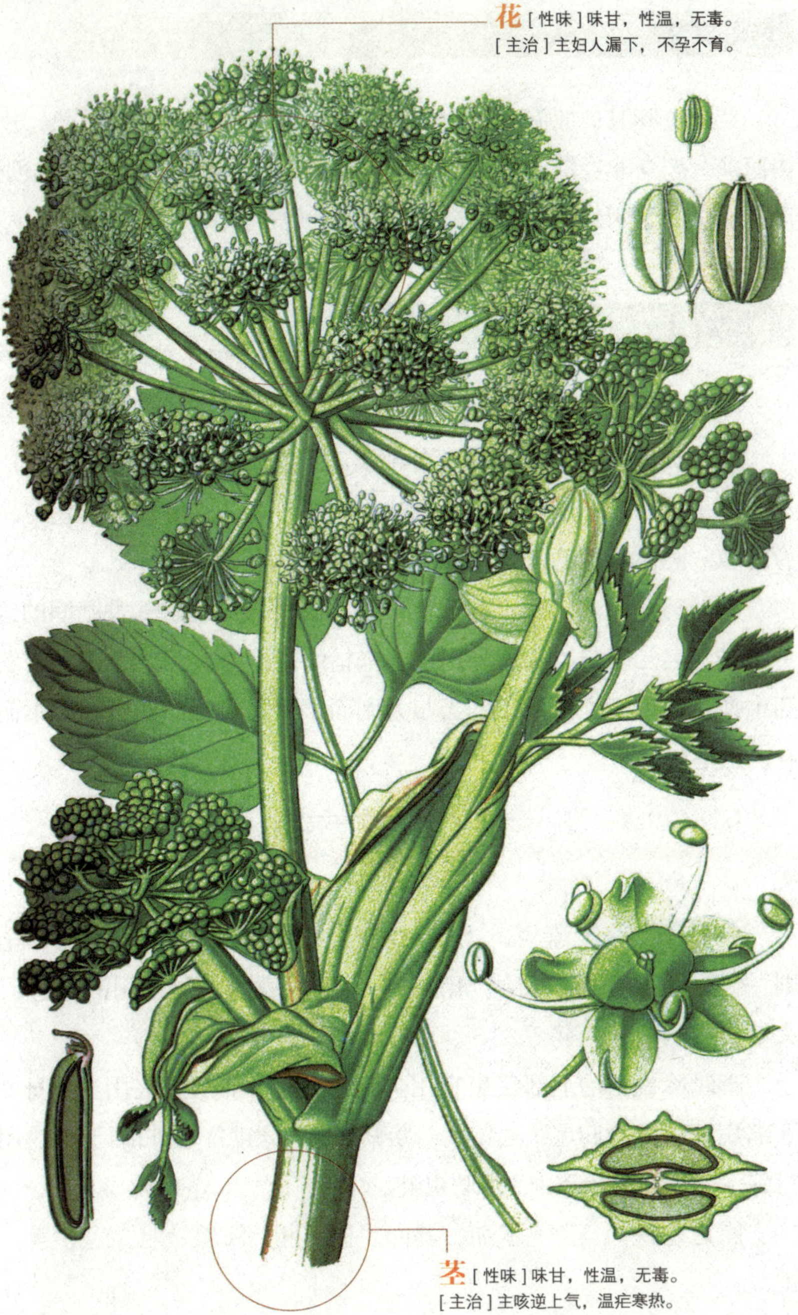
花［性味］味甘，性温，无毒。
［主治］主妇人漏下，不孕不育。
茎［性味］味甘，性温，无毒。
［主治］主咳逆上气，温疟寒热。

[主治] 能温中止痛，除客血内塞，中风汗不出，湿痹中恶，客气虚冷，还可补五脏，生肌肉。《名医别录》

能止呕逆，治虚劳寒热，下痢，腹痛，齿痛，女人沥血腰痛及崩漏，可补各种虚损。（甄权）

治一切风寒，补一切血虚、劳损。能破恶血，生新血，还可治症癖，肠胃冷。（《日华子诸家本草》）

治头痛，心腹诸痛，能润肠胃筋骨皮肤，还可治痈疽，排脓止痛，和血补血。（李时珍）

主痿弱无力、嗜卧，足下热而痛。治冲脉为病，气逆里急。疗带脉为病，腹痛，腰部冷痛。（王好古）

[发明] 陈承说，世人多认为当归只治血病，而《金匮要略》《外台秘要》《千金方》中都以当归为大补虚损的药物。古方中用当归治产后恶露不尽、气血逆乱者疗效显著，为产后必备用药。

成无己说，脉为血之府，诸血都属心。凡通血脉的药物，必定先补益心血。所以张仲景治疗手足厥冷、脉细欲绝之证，用当归之苦温以助心血。

张元素说，当归作用有三：一为心经本药，二能和血，三治各种疾病夜晚加重的。凡是血分有病，必须用。血壅不流则痛，当归之甘温能和血，辛温能散内寒，苦温能助心散寒，使气血各有所归。

【百草堂】

相传有个青年新婚不久便要上山采药，告诉妻子三年回来，谁知一去，一年无信，二年无音，三年仍不见回来。媳妇因思念丈夫而忧郁悲伤，得了气血亏损的妇女病，后来只好改嫁。谁知后来她的丈夫又回来了。她对丈夫哭诉道："三年当归你不归，片纸只字也不回，如今我已错嫁人，心如刀刺恨又悔！"丈夫也懊悔自己没有按时回来，遂把采集的草药根拿去给媳妇治病，竟然治好了她的妇女病。

从此人们才知道这种草药根具有补血、活血、调经、止痛的功效，是一味妇科良药。为汲取"当归不归，娇妻改嫁"的悲剧教训，便把它叫作"当归"。

对症下药

病症	配方	功效
久痢	用当归二两，吴茱萸一两同炒，去萸为末蜜丸	止痢，补益心血
血虚发热	当归补血汤：当归身二钱（酒洗），绵黄芪一两（蜜炙），加水二盏，煎至一盏，作一次空腹温服，一日两次	补血
经水不调	调经丸：同白芍、川芎等分，香附加三倍丸	调经止痛

麻黄

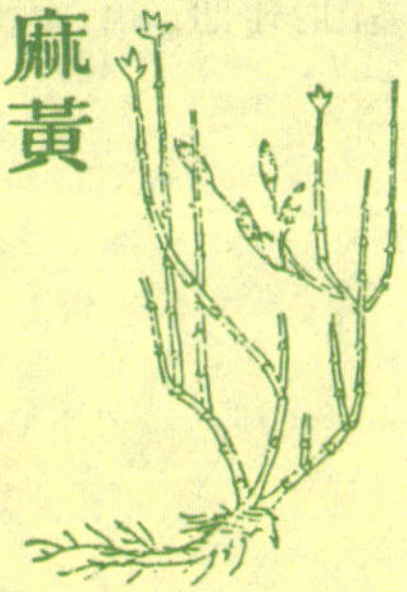

产地分布： 主产荥阳、中牟。

成熟周期： 三月、四月开花，六月结子。立秋后采收。

形态特征： 梢上有黄花，结实如百合瓣而小，味甜。外皮红，里仁子黑。根紫赤色。

功　　效： 去邪热气，止咳逆上气，除寒热，破癥瘕积聚。

【原文】

麻黄，味苦，温。主中风、伤寒头痛，温疟，发表出汗，去邪热气；止咳逆上气，除寒热，破癥坚积聚。一名龙沙。生山谷。

【译文】

麻黄，味苦，性温。主治中风、伤寒引起的头痛，能治疗温疟，具有解表发汗、祛除热邪之气的作用，还能止咳消喘，逐除恶寒发热，攻克体内肿块及郁结聚积。又叫作龙沙。生长于山中的深谷处。

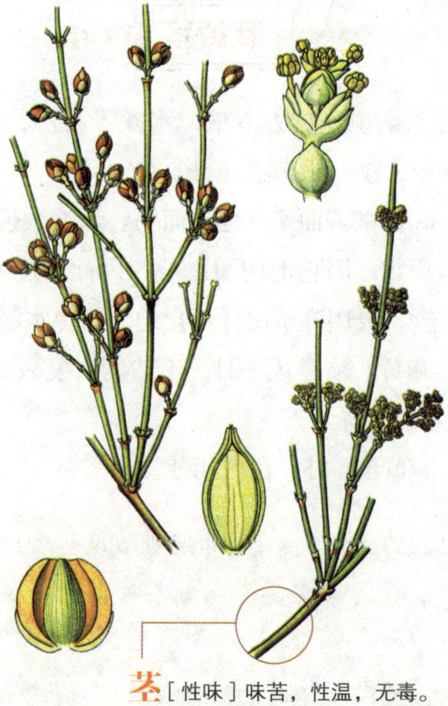

茎［性味］味苦，性温，无毒。
［主治］治中风伤寒头痛，温疟。

【集解】

《名医别录》载，麻黄生于晋地及河东，立秋采茎，阴干使之变青。

苏颂说，今近汴京的地方多有，以荥阳、中牟所产的为好。春生苗，至夏五月则长及一尺以上。梢上有黄花，结实如百合瓣而小，也似皂荚子，味甜，微有麻黄气，外皮红，里仁子黑。根紫赤色。俗说有雌雄二种：雌的三月、四月开花，六月结子。雄的没有花，不结子。立秋后收茎阴干备用。

李时珍说，它的根皮色黄赤，长的近一尺。

麻黄茎

[修治] 陶弘景说，折去节根，水煮十余沸，用竹片掠去水面上的沫。因为沫令人烦，根节能止汗。

李时珍说，麻黄微苦而辛，性热而扬。僧继洪说，中牟有生长麻黄之地，冬日不积雪，因它泄内阳之故。因此，过用麻黄会泄真气。由此可知麻黄性热。服用麻黄出汗不止的，用冷水浸头发，仍用扑法即止。凡是服用麻黄，须避风一日，不然病会复发。凡是使用麻黄，应佐以黄芩，就不会眼赤。

徐之才说：麻黄与厚朴、白微相使。与辛夷、石韦相恶。

[主治] 治五脏邪气缓急，字乳余疾，风胁痛，止好唾，通腠理，解肌，泄邪恶气，消赤黑斑毒。麻黄不可多服，多服令人虚。(《名医别录》)

治身上毒风，皮肉不仁，主壮热温疫，山岚瘴气。(甄权)

通九窍，调血脉，开毛孔皮肤。(《日华子诸家本草》)

去营中寒邪，泄卫中风热。（张元素）

散赤目肿痛，水肿风肿，产后血滞。（李时珍）

[发明] 陶弘景说，麻黄为疗伤寒，解肌第一药。

苏颂说，张仲景治伤寒，有麻黄汤及葛根汤、大小青龙汤，其中都有麻黄。

李时珍说，麻黄为肺经专药，治肺病多用。张仲景治伤寒，无汗用麻黄，有汗用桂枝。

【百草堂】

相传古时有位老中医，无儿无女，收了一个小徒弟，想把平生所学和临床经验传授给他。这个徒弟却很是狂妄，不用心学习，一知半解却自以为是。老师很伤心，要他另立门户，而徒弟却满不在乎。

徒弟走之前，老师叮嘱他无叶草的根和茎用处不同：发汗用茎，止汗用根，一朝弄错，就会死人！千万不能弄错。可是徒弟却有口无心，根本没用脑子想。

徒弟独自行医后没几天，就让他用无叶草医死了一个。死者家属告到衙门，徒弟却说自己的医术是老师教的，于是县令就抓来了他的老师。老师深感冤枉，说自己曾将无叶草的用法用口诀传授了徒弟。县令要徒弟背，徒弟背道："发汗用茎，止汗用根，一朝弄错，就会死人。"

于是真相大白，病人浑身虚汗，而徒弟却用无叶草的茎来治疗，自然会死人。县令判老师无罪，徒弟入狱三年。三年中徒弟认识到医道深奥，出狱后他找老师认错，重新学习医术。

因为这种药草让他闯过大祸惹过麻烦，徒弟就将此草起名为"麻烦草"。后来，又因为这草的根是黄色的，才又改叫"麻黄"。

○对症下药○

病症	配方	功效
伤寒黄疸	麻黄醇酒汤：取麻黄一把，去节，棉裹，加酒五升，煮至半升，一次服完，微汗见效，如春季用水煮	除寒发热
面目黄肿，脉沉，小便不利	甘草麻黄汤：用麻黄四两，加水五升煮，去沫，再加甘草二两，煮成三升。每服一升	消肿通便
风痹冷痛	用麻黄（去根）五两、桂心二两，共研为末，加酒二升，以慢火熬成糖稀。每服一匙，热酒调下，汗出见效。注意避风	去寒邪，泄风热
产后腹痛，血下不止	用麻黄去节，研成末。每服一匙，用酒冲服，一日二三次，血下尽即止	通九窍，调血脉
心下悸病	用半夏麻黄丸：取半夏、麻黄等分为末，加炼蜜和丸，如小豆大。每服三丸，水送下。日服三次	通阳化饮

通草

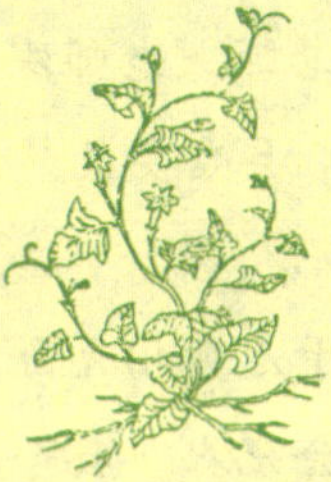

产地分布：主产于贵州、云南、四川、台湾、广西等地。

成熟周期：花期 10–12 月，果期 1–2 月。

形态特征：常绿灌木或小乔木。茎粗壮，不分枝。树皮深棕色，略有皱裂。叶大，互生，聚生于茎顶，叶柄粗壮，圆筒形，叶片纸质或薄革质。伞形花序聚生成顶生或近顶生大型复圆锥花序。果球形，熟时紫黑色。

功　　效：利尿通淋，通气下乳。

【原文】

通草，味辛，平。主去恶虫，除脾胃寒热，通利九窍、血脉、关节，令人不忘。一名附支。生山谷。

【译文】

通草，味辛，性平。主要功效是能驱除人体寄生虫，解除脾胃内的发寒发热，使九窍通利、血脉舒通、关节通畅，提高记忆力。又叫作附支。生长于山中的深谷处。

【百草堂】

通草具有“通利九窍、血脉、关节”的作用，并因此得名。古方中有通草石钟乳浸酒，用通草、石钟乳各等分，酒五升渍一宿，第二天煮沸，除去渣滓后服用，夏冷服，冬温服。此方对产后缺乳十分有效。

芍药

产地分布：四川、贵州、湖南、江西、浙江、安徽、东北等地。

成熟周期：二月、八月采根。

形态特征：具纺锤形的块根，初出叶红色，茎基部常有鳞片状变形叶，中部复叶二回三出，

藥芍

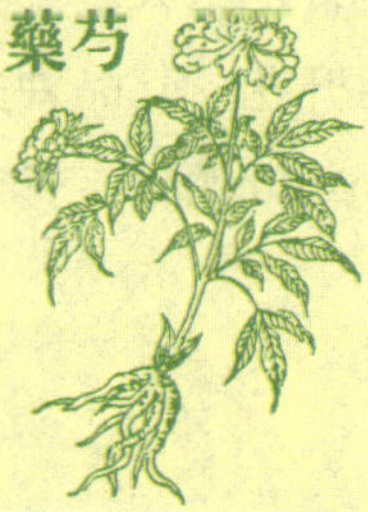

小叶矩形或披针形，枝梢的渐小或成单叶。花瓣白、粉、红、紫或红色。

功　效：治时疾骨蒸潮热，妇人经闭，能蚀脓。

【原文】

芍药，味苦，平。主邪气腹痛，除血痹，破坚积，寒热，疝瘕，止痛，利小便，益气。生川谷及丘陵。

【译文】

芍药，味苦，性平。主治邪气郁结引起的腹中疼痛，消除血管痹阻，破除体内肿块积聚，治疗身体的发寒发热，具有止痛，通利小便，补益元气的功效。生长于山川河谷地带或土丘陵墓之上。

【集解】

《名医别录》载，芍药生长在中岳川谷及丘陵，二月、八月采根晒干。

马志说，芍药有赤、白两种，其花也有赤、白两种颜色。

李时珍说，古人言洛阳牡丹、扬州芍药甲天下。如今药方中所用的，也绝大多数取扬州所产的芍药。芍药十月生芽，到春天才长，三月开花。其品种多达三十多种，有千叶、单叶、楼子等不同。入药宜用单叶的根，气味全厚。根的颜色与花的赤、白颜色相应。

花［性味］味苦，性平，无毒。
［主治］可通利血脉，缓中，散恶血，逐贼血。

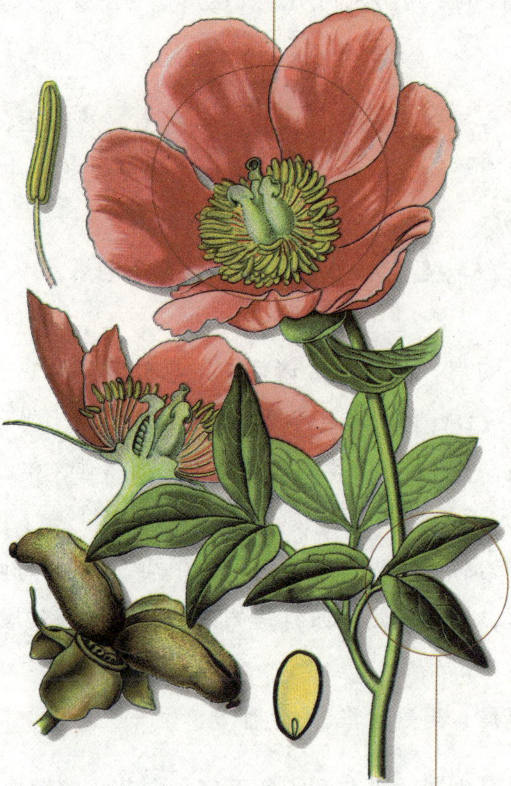

叶［性味］味苦，性平，无毒。
［主治］主邪气腹痛，除血痹，破坚积。

芍药根

［性味］　王好古说，味酸而苦，气薄味厚，属阴，主降，为手足太阴行经药，入肝脾血分。

徐之才说，恶石斛、芒硝，畏硝石、鳖甲、小蓟，反黎芦。

李时珍说，与白术同用，补脾；与川芎同用，泻肝；与人参同用，补气；与当归同用，补血；用酒炒，补阴；与甘草同用，止腹痛；与黄连同用，止泻痢；与防风同用，发痘疹；与生姜、大枣同用，温经散湿。

[主治] 主可通利血脉，缓中，散恶血，逐贼血，去水气，利膀胱大小肠，消痈肿，治感受时行病邪之恶寒发热，中恶腹痛腰痛。(《名医别录》)

治脏腑壅滞，能强五脏，补肾气，治时疾骨蒸潮热，妇人经闭，能蚀脓。(甄权)

主女人一切病，胎前产后诸疾，治风补劳，退热除烦益气，惊狂头痛，目赤明目，肠风泻血痔瘘，发背疮疥。(《日华子诸家本草》)

能泻肝火，安脾肺，降胃气，止泻利，固腠理，和血脉，收阴气，敛逆气。(张元素)

理中气，治脾虚中满，心下痞，胁下痛，善噫，肺急胀逆喘咳，太阳鼽衄目涩，肝血不足，阳维病的寒热，带脉病的腹痛满，腰冷。(王好古)

止下痢腹痛，里急后重。(李时珍)

[发明] 马志说，赤芍利小便下气，白芍止痛散血。

成无己说，白芍补益而赤芍泻利，白芍收敛而赤芍发散。酸以收敛，甘以缓和，所以酸甘合用以补阴血，降逆气，润肺燥。又说：芍药味酸，能敛津液而益营血，收阴气而泄邪热。

张元素说，白芍补而赤芍散，能泻肝补脾胃。芍药用酒浸后，止中部腹痛；与姜同用，能温经散湿通塞，利腹中痛，胃气不通。白芍入脾经补中焦，是下利必用的药物。因泻利都属太阴病，所以不可缺少它。芍药得炙甘草相佐，治腹中痛，夏天用时加少量黄芩，如果恶寒则加肉桂，这是仲景神方。芍药的功用有六：一安脾经，二治腹痛，三收胃气，四止泻痢，五和血脉，六固腠理。

朱震亨说，芍药泻脾火，性味酸寒，冬天使用必须用酒炒过。凡是腹痛多是因血脉凝涩所致，也必须用酒炒过后用。然而芍药只能治血虚腹痛，其他的并不治。那是因其酸寒收敛，没有温散的作用。下痢腹痛必须炒过用，后重者不炒。产后不能用芍药，因芍药的酸寒会克制生发之气。

【百草堂】

相传三国名医华佗的房前屋后种满了花木药草。一次，有人送他一棵芍药，他就把它种在了屋前。华佗尝了这棵芍药的叶、茎、花，觉得没有什么药性，于是就没有用它来治病。

一天深夜，华佗正在灯下看书，突然听到有女子的哭声。他抬起头，只见窗外蒙蒙月色中有一美貌女子，似有委屈，在那里啼哭。华佗颇感纳闷，推门走出去，却不见有半个人影，只见那女子站立的地方，长着那棵芍药。华佗心里一动：难道它就是刚才那个女子？他于是对芍药说："你自己全身上下无奇特之处，怎能让你入药？"转身又回屋读书去了。谁知刚刚坐下，又听见那女子的啼哭声，出去看时，还是那棵芍药。一连反复几次，都是如此。

华佗将此事告知妻子，妻子认为是芍药看到园中所植花木皆已入药，只有自己被冷落，而感到委屈了。华佗却说自己已经尝过了它的花、叶、茎，确实不能入药，并没有委屈它。妻子觉得华佗应该将芍药根也尝一尝，华佗却没有理会。时隔几日，妻子月信来潮，血涌如注，小腹绞痛。她想起了那棵芍药，于是瞒着丈夫，挖起芍药根煎水喝了。不过半日，腹痛渐止，流血也正常了。她把此事告诉了丈夫。华佗才知道他确实委屈了芍药，并感谢妻子让他得知芍药的确是一味止血止痛的良药。

○对症下药○

病症	配方	功效
产后虚热	芍药同当归身、生地黄、牛膝、炮姜、续断、麦冬、五味子	通利血脉，缓中，散恶血
脾湿腹痛	芍药同白术、白茯、猪苓、陈皮	泻肝火，安脾肺，止痛，益气
月经不停	白芍药、香附子、熟艾叶各一钱半，水煎服	调经止痛

蠡实

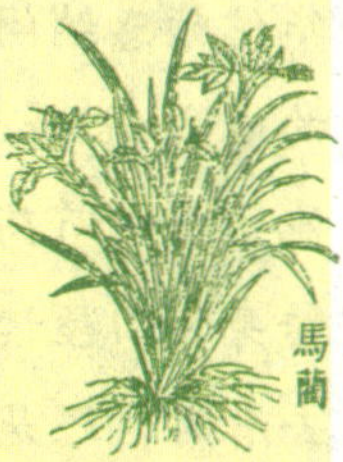

产地分布：原产我国，中亚、朝鲜亦有野生分布。

成熟周期：花期5月，果期9月。

形态特征：鸢尾科多年生宿根草本植物，丛密。根茎粗壮，须根细长而坚韧。叶基生，狭线形。花莛光滑，与叶近等高，花浅蓝色至蓝紫色。蒴果长椭圆状柱形，顶端有短喙。

功　　效：清热解毒，散瘀止血，消积。

【原文】

蠡实，味甘，平。主皮肤寒热，胃中热气，风寒湿痹，坚筋骨，令人嗜食。久服轻身。花、叶，去白虫。一名剧草，一名三坚，一名豕首。生川谷。

【译文】

蠡实，味甘，性平。主治皮肤的恶寒发热，胃部有热邪之气，消除风湿痹痛，具有强壮筋骨、增加食欲的功效。长期服用能使身体轻巧。它的花和叶，可以杀灭白虫。又叫作剧草、三坚、豕首。生长于山川河谷地带。

【集解】

《名医别录》载，蠡实生于河东川谷，五月采实，阴干。

苏颂说，今陕西各郡及鼎、澧州也有，靠近汴州最多。它的叶似薤而长厚，三月开紫碧花，五月结果实，如麻大而为红色有棱角，根细长，通黄色，人们取来作为刷。

李时珍说，蠡草生于荒野中，就地丛生，一本二三十茎，苗高三四尺，叶中抽茎，开花结实。

实

[修治] 李时珍说：凡入药，炒过后用，治疝则用醋拌炒。

[主治] 止心烦，利大小便，令肌肤肥健。(《名医别录》)

治金疮内出血，痈肿。(苏恭)

治疗妇女血气烦闷，产后血晕，崩中带下。消一切疮疖，止鼻出血吐血，通小肠，消酒毒，治黄疸，杀蕈毒，敷蛇虫咬伤。(《日华子诸家本草》)

治小腹疝痛，腹内冷积，水痢等病。(李时珍)

花、茎、根、叶

[主治] 治咽喉肿痛，多服会使人泄稀薄的大便。(《名医别录》)
主治痈疽恶疮。(李时珍)

[发明] 李时珍说，按叶盛《水东日记》中说：北方田野人患胸腹饱胀者，取马楝花擂后用凉水服下，泄数次后病就好了。据此则多服令人泄的说法有根据，而蠡实是马蔺也就更无疑了。

【百草堂】

蠡实在古代医书中有荔实、马蔺子、马楝子、马薤、马帚、铁扫帚、剧草、旱蒲、豕首、三坚等多种称谓。

蠡实具有“久服轻身”的功效，《列仙传》中就有“寇先生宋人，好种荔，食其葩实”的记载。

瞿麦

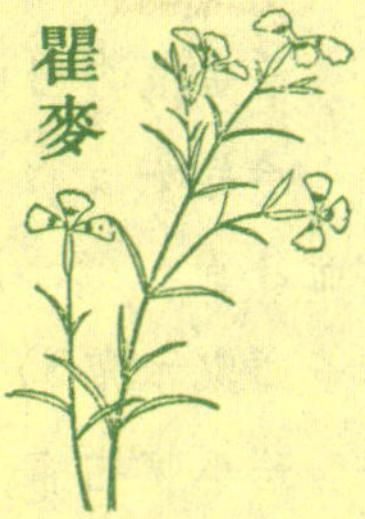

产地分布：主产河北、四川、湖北、湖南、浙江、江苏等地。

成熟周期：夏、秋季花果期采割。

形态特征：茎丛生，直立，上部二歧分枝，节膨大。叶对生，线形至线状披针形，顶端渐尖，基部成短鞘状抱茎，全缘，两面粉绿色。种子扁平，黑色，边缘有宽于种子的翅。

功　　效：利尿通淋，破血通经。

【原文】

瞿麦，味苦，寒。主关格，诸癃结，小便不通，出刺，决痈肿，明目去翳，破胎堕子、闭血。一名巨句麦。生川谷。

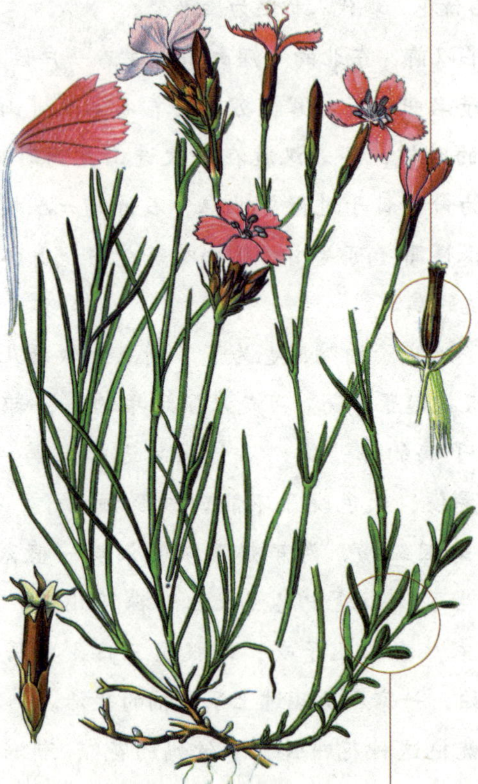
穗［性味］味苦，性寒，无毒。
［主治］主关格，各种癃闭，小便不通。
叶［性味］味苦，性寒。
［主治］主痔瘘并泻血，做成汤粥食用。

【译文】

瞿麦，味苦，性寒。主治关格癃闭，膀胱热结而造成的小便不通，可使肉中之刺自出，消除痈肿，具有使眼睛明亮去除翳膜的作用，还可破胎使之堕下，治疗妇女闭经。又叫作巨句麦。生长于山川河谷地带。

【百草堂】

瞿麦又叫石竹花，现代人称之为康乃馨。

传说在很早以前，东北的一座大山中住着一户姓石的普通人家。夫妻俩有个儿子名叫石竹。家里穷，全靠石老汉进山挖药为生。可是在石竹很小的时候，石老汉就在一次进山挖药时摔死了。从此，母子二人相依为命，日子过得更艰难。石竹妈一人挑起了抚养儿子的重担。石竹很懂事，可是由于从小吃苦受穷，身体十分瘦弱，而且得了一种尿炕的病。

石竹妈为了治儿子的病，也为了多攒点儿钱给儿子娶媳妇，就开始学着石老汉挖起了草药。可是采了几年的药，却始终没有找到一味可以治儿子病的。一次，石竹妈又进山采药，结果走远了，年纪大腿脚不灵便，天色晚了不能回家照顾儿子。她越想越急越伤心，禁不住老泪纵横，两串热滚滚的泪珠一直落到山石缝里。没想到奇迹发生了，山缝中忽然长出一株花儿来。石竹妈将这花全棵拔去，回家煎水给儿子喝，连服了三日，病居然好了。不久还娶了一房媳妇，一家人从此过上了幸福的生活。

后来人们就把这种花叫作“石竹妈的花”，渐渐演变成了“石竹花”。

元参

产地分布：主产于浙江、四川、湖北等地。

成熟周期：花期 7–8 月，果期 8–9 月。

形态特征：多年生草本。根长圆柱形或纺锤形。茎具四棱，有沟纹。下部叶对生，上部叶有的互生，卵形至披针形。聚伞圆锥花序大而疏散，花梗上有腺毛。蒴果卵形。

功　　效：清热凉血，养阴清热，泻火解毒，软坚散结。

【原文】

元参，味苦，性微寒。主腹中寒热，积聚，女子产乳馀疾，补肾气，令人目明。一名重台。生川谷。

【译文】

元参，味苦，性微寒。主治腹中的发寒发热，腹内结块，或痛或胀，女子生育所遗留下各种疾病，具有补益肾气，使人眼睛明亮。又叫作重台。生长于山川河谷地带。

【百草堂】

元参又叫作玄参、鬼藏、正马、重台、鹿腹、鹿肠、端、元台。

用元参、麦冬、生甘草、天花粉、天冬、冬瓜子、竹叶、灯心草制成的元参解毒饮，适用于瘟疫，内毒化火，阴津被灼，舌如镜面，光赤无苔，口干心烦，身体瘦弱，脉象细数，邪毒入心者。

此外，元参还是降血压的良药，并能消除炎症。粤菜中有元参红枣汤，将元参两钱、红枣二十粒，洗净做汤。此汤可长期代茶饮用。

秦艽

产地分布：主产东北、华北、西北、四川等地。

成熟周期：播种后 2~3 年，即可采收。

形态特征：呈类圆柱形，上粗下细，扭曲不直，长 10~30cm，直径 1~3cm。

功　　效：祛风湿，清湿热，止痹痛。

艽秦

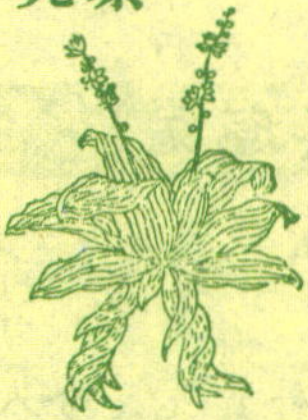

【原文】

秦艽，味苦，平。主寒热邪气，寒湿风痹，肢节痛，下水，利小便。生山谷。

【译文】

秦艽，味苦，性平。主治体内的恶寒邪热之气，寒湿风痹、四肢关节疼痛，具有下水气、利小便的功效。生长于山中的深谷处。

【集解】

《名医别录》载，秦艽生长在飞鸟山谷，二月、八月采根晒干。

陶弘景说，秦艽现在出自甘松、龙洞、蚕陵一带，以根呈螺纹相交且长大、色黄白的为好。其中间多含土，使用时须破开，将泥去掉。

苏颂说，现在河陕郡州大多有秦艽。它的根为土黄色而相互交纠，长一尺多，粗细不等。枝干高五六寸，叶婆娑，连茎梗均是青色，如莴苣叶。秦艽在六月中旬开紫色花，似葛花，当月结子，于每年的春、秋季采根阴干。

秦艽根

[主治] 疗新久风邪，筋脉拘挛。(《名医别录》)

治肺痨骨蒸、疳证及流行疾病。(《日华子诸家本草》)

加牛奶冲服，利大小便，又可疗酒黄、黄疸，解酒毒，祛头风。(甄权)

除阳明风湿，及手足不遂，治口噤牙痛口疮，肠风泻血，能养血荣筋。(张元素)

泄热益胆气。(王好古)

治胃热虚劳发热。(李时珍)

[发明] 李时珍说，秦艽是手、足阳明经主药，兼入肝胆二经，所以手足活动不利，黄疸烦渴之类的病证须用，取其祛阳明湿热的作用。阳明经有湿，则身体酸疼烦热；有热，则出现日晡潮热、骨蒸。所以《圣惠方》治疗急劳烦热，身体酸疼，用秦艽、柴胡各一两，甘草五钱，共研为末，每次用白开水调服三钱。治小儿骨蒸潮热，

食少瘦弱，用秦艽、炙甘草各一两，每用一至二钱，水煎服。钱乙治此证时加薄荷叶五钱。

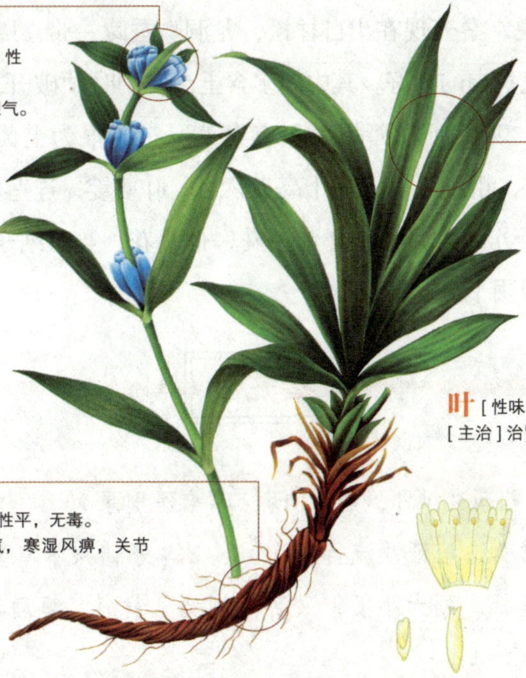
花［性味］味苦，性平，无毒。
［主治］泄热，益胆气。
叶［性味］味苦，性平，无毒。
［主治］治胃热，虚劳发热。
根［性味］味苦，性平，无毒。
［主治］主寒热邪气，寒湿风痹，关节疼痛。

【百草堂】

秦艽，别名秦胶、秦纠、秦瓜、大艽、左秦艽、左宇根。为龙胆科植物秦艽、麻花秦艽、粗茎秦艽或小秦艽的干燥根。这四种都为中国药典一部规定的正品秦艽。前三种按性状不同分别习称“秦艽”和“麻秦艽”，后一种习称“小秦艽”。

秦艽的主要有效成分为秦艽碱甲、秦艽碱乙等。主要功能为祛风除湿，活血舒筋，清热利尿。对于治疗风湿痹痛、湿热黄疸、小儿疳疾、骨蒸劳热、寒热邪气、筋骨拘挛、小便不利等都有很好的疗效。

对症下药

病症	配方	功效
小便艰难，腹满疼痛急症	秦艽一两，水一盏，煎至七分，分两次服	利小便，止痛
胎动不安	秦艽、炙甘草、炒鹿角胶各半两，共研末。每次用三钱，加水一大盏、糯米五十粒，煎服	安胎
伤寒烦热口渴	秦艽一两，牛乳一大盏，煎至六分，分两次服	消烦止渴

百合

产地分布：全国各地均产，以湖南、浙江产者为多。

成熟周期：秋季采挖。

形态特征：多年生球根草本花卉。茎直立，茎秆基部带红色或紫褐色斑点。无叶柄，叶直接包生于茎秆上，叶脉平行。花着生于茎秆顶端，簇生或单生，呈漏斗形喇叭状，花色多为黄色、白色、粉红、橙红，有的具紫色或黑色斑点。花落结椭圆形蒴果。

功　　效：养阴润肺，清心安神。

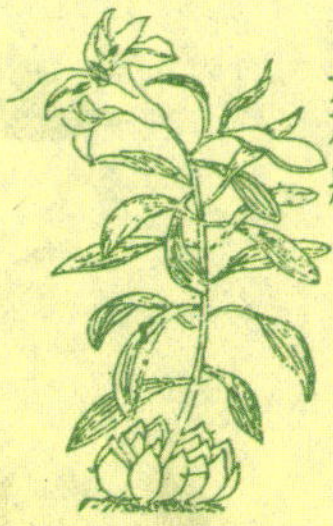

【原文】

百合，味甘，平。主邪气腹胀心痛，利大小便，补中益气。生川谷。

花［性味］味甘、微苦，性微寒、平。
［主治］咳嗽，眩晕，夜寐不安，天疱湿疮。

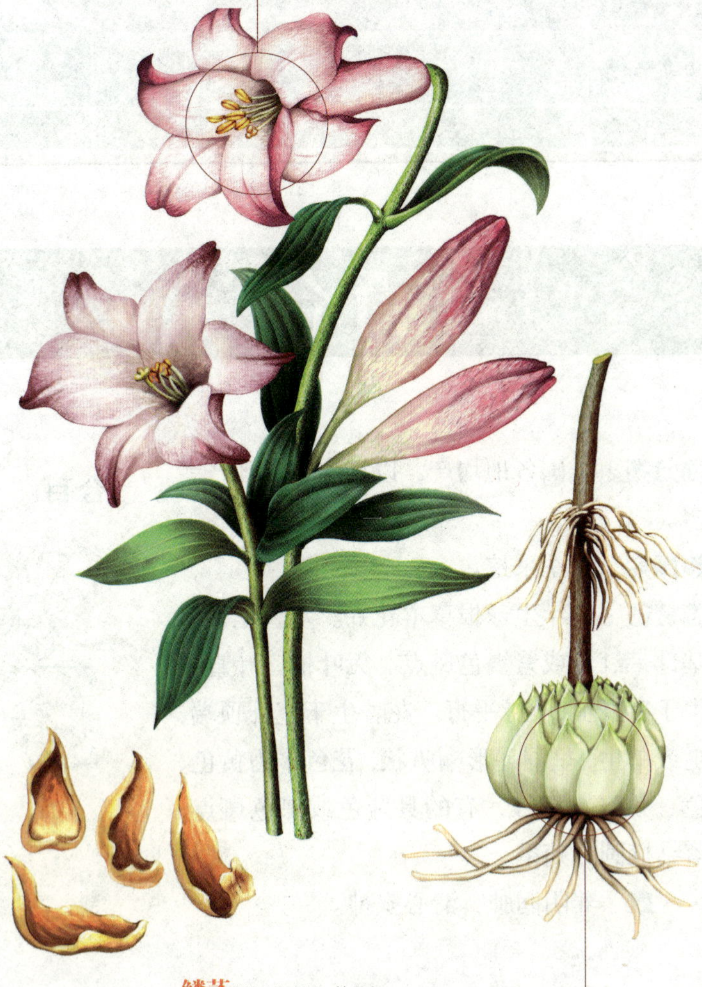

鳞茎［性味］味甘，性微寒。
［主治］肺热咳嗽，劳嗽咯血，虚烦惊悸，失眠多梦。

【译文】

百合，味甘，性平。主治邪气阻滞导致的腹部胃部胀痛，能通利大小便，补养内脏，增益气血。生长于山川河谷地带。

【百草堂】

传说古时东海上有一伙海盗，经常到海边打劫渔民，强抢妇女儿童，并将其运到海中一座孤岛上。

一天，海盗们驶离海岛外出抢劫。突然狂风大作，雨如瓢泼，海盗们全都葬身鱼腹。海盗们死后，被抢来的妇女都十分高兴，可是孤岛远离陆地，她们无法回到家乡。岛上的粮食很快就被吃光了，那些妇女只好以岛上的鸟蛋、野果、被潮水冲上岸的死鱼来充饥。

一次，有位妇女挖来一种像大蒜头一样的野菜根子，煮熟后发现味道还很香甜，于是大伙便开始纷纷挖起这种野菜根子。几天下来，她们发现这种东西不但可以解饿，而且那些身体瘦弱、痨伤咳血的病人吃后也都恢复健康了。

一年后，有一条采药船偶然来到孤岛，发现岛上的人没有粮食吃却个个健康、白嫩，询问缘由，才知道是因为吃了“大蒜头”。

采药人猜想它可能具有药性，在把妇女儿童救上岸的同时，带回了这种“大蒜头”。经过栽种、试验，果然发现这东西有润肺止咳、清心安神的作用。又因为在岛上被困的妇女和孩子，合起来一共百人，就把它叫作“百合”了。

对症下药

病症	配方	功效
大小便难下	百合同麦冬、白芍、甘草、木通	利大小便
寒热邪气，通身疼痛	百合同知母、柴胡、竹叶	止痛安神
内热，咽喉肿痛，肝热目赤	干百合2朵，菊花3朵，绿茶、金银花、薄荷少许，所有原料混合后用沸水冲泡5分钟。代茶饮，每日1剂	清肝明目，利咽消肿

知母

产地分布：山西、河北、东北等地。

成熟周期：春秋二季采根。

形态特征：呈长条状，微弯曲，一端有浅黄色的茎叶残痕。表面黄棕色至棕色，断面黄白色。

功　　效：清热泻火，生津润燥。

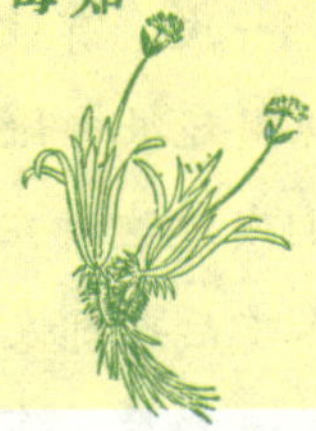

【原文】

知母，味苦，寒。主消渴热中，除邪气，肢体浮肿，下水，补不足，益气。一名蚳母，一名连母，一名野蓼，一名地参，一名水参，一名水浚，一名货母，一名蝭母。生川谷。

【译文】

知母，味苦，性寒。主治消渴症、体内发热，能祛除热邪之气，治疗身体四肢浮肿，能使体内水气下泄，补益身体虚损不足，增益气血。又叫作蚳母、连母、野蓼、地参、水参、水浚、货母、蝭母。生长于山川河谷地带。

花 [性味] 味苦，性寒，无毒。
[主治] 清心除热，治阳明火热。

叶 [性味] 味苦，性寒，无毒。
[主治] 治消渴热中，除邪气。

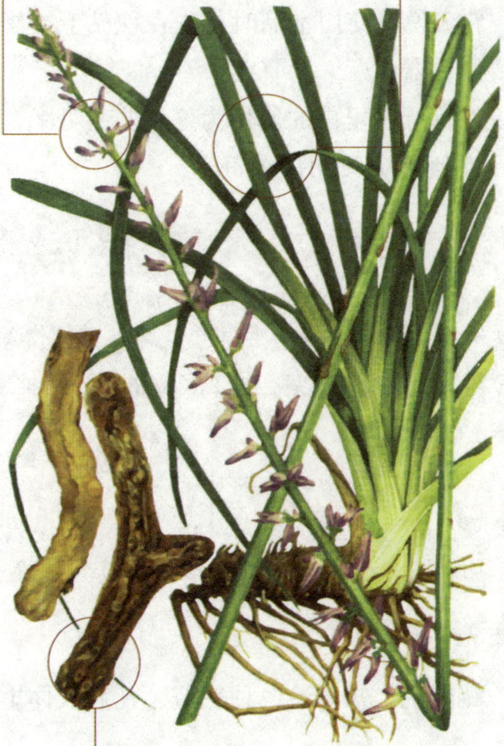

根 [性味] 味苦，性寒，无毒。
[主治] 利水，补不足，益气。

【集解】

《名医别录》载，知母生长在河内川谷，二月、八月采根晒干用。

陶弘景说，现在出于彭城。形似菖蒲而柔润，极易成活，掘出随生，要根须枯燥才不生长。

苏颂说，现在的黄河沿岸怀、卫、彰德各郡以及解州、滁州都有。四月开青色的花，如韭花，八月结实。

知母根

[修治] 雷敩说，使用本品时，先在槐砧上锉细，焙干，用木臼捣碎，不要用铁器。

李时珍说，拣肥润里白的使用为好，去毛切片。如需引经上行，则用酒浸焙干，引经下行则用盐水润焙。

[主治] 疗伤寒久疟烦热，胁下邪气，膈中恶，及恶风汗出、内疸。多服令人腹泻。(《名医别录》)

治心烦躁闷，骨蒸潮热，产后发热，肾气劳，憎寒虚烦。(甄权)

治骨蒸痨瘵，通小肠，消痰止咳，润心肺，安心神，止惊悸。(《日华子诸家本草》)

清心除热，治阳明火热，泻膀胱、肾经之火。疗热厥头痛，下痢腰痛，喉中腥臭。(张元素)

泻肺火，滋肾水，治命门相火有余。(王好古)

安胎，止妊娠心烦，辟射工、溪毒。(李时珍)

[发明] 甄权说，知母治各种热劳，凡病人体虚而口干的，加用知母。

李杲说，知母入足阳明、手太阴经，其功效有四：一泻无根之肾火，二疗有汗的骨蒸，三退虚劳发热，四滋肾阴。

李时珍说，肾苦燥，宜食辛味药以滋润，肺苦气逆，宜用苦味药以泻下，知母辛苦寒凉，下润肾燥而滋阴，上清肺金而泻火，为二经气分药。黄柏是肾经血分药，所以二药必须相配用。

【百草堂】

从前有个老大娘，无儿无女，年轻时靠挖药为生。由于她不图钱财，常把药草白送给生病的穷人，所以毫无积蓄。到年老体衰不能爬山采药时，她只好沿街讨饭。她想将自己的识药本领找一个可靠的人传下去，于是她逢人便说谁为自己养老就教谁识药。

开始有位贵公子想要以此来巴结官宦，就把老大娘请进府中奉养，可是过了十几天，不见老大娘提起药草之事，就将老大娘赶了出来。后来一个商人知道了，想要以此发财，就将老大娘接到家中，可是过了一段时间，老大娘还是没有将识药本领传给他，于是商人也把老大娘赶走了。

老大娘依旧沿街乞讨，一年冬天，老大娘病倒了。被一位樵夫救到了家中。樵夫夫妇对老人家照顾得十分周到，几年如一日地侍奉着。

一年夏天，年近八旬的老大娘要樵夫背她上山，来到山上后，她让樵夫将一丛线形叶子、开雪白带紫色条纹花朵的野草挖出来，樵夫走进去扒开土，挖出一截儿黄褐色的根子。老大娘告诉樵夫这是一种药草，它的根可以治肺热咳嗽、虚劳发热之类的病。自己之所以现在才教他识药是因为想找个老实厚道的人，自己寻找多年才找到他这样一个懂得自己心思的人，于是就把这新挖出的草药命名为“知母”了。

对症下药

病症	配方	功效
脾虚胃热	知母同桂枝、白芍、甘草、饴糖	养脾胃，益气血
手足牵引，夜卧不安	知母同牛膝、生地黄、白芍、甘草、桂枝、桑枝	安心神，止惊悸
久咳气急	知母五钱（去毛切片，隔纸炒），杏仁五钱（姜水泡后去皮尖，焙干），加水一盅半，煎取一盅，饭后温服	消痰止咳，润心肺

贝母

产地分布：主产四川、青海、甘肃等地。

成熟周期：花期6月，果期8月。

形态特征：鳞茎圆锥形或心脏形。表面类白色，较光滑。外层两枚鳞叶大小悬殊，大鳞叶紧裹小鳞叶，小鳞叶露出部分呈新月形，俗称“怀中抱月”。

功　　效：清热润肺，化痰止咳。

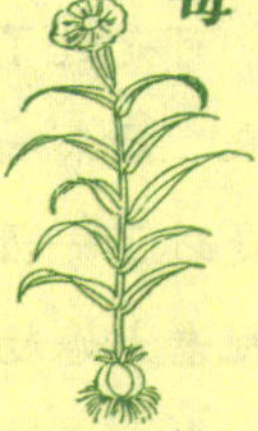

【原文】

贝母，味辛，平。主伤寒烦热，淋沥邪气，疝瘕，喉痹，乳难，金疮风痉。一名空草。

【译文】

贝母，味辛，性平。主治外感伤寒，内热烦闷，小便淋沥不止、祛除邪气，治疗疝瘕，喉痹，难产，金属所伤而导致的破伤风。又叫作空草。

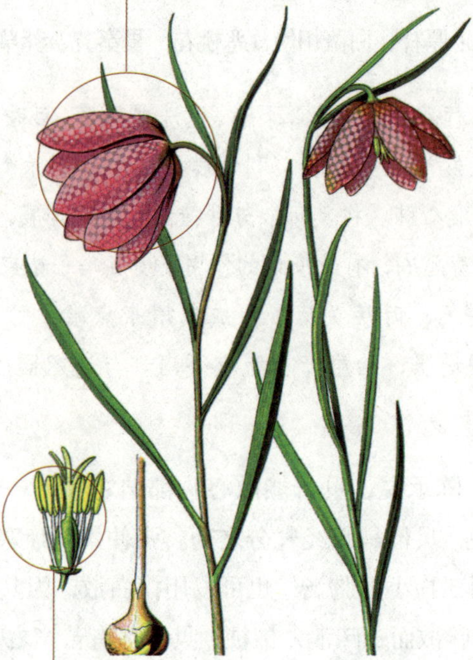
花 [性味]味辛，性平，无毒。
[主治]主喉痹，乳难，破伤风。
根 [性味]味辛，性平，无毒。
[主治]主伤寒烦热，邪气疝瘕。

【集解】

《名医别录》载，贝母生于晋地，十月采根晒干。

苏颂说：现在河中、江陵府、郢、寿、随、郑、蔡、润、滁州都有贝母。它二月长苗，茎细，色青。叶青像荞麦叶，随苗长出。七月开碧绿色花，形如鼓子花。八月采根，根有瓣子，为黄白色，像聚在一起的贝子。

贝母根

徐之才说：厚朴、白薇相使，恶桃花，畏秦艽、莽草、礜石，反乌头。

[主治] 疗腹中结实，心下满，洗洗恶风寒，目眩项直，咳嗽上气，能止烦热渴，发汗，安五脏，利骨髓。(《名医别录》)

能消痰，润心肺。将其研末与砂糖做成丸，含服，能止咳。烧灰用油调敷，疗人畜恶疮，有敛疮口的作用。(《日华子诸家本草》)

主胸胁逆气，时疾黄疸。研成末用来点眼，可去翳障。用七枚贝母研末用酒送服，治难产及胞衣不出。与连翘同服，主项下瘤瘿。（甄权）

[发明] 陈承说，贝母能散心胸郁结之气。

王好古说，贝母是肺经气分之药。张仲景治疗寒实结胸，外无热证的患者，用三物小陷胸汤，也可以用泻白散，因其方中有贝母。成无己说过，辛味散而苦味泄，桔梗、贝母都有苦辛之味，用来下气。

【百草堂】

从前有一个得了“肺痨病”的孕妇，因为身体虚弱，孩子刚生下来就晕过去了，当她苏醒时孩子已经死了。连生两胎都是这样，公婆和丈夫都十分烦恼。

这时，有个医生从门口经过，看孕妇面色灰沉铁青，断定她肺脏有邪，气力不足，加上生产使力过猛，生下胎儿不能长寿；肝脏缺血，供血不足，使产妇晕倒。

医生教丈夫认识了一味草药，让他每天采来给媳妇煎药吃，连续吃三个月，病就能好。三个月后，媳妇果然怀孕，十月临盆，生下一个大胖小子。大人没有发晕，小孩平安无事，一家人十分高兴。一家人到医生家道谢，并询问这草药的名字，当时这味草药并无名称。医生看到母子平安，便将其命名为“贝母”。

“贝母”这个名字就这样流传下来了。

对症下药

病症	配方	功效
久咳不愈、胃食积聚	贝母去心一两，姜制厚朴半两，蜜调做成如梧子大的丸子，每次用白开水送服五十丸	化痰降气，止咳解郁，消食除胀
鼻出血不止	贝母炮后研为末，用温浆水送服二钱	止血
伤寒烦热	同知母、前胡、麦冬、葛根、甘草	止烦热渴，发汗，安五脏

白芷

香芷白

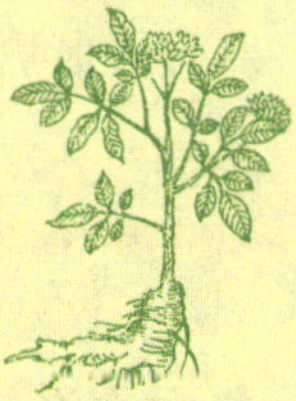

产地分布：黑龙江、吉林、辽宁等地。

成熟周期：花期 6–7 月，果期 7–9 月。

形态特征：根茎粗大，近于圆柱形，通常呈紫红色，基部光滑无毛，近花序处有短柔毛。

功　　效：祛风散寒，通窍止痛，消肿排脓，燥湿止带。

【原文】

白芷，味辛，温。主女人漏下赤白，血闭阴肿，寒热，风头侵目泪出，长肌肤润泽，可作面脂。一名芳香。生川谷。

【译文】

白芷，味辛，性温。主治女子非经期阴道出血，赤白带下，经闭，阴道肿痛，恶寒发热，风邪侵袭头目、流泪不止，具有助长肌肉，润泽肌肤的功效，可制作成面脂。又叫作芳香。生长于山川河谷地带。

【集解】

《名医别录》载，白芷生长在河东川谷水湿之地，二月、八月采根晒干。

苏颂说，白芷各地都有，吴地特别多。它的根长一尺多，粗细不等，为白色。枝干离地五寸以上。春天生叶，相对婆娑，呈紫色，有三指宽。花为白色微黄。白芷进入三伏后结子，立秋过后苗枯。二月、八月采根晒干，以黄色有光泽的为好。

白芷根

张元素说，性温，味苦、大辛，气味俱轻，属阳，是手阳明引经本药。与升麻同用则通行手、足阳明经，也入手太阴经。

徐之才说，与当归相使，恶旋覆花，制雄黄、硫黄。

[主治] 治疗风邪，久渴呕吐，两胁气满，风痛头眩，目痒。还可做膏药使用。(《名医别录》)

治目赤胬肉，去面部疤痕，并能安胎，破瘀血，生新血，治乳痈发背瘰疬，肠风痔瘘，疮痍疥癣，止痛排脓。(《日华子诸家本草》)

能蚀脓，止心腹血刺痛，女人沥血腰痛，血崩。(甄权)

能除阳明经头痛，中风恶寒发热以及肺经风热，头面皮肤风痹燥痒。(张元素)

治鼻渊鼻衄，齿痛，眉棱骨痛，便秘，小便带血，妇女血虚眩晕，反胃呕吐。能解砒石毒，治蛇虫咬伤，刀箭伤。(李时珍)

[发明] 李杲说，白芷用来疗风通用。其气芳香，能通九窍，解表发汗时不能缺少。

刘完素说，治阳明头痛，热厥头痛，加用白芷。

李时珍说，白芷色白味辛，行手阳明庚金；性温气厚，行足阳明戊土；芳香上达，入手太阴肺经。肺为庚之弟，戊之子，所以白芷主治的疾病不离肺、胃、大肠三经。如头目眉齿诸病，为三经风热所致；崩漏带下、痈疽诸病为三经湿热所致。风热者用辛散之，湿热者用温除之，所以都能用白芷治疗。白芷为阳明经主药，所以又能治血病胎病，而排脓生肌止痛。

【百草堂】

宋代汉阳史君王，博采民间验方，著《百一选方》，其中收录香白芷一味，炼蜜为丸名“都梁丸”，治妇人痛经有效。其来源据说还有一段有趣的传说。

据说北宋初年，南方有一富商的女儿，每逢行经腹痛剧烈，致形体日衰。富商带她欲往京都寻求名医，到汴梁时女儿经期适至，腹痛难忍。正遇一采药老人，仔细询问病情后，老人从药篓中取出白芷一束相赠，嘱咐洗净水煎饮服。富商谢过，按法煎制，一煎服了痛缓，二煎服了痛止，再服几剂，来月行经安然无恙。从此，妇女行经不舒，煎服白芷，在民间广为使用。

对症下药

病症	配方	功效
风寒流涕	香白芷一两，荆芥穗一钱，共研末，用蜡茶点服二钱	祛风散寒，通窍止痛
小儿身热	用白芷煮汤洗浴以发汗，注意需避风	祛寒，发汗
头风眩晕	都梁丸：香白芷洗后晒干研末，炼蜜做成弹子大的丸子，每次嚼服一丸，用茶汤或荆芥汤化下	祛风止痛，安神定志
口臭	香白芷七钱，研成末，饭后用水送服一钱	清新口气

淫羊藿

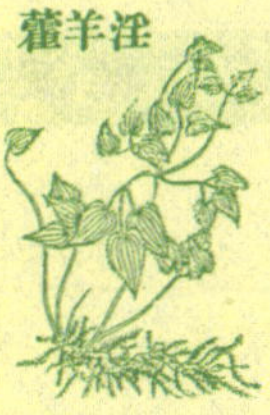

产地分布：主产江东、陕西、泰山、汉中等地。

成熟周期：四月开花，五月采叶。

形态特征：茎像粟秆。叶青像杏，叶上有刺。根为紫色，有须。

功　　效：治阴痿绝伤，阴茎疼痛。能利小便，益气力，强志。

【原文】

淫羊藿，味辛，寒。主阴痿绝伤，茎中痛，利小便，益气力，强志。一名刚前，生山谷。

【译文】

淫羊藿，味辛，性寒。主治男子阳痿，阴精衰绝，阴茎疼痛，能使小便通利，增益气力，提高记忆力。又叫作刚前。生长于山中的深谷处。

【集解】

陶弘景说，服后使人性欲旺盛。西川北部有淫羊这种动物，一日交合百遍，因食此草所致，所以叫淫羊藿。

苏恭说，各地都有淫羊藿。它的叶像豆叶而圆薄，茎细且坚硬，俗称仙灵脾。

苏颂说，江东、陕西、泰山、汉中、湖湘间都有淫羊藿。它的茎像粟秆，叶青像杏，叶上有刺，根为紫色、有须。四月开白花，也有开紫色花的，碎小，独头子。五月采叶晒干。湖湘生长的，叶像小豆，枝茎紧细，经冬不凋，根像黄连。关中称它为三枝九叶草，苗高一二尺，根、叶都可用。

李时珍说，此物生于大山中，一根多茎，茎粗像线，高一二尺。一茎上有三个分枝，一个分枝上有三片叶，叶长二三寸，像杏叶和豆藿，表面光滑背面色淡，很薄而有细齿，有小刺。

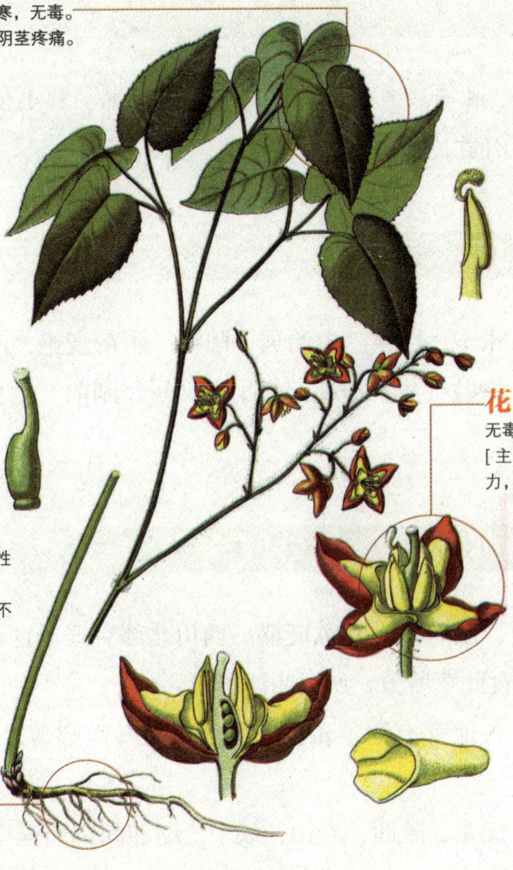

淫羊藿叶

李时珍说，味甘、香、微辛，性温。

徐之才说，与山药、紫芝相使，用酒炒用，效果更佳。

[主治] 坚筋骨。消瘰疬赤痈，外洗杀虫疗阴部溃烂。男子久服，有子。(《名医别录》)

治男子亡阳不育，女子亡阴不孕，老人昏耄，中年健忘，一切

冷风劳气，筋骨挛急，四肢麻木。能补腰膝，强心力。(《日华子诸家本草》)

[发明] 李时珍说，淫羊藿味甘气香，性温不寒，能益精气，为手足阳明、三焦、命门的药物，肾阳不足的人尤适宜。

【百草堂】

我国南北朝时期，一些牧羊人在放牧中发现，每当羊啃吃一种小草之后，发情的次数特别多，公羊的阳具勃起不软，并且与母羊的交配次数明显增多，交配的时间也延长。当时的医学家陶弘景听了后，十分感兴趣，多次随牧羊人一起实地考察，认定这种小草有壮阳作用。于是他便以这种小草药配入药方，治疗阳痿病人。病人服药后果然见效。后来他将此药收录在中药专著《本草经集注》中，由于这种小草能使羊的淫性增加，故称之为淫羊藿。药理研究表明，淫羊藿提取液具有增加雄性激素分泌的作用，可使精液变浓、精量增加，所以淫羊藿又有“媚药之王”之称。

对症下药

病症	配方	功效
阳痿，腰膝冷，半身不遂	仙灵脾酒：淫羊藿一斤，用酒一斗浸泡，春、夏季泡三天，秋、冬季则泡五天，每天饮用，但不能大醉	补腰膝，强心力
三焦咳嗽，腹满不思饮食，气不顺	用淫羊藿、覆盆子、五味子（炒）各一两，共研为末，加熟蜜调和做成如梧子大的药丸。每次服二十丸，用姜茶送服	消食开胃，止咳顺气
日昏生翳	用淫羊藿、生王瓜（红色的小栝楼）等分研为末。每次用茶水送服一钱，一天二次	清肝明目

黄芩

产地分布：主产川蜀、河东、陕西近郡。

成熟周期：花期 7–10 月，果期 8–10 月。春、秋两季采挖。

形态特征：本品呈圆锥形，扭曲，表面棕黄色或深黄色，有稀疏的疣状细根痕。

功　　效：清热燥湿，泻火解毒，止血，安胎。

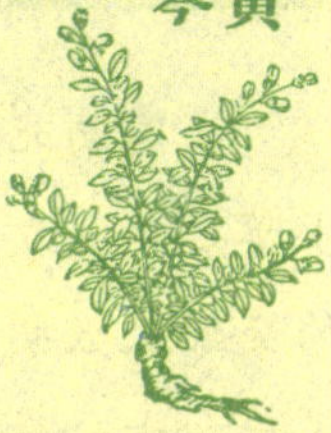

【原文】

黄芩，味苦，平。主诸热，黄疸，肠澼泻痢，逐水，下血闭，恶疮疽蚀，火疡。一名腐肠。生川谷。

【译文】

黄芩，味苦，性平。主治各种发热，黄疸病，痢疾腹泻，能祛除水湿，女子经闭，恶疮、疽疮溃烂，被火烧伤形成的疮疡。又叫作腐肠。产于山川河谷地带。

【集解】

《名医别录》载，黄芩生长在秭归的川谷及冤句，三月三日采根阴干用。

陶弘景说，秭归属建平郡。现在产量最多的是彭城，郁州也有，但只有深色质地坚实的才好。

苏恭说，如今以产自宜州、鄜州、泾州的质量好。兖州所产体大坚实的也佳，叫豚尾芩。

苏颂说，现在川蜀、河东、陕西近郡都有黄芩。它的苗长一尺多，茎干如筷子般粗，叶从地脚四面作丛生状，像紫草，高一尺多，也有独茎生长的。黄芩的叶细长，颜色青，两两对生，六月开紫花，根如知母般粗细，长四五寸，二月、八月采根晒干。《吴普本草》上载：黄芩二月生赤黄色叶子，两两或四四相值，其茎中空或为方圆形，高三四尺，四月开紫红色花，五月结黑色果实，根黄。二月至九月采摘，与现在的说法略有不同。

黄芩根

徐之才说，黄芩与山茱萸、龙骨相使，恶葱实，畏朱砂、牡丹皮、藜芦。与厚朴、黄连配伍使用，能止腹痛；与五味子、牡蒙、牡蛎配伍使用，可治不育；与黄芪、白敛、赤小豆配伍使用，能疗瘰疬。

李时珍说，黄芩用酒拌炒，药效上行；与猪胆汁配伍使用，除肝胆之火；与柴胡配伍使用，退寒热；与芍药配伍使用，治下痢；与桑白皮配伍使用，泻肺火；与白术配伍使用，能安胎。

[主治] 治痰热，胃中热，小腹绞痛，消谷善饥，可利小肠。疗女子经闭崩漏，小儿腹痛。(《名医别录》)

治热毒骨蒸，寒热往来，肠胃不利，能破壅气，治五淋，令人宣畅。还可去关节烦闷，解热渴。(甄权)

能降气，主流行热病，疗疮排脓，治乳痈发背。(《日华子诸家本草》)

凉心，治肺中湿热，泻肺火上逆，疗上部实热，目赤肿痛，瘀血壅盛，上部积血，补膀胱寒水，安胎，养阴退热。(张元素)

叶［性味］味苦，性平，无毒。
［主治］治热毒骨蒸，寒热往来，肠胃不利。

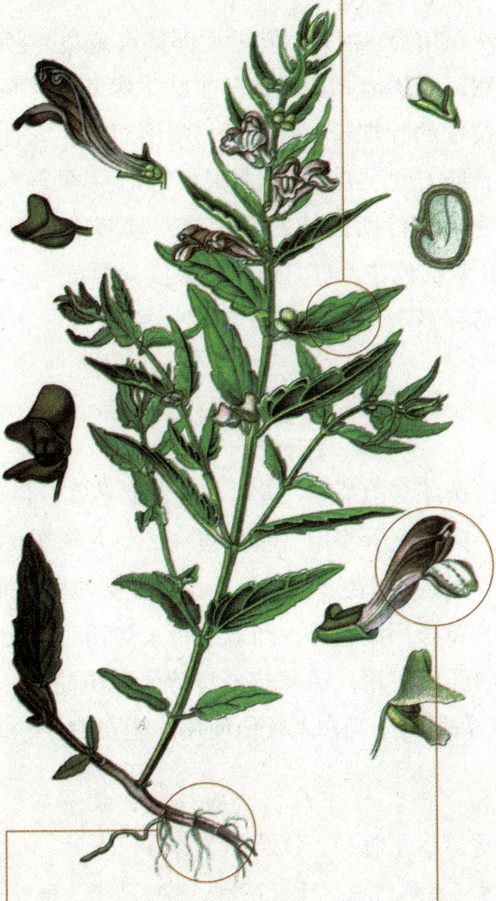

根［性味］味苦，性平，无毒。
［主治］治各种发热、黄疸，泻痢。

花［性味］味苦，性平，无毒。
［主治］凉心，治肺中湿热，泻肺火上逆。

治风热湿热头疼，奔豚热痛，肺热咳嗽、肺痿、痰黄腥臭，各种失血证。（李时珍）

[发明] 李杲说，黄芩中空质轻的，主泻肺火，利气，消痰，除风热，清肌表之热；细实而坚的，主泻大肠火，养阴退热，补膀胱寒水，滋其化源。黄芩作用上下之别与枳实、枳壳相同。

张元素说，黄芩的作用有九：一泻肺热，二除上焦皮肤风热、风湿，三去诸热，四利气宽胸，五消痰涎，六除脾经诸湿，七为夏季须用之药，八于妇人产后滋阴清热，九能安胎。黄芩用酒炒则功效上行，主上部积血，非此不能除。下痢脓血，腹痛后重，身体发热长时间不退者，与芍药、甘草同用。凡诸疮痛不可忍者，宜选用黄芩、黄连这类苦寒之药，详细辨别疾病的部位，各加引经药治疗。

朱震亨说，凡去上焦湿热，须将黄芩用酒洗过后用。片芩泻肺火，须与桑白皮相佐使用。如果是肺虚的人，多用则伤肺，必先用天门冬保定肺气而后再用。黄芩乃是上、中二焦药物，能降火下行。

【百草堂】

黄芩是一味著名而普遍的中药材，李时珍在传世药典《本草纲目》赞其曰："药中肯綮，如鼓应桴，医中之妙，有如此哉！"黄芩，别名山茶根、土金茶根，味苦。花色鲜艳呈紫色，中间红棕色，通称子举，以清火养阴为主；老根中间呈暗棕色或棕黑色，枯朽状或已成空洞，称枯举，以清火败毒为主。传说伟大的医药学家李时珍16岁那年，突患急病，咳嗽不止，每日吐痰一大碗，烦渴，骨蒸劳热，六脉浮洪，虽服用柴胡、麦冬、荆芥、竹沥等解表退热、润肺清心、清热化痰药，但无效果，且病势日渐加重。当地名医看过后都束手无策。正在绝望之际，村子里来了一位云游四方的道士。原来这位道士是一位擅长治疗各种疑难杂症的高人。道士听说李时珍的病情后，主动找上门。他给李时珍号了脉以后，开出了一个方子：取黄芩6钱，加水2

盅，煎至个盅，连服半月。李时珍的父母半信半疑地照方煎药，半月之后，他不但烧退了，咳嗽停了，痰也没有了，身体逐渐恢复了健康。病愈后的李时珍对医术高明的道士非常敬佩，恳求道士收其为徒，并刻苦钻研医学，遍读历代医书，走遍高山大川。功夫不负有心人，李时珍靠着天赋与勤奋，终成一代医药宗师。李时珍对救了他性命的黄芩推崇备至，所以在《本草纲目》中大赞黄芩。一味黄芩治好了李时珍严重的肺部疾病，正是由于黄芩具有苦寒的特性，能泻实火，也就是发挥了黄芩抗菌消炎、退热的药理作用，所以对壮热烦渴、肺火咳嗽有良好的疗效。

对症下药

病症	配方	功效
湿热肠痛及泻痢	黄芩汤：黄芩同白芍、甘草	祛除水湿，止泻止痢
胎不安内热	同白芍、麦冬、白术	安胎
肝热生翳	黄芩一两，淡豆豉三两，共研为末，每服三钱，用熟猪肝裹着吃，温水送下，一日二次。忌酒、面	清肝明目

石龙芮

产地分布：全国各地均有分布，多见于潮湿的田畔、沟边。

成熟周期：春、夏季采挖。

形态特征：毛茛科毛茛属，二年生草本。高20~40cm，叶有光泽，浅或深3裂，裂片常再分2~3裂，接近花的叶狭细而不裂。花黄色有

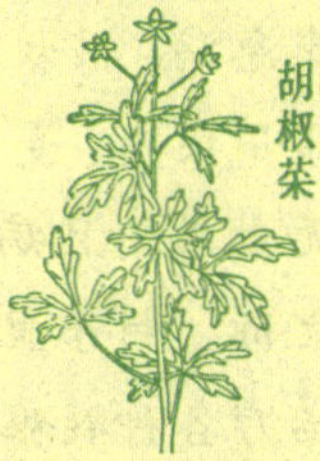

光泽，生于枝梢。果密集呈长椭圆形。

功　　效：补肾明目，下瘀血，止霍乱。

【原文】

石龙芮，味苦，平。主风寒湿痹，心腹邪气，利关节，止烦满。久服轻身明目，不老。一名鲁果能，一名地椹。生川泽石边。

【译文】

石龙芮，味苦，性平。主治风寒湿痹症，祛除心腹间邪气，具有舒通关节，消止胸中烦闷胀满的功效。长期服用能使身体轻巧、目光明亮，延缓衰老。又叫作鲁果能、地椹。产于河边泽畔靠近乱石处。

【百草堂】

石龙芮又名野芹菜、地椹、天豆、石能、鲁果能、水堇、苦堇、堇葵、胡椒菜、彭根。具有消肿、拔毒散结、截疟的作用。用于淋巴结结核、蛇咬伤、痈肿、疟疾、慢性下肢溃疡。

石龙芮不能内服。误食可致口腔灼热，随后肿胀，咀嚼困难，剧烈腹泻，脉搏缓慢，呼吸困难，瞳孔散大，严重者可致死亡。中毒早期可用高锰酸钾溶液洗胃，服蛋清及活性炭，静脉滴注葡萄糖盐水，腹剧痛时可用阿托品等对症治疗。皮肤及黏膜误用或过量，可用清水、硼酸或鞣酸溶液洗涤。

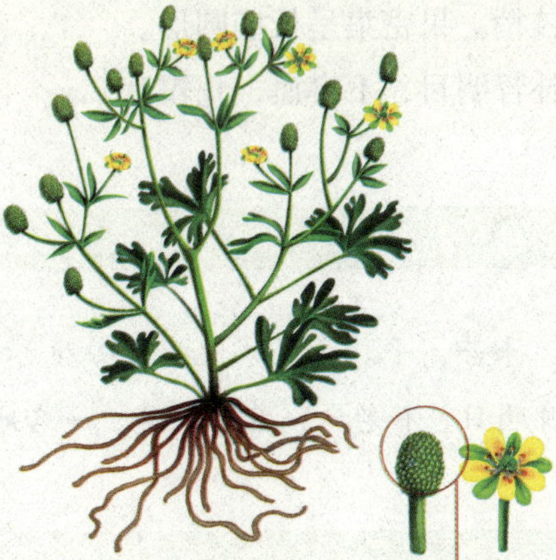

子 [性味] 味苦、性平、无毒。
[主治] 风湿寒痹，补肾明目。

茅根

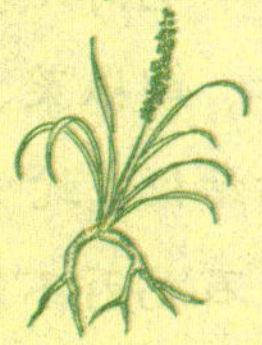

产地分布： 主产于辽宁、河北、山西、山东、陕西、新疆等地。

成熟周期： 三四月开花，六月采根。

形态特征： 多年生草本植物，有长根状茎。叶片条形或条状披针形。

功　　效： 凉血益血，清热降压。

【原文】

茅根，味甘，寒。主劳伤虚羸，补中益气，除瘀血、血闭、寒热，利小便。其苗，主下水。一名兰根，一名茹根。生山谷、田野。

【译文】

茅根，味甘，性寒。主治身体劳伤虚损，具有补中益气的功效，能活血化瘀，治疗经闭，逐出恶寒发热之症，通利小便。它的苗，主要功效是祛除水湿。又叫作兰根、茹根。生长于山中的深谷处及田原荒野之上。

【集解】

《名医别录》载，茅根生长在楚地的山谷田野，六月采根。

李时珍说，茅有白茅、菅茅、黄茅、香茅、芭茅数种，叶都相似。白茅短小，三四月开白花成穗状，结细小果实。它的根很长，白软如筋而有节，味甘，俗称丝茅，可用来苫盖东西及供祭祀时作蒲包用。《神农本草经》所用的茅根，即丝茅根。它的根晒干后，晚上看去有光，腐烂后变为萤火。菅茅只生长在山上，像白茅但更长些。菅茅入秋抽茎，开花成穗状，像荻花。结的果实为黑色，有尖，长一分多，粘在衣服上会刺人。其根短硬像细竹根，无节而味微甘，也可入药，只是功效不及白茅。菅茅也就是《尔雅》所说的白华野菅。黄茅像菅茅，但在茎上长叶，茎下有白粉，根头有黄毛，根很短且细硬无节。它在深秋开花成穗，像菅茅，可以编成绳索，古时名黄菅。《名医别录》所用的菅根即菅茅。香茅又名菁茅、琼茅，生长在湖南及江淮一带，叶有三脊，气味芳香，可以用来做垫子及缩酒。芭茅丛生，叶大如蒲，长六七尺，有二种，即芒。

白茅根

[主治] 治五淋，除肠胃热邪，能止渴坚筋，疗妇人崩漏。(《名医别录》)

主妇人月经不调，能通血脉，治淋沥。(《日华子诸家本草》)

止吐血和各种出血，治伤寒哕逆，肺热喘急，水肿黄疸，解酒毒。(李时珍)

【百草堂】

茅根具有“补中益气”和“利小便”的功效，因此常被拿来作为药膳食材，用鲜茅根、西瓜皮和瘦肉制成的生津茅根汤，不仅味道鲜美，而且具有养阴生津、利尿降压的功效。适用于秋燥耗伤肺，口干，咽干咽痛，皮肤干燥或脱屑，大便干结，小便短少以及咳血、吐血、尿血的人群，为秋季润燥佳品。

对症下药

病症	配方	功效
反胃上气食入即吐	茅根、芦根各二两，加水四升，煮至二升，一次服下	补中益气，除肠胃邪热
肺热气喘	用如神汤：取生茅根一把，捣碎，加水二盏，煮成一盏，饭后温服，严重者三服可止	清热降压
体虚水肿小便不利	用白茅根一大把，小豆三升，加水三升，煮干，去掉茅根吃豆，水从小便排出	通利小便

紫菀

产地分布：主产河北、安徽、东北及内蒙古等地。

成熟周期：花期 7–8 月，果期 8–10 月。

形态特征：多年生草本植物。茎直立，上部疏生短毛。基生叶丛生，长椭圆形，基部渐狭成翼状柄，边缘具锯齿，两面疏生糙毛，叶柄长，花期枯萎；茎生叶互生，卵形或长椭圆形，渐上无柄。头状花序排成伞房状，有长梗，密被短毛。

功　　效：润肺下气，消痰止咳。

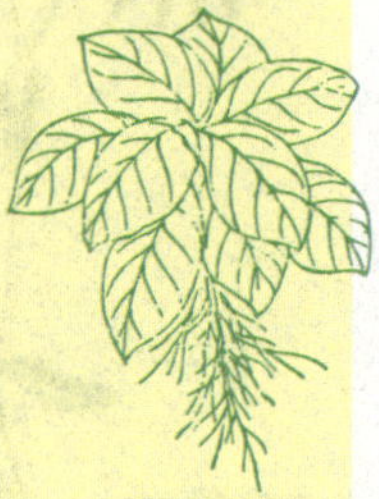

【原文】

紫菀，味苦，温。主咳逆上气，胸中寒热结气，去蛊毒，痿蹶，安五脏。生山谷。

【译文】

紫菀，味苦，性温。主治咳嗽气逆、胸中有寒热邪气郁结不散，能祛除蛊毒，治疗下肢痿痹行动不便，能安和五脏。生长于山中的深谷处。

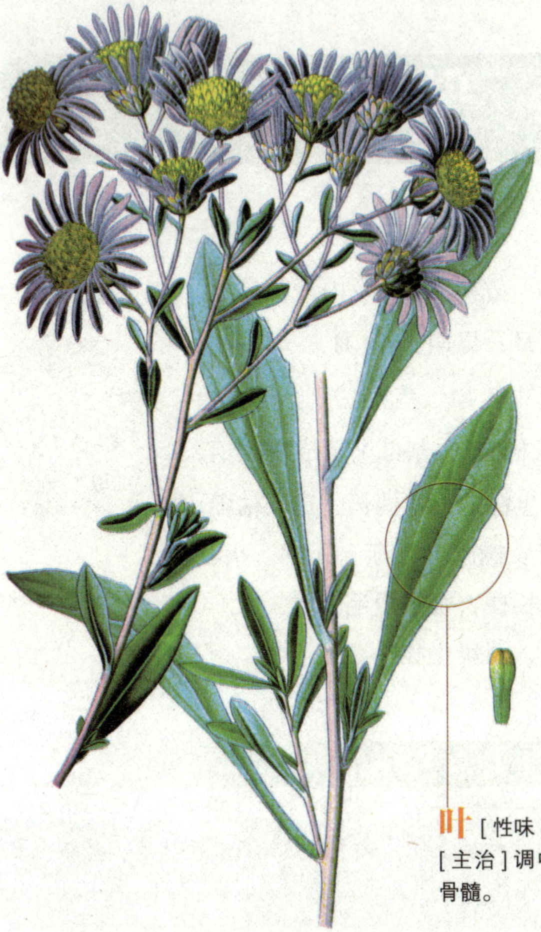

叶 [性味]味苦，性温，无毒。
[主治]调中，消痰止渴，润肌肤，添骨髓。

【集解】

《名医别录》载，紫菀，二月、三月采根，阴干。

陶弘景说，紫菀铺地生长，花呈紫色，根很柔细。

汪颖说，紫菀连根带叶采来，浸泡在醋里，加少许盐收好，做菜食用，味辛香，号称仙菜。盐不宜放多，否则会腐烂。

李时珍说，按陈自明所说，紫菀以牢山所出，根像北细辛的为好。现在有人用车前根、旋覆根加红土染过作假。紫菀是治疗肺病的重要药物，肺病本来就伤津液，又服车前、旋覆等伤津液的药物，危害很大，不能不慎重。

紫菀根

徐之才说，与款冬相使。恶天雄、瞿麦、藁本、雷丸、远志、畏茵陈。

[主治] 疗咳嗽吐脓血，止哮喘、心悸，治五劳体虚，补中气不足，疗小儿惊痫。(《名医别录》)

治尸疰，补虚顺气，疗劳作气虚发热。(甄权)

调中，消痰止渴，润肌肤，添骨髓。(《日华子诸家本草》)

益肺气，生息贲。(王好古)

【百草堂】

紫菀，南人称为夜牵牛。紫菀是止咳良药，但不同的咳嗽却有不同的用法。

如果是肺伤咳嗽，用紫菀五钱，水一盏，煎七分，温服，每日三次；久嗽不瘥，用紫菀、款冬花各一两，百部半两，捣罗为末，每服三钱，姜三片，乌梅一个，煎汤调下，每日二次；小儿咳嗽声不出者，用紫菀末、杏仁等分，入蜜同研，丸芡子大，每服一丸，五味子汤化下；吐血后咳者，用紫菀、五味子炒为末，蜜丸芡子大，每含化一丸。

○对症下药○

病症	配方	功效
肺伤咳嗽	紫菀五钱煎	润肺下气，消痰止咳
久咳不愈	紫菀、款冬花各一两，百部半两，研末筛过。每次取三钱，加姜三片、乌梅一个，煎汤调下，一天两次	益肺气、消痰止咳
吐血咳嗽	紫菀、五味子同炒过，共研为末，加蜜做成芡子大的丸子，每次含化一丸	调中、益气、养肺

紫草

产地分布：主产黑龙江、吉林、辽宁、河北、河南、山西等地。

成熟周期：花期5–6月，果期7–8月，春、秋季采挖。

形态特征：有平伏状粗毛。根粗大，圆锥形，干时紫色。叶互生，披针形。

功　　效：清热凉血，解毒透疹。

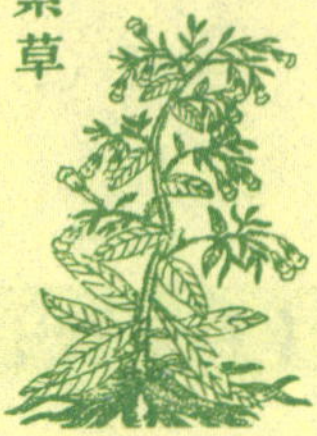
紫草

【原文】

紫草，味苦，寒。主心腹邪气，五疸，补中益气，利九窍，通水道。一名紫丹，一名紫芙。生山谷。

【译文】

紫草，味苦，性寒。主治心腹间邪气郁结，各种黄疸病，具有补

叶 [性味] 味苦，性寒，无毒。
[主治] 治斑疹痘毒，能活血凉血，利大肠。

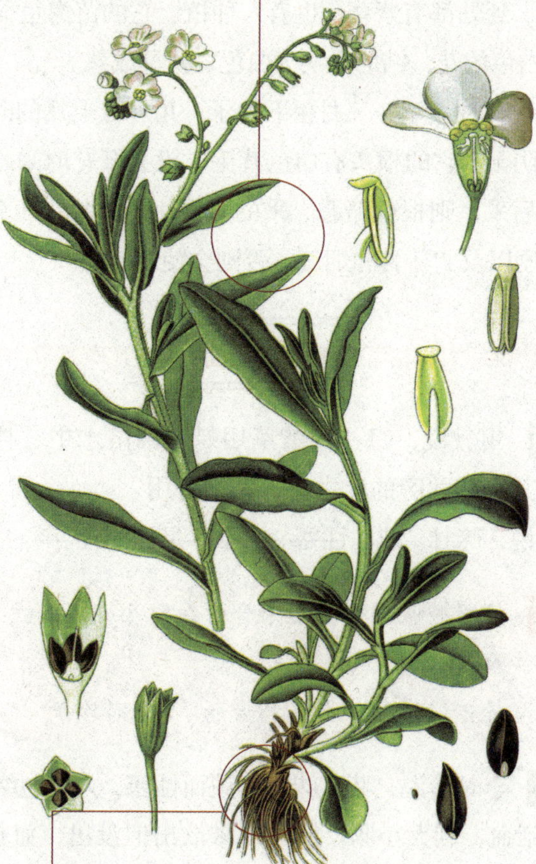

根 [性味] 味苦，性寒，无毒。
[主治] 主心腹邪气，五疸，能补中益气。

中益气，通利九窍，使水道畅通的功效。又叫作紫丹、紫芙。生长于山中的深谷处。

【集解】

苏恭说，到处都有紫草，也有人种植。它的苗像兰香，茎赤节青，二月份开紫白色的花，结的果实为白色，秋季成熟。

李时珍说，种紫草，三月份下种子，九月份子熟的时候割草，春社前后采根阴干。它的根头有白色茸毛。没有开花时采根，则根色鲜明；花开过后采，则根色黯恶。采的时候用石头将它压扁晒干。收割的时候忌人溺以及驴马粪和烟气，否则会使草变黄。

紫草根

[修治] 雷敩说，每一斤紫草用蜡三两溶水中，拌好后蒸，待水干后，将其头和两旁的髭去掉，切细备用。

李时珍说，味甘、咸，性寒。入手、足厥阴经。

[主治] 疗腹肿胀满痛。用来合膏，疗小儿疮。(《名医别录》)

治恶疮、癣。(甄权)

治斑疹痘毒，能活血凉血，利大肠。(李时珍)

[发明] 李时珍说，紫草味甘、咸而性寒，入心包络及肝经血分。它擅长凉血活血，利大小肠。所以痘疹欲出但没出，血热毒盛，大便闭涩的，适宜使用。痘疹已出而色紫黑，便秘的，也可以用。如果痘疹已出而色红活，以及色白内陷，大便通畅的，忌用。

【百草堂】

紫草为紫草科多年生草本植物，块根入药。每年六七月间紫草开花前掘根，“质坚色足，功大十倍”。明轩道人讲：“泰山紫草，一毫入沸水，色鲜如品红。”本品具有活血，凉血，清热解毒，利尿等功能，主治血热毒盛所致的疹出不畅、黄疸、丹毒、大便温闭等症。民间还用紫草根泡酒，饮之舒筋活血，强身健骨。

茜根

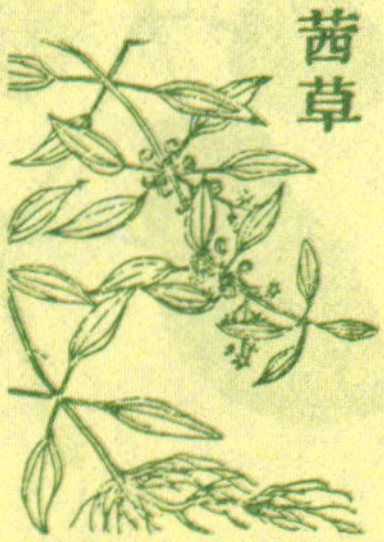

产地分布：生于原野、山地的林边、灌丛中。全国大部分地区有分布。

成熟周期：茜草花期7–9月，果期9–10月。

形态特征：茜草属多年生草本植物，茎方形，有逆刺。叶4枚轮生，长卵形或长心脏形，有叶柄。花小，淡黄白色。果实球形，熟果黑色。

功　　效：行血止血，通经活络，止咳祛痰。

【原文】

茜根，味苦，寒。主寒湿风痹，黄疸，补中。生川谷。

果［性味］味苦，性温。

［主治］风寒湿痹之症。

茎叶［性味］味苦，性寒，无毒。

［主治］吐血，血崩，跌打损伤，风痹，腰痛，痈毒，疔肿。

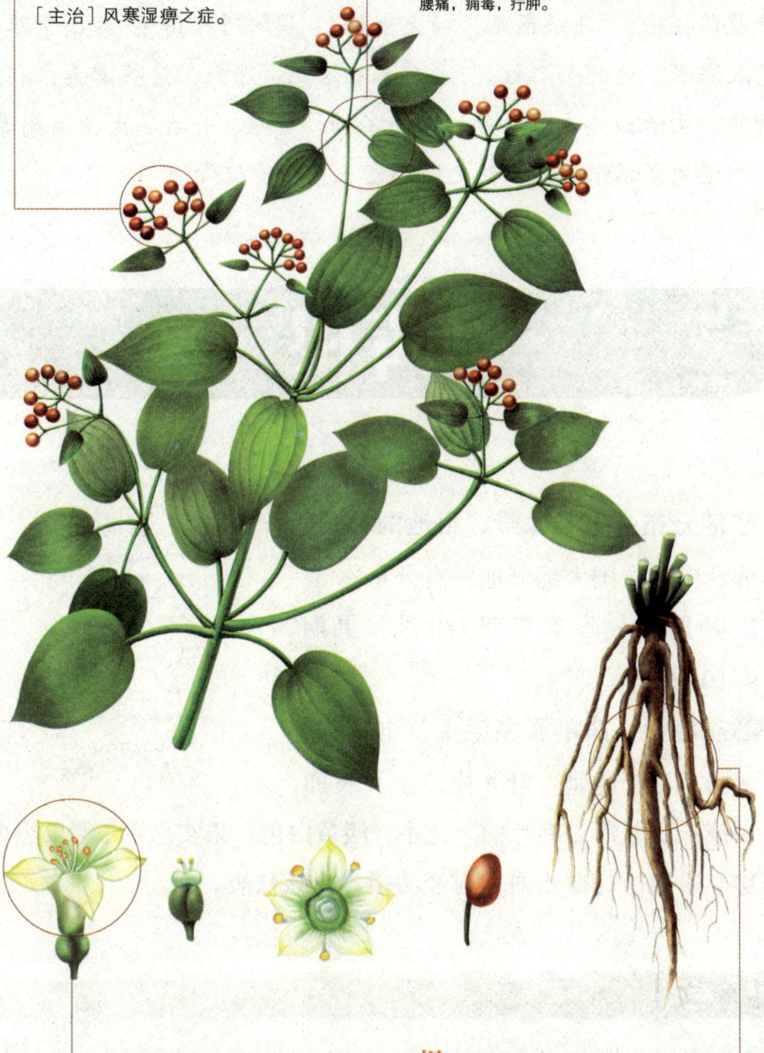

花［性味］味苦，性温。

［主治］风寒湿痹之症。

根［性味］味苦，性寒。

［主治］行血止血，通经活络，止咳祛痰。

【译文】

茜根，味苦，性寒。主治风寒湿痹之症，黄疸病，具有补益内脏的功效。生长于河流谷地。

【百草堂】

据史书记载，刘细君是中国历史上第一个远嫁异域的公主。西汉年间，乌孙国王昆莫为求熄烽怀柔，带着一千匹良马和许多珍宝献给汉武帝，请求汉武帝将一个女儿嫁给他。汉武帝便派人核选宗室之女，江都王刘建之女刘细君压魁。

刘细君有沉鱼落雁之姿、闭月羞花之貌，又能歌善舞，吟诗赋辞，才艺超群。她兴冲冲进宫乃知是远嫁异地。刘细君来到乌孙国，虽被封为第一夫人，但难有温暖可言，终日忧心忡忡，积虑成疾，乃致经水不通，乌孙国王派人医治也难有效。

汉武帝怜其艰苦，派使者给刘细君送去生活用品及书籍。刘细君闲来翻书，发现茜草乃通经行血之良药，便试之。用茜根煎酒服，一日即通，令乌孙国医叹服不已。但刘细君毕竟是奉旨远嫁，孤独的生活、艰难的岁月使她异常悲哀，最后还是抑郁而死。

败酱

产地分布：全国。

成熟周期：花期 7–8 月。

形态特征：根状茎横走，有陈腐气味；地上茎下部有脱落性倒生粗毛，茎上部近无毛或有一排硬毛。基部叶簇生，卵形或长卵形，有长柄，不裂或羽状分裂，边缘有粗齿，花时枯萎。

功　　效：清热利湿，解毒排脓，活血化瘀。

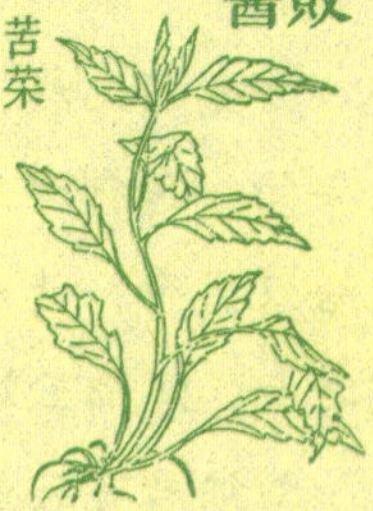

敗醬

苦菜

【原文】

败酱，味苦，性平。主暴热，火疮赤气，疥瘙、疽、痔、马鞍热气。一名鹿肠。生川谷。

【译文】

败酱，味苦，性平。主治来势凶猛的发热，被火灼伤形成的脓疮、红肿，能治疗疥疮、瘙痒、疽、痔疮，骑马过久而导致的马鞍热疮。又叫作鹿肠。生长于河流的谷地。

花［性味］味苦，性平，无毒。
［主治］主痔疮，扁桃体炎。

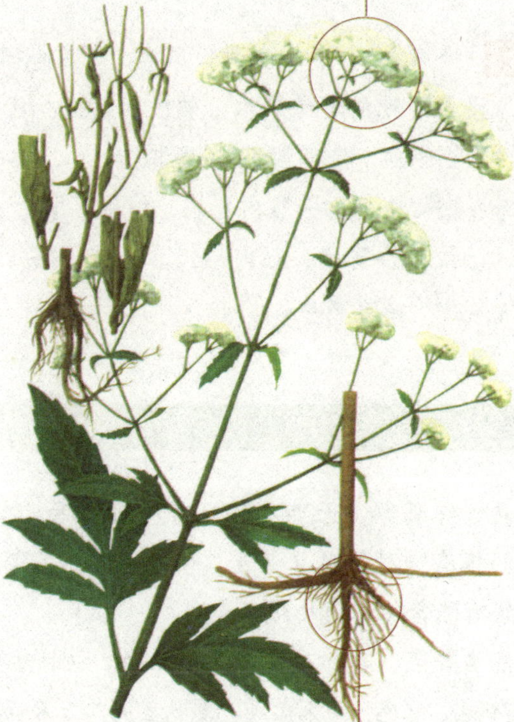

根［性味］味苦，性平，无毒。
［主治］主暴热，火疮，热毒。

【集解】

李时珍说，处处原野都有败酱，俗名苦菜，山里人采来食用，江东人常采来储藏。败酱初春生苗，深冬才凋谢。初生时，叶铺地而生，像菘菜叶而狭长，有锯齿，为绿色，叶面色深，背面色浅。夏秋季节茎高二三尺而柔弱，数寸一节，节间生叶，向四面散开如伞，顶端开成簇的白花，像芹花、蛇床子花。它结的果实小而成簇，很像柴胡。

败酱根（苗同）

[主治] 除痈肿、浮肿、热结、风痹、产后腹痛。(《名医别录》)

治毒风侵袭所致的萎缩麻木，破多年瘀血。能化脓为水，治产后各种疾病，止腹痛，余疹烦渴。(甄权)

治气滞血瘀心腹痛，除腹内包块，催生落胎，止鼻出血、吐血，赤白带下，治红眼、翳膜、眼内息肉，聤耳，疮疖疥癣丹毒，能排脓补瘘。(《日华子诸家本草》)

【百草堂】

败酱是一味药草，而非人们日常所食之酱。之所以称为败酱，是因为它的根有一种陈败豆酱气，南方人常用它暴蒸做菜食，蒸后味微苦依然有陈酱气，因此得名。

败酱俗名苦菜，春初生苗，深冬始凋。初时叶布地生，似菘菜叶而狭长，有锯齿，绿色，面深背浅。夏秋茎高二三尺而柔弱，数寸一节，节间生叶，四散如伞。颠顶开白花成簇，如芹花、蛇床子花状。结小实成簇。其根白紫，颇似柴胡。败酱善排脓破血，因此张仲景用其疗痈，古方常做妇科用药。

对症下药

病症	配方	功效
腹痛有脓	薏苡仁十分，附子二分，败酱五分，同捣末。每次取方寸匕，加水二升，煎成一升，一次服下	解毒排脓
产后恶露	败酱、当归各六分，续断、芍药各八分，芎䓖、竹茹各四分，生地黄（炒）十二分，加水二升，煮取八合，空腹服	祛瘀止血
产后腹痛如锥刺	败酱草五两，加水四升，煮取二升，每次服二合，一天三次	活血化瘀，解毒止痛

白鲜

产地分布：河中、江宁府、滁州、润州等地。

成熟周期：四月、五月采根。

形态特征：根肉质，淡黄白色。羽状复叶。总状花序顶生，花大，白色或淡紫色。

功　　效：主治湿疹，疥癣，风湿热痹等症。

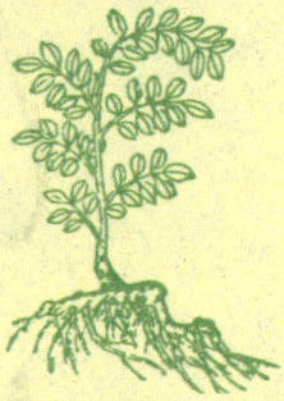
皮鲜白

【原文】

白鲜，味苦，寒。主头风，黄疸，咳逆，淋沥，女子阴中肿痛，湿痹死肌，不可屈伸，起止行步。生川谷。

【译文】

白鲜，味苦，性寒。主治头风，黄疸症，咳嗽气逆，伤于雾露湿邪之气，女子阴部发炎肿痛，湿痹症及肌肤坏死，肢体屈伸困难，举止动作不利。生长于河流的谷地。

【集解】

《名医别录》载，白鲜皮生长在上谷川谷及冤句，四月、五月采根阴干。

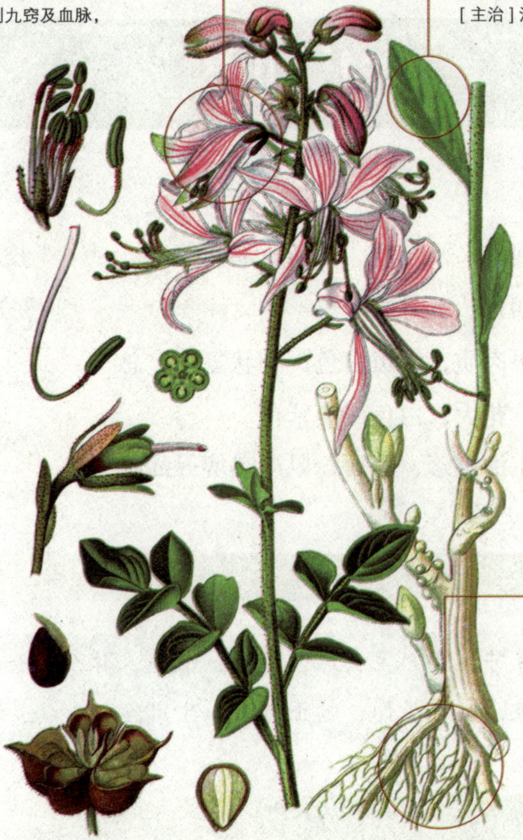

花［性味］味苦，性寒，无毒。
［主治］通关节，利九窍及血脉，通小肠水气。
叶［性味］味苦，性寒，无毒。
［主治］治一切热毒风、恶风。
根［性味］味苦，性寒，无毒。
［主治］主头风黄疸，咳逆淋漓。

苏颂说，现在河中、江宁府、滁州、润州都有。白鲜苗高一尺多，茎为青色，叶稍白，像槐叶，也像茱萸。它四月开淡紫色的花，像小蜀葵花。其根像小蔓青，皮是黄白色，实心。当地人采它的嫩苗当菜吃。

白鲜根皮

徐之才说，恶螵蛸、桔梗、茯苓、萆薢。

［主治］疗四肢不安，时行腹中大热饮水，小儿惊痫，妇人产后余痛。

(《名医别录》)

治一切热毒风、恶风，风疮疥癣赤烂，眉发脱落易断，肤冷麻木，壮热恶寒。能解热黄、酒黄、急黄、谷黄、劳黄。（甄权）

通关节，利九窍及血脉，通小肠水气，治流行性疾病，头痛眼疼。白鲜花也有这些功效。(《日华子诸家本草》)

治咳嗽。（苏颂）

[发明] 李时珍说：白鲜皮性寒善行，味苦性燥，是足太阴、阳明经去湿热的药物，兼入手太阴、阳明经，是治疗各种黄疸病和风痹的重要药物。许多医生只将它用于疮科，这是粗浅的。

【百草堂】

白鲜，俗称白羊鲜，因为气息与羊膻相似，又被称为白膻或地羊膻，因其子累累如椒，因此又名金爵儿椒，为芸香科植物。

白鲜具有祛风、燥湿、清热、解毒的功效，并能治疗风热疮毒、疥癣、皮肤痒疹、风湿痹痛、黄疸。

酸浆

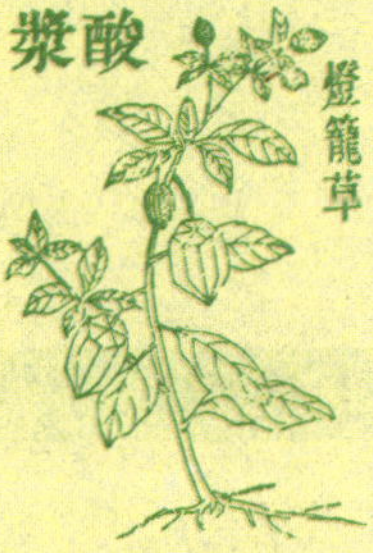

产地分布：华北及南方地区。

成熟周期：花期 5–9 月，果期 6–10 月。

形态特征：茎分地上茎和根状茎，地上茎直立，节间膨大，无毛或有细软毛，双杈分枝；根状茎横走地下。叶片在下部互生，在上部假对生，长卵形。

功　　效：治阴虚内热及虚劳发热，体弱消瘦，胁痛热结。

【原文】

酸浆，味酸，平。主热烦满，定志益气，利水道，产难，吞其实立产。一名醋浆。生川泽。

【译文】

酸浆，味酸，性平。主治身体发热、胸中烦闷，具有安神益气、通利水道的功效，能治疗难产，吞食其果实后便能立刻生产。又叫作醋浆。生长于河流池泽旁边的水草丛生处。

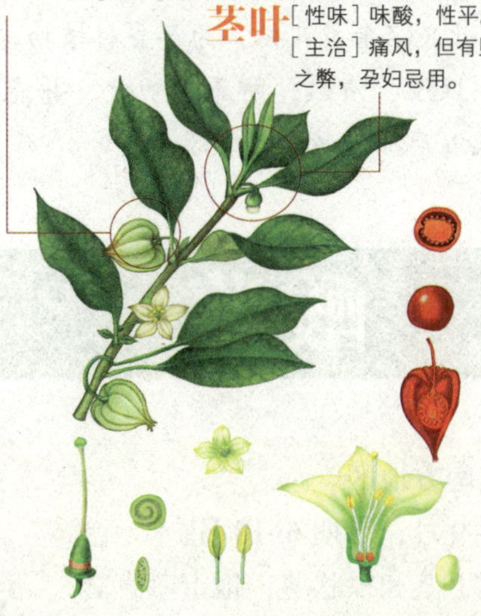

【集解】

陶弘景说，酸浆到处都有，苗像水茄而小，叶也能吃。结果实作房，房中有子如梅李大，都为黄赤色，小儿爱吃。

李时珍说，酸浆、龙葵，是同一类的两种植物，苗、叶都相似，但龙葵茎上光滑没有毛，从五月份到秋天开小白花，花蕊呈黄色，结的子没有壳，累累数颗同枝，子有蒂，生时青色，熟时则为紫黑色。酸浆也同时开黄白色小花，紫心白蕊，其花像杯子，不分瓣，但有五个尖，结铃壳，壳有五棱，一枝一颗，像悬挂的灯笼，壳中有一子，像龙葵子，生青熟赤。这样就能将两者区分开来。

酸浆苗、叶、茎、根

[主治] 捣汁内服，治黄病效果较好。（陶弘景）

灯笼草：治呼吸急促、咳嗽、风热，能明目，根、茎、花、实都适宜。（《新修本草》）

苦耽苗子：治慢性传染病、高烧不退，腹内热结，目黄、食欲不振，大小便涩，骨热咳嗽，嗜睡、全身无力，呕吐痰壅，腹部痞块胀闷，小儿无名瘰疬，风火邪毒引起的寒热，腹肿大，杀寄生虫，落胎，去蛊毒，都可用酸浆煮汁饮用。也可生捣汁内服。将其研成膏，可敷治小儿闪癖。（《嘉祐补注本草》）

酸浆子

[主治] 能除热，治黄病，对小儿尤其有益。（苏颂）

治阴虚内热及虚劳发热，体弱消瘦，胁痛热结。（《嘉祐补注本草》）

【百草堂】

酸浆又名灯笼草、皮弁草、泡草。

酸浆开黄白色小花，紫心白蕊，其花如杯状，无瓣，但有五尖，结一铃壳，凡五棱，一枝一颗，下悬如灯笼之状，壳中一子，外垂绛囊，中含赤子如珠，酸甘可食，盈盈绕砌，与翠草同芳，因此得名王母珠、洛神珠。

藁本

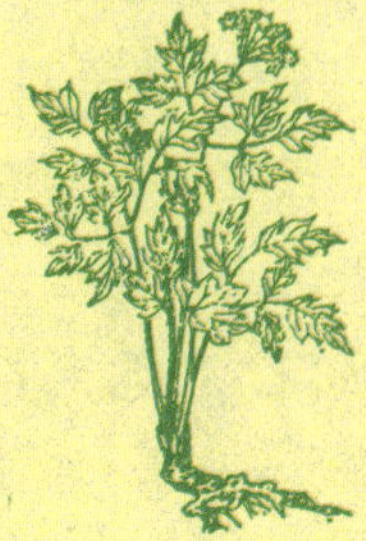

产地分布：河南、陕西、甘肃、江西、湖南、四川、山东、云南等地。

成熟周期：花期 7–8 月，果期 9–10 月。

形态特征：多年生草本植物。茎直立。叶互生，基生叶三角形，叶柄长 9~20cm；茎上部的叶具扩展叶鞘。复伞形花序，顶生或腋生；总苞片羽状细裂，远较伞梗为短。双悬果广卵形，无毛，分果具 5 条果棱。

功　　效：祛风，散寒，除湿，止痛。

【原文】

藁本，味辛，温。主妇人疝瘕，阴中寒肿痛，腹中急，除风头痛，长肌肤，悦颜色。一名鬼卿，一名地新。生山谷。

【译文】

藁本，味辛，性温。主治妇女的疝瘕，阴部伤寒而产生的肿胀疼痛，腹部挛急，具有消除伤风头痛，促进肌肉增长，使面色润泽和悦的功效。又叫作鬼卿、地新。生长于山中的深谷处。

【集解】

《名医别录》载，藁本生长在崇山山谷，正月、二月采根曝晒，晒三十天。

苏颂说，藁本的叶像白芷香，又像芎䓖，但芎䓖似水芹而大，藁本叶较细。它五月开白花，七八月结子，根为紫色。

李时珍说，江南深山中都生长有藁本。藁本的根像川芎但质地轻虚，味麻，不能当茶饮用。

藁本根

张元素说，藁本性温，味苦、大辛，无毒。气厚味薄，升，属阳，是足太阳本经药。

徐之才说，恶䕡茹，畏青葙子。

[主治] 辟雾露润泽，疗风邪，金疮，可用于洗浴药面脂。(《名医别录》)

治一百六十种恶风侵袭，腰部冷痛，能利小便，通血脉，去头风㾦疱。(甄权)

治皮肤疵裂，酒渣鼻，粉刺，痫疾。(《日华子诸家本草》)

治太阳头痛、巅顶头痛，大寒犯脑，痛连齿颊。(张元素)

治头面身体皮肤风湿。(李杲)

治督脉为病，脊强而厥。（王好古）

治痈疽，能排脓、托毒。（李时珍）

[发明] 张元素说，藁本是太阳经治风药，其气雄壮。寒气郁于太阳经，头痛必用藁本。头顶痛非此不能除。藁本与木香同用，治雾露之清邪犯于上焦。藁本与白芷同做面脂。

【百草堂】

关于藁本，《珍珠囊》称其能治太阳头痛、巅顶痛，大寒犯脑，痛连齿颊，《用药法象》说其治头面身体皮肤风湿，《本草纲目》称其治痈疽，排脓内塞。

日常用于外感风寒、头痛，以及巅顶头痛等症。

本品辛温辛散，善达头之巅顶，有止痛作用，故适用于感冒风寒引起的头痛、巅顶头痛、偏头痛，常与川芎、白芷等配伍应用。

此外，对于风寒湿邪所引起的风湿痹痛、肢节疼痛，常与苍术、羌活等配伍应用。

对症下药

病症	配方	功效
大实心痛	藁本半两，苍术一两，分两次服，每次加水二杯，煎至一杯，温服	清热解毒，活血止痛
干洗头屑	藁本、白芷等分，共研末，夜间干擦头发，清晨梳去，头屑自除	去除头屑，清爽头皮
小儿疥癣	用藁本煎汤沐浴，并用来洗涤换下的衣物	杀虫毒，止痒止痛

紫参

产地分布：生于山坡、路旁、林缘及草丛中。主产江苏、浙江、安徽等地。

成熟周期：花期 7~8 月，果期 9~10 月。

形态特征：一年生草本。茎方形，表面紫棕色或绿色。叶对生，全为单叶或茎下部为三出复叶，卵形或卵状椭圆形。轮伞花序集成假总状或圆锥花序；小坚果椭圆状卵形，褐色。

功　　效：清热解毒，活血理气止痛。用于急慢性肝炎、脘胁胀痛、湿热带下、乳腺炎、疔肿。

【原文】

紫参，味苦、辛，寒。主心腹积聚，寒热邪气，通九窍，利大小便。一名牡蒙。生山谷。

【译文】

紫参，味苦、性寒。主治胃部积聚，祛除寒热邪气，具有通利九窍、助下大小便的功效。又叫作牡蒙。生长于山中的深谷处。

【百草堂】

紫参作药用，远见于张仲景的《金匮玉函经》，后来用者较少。

但各书仍记载其功效。认为它是“肝脏血分”之药，“故治诸血病”。由于丹参也具有这类功效且更显著，所以紫参一样就渐少受到注意了，近年紫参被用于治疗癌症，常与枸杞、半枝莲、白花蛇舌草等配合应用。

狗脊

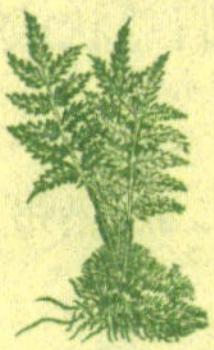

产地分布：主产常山山谷。

成熟周期：二月、八月采根。

形态特征：根长有很多分叉，形状像狗的脊骨，而肉呈青绿色。

功　　效：补肝肾，强筋骨，治风虚。

【原文】

狗脊，味苦，平。主腰背强，机关缓急，周痹寒湿，膝痛，颇利老人。一名百枝。生川谷。

【译文】

狗脊，味苦，性平。主治腰背僵硬，脊柱关节不利，全身寒湿痹痛、膝部疼痛，对于老年人尤其有利。又叫作百枝。生长于河流的谷地。

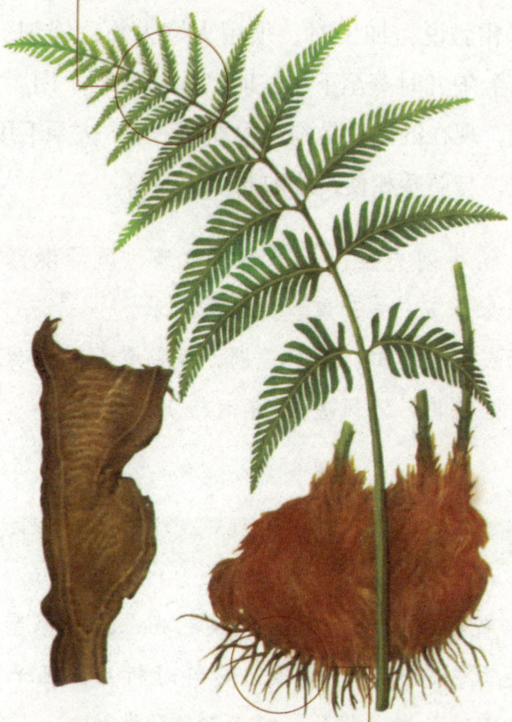

叶 [性味] 味苦，性平，无毒。
[主治] 补肝肾，强筋骨，治风虚。
根 [性味] 味苦，性平，无毒。
[主治] 主治腰背强直，关节屈伸不利。

【集解】

《名医别录》载，狗脊生长在常山山谷中，二月、八月采根曝干。

李时珍说，狗脊有二种，一种根黑色，像狗的脊骨，一种有金黄色茸毛，如狗形，均可入药。它的茎细，叶、花两两对生，像大叶蕨，与贯众叶相比有齿，面、背皆光。根大如拇指，有坚硬色黑的须，呈簇团状。吴普与陶弘景所说的根苗，都是菝葜；苏恭、苏颂所说的，才是真狗脊。

狗脊根

[修治] 雷敩说，加工时，须用火燎去须，锉细，用酒浸一夜后再蒸，要从上午九时蒸至下午三时，取出后晒干用。

李时珍说，现在的人只是狗脊根锉细、炒，去须毛用。

徐之才说，与萆薢相使，恶败酱草、莎草。

[主治] 治小便失禁，男子脚弱腰痛，风邪淋露，少气目暗，坚脊利俯仰，女子伤中关节重。(《名医别录》)

疗男子女人毒风软脚，肾气虚弱，续筋骨，补益男子。(甄权)

补肝肾，强筋骨，治风虚。(李时珍)

【百草堂】

狗脊别名黄狗头、金毛狮子、猴毛头。挖取根茎，除去叶柄、须根及黄色毛茸，晒干即狗脊条；趁鲜时斩片，晒干即生狗脊片；鲜时用沸水烫煮过，刨成薄片，晒干即熟狗脊片。

熟狗脊片切面较光滑，深棕红色，质坚硬。气无（熟狗脊片微香），味微涩。狗脊条以条粗而长，无或少黄毛，质坚实者为佳。狗脊片以大而薄、无毛茸、色红棕者为佳。

对症下药

病症	配方	功效
肾虚遗精	用金毛狗脊、远志肉、白茯神、当归身等分，研为末，加熟蜜做成如梧子大的丸子，每次用酒送服五十丸	固精强骨
病后脚肿	除节食以养胃气之外，再用狗脊煎汤浸洗	消肿去痛
男子各种风疾	用四宝丹：取金毛狗脊，用盐泥严封后煅红，取出去毛。与苏木、生川乌等分研末，米醋调和做成丸子，如梧子大。每次服二十丸，用温酒盐汤送服	祛风补肝养肾

萆薢

产地分布：分布于浙江、江西、福建、台湾等地。

成熟周期：山萆薢花期 6–8 月，果期 8–10 月。粉萆薢花期 5–8 月，果期 6–10 月。

形态特征：多年生藤本植物。其叶互生，雌雄异株。根状茎横生，呈圆柱状，表面黄褐色。

功　　效：祛风、利湿。

【原文】

萆薢，味苦，平。主腰背痛，强骨节，风寒湿周痹，恶疮不瘳，热气。生山谷。

【译文】

萆薢，味苦，性平。主治腰背疼痛，骨骼关节僵硬，风寒湿引起的全身麻痹，恶疮久治不愈，及其引起的发热症状。生长于山中的深谷处。

【百草堂】

萆薢治疗风湿顽痹、腰膝疼痛、小便不利、淋浊、遗精、湿热疮毒等症。配益智仁，固涩散寒；配黄柏，清热燥湿；配杜仲，祛风除湿，通经活络；配茯苓，去湿泄热。

但肾虚阴亏者忌服，《本草经疏》中就说："下部无湿，阴虚火炽，以致溺有余沥，茎中痛，及肾虚腰痛，并不宜服。"《本经逢原》中也说："阴虚精滑及元气下陷不能摄精，小便频数，大便引急者，误用病必转剧。"

服用萆薢期间忌喝茶、食醋，会对药效产生不良影响。

白兔藿

产地分布：荆襄山谷。

成熟周期：花期 7–8 月，果期 8–10 月。

形态特征：多年生藤本植物。块根圆柱状，肥厚，外皮灰黄色，内部粉质，富纤维。藤茎基部粗壮。叶互生，具长柄，三出复出有毛。总状花序，腋生，花密集，被黄色茸毛，蝶形花冠，紫红色。荚果长条形，扁平，密被黄褐色硬毛。

功　　效：解酒解毒。

【原文】

白兔藿，味苦，平。主蛇虺、蜂、虿、猘狗、菜、肉、蛊毒，鬼疰。一名白葛。生山谷。

【译文】

白兔藿，味苦，性平。主治毒蛇咬伤，蜂虿，蝎毒，疯狗咬伤，菜、肉中毒，蛊毒，鬼疰。又叫作白葛。生长于山中的深谷处。

【百草堂】

白兔藿又叫白葛、白葛谷。据古代医书记载，白葛具有解酒毒的神奇功效，古人喝酒时若在舌下含白葛花，就可以千杯不醉。而且据说这种药的解毒功效是其他药物所无法比拟的，但是后来人们渐渐不再使用这种草药，对它的植物性状也渐渐模糊了。

营实

产地分布：分布于山东、江苏、河南等地。
成熟周期：花期 5–6 月。果期 9–10 月。
形态特征：小叶片倒卵形，长圆形或卵形，边缘有锯齿，小叶柄和轴有散生腺毛。花两性，朵簇排成圆锥状花序，花瓣白色，宽倒卵形。果实近球形，红褐色或紫褐色，有光泽。
功　　效：利水除热，活血解毒。治水肿，脚气，疮毒痈肿，小便不利，经期腹痛。

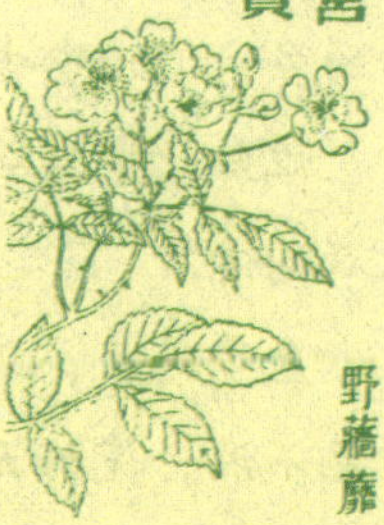

【原文】

营实，味酸，温。主痈疽、恶疮结肉，跌筋败疮，热气，阴蚀不瘳，利关节。一名墙薇，一名墙麻，一名牛棘。生川谷。

【译文】

营实，味酸，性温。主治痈疽、恶疮使筋肉聚积突起高于皮肤，筋脉受伤形成难以愈合的败疮、阴蚀疮，能使关节通利。又叫作墙薇、墙麻、牛棘。生长于河谷地带。

【百草堂】

营实就是今天常说的蔷薇。

相传很久以前，在浙江天目山下住着一对母女，姑娘名叫蔷薇。邻居青年阿康，为人善良，常帮助蔷薇砍柴、挑水。两人互相爱慕，私订了终身。

一年，皇帝下旨选美，蔷薇被选中。姑娘闻讯，当即昏厥。好心的乡亲们暗中告诉蔷薇，躲进深山，如官府要人，就说患急病死了。

谁知此事走漏了风声，官兵追来，阿康和蔷薇无奈，跳下山崖，双双殉情。

皇帝见尸，又气又恨，命人浇油烧尸，但烧了一昼夜，尸体却肤色不改，完好无损，又命人举刀碎尸，但钢刀却砍不进。皇帝恼羞成怒，下令将尸体抛入大海，可尸体却不沉。此事引来怨声载道，有胆大之士骂皇上是凶残的昏君。皇帝不敢再继续作孽，命人打捞尸体，合葬于天目山下。

不久，两人坟上长出一朵美丽的花，花茎上长着许多刺。人们都说这花是蔷薇姑娘所变，花刺乃阿康为保护蔷薇而生，故取名“蔷薇”。

白薇

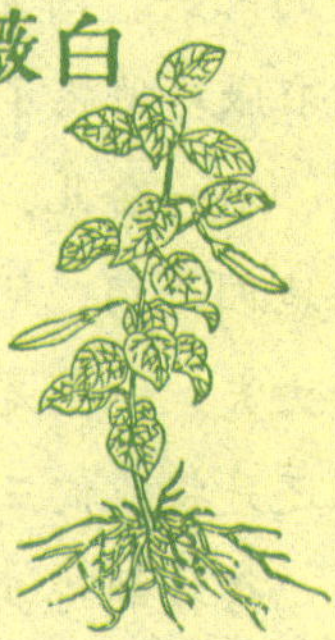

产地分布：生长于山坡或树林边缘。全国大部分地区有分布。

成熟周期：花期 5–7 月，果期 8–10 月。

形态特征：多年生草本植物，植物体具白色乳汁。根茎短,簇生多数细长的条状根。茎直立，密被灰白色短柔毛。叶对生，叶片卵状椭圆形至广卵形。伞形花序腋生，小花梗短，下垂，密被细柔毛，花黑紫色。种子多数，卵圆形。

功　　效：清热，凉血。治阴虚内热，肺热咳血，温疟，产后虚烦血厥，热淋，血淋。

【原文】

白薇，味苦，平。主暴中风，身热肢满，忽忽不知人，狂惑，邪气寒热酸疼，温疟洗洗，发作有时。生川谷。

【译文】

白薇，味苦，性平。主治突然中风，全身发热，肢体烦满，精神恍惚，不省人事，癫狂惶惑，风邪导致的恶寒发热、肢体酸痛，温疟引起的发热发冷症状，规律性地发作。生长于河流的谷地处。

【百草堂】

传说一年，战火四起，村子里的人全逃走了，只有一个生病的人跑不了，他的妻子便陪他在家。

这天夜里，妻子正煎药，忽听有人敲门，开门看到一个衣帽不整的大兵，因为兵败被敌军追杀。病人很同情他，就叫妻子找了一身衣服给他换了。

不一会儿，一队人马杀来，把这家的房子围住了。一个兵头凶狠地闯进门，问病人妻子屋里的两个男人是谁，妻子说一个是生病的丈夫，一个是诊病的医生，兵头看到屋中正在煎药，也就相信了。但还是将他们三人拉出去痛打一顿，抢了东西，烧掉房子。

得救的逃兵深感愧疚，连声道歉。后来得知病人所患病证为浑身发热，手脚无力，而且卧床一年，奄奄一息。就说自己可以治，天亮就出去找药。第二天，大兵挖回几棵叶子椭圆形、开紫褐色花朵的野草，让病人妻子将根洗净，煎服。以后可以照此采来，连服一个月病就会好。

大兵走时说自己叫白威，以后会再来看他们。

病人照白威的药方服药，病果然好了。可是白威却没有再回来，为了纪念他，就将这味草药起名为白威，后来便逐渐写作“白薇”了。

水萍

产地分布：全国各地均有分布，是常见的水面浮生植物。

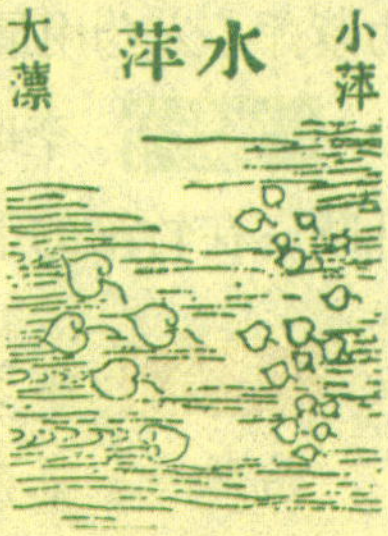

成熟周期：花期 6–7 月。

形态特征：叶状体对称，倒卵状椭圆形或近圆形，长 2~5mm，宽 2~3mm，有不明显的 3 脉，两面绿色。根鞘无附属物，根尖钝形。果实近陀螺状。种子有深纵脉纹。

功　　效：发汗，祛风，行水，清热，解毒。

【原文】

水萍，味辛，寒。主暴热身痒，下水气，胜酒，长须发，止消渴。久服轻身。一名水花。生池泽。

【译文】

水萍，味辛，性寒。主治来势迅猛的发热及身体发痒，能祛除水气，解除酒毒，令须发增长，治疗消渴症。长期服用能使人身体轻巧。又叫作水花。生长于池塘湖泊等有水处。

【集解】

李时珍说，本草中所用的水萍，是小浮萍而不是大苹。萍与苹，音虽相近，字却不同，外形也不一样。浮萍在池泽有水的地方很多，春天开始生长。一叶经一夜就能生长出好几叶。叶子下面有微须，是它的根。一种萍两面都是绿色；一种正面是青色而背面为紫色的，称为紫萍，入药用最好，七月采收。

[修治] 李时珍说，七月采来紫背浮萍，拣净杂物，用竹筛摊开晒，在竹筛的下面放一盆水，容易干。

[主治] 能下气。可用来沐浴，生毛发。(《名医别录》)

治热毒、风热、狂热，疔疮肿毒、烫火伤、风疹。(《日华子诸家本草》)

捣成汁服，主水肿，能利小便。研成末，用酒调服方寸匕，治人中毒。制成膏，可用来敷面上黑斑。(陈藏器)

主风湿麻痹、脚气、跌打损伤、目赤、视物不清、口舌生疮、吐血鼻出血、癜风丹毒。(李时珍)

[发明] 朱震亨说，浮萍发汗，胜于麻黄。

李时珍说，浮萍其性轻浮，入肺经，达皮肤，所以能发邪汗。

【百草堂】

水萍又叫紫萍，它属于天南星科紫萍属家族，但人们常把水萍和青萍混在一起都叫“浮萍”。《本草纲目》：“浮萍，其性轻浮，入肺经，达皮肤，所以能发扬邪汗也。”

相传宋时东京汴河，掘得石碑，梵书火篆一诗，无能晓者。真人林灵素逐字辨译，乃为一治中风古方，名“去风丹”。

诗云：天生灵草无根干，不在山间不在岸。始因飞絮逐东风，泛梗青青漂水面。神仙一味去沉疴，采时须在七月半。选甚瘫风与大风，些小微风都不算。豆淋酒化服三丸，铁镤头上也出汗。该方以紫色浮萍晒干为细末，炼蜜和丸弹子大。每服一粒，以豆淋酒化下。治左瘫右痪，三十六种风，偏飞头风，口眼歪斜，大风癞风，一切无名风及脚气，并打仆伤折，及胎孕有伤。服过百粒，即为全人。

此方被后人易名为紫萍一粒丹。

对症下药

病症	配方	功效
夹惊伤寒	紫背浮萍一钱，犀角屑半钱，钩藤钩三至七个，同研末。每次用蜜水调服半钱，以出汗为度	发汗去寒
蚊虫叮咬	夏季取浮萍阴干烧成灰	熏蚊虫
毒肿初起	取浮萍捣烂外敷患处	消肿解毒，止痒止痛

薇衔

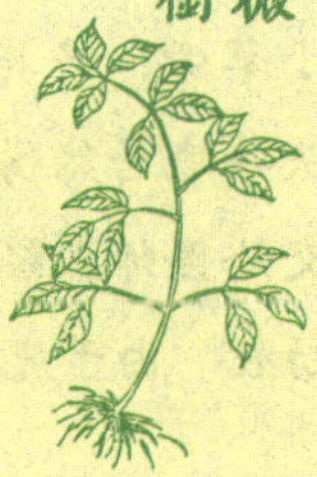

产地分布：汉中川译及邯郸等地。

成熟周期：全年均可采挖。

形态特征：根茎细长，茎圆柱形或具纵棱。叶基生，长卵圆形或近圆形，暗绿色或紫褐色。总状花序有花4~10朵，花半下垂，萼片5，舌形或卵状长圆形。蒴果扁球形，裂瓣边缘有蛛丝状毛。

功　　效：祛风湿，强筋骨，止血。用于风湿痹痛，腰膝无力，月经过多，久咳劳嗽。

【原文】

薇衔，味苦，平。主风湿痹历节痛，惊痫吐舌，悸气，贼风，鼠瘘，痈肿。一名糜衔。生川泽。

【译文】

薇衔，味苦，性平。主治风湿痹症，关节疼痛，惊痫吐舌，心慌气短，贼风虚袭，鼠瘘，痈肿。又叫作糜衔。生长于河流池泽旁的水草丛生之处。

【百草堂】

薇衔，南方人称为吴风草，又叫作无心草、鹿衔草。

之所以被称为鹿衔草，传说是因为有人在打猎的时候，看到一头行动缓慢，好像生病的鹿。此人跟随这头鹿，想要将其活捉。后来他发现这头鹿走了很久，似乎在寻找什么，最后他看到鹿来到一株小草旁，将其衔起咀嚼，过了一会儿，猎人还没有缓过味儿来，这头病鹿居然腾空而起，迅速地跑走了。猎人十分错愕，将此草采回交给医师，经研究发现此草具有逐风除湿，治疗惊痫、痈肿的神奇功效。由于鹿衔此草而即愈，因此将其称为“鹿衔草”。

翘根

产地分布： 产于平野及水草丛生之处。

成熟周期： 3月和8月采收。

形态特征： 翘根为木犀科植物连翘的根。连翘，落叶灌木，小枝土黄色或灰褐色，略呈四棱形，节间中空，节部具实心髓。叶通常为单叶，叶片卵形，叶缘除基部外具锐锯齿或粗锯齿。

功　　效： 泄热下气，益养阴精，明目，解酒醒脑。主治阴精不足，热气旺盛。

【原文】

翘根，味甘，寒。主下热气，益阴精，令人面悦好，明目。久服轻身耐老。生平泽。

【译文】

翘根，味甘，性寒。主要功效是泄热下气，益养阴精，能使人面色润泽美丽，有明目的作用。长期服用能使人身轻体巧，延缓衰老。生长于平野及水草丛生之处。

【百草堂】

古医书记载，翘根具有解酒醒脑的功效，采来蒸熟使用对饮酒病人有很好的疗效。但是后来的药方中翘根不知是何原因渐渐不再被使用，因此今人对翘根究竟为何物也知之甚少。

王瓜

产地分布：分布于江苏、浙江、湖北、四川、台湾等地。

成熟周期：花期夏季。果熟期 10 月。

形态分布：多年生攀缘性草本植物。根肥大，块状。茎细长，有卷须。叶互生，有柄。花腋生，单性，雌雄异株。瓠果球形乃至长椭圆形，熟时带红色。种子多数，茶褐色，略扁。

功　　效：清热，生津，消瘀，通乳。

【原文】

王瓜，味苦，寒。主消渴，内痹瘀血月闭，寒热酸疼，益气，愈聋。一名土瓜。生平泽。

【译文】

王瓜，味苦，性寒。主治消渴症，妇女瘀血痹阻而导致的闭经，身体恶寒发热，肢体酸痛，具有补益气血，治愈耳聋的功效。又叫作土瓜。生长于平野及水草丛生处。

【百草堂】

王瓜，葫芦科多年生攀缘草本。叶互生，多毛茸。夏季开花，瓣缘细裂成丝状，果实椭圆，熟时呈红色。

王瓜因为其根的气味如土，果实的形状像瓜，因此又被称为土瓜；又因为瓜的形状像雹子，果实熟后呈赤红色，乌鸦喜欢采食，所以民间把它叫作赤雹或老鸦瓜；还因为王瓜的每个叶子底下都有一根须，所以还被人们称为公公须。

地榆

产地分布：主产江苏、浙江等地。

成熟周期：花果期7–9月。

形态特征：叶子对称长出，边缘呈锯齿状，青色。花像椹子，为紫黑色。根外黑里红，像柳根。

功　　效：凉血止血，清热解毒。

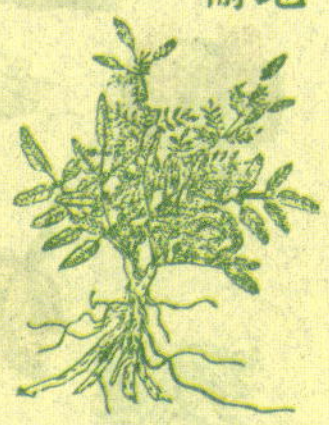

【原文】

地榆，味苦，微寒。主妇人乳痓痛，七伤，带下病，止痛，除恶肉，止汗，疗金疮。生山谷。

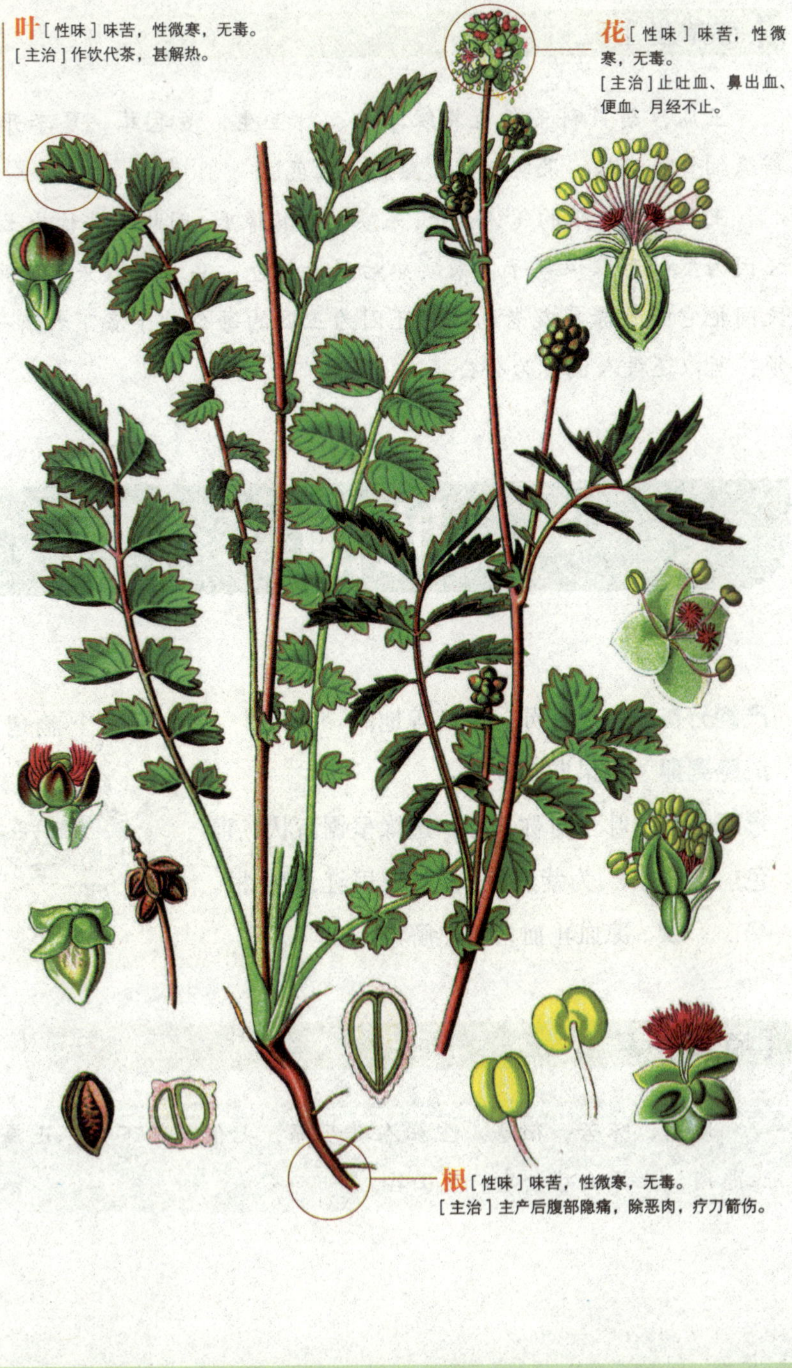
叶[性味]味苦，性微寒，无毒。
[主治]作饮代茶，甚解热。
花[性味]味苦，性微寒，无毒。
[主治]止吐血、鼻出血、便血、月经不止。
根[性味]味苦，性微寒，无毒。
[主治]主产后腹部隐痛，除恶肉，疗刀箭伤。

【译文】

地榆，味苦，性微寒。主治妇人生产时痉挛抽痛，各种虚损性疾病，带下病，具有止痛，去除腐肉，止汗，治疗金属创伤的功效。生长于山中的深谷处。

【集解】

《名医别录》载，地榆生长在桐柏及冤句的山谷中，二、八月采根晒干用。

苏颂说，现在各处的平原川泽都有地榆。它的老根在三月里长苗，初生时铺在地面，独茎直上，高三四尺，叶子对分长出，像榆叶但窄而细长，呈锯齿状，青色。七月开花像椹子，为紫黑色。它的根外黑里红，像柳根。

陶弘景说，可用来酿酒。山里人在没有茶叶时，采它的叶泡水喝，也很好。叶还能炸着吃。把它的根烧成灰，能够烂石，故煮石方里古人经常使用它。

地榆根

徐之才说：恶麦门冬，伏丹砂、雄黄、硫黄。

[主治] 止脓血，治诸瘘恶疮热疮，补绝伤，疗产后内塞，可制成膏药用疗刀箭创伤。能解酒，除渴，明目。(《名医别录》)

治冷热痢疾、疳积，有很好的效果。(《开宝本草》)

止吐血、鼻出血、便血、月经不止、崩漏及胎前产后各种血证，并治水泻。(《日华子诸家本草》)

治胆气不足。（李杲）

地榆汁酿的酒，可治风痹，且能补脑。将地榆捣汁外涂，用于虎、犬、蛇虫咬伤。（李时珍）

[发明] 李时珍说：地榆除下焦血热，治大、小便出血。如果用来止血，取上半截切片炒用。它的末梢能行血，不可不知。杨士瀛曾说："治疗各种疮，疼痛的加用地榆，伴瘙痒的加黄芩。"

【百草堂】

地榆有白地榆、鼠尾地榆、地榆、马连鞍薯、山红枣根、赤地榆、紫地榆、枣儿红、岩地芨、红地榆、水橄榄根、花椒地输、线形地榆、水槟榔、山枣参、黄根子、蕨苗参等诸多别称。

地榆具有凉血止血，清热解毒的功效。可治疗吐血，衄血，血痢，崩漏，肠风，痔漏，痈肿，湿疹，金疮，烧伤。

但是此药不适合虚寒之人及水泻、白痢人群，胎产虚寒泄泻、血崩脾虚泄泻者禁用，用药时忌与麦门冬同服。

对症下药

病症	配方	功效
血痢不止	地榆煮汁饮服，每次服三合	凉血止血，清热解毒
赤白下痢	地榆一斤，水三升，煮取一升半，去渣后熬成膏，每次空腹服三合，一日两次	止血止痢，清热解毒
小儿湿疮	用地榆煎成浓汁，每天外洗二次	散湿热，去疮毒

海藻

产地分布：分布于我国东南沿海。

藻海藻水

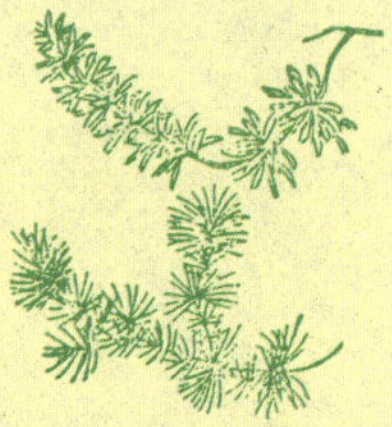

成熟周期：七月七日采，曝干。

形态特征：皱缩卷曲，黑褐色，有的被白霜。主干呈圆柱状，具圆锥形突起，主枝自主干两侧生出，侧枝自主枝叶腋生出，具短小的刺状突起。初生叶披针形或倒卵形，全缘或具粗锯齿；次生叶条形或披针形，叶腋间有着生条状叶的小枝。

功　　效：软坚散结，消痰，利水。

【原文】

海藻，味苦，寒。主瘿瘤气，颈下核，破散结气，痈肿，癥瘕，坚气腹中上下鸣，下十二水肿。一名落首。生池泽。

【译文】

海藻，味苦，性寒。主治瘿瘤结气，颈部有核状肿块，可以使结气破解消散，能治疗痈肿、癥瘕、腹中邪气上下流动的鸣响，消除多种水肿。又叫作落首。生长于沼泽、大海中。

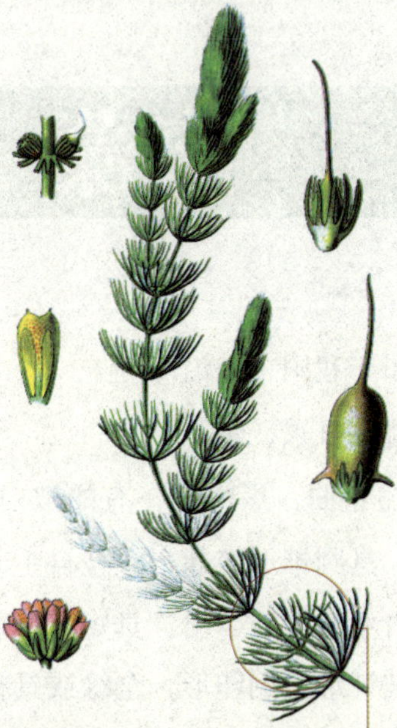

叶 [性味] 味苦、咸，性寒，无毒。
[主治] 治奔豚，脚气，水气浮肿。

【集解】

陶弘景说，海藻生长在海中，黑色像乱发而大少许，与藻叶相似但大些。

李时珍说，海藻在近海诸地采收，也叫海菜，售往各地。

[修治] 李时珍说，现在的人将它的咸味洗去，焙干用。

[主治] 疗积聚，清湿热，利小便。(《名医别录》)
治奔豚气脚气，水气浮肿，能消宿食，五膈痰壅。(李珣)

【百草堂】

海藻是美容护肤的重要元素之一，经研究发现海藻可吸纳多达一千种海洋微量元素，比陆地上的药草多出十倍，特别是对老化而干燥的皮肤，敏感性肤质及皮肤病都有不错的美肤功能和疗效。此外，海藻可以增进脂肪代谢、消肿、美容界也将其应用到脂肪燃烧方面。

海藻粉对粗糙的皮肤十分有效，不仅能供给水分，还能减少刺激、消除炎症，每周使用两次，效果非常明显。因此，海藻对爱美的女士是一个不错的选择。

防己

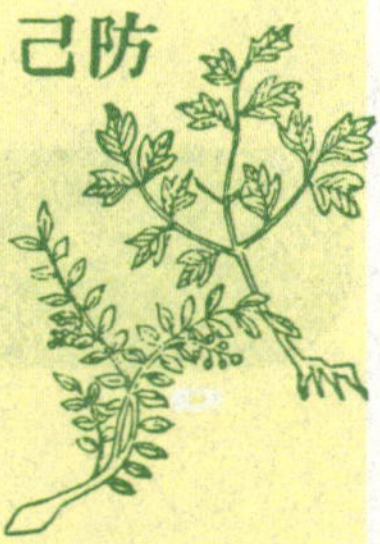

产地分布：主产于浙江、安徽、湖北、湖南、江西等地。

成熟周期：花期 5–6 月，果期 7–9 月。

形态特征：呈不规则圆柱形，半圆柱形或块状，多弯曲。表面淡灰黄色，在弯曲处常有深陷横沟而成结节状的瘤块。断面平坦，灰白色，富粉性，有排列较稀疏的放射状纹理。

功　　效：利水消肿，祛风止痛。用于水肿脚气，小便不利，湿疹疮毒，风湿痹痛，高血压。

【原文】

防己，味辛，平。主风寒温疟，热气诸痫，除邪，利大小便。一名解离。生川谷。

【译文】

防己，味辛，性平。主治外感风寒、温疟，身体发热，各种痫症，能祛除热邪，使大小便通利。又叫作解离。生长于河流的谷地处。

【百草堂】

防己自古以来分为汉防己和木防己两大类，汉主水气，木主风气。

防己用于风湿痹痛，多配伍薏苡仁、滑石、蚕砂等清热除湿之品。对寒湿痹痛，须用温经止痛的肉桂、附子等药同用。用于水肿、小便不利等症，可与椒目、葶苈子、大枣等配伍同用。若属虚证，常与黄耆、茯苓、白术等配伍。

泽兰

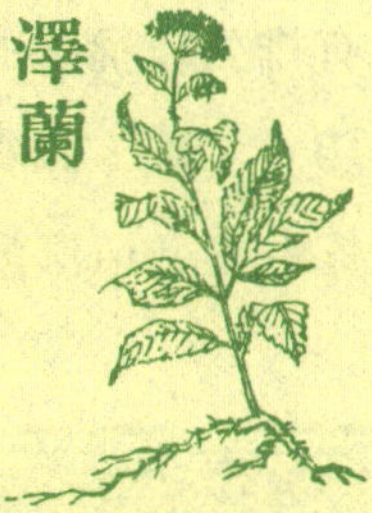

产地分布：主产江苏、浙江、安徽等地。

成熟周期：夏、秋季茎叶茂盛时采割，晒干。

形态特征：先端常膨大成纺锤状肉质块茎。沿棱及节上密生白色。有短柄或无柄，先端渐尖，基部楔形，边缘具锐锯，有缘毛，上面密被刚毛状硬毛，下面脉上被刚毛状硬毛及腺点。

功　　效：活血化瘀，行水消肿。

【原文】

泽兰，味苦，微温。主乳妇内衄、中风馀疾，大腹水肿，身面、四肢浮肿，骨节中水，金疮痈肿疮脓。一名虎兰，一名龙枣。生大泽傍。

【译文】

泽兰，味苦，性微温。主治产妇内脏有瘀血，卒中后遗症，腹部水肿，身面四肢浮肿，骨骼关节中水肿，金属创伤痈肿形成的脓疮。又叫作虎兰、龙枣。生长于湖泊岸边。

【集解】

吴普说，泽兰生长在低洼潮湿的水边，叶像兰草，二月生苗，赤节，四叶生长在枝节间。

雷敩说，使用的时候须辨雌雄。大泽兰茎叶都是圆的，根为青黄色，能生血调气。它与小泽兰迥然有别。小泽兰叶上有斑，根头尖，能破血，通久积。

李时珍说，《吴普本草》中说的是真泽兰，雷敩所说的大泽兰是兰草，小泽兰才是泽兰。

泽兰叶

徐之才说，与防己相使。

[主治] 治产后、外伤瘀血症。(《名医别录》)

治产后腹痛、生育过多所致气血不足成虚劳消瘦，妇人血淋腰痛。

（甄权）

治产前产后各种病，能通九窍，利关节，养气血，破瘀血，消癥瘕，通小肠，长肌肉，散跌打损伤瘀血，治鼻出血、吐血，头风目痛，妇人劳瘦、男子面黄。（《日华子诸家本草》）

[发明] 李时珍说，兰草、泽兰气香而性温，味辛而散，属阴中之阳，是足太阴、厥阴经主药。脾喜芳香，肝宜辛散。脾气舒，则三焦通利而正气和；肝郁散，则营卫流通而病邪解。兰草走气道，所以能利水道，除痰积，杀蛊辟恶，为消渴良药。泽兰走血分，所以能治水肿，涂痈毒，破瘀血，消癥瘕，为妇科重要的药物。两药虽属同一类但功用有别，正如赤、白茯苓，赤、白芍药，有补泻的不同。

【百草堂】

泽兰是一味妇科良药，同时对中风、水肿、痈肿都有很好的疗效。

泽兰名字的由来，传说与它生长的环境和自身形态有关。泽兰通常生长在沼泽、湿地附近，又因其叶如兰花，所以被称为泽兰。泽兰的叶子有淡淡的香气，陶弘景称其叶能用来煎油，但更常用的是将它煮做浴汤洗澡，据说对身体大有裨益。

对症下药

病症	配方	功效
产后水肿，血虚浮肿	泽兰、防己等分，研为末，每次用醋汤送服二钱	消肿胀，养气血
小儿褥疮	将泽兰嚼烂，贴敷于疮上，效果好	破瘀血，消癥瘕
疮肿初起，损伤瘀肿	用泽兰捣烂外敷患处，有效	活血化瘀

牡丹

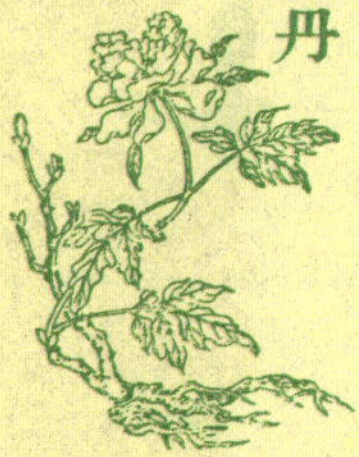

产地分布：河南洛阳、陕西西安、山东菏泽以及四川彭州等地。

成熟周期：花期 4–5 月。

形态特征：根系肉质强大，少分枝和须根。株高 1~3m，花单生茎顶，花径 10~30cm，花色有白、黄、粉、红、紫及复色，花型有单瓣、复瓣、重瓣和台阁等。花萼有 5 片。

功　　效：利关节，通血脉，散扑损瘀血，续筋骨，除风痹。

【原文】

牡丹，味辛，寒。主寒热，中风瘈疭、痉、惊、痫邪气；除癥坚，瘀血留舍肠胃，安五脏，疗痈疮。一名鹿韭，一名鼠姑。生山谷。

【译文】

牡丹，味辛，性寒。主治身体的恶寒发热，中风抽搐痉挛，惊恐癫痫等邪气，具有消散瘀血，治疗肠胃留滞不通，安宁五脏，消除痈疮的功效。又叫作鹿韭、鼠姑。生长于山中的深谷处。

花 [性味] 味辛，性寒，无毒。
[主治] 治神志不足，无汗骨蒸，鼻出血、吐血。

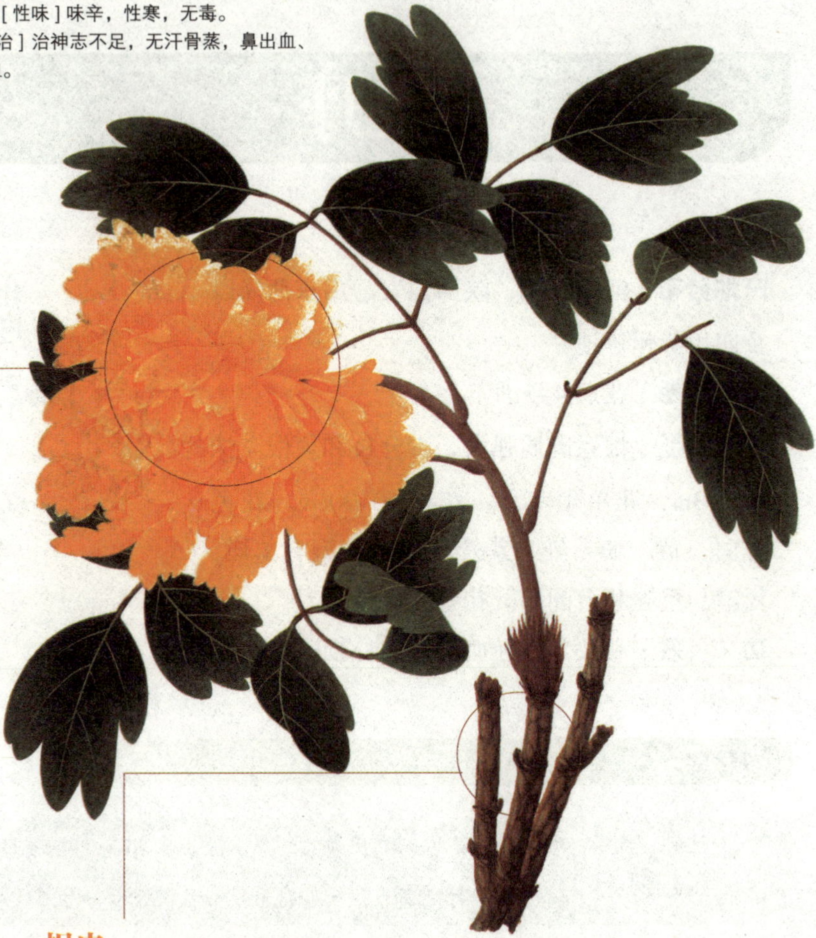

根皮 [性味] 味辛，性寒，无毒。
[主治] 中风瘛疭，瘀血留舍肠胃，能安五脏。

【集解】

《名医别录》载，牡丹生长在巴郡山谷中及汉中，二月、八月采根阴干。

寇宗奭说，牡丹只以山中单叶花红的根皮入药最好，市面上多用桔梗皮来冒充。

李时珍说，牡丹只取红白单瓣的入药。那些千叶异品，都是人巧所致，气味不纯，不可入药用。《花谱》中载，丹州、延州以西及褒斜道中最多，与荆棘无异，当地人取来当作柴火，它的根入药最好。凡栽种牡丹的人，都在根下入白蔹末避虫，坑内点硫黄杀虫。

牡丹根皮

[修治] 雷敩说，采根晒干，用铜刀劈破去骨，锉成大豆大小，用清酒拌蒸，从巳时至未时，晒干收用。

王好古说，性寒，味苦、辛，阴中微阳，入手厥阴、足少阴经。

徐之才说，畏贝母、大黄、菟丝子。

《日华子诸家本草》载：忌蒜、胡荽，伏砒霜。

[主治] 除时气头痛，邪热五劳，劳气头腰痛，风噤癫疾。（《名医别录》）

久服可轻身长寿。（吴普）

治冷气，散各种痛症，疗女子经脉不通，月经淋漓腰痛。（甄权）

能利关节，通血脉，散扑损瘀血，续筋骨，除风痹，落胎下胞，疗产后一切冷热血气。（《日华子诸家本草》）

治神志不足，无汗骨蒸，鼻出血、吐血。（张元素）

有和血、生血、凉血的作用，治血中伏火，除烦热。（李时珍）

[发明] 张元素，牡丹为天地之精，群花之首。叶为阳，主发生。花为阴，主成实，丹为赤色，属火，所以能泻胞宫之火。四物汤加用它，治妇人骨蒸。

李时珍说，牡丹皮治手足少阴、厥阴四经血分伏火（即相火），古方唯以丹皮治相火，故张仲景肾气丸中用本品。后人专用黄柏治相火，而不知丹皮的功效更胜。这是千载的奥秘，而人们并不知道，今提出以供参考。牡丹中红花主通利，白花善补益，这也较少有人知道，须注意区分。

【百草堂】

李时珍说："以色丹者为上，虽结子而根上生苗，故谓之牡丹。"

"天香国色擅名久，艳艳妩媚更可怜。自与洛神魂共附，无人笔下不牡丹。"相传，武则天称帝后，为贺太平盛世，显示帝威浩大，在正值严冬之时，令百花齐放，百花不敢违旨，唯有牡丹以为不合时宜，抗旨不从，武则天怒斥它胆大妄为，便将它从长安贬到洛阳，与可怜的洛神为伍。牡丹谪居洛阳并不气馁，仍然奋发有为，开得更好，终成天下第一。

从此，每到谷雨时节，洛阳就有牡丹盛会。宋代大文豪欧阳修为此盛会写诗作志。其诗曰："洛阳地脉花最宜，牡丹尤为天下奇。"其志曰："时值牡丹盛会，士庶竞为遨游。"

对症下药

病症	配方	功效
疝气，觉气胀不能动	牡丹皮、防风等分，研为末，每次用酒送服二钱	治冷气，散各种痛症
伤损瘀血	牡丹皮二两，虻虫二十一枚，熬后共捣末，每天早晨用温酒服方寸匕	利关节，通血脉，散扑损瘀血
下部生疮已破溃	取牡丹末用开水送服方寸匕，一天三次	通血脉，散扑损瘀血，续筋骨

款冬花

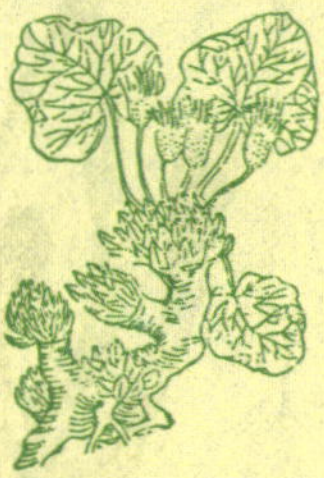

产地分布：主产于河南、甘肃、山西等地。

成熟周期：12月或地冻前当花尚未出土时采挖。

形态特征：本品呈长圆棒状。单生或2~3个基部连生。上端较粗，下端渐细或带有短梗，外面被有多数鱼鳞状苞片。苞片外表面紫红色或淡红色，内表面密被白色絮状茸毛。体轻，撕开后可见白色茸毛。气香，味微苦而辛。

功　　效：润肺下气，止咳化痰。

【原文】

款冬花，味辛，温。主咳逆上气善喘，喉痹，诸惊痫寒热邪气。一名橐吾，一名颗冻，一名虎须，一名菟奚。生山谷。

【译文】

款冬花，味辛，性温。主治咳嗽气逆时常有哮喘发作，咽喉肿痛，各种惊痫，外感邪气而引起的恶寒发热。又叫作橐吾、颗冻、虎须、菟奚。生长于山中的深谷处。

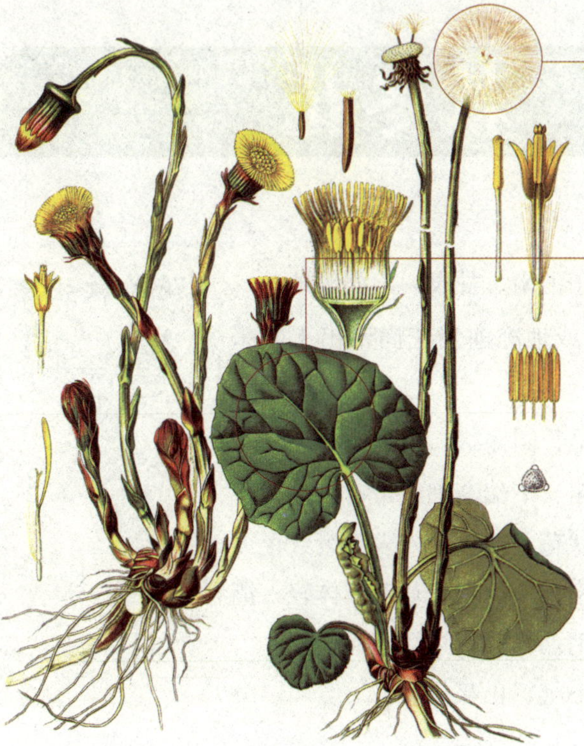
花［性味］味辛，性温，无毒。
［主治］各种惊痫，寒热邪气。
叶［性味］味辛，性温，无毒。
［主治］主咳嗽上气，哮喘，喉痹。

【集解】

苏恭说，款冬花的叶子像葵而大，丛生，花出根下。

苏颂说，款冬花的根是紫色，叶像萆薢，十二月开黄花，有青紫色的花萼，离地一二寸，刚长出来时像菊花萼，通直而肥实无子。

［主治］治消渴，喘息呼吸。（《名医别录》）

疗肺气心促急，热劳咳，咳声不断，涕唾稠黏，肺痿肺痈，吐脓血。（甄权）

润心肺，益五脏，除烦消痰，清肝明目，治中风等疾病。(《日华子诸家本草》)

[发明] 苏颂说，《神农本草经》载主治咳逆，古今方中多用来温肺治嗽。

【百草堂】

张籍是唐代著名诗人、唐贞元中进士，曾任太常寺太祝、水部员外郎等职。张籍家境贫寒，一生体弱多病，还曾因患眼疾而几乎失明，所以在当时就有“贫病诗人”之称。

有一次，张籍不幸外感风寒，连续数日咳嗽不绝。因无钱医治，病情日渐加重。张籍此时心急如焚，一筹莫展。此时，他忽然记起曾经有一位僧人向他说起一味叫款冬花的中药，治疗久咳特别有效。于是，他嘱家人采来款冬花，煎服几次后，病情大减，咳嗽也止。随之他即兴写下了这样一首诗：“僧房逢着款冬花，出寺吟行日已斜，十二街人春雪遍，马蹄今去人谁家。”张籍这首诗既反映了他对那次亲身经历的回忆，更表达了诗人对中药款冬花的由衷赞美。

对症下药

病症	配方	功效
寒郁气喘	款冬同麻黄、杏仁、桑白皮、甘草	润肺止喘
痰咳有血	款冬同百合煎膏，名百花膏	润肺下气，止咳化痰

马先蒿

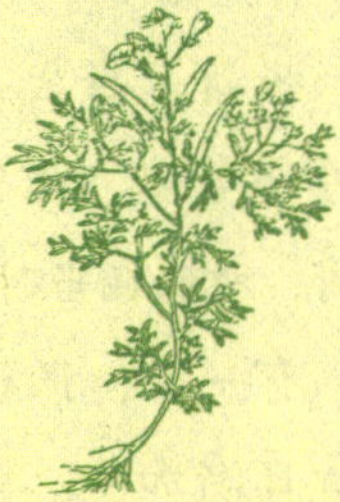

产地分布：分布于西藏、新疆等地。

成熟周期：花期 5–6 月，果期 7–8 月。

形态特征：多年生草本植物，叶子羽状浅列，纸质。花呈红色或粉红色，雌雄同株，顶生，或者长在叶序先端，为穗状花序排列，花萼五裂，花冠为二唇裂，下唇又分三裂片。雄蕊有五枚，花丝线形，花柱细长光滑。果实为蒴果，褐色。

功　　效：祛风利湿，杀虫。

【原文】

马先蒿，味苦，平。主寒热，鬼疰，中风湿痹，女子带下病，无子。一名马矢蒿。生川泽。

【译文】

马先蒿，味苦，性平。主治身体恶寒发热，传染性鬼疰，中风，风湿痹症，女子带下病、不孕症等。又叫作马矢蒿。生长于河边泽畔的水草丛生处。

【百草堂】

马先蒿又名马新蒿、马矢蒿、练石草、烂石草。

马先蒿的茎呈青紫色，花为小穗状，微黄，根似细辛，叶似青蒿，气如马矢，因此叫作马矢蒿。现在写作马先蒿，是马矢蒿的误写；马新蒿，又是马先蒿的误读。由此看来，马先蒿的原名应该叫作马矢蒿。

积雪草

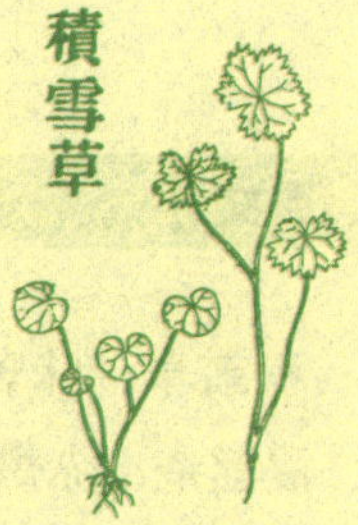

产地分布：主要分布于长江以南各地。

成熟周期：夏秋二季采收。

形态特征：生于阴湿荒地、村旁、路边、水沟边。茎伏地，节上生根。叶互生，叶柄长，叶片圆形或肾形。夏季开花，伞形花序，花红紫色。果小，扁圆形。

功　　效：清热解毒，利湿消肿。

【原文】

积雪草，味苦，寒。主大热，恶疮，痈疽，浸淫，赤熛皮肤赤，身热。生川谷。

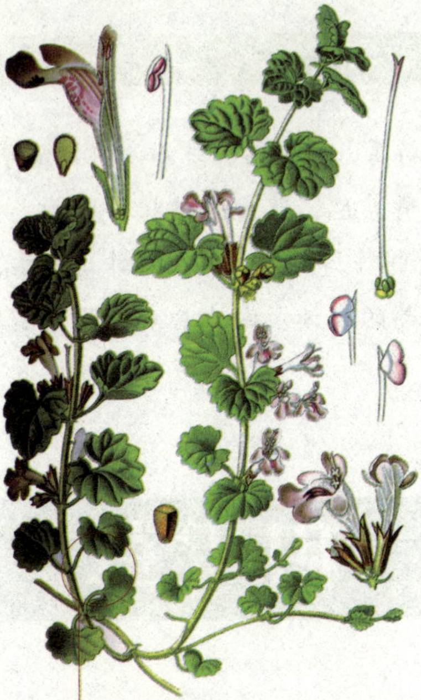

茎叶 [性味] 性寒，味苦、辛。
[功效] 清热解毒，利湿消肿。

【译文】

积雪草，味苦，性寒。主治身体严重发热，恶性疮疡，痈肿溃烂，浸淫疮，赤熛疮，皮肤红赤，身体发热。生长于河流的谷地处。

【百草堂】

积雪草，多年生匍匐草本植物，常蜷缩成团状，其茎细长，结节生根，密生，在我国主要分布于长江以南各省。积雪草喜生于湿润的河岸、沼泽、草地中。因其叶子酷似马蹄状或半个铜钱，又称马蹄草、连钱草、雷公根、落得打、铜钱草、铁灯盏、半边碗、透骨消、大多钱草、半边钱、崩大碗、灯盏草，等等。

积雪草对暑热有很好的疗效，取积雪草、旱莲草、青蒿各适量，共捣烂取汁，用冷开水冲服，能达到祛暑退热的功效。

石韦

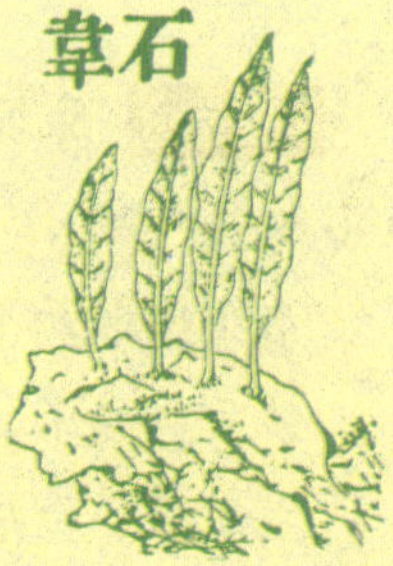

产地分布：主产于浙江、湖北、河北等地。

成熟周期：全年均可采收。

形态特征：根茎细长。根须状，深褐色，密生鳞毛。叶疏生，叶片披针形、线状披针形或长圆状披针形。孢子囊群椭圆形，散生在叶下面的全部或上部，孢子囊群隐没在星状毛中，淡褐色，无囊群盖，孢子囊有长柄，孢子两面型。

功　　效：利尿通淋，清热止血。

【原文】

石韦，味苦，平。主劳热，邪气五癃闭不通，利小便水道。一名石韀。生山谷石上。

【译文】

石韦，味苦，性平。主治劳伤引起的发热，邪气聚集引起的小便癃闭不通，能通利小便水道。又叫作石韀。生长于山中深谷处的土石之上。

【集解】

苏颂说，现在晋、绛、滁、海、福州、江宁都有石韦。它丛生于石上，叶子像柳叶，叶背有毛，叶上长有斑点像树皮。福州另外有一种石皮，三月开花，采叶用来作浴汤，治风。

李时珍说，石韦多生在背阴的崖缝处，叶子长约一尺，宽一寸多，柔韧如同树皮，背面有黄毛。也有的叶上斑点如金星，名金星草，凌冬不凋谢。还有一种叶如杏叶的，也生长于石上，其性相同。

[主治] 除烦降气，通膀胱，补五劳，安五脏，去恶风，益精气。(《名医别录》)

治小便淋沥不尽，遗尿。(《日华子诸家本草》)

炒后研成末，用冷酒调服，治背部的痈疽。(苏颂)

主崩漏、金疮，清肺气。(李时珍)

【百草堂】

石韦又叫作石苇、金星草、石兰、生扯拢、虹霓剑草、石剑、潭剑、金汤匙、石背柳。可治疗淋痛尿血、尿路结石、肾炎、崩漏、痢疾、金疮、痈疽、肺热咳嗽、慢性气管炎等症。具有利尿、泄热、清肺功效。临床试验证明其对金黄色葡萄球菌、变形杆菌、大肠杆菌等有抑制作用。

女菀

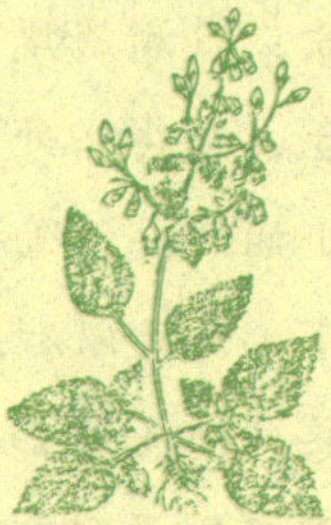

菀白卽菀女

产地分布：东北及山东、江苏、浙江、安徽、湖北等地。

成熟周期：花期为秋季。

形态特征：多年生草本植物。茎直立，下半部光滑，上半部有细柔毛。叶互生，基部叶线状披针形或披针形。头状花序密集成伞房状，小形，总苞筒状，苞片披针形有细毛。瘦果长圆形，稍扁，全体有毛。

功　　效：温肺化痰，和中，利尿。治咳嗽气喘，肠鸣腹泻，痢疾，小便短涩。

【原文】

女菀，味辛，温。主风寒洗洗，霍乱，泻痢肠鸣上下无常处，惊痫，寒热百疾。生川谷或山阳。

【译文】

女菀，味辛，性温。主治风寒侵袭造成的皮肤发冷，霍乱，痢疾肠鸣上下来回作响，惊风癫痫，多种寒热疾病。生长于河流谷地或山岳之南。

【百草堂】

相传宋代时，有一位姓任的小姐，因为貌美如花，且精通琴棋书画，被当时的进士王公辅所爱慕。王公辅请媒人送来聘礼，任氏父母欣然接受。然而，任小姐却对这桩婚事并不中意，整日郁郁寡欢，日渐消瘦，面色越来越差，渐渐变成紫黑色。父母眼看婚期将至，急得四处求医，可是却不见好转。这时，来了一位道士说能治小姐的病。道士让小姐服用自己配制的女真散，每天两次，用酒送下。几天以后，小姐的气色慢慢好转，一个月后便恢复如初了。任家恳请道士告知此药的配制方法，道士告诉他们只要女菀和黄丹两种药材等量配制就可以了。女菀可调节太阴气血，小姐是因为胸中郁结，而导致肺热，肺热则会致使面目呈紫黑色，因此用女菀调节，自然功效显著。

王孙

产地分布：江苏、浙江、安徽、江西、四川等地。

成熟周期：花期夏季。

形态特征：多年生草本植物。根茎匍匐，粗壮而长，有节。叶片广椭圆形，先端尖，基部楔形，全缘，无柄。花单生于叶轮之上，具长柄。肉质浆果，紫黑色，室背开裂。

功　　效：治痹症四肢酸疼，赤白痢疾。

【原文】

王孙，味苦，平。主五脏邪气，寒湿痹，四肢疼痛，膝冷痛。生川谷。

【译文】

王孙，味苦，性平。主治五脏有邪气郁结，风寒湿痹，四肢疼痛，膝部冷痛。生长于河流的谷地处。

【百草堂】

王孙又叫作白功草、长孙、黄孙、黄昏、海孙、蔓延、牡蒙、早藕、百节藕。主治痹症，四肢酸疼，赤白痢疾，具有益气补虚的功效。

爵床

产地分布：山东、江苏、浙江、江西、福建、台湾、湖北、云南等地。

成熟周期：花期 8–11 月，果期 10–11 月。

形态特征：一年生草本植物。茎方形，被灰白色细柔毛，节稍膨大。叶对生，叶片卵形、长椭圆形或阔披针形，叶脉明显，两面均被短柔毛。穗状花序顶生或生于上部叶腋，圆柱形。蒴果线形，被毛。具种子 4 颗，下部实心似柄状，种子表面有瘤状皱纹。

功　　效：清热解毒，利尿消肿，截疟。

【原文】

爵床，味咸，寒。主腰脊痛，不得著床，俛仰艰难，除热，可作浴汤。生川谷及田野。

【译文】

爵床，味咸，性寒。主治腰背疼痛，不能碰到床，低头抬头非常困难，具有祛热的作用，可做浴汤洗用。生长于河流谷地或原野上。

【百草堂】

爵床的别名非常之多，有爵卿、香苏、赤眼老母草、赤眼、小青草、蜻蜓草、苍蝇翅、鼠尾红、瓦子草、五累草、六角仙草、观音草、疳积草、肝火草、倒花草、山苏麻、四季青、蚱蜢腿、野万年青、毛泽兰、屈胶仔、麦穗红、六角英、大鸭草、六方疳积草、蛇食草、水竹笋、麦穗癀、鼠尾癀、阴牛郎，等等。

爵床具有清热解毒，利湿消滞，活血止痛的功效。治疗感冒发热，咳嗽，喉痛，疟疾，痢疾，黄疸，肾炎浮肿，筋骨疼痛，小儿疳积，痈疽疔疮，跌打损伤。

栀子

产地分布：全国大部分地区有栽培。主要分布于浙江、江西、福建、湖北、湖南、四川、贵州、陕西南部等地。

成熟周期：栽培 2~3 年开始开花结果。11–12 月果实开始成熟。

形态特征：常绿灌木或小乔木。植株大多比较低矮。灰色，小枝绿色。叶对生或主枝轮生，倒卵状长椭圆形。花单生枝顶或叶腋，白色，浓香。果实卵形，具 6 纵棱。种子扁平。

功　　效：栀子果入药，主治心烦不眠，实火牙痛，口舌生疮；根入药主治跌打损伤，风火牙痛。

【原文】

栀子，味苦。主五内邪气，胃中热气，面赤，酒皰皶鼻，白癞、赤癞、疮疡。一名木丹。生川谷。

【译文】

栀子，味苦。主治五脏内有邪气郁结，胃中有热气蒸腾导致面部发红，酒糟鼻，白癞，赤癞，疮疡等。又叫作木丹。生长于河流的谷地之处。

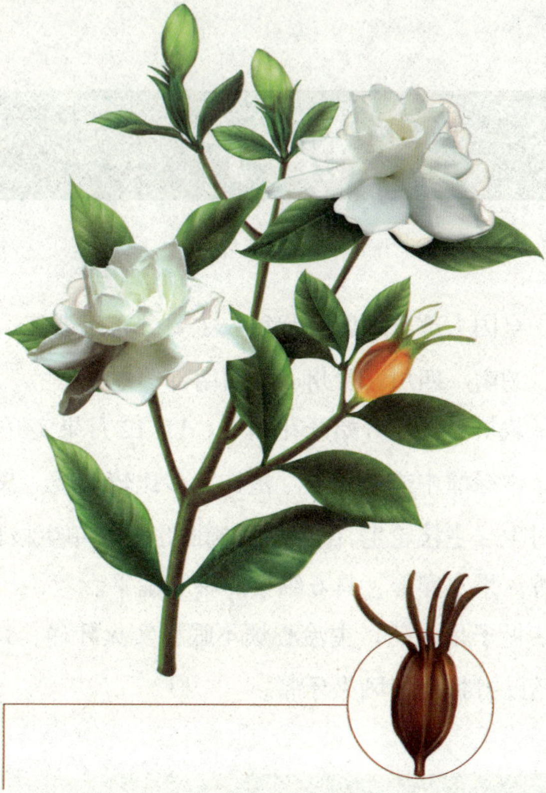

子 [性味] 味苦，性寒，无毒。

[主治] 热病高烧，心烦不眠，实火牙痛，口舌生疮，眼结膜炎，疮疡肿毒；外用治外伤出血，扭挫伤。

【百草堂】

栀子花，为茜草科常绿芳香植物。夏天开花，洁白如雪，清丽可爱，满室幽香，是叶、花均美的观赏花卉。栀子花在古代被人们奉为祥符瑞气，受到虔诚隆重的礼遇。《史记·货殖列传》载："千亩栀茜，其人与千户侯等。"迄至晋代，栀子花更受珍视，据《晋令》说："诸宫有秩，栀子守护者置令一人。"可见其身价之高贵，为看守栀子，还特设一吏。据《四川志》载，唐朝时有个叫白上坪的地方，种栀子"家至万株，望如积雪，香闻十里"。栀子叶片翠绿发亮，花形独特，花色乳白，初夏时陆续开放，清香宜人，深受人们喜爱，历代文人雅士留下许多诗篇。宋代杨万里的《栀子花》诗云："孤姿妍外净，幽馥暑中寒。"栀子花由于四季常绿，芳香浓郁，无论是栽植在公园道旁，庭前院后，还是入室作盆景，都很清雅。栀子与其他红色花卉相映衬，更是秀丽多姿。女子做胸花佩戴，既美观，又香气四溢。

对症下药

病症	配方	功效
肺热咳嗽	将鸡蛋3个煮熟剥去外壳，再与栀子花30克共煮半小时，每日分3次食用；栀子花15克用白糖30克腌半天，每取少许，泡茶饮	清肺止咳
眼红肿痛	用栀子叶、菊花各9克，黄芩、龙胆、甘草各6克，用水煎服，连服15天，效果很好	凉血解毒
烂疮	用栀子叶榨汁，抹在红肿的疮处，7~10天效果显著	消疮毒

蜀羊泉

产地分布：黄河以南各地。

成熟周期：花期夏秋间，果熟期秋末冬初。

形态特征：年生直立草本植物，高约50cm。茎具棱角，多分枝。叶互生。花梗长5~8mm，基部具关节；萼小，杯状，5裂，萼齿三角形；花冠青紫色，先端深5裂，裂片长圆形。浆果近球形，熟时红色；种子扁圆形。

功　　效：清热解毒。

泉羊蜀

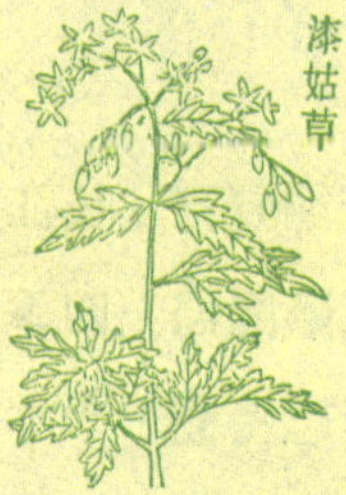

【原文】

蜀羊泉，味苦，微寒。主头秃，恶疮热气，疥瘙痂，癣虫，疗龋齿。生川谷。

【译文】

蜀羊泉，味苦，性微寒。主治头秃，恶性疮疡引起的发热，疥疮瘙痒结痂，蛲虫癣，还能治疗龋齿。生长于河流的谷地处。

【百草堂】

蜀羊泉，俗名漆姑草。叶似菊，花紫色，多生石边，子类枸杞子，根如远志，无心有糁，黄蜂作窠时常衔漆姑草汁为蒂。

蜀羊泉除《神农本草经》中所说功效之外，还可以治疗黄疸病。据说取蜀羊泉一把，捣汁和酒喝下，只要三五次，就可以痊愈。

竹叶

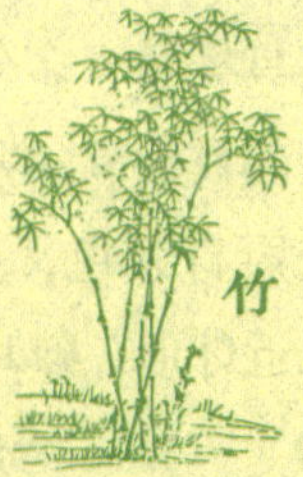

产地分布：长江以南各省。

成熟周期：四季常青。

形态特征：禾本科多年生木质化植物。竹枝杆挺拔，修长，亭亭玉立，袅娜多姿。

功　　效：治消渴，利水道，清肺化痰。

【原文】

竹叶，味苦，平。主咳欬逆上气，溢筋急，恶疡，杀小虫。根，作汤，益气止渴，补虚下气。汁，主风痓。实，通神明，益气。

【译文】

竹叶，味苦，性平。主治咳嗽气逆，筋脉过度紧张拘急，恶性疮疡，能杀灭小虫。竹根可做热汤饮用，具有增益气血，消止口渴，补养虚损，使体内逆气下行的作用。竹汁，主治受风抽搐。竹实，具有使人神清气爽的功效。

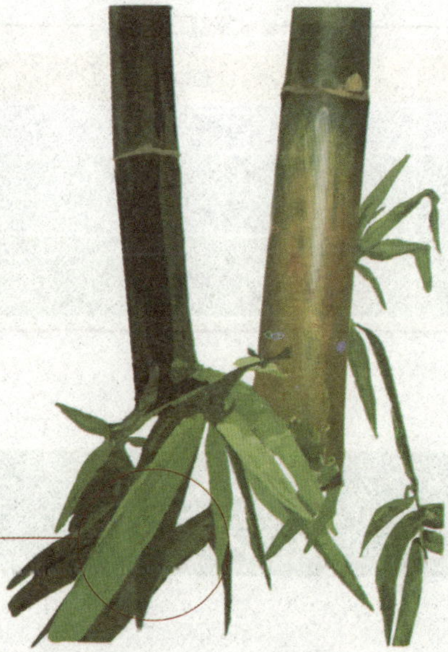

叶［性味］味辛，生平、大寒，无毒。
［主治］主胸中痰热，咳逆上气，热毒风。

【百草堂】

鲜竹叶长于解暑、散热除烦，还是凉胃透表的主药。

从前有一个病人，自认为身体虚弱，因此经常食用附子炖狗肉。因为他的身体经常恶寒，所以很多医生也是用附子为主药为他治病。有一年七月暑天，这位病人恶寒至极，整天将自己关在屋里闭门卧床，只要稍微一开门，就会觉得寒彻肌骨。后来请一位名医诊治，医生见他面色暗沉、口干舌燥、脉搏沉重、精神烦躁。这种病其实是因为经常食用附子导致胃内积热、郁积不散造成的。因此医生根据医书所载用鲜竹叶熬汤给病人服用，结果药到病除，服用三剂病人就痊愈了。

对症下药

病症	配方	功效
牙齿出血	用淡竹叶煎浓汁含漱	止血，除烦热
上气发热（急热之后饮冷水所引起）	用竹叶三斤，橘皮三两，加水一斗，煮至五升，细细饮服。三天服一剂	凉心经，益元气，除热缓脾
小儿头疮、耳疮、疥癣	用苦竹叶烧末，调猪胆涂搽	杀虫消毒、活血止痛

蘖木

产地分布：陕西、甘肃等地。

成熟周期：定植后15~20年成熟，一般在七月采收。

形态特征：外表面黄绿色或淡棕黄色，较平坦，有不规则的纵裂纹，皮孔痕小而少见，偶有灰白色的粗皮残留。内表面黄色或黄棕色。体轻，质较硬，断面鲜黄色或黄绿色。

功　　效：清热燥湿，泻火除蒸，解毒疗疮。主治湿热泻痢，热淋，脚气，痿躄，骨蒸劳热，盗汗，遗精，疮疡肿毒，湿疹瘙痒。

【原文】

蘖木，味苦，寒。主五脏、肠胃中结热，黄疸，肠痔，止泻痢，女子漏下赤白，阴阳蚀疮。一名檀桓。生山谷。

【译文】

蘖木，味苦，性寒。主治五脏、肠胃中有热邪之气郁结，治疗黄疸、肠痔，具有消止泻痢，治疗女子漏下赤白，蚀疮的功效。蘖木又叫檀桓。生长于山中的深谷处。

【百草堂】

蘖木又叫黄柏、黄檗、元柏，其根叫作檀，为芸香科植物黄皮树或黄檗的干燥树皮。蘖木具有清热燥湿，解毒疗疮，泻火除蒸的功效。用于湿热泻痢、黄疸、热淋、带下、痿躄、脚气、骨蒸劳热、遗精、盗汗、湿疹瘙痒、疮疡肿毒等的治疗。

吴茱萸

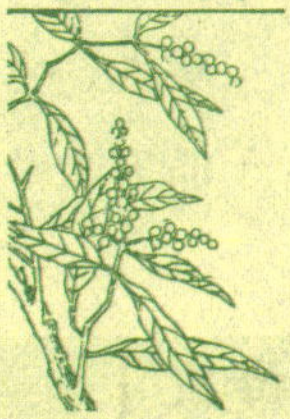

产地分布：分布于江西、湖南、广东、广西及贵州等地。

成熟周期：栽后3年，早熟品种7月上旬，晚熟品种8月上旬。

形态特征：树枝柔软而粗，叶子长且有皱。果实长在树梢，累累成簇，无核。

功　　效：散寒止痛，疏肝下气，温中燥湿。

【原文】

吴茱萸，味辛，温。主温中，下气止痛，咳逆寒热，除湿，血痹，逐风邪，开腠理。根，杀三虫。一名藙。生山谷。

【译文】

吴茱萸，味辛，性温。主要功效是温补内脏，下气止痛，治疗咳嗽气喘，身体的恶寒发热，能祛除湿邪，消散血痹，祛风邪，舒理肌肤。它的根能杀灭蛔、赤、蛲三虫。又叫作藙。生长于山中的深谷处。

【集解】

《名医别录》载，吴茱萸生长于上谷和冤句一带。每年九月九日采摘，阴干，以存放时间久的为好。

苏颂说，吴茱萸树高一丈多，树皮呈青绿色。树叶像椿树叶，但要大些、厚些，为紫色。三月开红紫色的小花，七月、八月结实，果实像花椒子，嫩时为淡黄色，熟后则变成深紫色。《周处风土记》中所载，九月九日称为上九，茱萸到这时气烈、色赤，可折茱萸戴在头上，说是可以用来避邪气，抵御风寒。

李时珍说，茱萸的树枝柔软而粗，叶子长且有皱。它的果实长在树梢，累累成簇，果实中没有核，与花椒不同。有一种粒大，有一种粒小，以粒小的入药为好。《淮南万毕术》中说，井边适宜种植茱萸，叶子落入井中，人们饮用这种水不得瘟疫。在屋里挂上茱萸子，可以避邪气。

王好古说，味辛、苦，性热。性味俱厚，为阳中之阴。半浮半沉，入足太阴经血分，少阴、厥阴经气分。

孙思邈说，陈久的吴茱萸为好，闭口的有毒。多食伤神动火，令人咽喉不通。

徐之才说，与蓼实相使。恶丹参、消石、白垩，畏紫石英。

[主治] 利五脏，去痰止咳，除冷气，治饮食不消，心腹诸冷绞痛，中恶，心腹痛。(《名医别录》)

疗霍乱转筋，胃冷吐泻，腹痛，产后心痛。治全身疼痛麻木，腰脚软弱，能利大肠壅气，治痔疮，杀三虫。(甄权)

杀恶虫毒，治龋齿。(陈藏器)

下女产后余血，治肾气、脚气水肿，通关节，起阳健脾。(《日华子诸家本草》)

主痢疾，止泻，厚肠胃。（孟诜）

治痞满塞胸，咽膈不通，润肝燥脾。（王好古）

能开郁化滞，治吞酸，厥阴痰涎头痛，阴毒腹痛，疝气血痢，喉舌口疮。（李时珍）

[发明] 张元素说，吴茱萸的作用有三，能去胸中逆气满塞，止心腹感寒疼痛，消宿酒。与白豆蔻相使。

李时珍说，茱萸辛热，能散能温；苦热，能燥能坚。所以它所治的病，都是取其能散寒温中，郁湿解郁的作用。

【百草堂】

“独在异乡为异客，每逢佳节倍思亲。遥知兄弟登高处，遍插茱萸少一人。”唐代著名诗人王维的这首千古绝唱表达了对家乡亲人的无限思念之情，还反映了古代重阳插吴茱萸这一民间习俗。

关于吴茱萸，民间有一个有趣的传说。春秋战国时代，吴茱萸原生长在吴国，称为吴萸。有一年，吴国将吴萸作为贡品进献给楚国，楚王见了大为不悦，不听吴臣解释，将其赶了出去。幸亏楚国有位精通医道的朱大夫追去留下了吴萸，并种在自家的院子里。一日，楚王受寒而旧病复发，胃疼难忍，诸药无效。此时，朱大夫将吴萸煎汤治好了楚王的病。当楚王得知此事后，立即派人前往吴国道歉，并号召楚国广为种植吴萸。为了让人们永远记住朱大夫的功劳，楚王把吴萸更名为吴茱萸。

对症下药

病症	配方	功效
全身发痒	用茱萸一升，酒五升，煮成一升半，温洗。冬天受寒：吴茱萸五钱煎汤服，取汗	止痒消毒
呕吐、头痛	用吴茱萸汤：茱萸一升，枣二十枚，生姜一两，人参一两，加水五升，煎成三升，每服七合，一天三次	散寒温中，解郁，润肝燥脾
多年脾虚泄泻	吴茱萸三钱，泡过，取出后加水煎，放少许盐后服下	止泄，健脾
脾胃受湿，下痢腹痛，米谷不化	吴茱萸、黄连、白芍药各一两，同炒为末，做成梧子大的丸子，每次用米汤服二三十丸	健脾，止痢，止腹痛，消食

桑根白皮

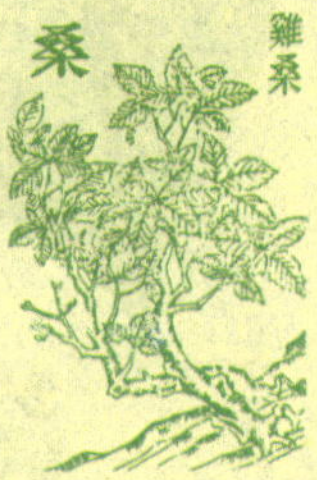

产地分布：全国各省均有栽培。

成熟周期：4–5月采收。

形态特征：落叶灌木或小乔木。叶边缘有粗锯齿，无毛。花单性，雌雄异株，穗状花序。聚花果（桑葚），黑紫色或白色。

功　　效：清肺热，祛风湿，补肝肾。

【原文】

桑根白皮，味甘，寒。主伤中，五劳六极，羸瘦，崩中，脉绝，补虚益气。叶，主除寒热出汗。桑耳，黑者，主女子漏下赤白汁，血病，癥瘕积聚，阴痛，阴阳寒热，无子。五木耳，名檽，益气不饥，轻身强志。生山谷。

叶 [性味] 味甘，性寒，有小毒。
[主治] 主除寒热出汗。汁能解蜈蚣毒。

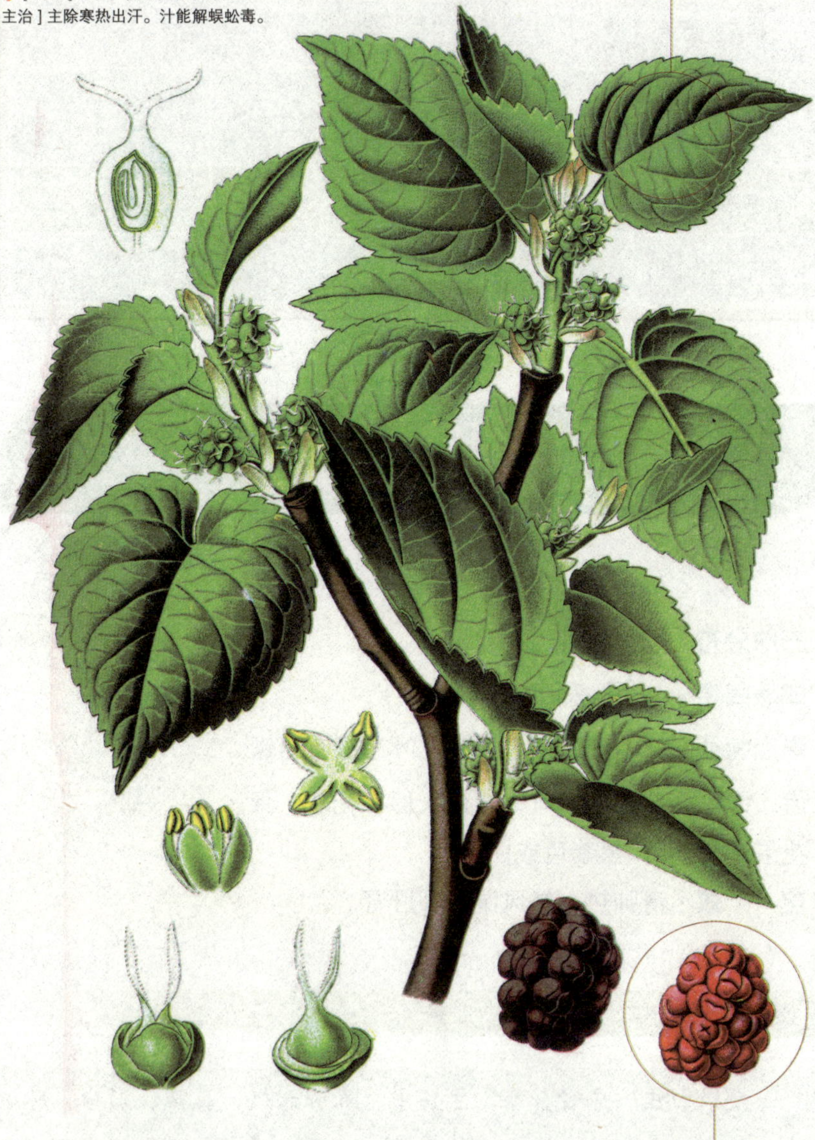

实 [性味] 味苦，有小毒。
[主治] 单独吃可消渴，利五脏关节，通血气。

【译文】

桑根白皮，味甘，性寒。主治内脏受损，五脏及筋骨血等极度受损，身体羸弱消瘦，女子非经期阴道出血，脉搏衰弱间断，具有补虚益气的功效。桑叶，主要功效是治疗发热恶寒，使人发汗。桑树上生长的木耳，黑色的主治女子非经期出血，赤白带下，血病、癥瘕积聚，阴部疼痛，祛除发热恶寒及不孕症。楮、榆、柳、槐、桑这五种树生出的木耳都叫作檽，能补益气血，使人没有饥饿感，轻身健体、增强记忆力。生长于山中的深谷处。

【百草堂】

桑树浑身是宝，从根到叶，甚至树上所生的木耳都可入药。

桑叶具有“除寒热出汗”的功效。传说从前有一对母子，老母亲因为秋季天冷多雨突然病倒了，头晕目眩，忽冷忽热，干咳不止。儿子很孝顺，四处寻医求药，给母亲治病。可是半个月过去，母亲的病情仍不见好转。

一天，儿子听说山上的老道士精通医术，便去请。临走之前不放心母亲,烧了一盆开水留给母亲喝。过了几个时辰,老母亲果然口渴了，她走到盛开水的盆前，发现忘记盖盖子，有几片桑叶飘了进去。因为太渴了，于是她把桑叶拣出去，喝下开水。喝完水后，就躺在床上睡着了。一觉醒来，她感觉头痛减轻了，身上也舒服了。

傍晚，儿子回来说老道士出门了，没有请到。儿子很沮丧，可是看到母亲的气色好多了，人也精神了，就问缘由。母亲说自己在他走后只喝了些开水，并说水里飘着几片桑叶。儿子想母亲的病情也许就是因为那几片桑叶才减轻的。

第二天，儿子要再次上山请老道士，走之前依然烧好一盆开水，并且采了几片桑叶放入其中。

山上的老道士给儿子开出了用霜打桑叶治疗他母亲病症的偏方，这正与母亲遇到的情况相同。儿子以此方为母亲熬药，果然不几天母亲的病就好了。

对症下药

病症	配方	功效
咳嗽吐血	用新鲜桑根白皮一斤，浸淘米水中三夜，刮去黄皮，锉细，加糯米四两，焙干研末。每服一钱，米汤送服	润肺止咳
消渴尿多	用入地三尺的桑根，剥取白皮，炙至黄黑，锉碎，以水煮浓汁，随意饮，亦可加一点儿米同煮，忌用盐	消渴
发枯不润	用桑根白皮、柏叶各一斤，煎汁洗头，有奇效	养发润发，使头发具有光泽

芜荑

产地分布：东北、华北及陕西、甘肃、青海、江苏、安徽、河南等地。

成熟周期：花期 4–5 月，果熟期 5–6 月。

形态特征：落叶小乔木或灌木。枝常有具木栓质翅，褐色。叶互生，叶片宽倒卵形或椭圆状倒卵形，两面粗糙，有粗毛。花先叶开放，数朵簇生于去年枝的叶腋或散生于当年枝的基部。种子位于翅果的中部。

功　　效：杀虫消积，除湿止痢。

蕪荑榆

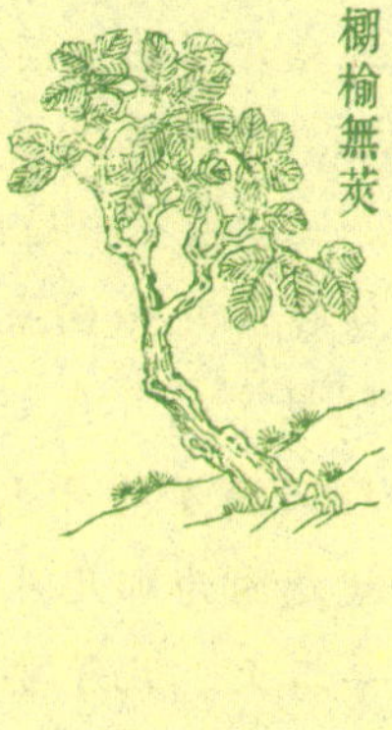

【原文】

芜荑，味辛。主五内邪气，散皮肤骨节中淫，淫温行毒，去三虫，化食。一名无姑，一名蕨蓎。生川谷。

【译文】

芜荑，味辛。主治五脏内有邪气积聚，消散皮肤及关节中的温邪走毒，能杀灭蛔、赤、蛲三种寄生虫，帮助消化。又叫作无姑、蕨蓎。生长于河流的谷地之处。

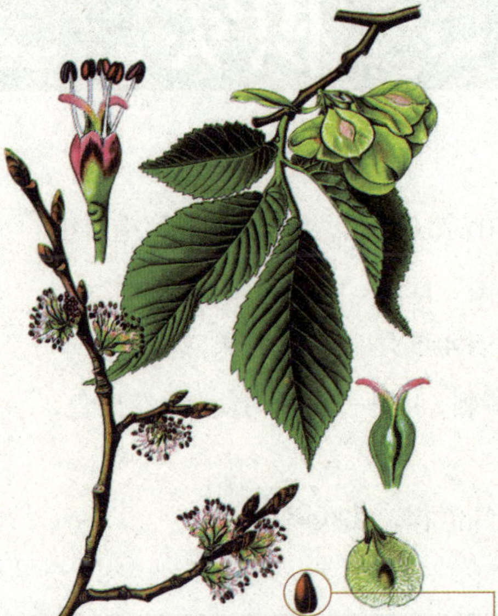

仁 [性味] 味辛、苦，性平。
[主治] 消积杀虫。用于小儿疳积，蛔虫病，蛲虫病。

【百草堂】

芜荑的主要功效是杀灭寄生虫，最简单的方法就是用芜荑仁二两，和面炒至黄色，碾成末，每次用米汤调二钱服用，即可杀灭肠胃中的寄生虫。但是脾胃虚弱者要慎服。

除药用之外，在古代芜荑还常被拿来作为制作豆酱的材料，早在西汉元帝时代，《急就篇》中就有“芜荑盐豉醯酢酱”的记载。同时芜荑酱也具有药用价值，具有杀诸虫，利大小便，除心腹恶气的功效。但芜荑酱不宜多食，多食会造成落发。

枳实

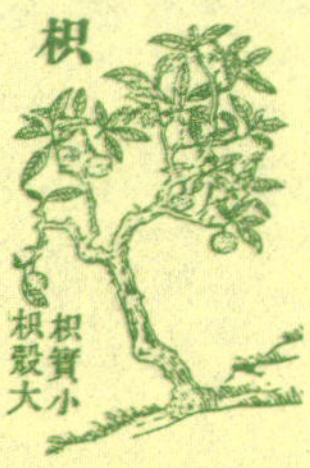

产地分布：产山东（日照，青岛等）、河南、山西、湖北、湖南、江西、云南等地。

成熟周期：花期 4–5 月。9–10 月果熟。

形态特征：枝多刺，叶是三小片的复叶，花白色，果实球形。

功　　效：破气消积，化痰除痞。

【原文】

枳实，味苦，寒。主大风在皮肤中如麻豆苦痒，除寒热结，止痢，长肌肉，利五脏，益气轻身。生川泽。

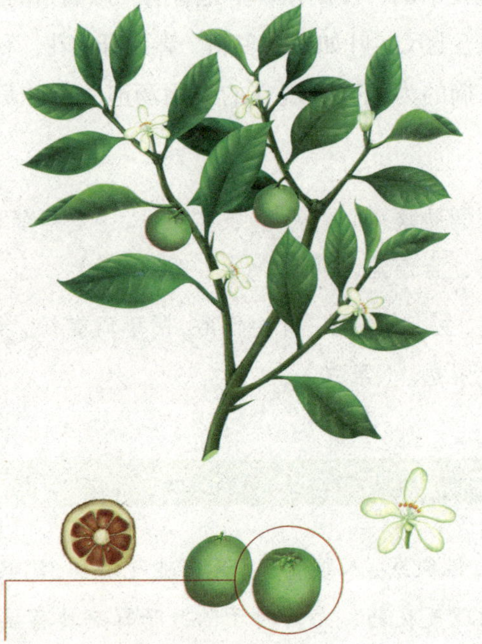

积实（成熟果实）［性味］味苦、辛、酸，性温。
［主治］胃肠积滞，湿热泻痢，气滞胸胁疼痛，产后腹痛。

【译文】

枳实，味苦，性寒。主治风邪侵入皮肤，生出芝麻、豆子般大小的疙瘩，奇痒难忍，能够解除寒热邪气积聚，具有治疗痢疾、增长肌肉，调和五脏，增益气力，使身体轻巧的功效。产于河边泽畔水草丛生之处。

【集解】

马志说，长在商州川谷。

苏颂说，现在洛西、江湖州郡等地皆有，以商州的为最好。树木像橘但稍小，高五七尺。叶如橙，多刺。春天开白花，秋天长成果实，在九月、十月采摘的为枳壳。现在的人用汤泡去苦味后，蜜渍糖拌，当作果品。

［主治］除胸胁痰癖，逐停水，破结实，心下急痞痛逆气，胁风痛，安胃气，消胀满，止溏泄，明目。（《名医别录》）

解伤寒结胸，主上气喘咳，肾内伤冷，阴痿而有气。消食，散败血，破积坚，祛胃中湿热。（甄权）

【百草堂】

枳实，味苦，性微寒，入脾胃经，具有破气消积，泻痰除痞之功效，是为中医常用的理气良药，尤其对于治疗肠胃病具有显著疗效。

胃脘部隐痛或痞闷、胀满、吞酸嘈杂、嗳气、恶心呕吐、呃逆、大便失调以及神疲乏力等症状，均可使用枳实治疗。

对症下药

病症	配方	功效
产后腹痛	枳实（麸炒）、芍药（酒炒）各二钱，水一盏煎服。亦可研末服	破气消积，顺气止痛
大便不通	枳实、皂荚等分，研末，制饭丸，米汤送服	润肠通便，理气除痞
小儿头疮	枳实烧成灰，猪脂调涂	散败血，破积坚

厚朴

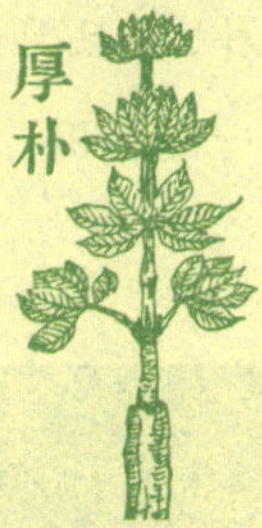

产地分布：分布于陕西、甘肃、四川、贵州、湖北、广西等地。

成熟周期：花期 5 月，果期 9–10 月。

形态特征：树皮厚，紫褐色。幼枝淡黄色，有细毛，后变无毛。花与叶同时生长，单生枝顶，白色，芳香。种子倒卵圆形，有鲜红色外种皮。

功　　效：用于湿滞伤中，脘痞吐泻，食积气滞，腹胀便秘，痰饮喘咳。

【原文】

厚朴，味苦，温。主中风，伤寒，头痛，寒热，惊悸，气血痹，死肌，去三虫。生山谷。

【译文】

厚朴，味苦，性温。主治中风、伤寒引起的头痛，身体恶寒发热，惊悸不安，气血阻痹，肌肉麻木不仁，能杀灭蛔、赤、蛲三种寄生虫。生长于山中的深谷处。

【百草堂】

厚朴具有温中、下气、燥湿、消痰的功效。主治胸腹痞满胀痛，反胃，呕吐，宿食不消，痰饮喘咳，寒湿泻痢。

厚朴对消化系统的疾病非常有效，但是治疗肠胃疾病也要分情况，如果是胃虚火气、血虚脾阴、中气不足等引起的肠胃疾病则不适合使用厚朴，并且孕妇慎用。在服用时还要注意不要与泽泻、寒水石、硝石、豆类一起食用，以免出现中毒或不良反应。

秦椒

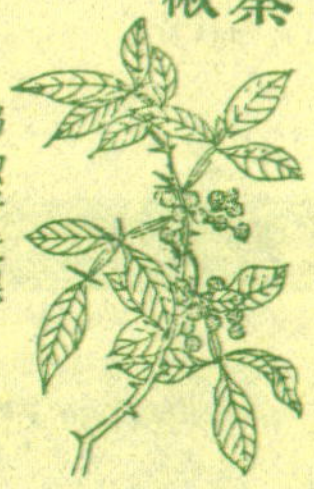

产地分布：分布于辽宁、河北、山东、河南、湖南、广东、广西等地。

成熟周期：培育 2–3 年，9–10 月果实成熟。

形态特征：叶是对生的，尖而有刺。四月开小花，五月结子，生时为青色，熟后变成红色，比蜀椒大，但其籽实中的籽粒不如蜀椒的黑亮。

功　　效：温中止痛，除湿止泻，杀虫止痒。

【原文】

秦椒，味辛，温。主风邪气，温中，除寒痹，坚齿发，明目。

久服轻身，好颜色，耐老，增年，通神。生川谷。

【译文】

秦椒，味辛，性温。具有祛除风邪之气，温补内脏、消逐寒痹、坚固牙齿和头发、增强视力的功效。长期服用能使身体轻巧，面色好看，延缓衰老、益寿延年，神清气爽。生长于河流的谷地之处。

【集解】

李时珍说，秦椒也就是花椒。它最早出产自秦地，现在各地都可种植，很容易繁衍。它的叶是对生的，尖而有刺。四月开小花，五月结子，生时为青色，熟后变成红色，比蜀椒大，但其籽实中的籽粒不如蜀椒的黑亮。

《范子计然》说，蜀椒产自成都，红色的好；秦椒出自陇西天水，粒小的好。

对症下药

病症	配方	功效
手足心肿	椒、盐末等分，用醋调匀敷肿处	消肿除湿
久患口疮	取秦椒去掉闭口的颗粒，水洗后面拌，煮为粥，空腹服，以饭压下	清热解毒
牙齿风痛	秦椒煎醋含漱。	温中止痛

椒红（椒的果壳）

［性味］味辛，性温，有毒。

徐之才说，恶栝楼、防葵，畏雌黄。

［主治］疗咽喉肿痛，吐逆疝瘕。散瘀血，治产后腹痛。能发汗，

叶 [性味] 味辛，性温，无毒。
[主治] 去胃寒吐水，大肠寒滑。

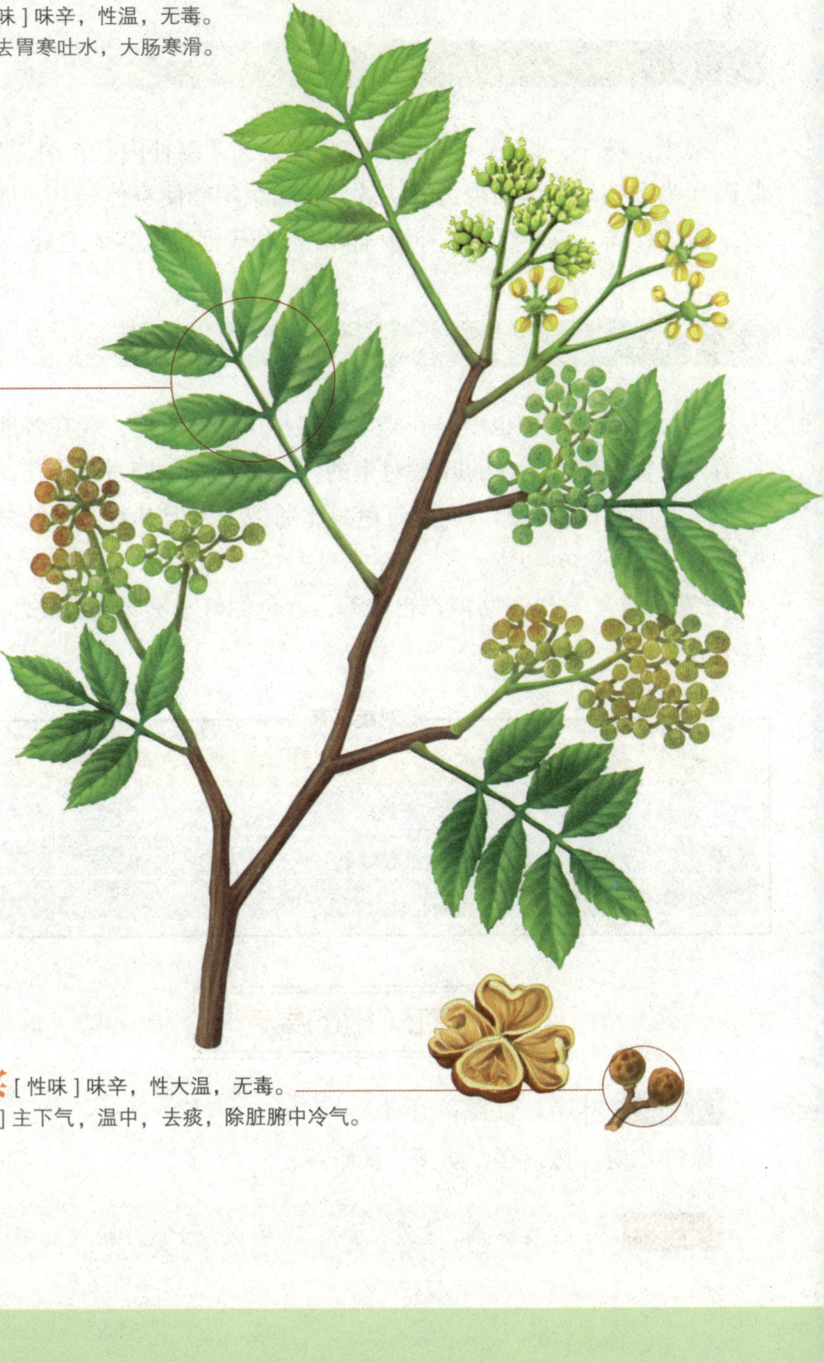

果实 [性味] 味辛，性大温，无毒。
[主治] 主下气，温中，去痰，除脏腑中冷气。

利五脏。《名医别录》

治上气咳嗽，久风湿痹。（孟诜）

治恶风遍身，四肢麻痹，口齿浮肿摇动，闭经，产后恶血痢，慢性腹泻，疗腹中冷痛，生毛发，灭疤痕。（甄权）

能消肿除湿。（朱震亨）

【百草堂】

秦椒为花椒的一种。

相传三国时期，蜀国丞相诸葛亮统兵伐魏，自汉中来到凤县境内的留凤关，时值农历的五月中旬，士兵们走得人困马乏，便在留凤关前安营扎寨。夜里，诸葛亮难以入睡，思虑此次出兵关系重大，吉凶祸福尚难预料，便披衣起床，步出帐外，抬头观看天象，忽然一阵轻风吹来，送来一阵奇异的清香，诸葛亮顿觉神清气爽。他迎风而立，再轻轻地吸了一口气，果然，香气愈加浓烈。诸葛亮心中诧异，便悄悄地顺着香味寻去，不觉已走出军营。但见巍然屹立的霸王山下，一湾溪流潺潺而来，溪边一片树林，阵阵香气便由林中飘然而来。诸葛亮步入树林，在夜色中细辨这树林、香气，方知这是一片花椒林。他心中暗想，这花椒之树倒也见了许多，只是都不及此处花椒香气浓郁、独特。再前行，只见椒林中有数十顽童，在皎洁的月光下，追逐嬉戏，声振林樾。细察之，发现顽童固然可爱，唯缺一双耳朵。诸葛亮遂大动恻隐之心，一一为顽童捏了一双耳朵，顽童们道谢后，在椒林中须臾不见。留凤关的花椒从此便以“双耳能听”闻名天下。

秦皮

产地分布：主产陕西、四川、宁夏、云南、贵州、河北等地。

成熟周期：花期5月，果期7–8月。

形态特征：落叶乔木，树皮淡灰色，裂皱浅细。羽状复叶对生，椭圆形或椭圆状卵形。圆锥花序顶生，大而疏松，花小，花萼钟状，不规则分裂；无花冠；雄蕊2，花药长椭圆形，约与花丝等长。翅果披针形。

功　　效：清热燥湿，收涩，明目。

【原文】

秦皮，味苦，微寒。主风寒湿痹，洗洗寒气，除热，目中青翳、白膜。久服头不白，轻身。生川谷。

【译文】

秦皮，味苦，性微寒。主治风寒湿痹，皮肤寒冷如同寒风在吹，能消除身体发热，除去眼中的青翳白膜。长期服用头发不易变白，身体轻巧。生长于河流的谷地之处。

【百草堂】

秦皮清热燥湿，平喘止咳，对于治疗细菌性痢疾、肠炎、白带、慢性气管炎、目赤肿痛、迎风流泪、牛皮癣有很好的疗效。

秦皮是妇科良药，据说妇女赤白带下及血崩不止，将秦皮、牡丹皮、当归按比例配制，用酒洗净，炒研为末，加蜂蜜制成药丸，每天早上用白汤送下，一段时间即可痊愈。脾胃虚寒者忌服。

山茱萸

萸茱山

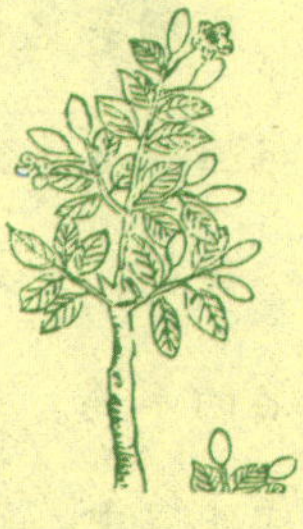

产地分布： 浙江、安徽等地。

成熟周期： 花期5–6月，果期8–10月。

形态特征： 落叶灌木或小乔木，老枝黑褐色，嫩枝绿色。叶对生，卵状椭圆形或卵形。伞形花序腋生，先开花后萌叶，花黄色；花萼4裂，裂片宽三角形；花瓣4，卵形；花盘环状，肉质。核果椭圆形，成熟时红色。

功　　效： 补益肝肾，涩精固脱。用于眩晕耳鸣，腰膝酸痛，阳痿遗精，遗尿尿频，崩漏带下，大汗虚脱，内热消渴。

【原文】

山茱萸，味酸，平。主心下邪气，寒热，温中，逐寒湿痹，去三虫。久服轻身。一名蜀枣。生川谷。

【译文】

山茱萸，味酸，性平。主治心下胃脘部有邪气积聚，身体恶寒发热，能够温补内脏。祛除寒湿痹痛，杀灭蛔、赤、蛲三种寄生虫。长期服用能使身体轻巧。又叫作蜀枣。生长于山川河谷地带。

【百草堂】

唐朝著名诗人王维有《山茱萸》："朱实山下开，清香寒更发。幸与丛桂花，窗前向秋月。"

茱萸，又名"越椒"或"艾子"，是一种常绿小乔木，是中药里著名的草药。茱萸有吴茱萸和山茱萸之分，吴茱萸作用很广泛，其果实能温中、止痛、理气、燥湿，治疗呕逆吞酸、腹痛吐泻、口疮齿痛、湿疹溃疡等；其枝叶能除泻痢、杀害虫；其根也可入药。山茱萸为传统名贵中药材，含有丰富的矿物元素，氨基酸，多种糖，有机酸，维生素等营养成分和药用成分，其食用、药用历史在1500年以上，具有很高的营养价值和药用价值。

花 [性味] 味酸，性平。

[主治] 祛除寒湿痹痛，杀灭蛔、赤、蛲三种寄生虫。

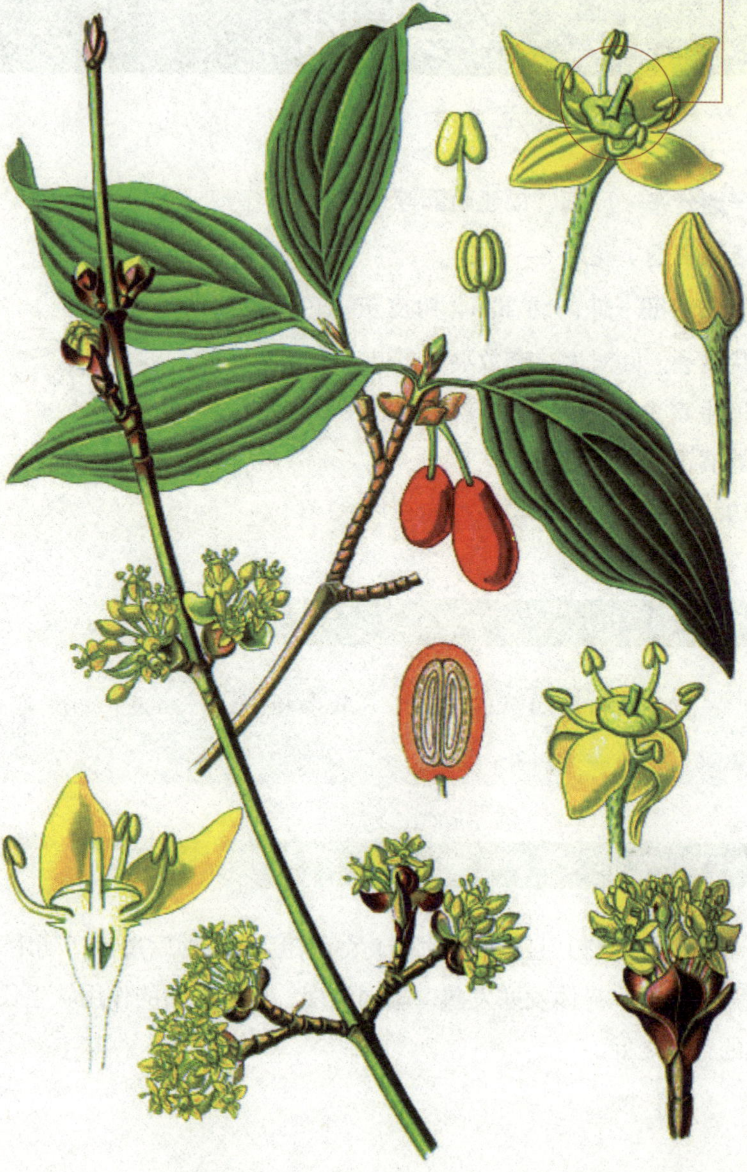

紫葳

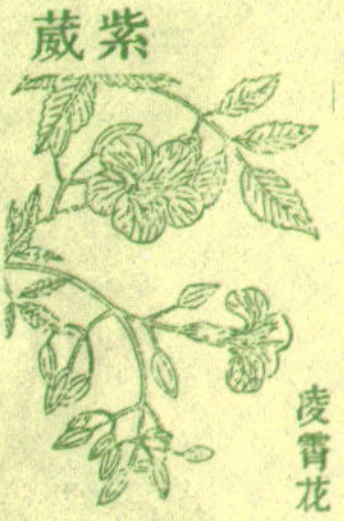

产地分布：广东、福建南部等地。

成熟周期：花期 6–9 月。

形态特征：株高约 20m。树皮灰褐色，呈细条状纵裂。叶对生，奇数羽状复叶，小叶 7~9 枚。顶生聚伞花序或圆锥花序，花大型，漏斗状，外橘黄，内鲜红色。

功　　效：行血去瘀，凉血祛风。

【原文】

紫葳，味酸，微寒。主妇人产乳余疾，崩中，癥瘕，血闭，寒热，羸瘦，养胎。生川谷。

【译文】

紫葳，味酸，性微寒。主治女子产后的各种后遗症，崩中下血，癥瘕，闭经，身体发寒发热，羸弱消瘦，具有养胎的作用。生长于河流的谷地之处。

【百草堂】

紫葳别名女藏花、凌霄、凌霄花。

凌霄花为多年生木质藤本，有硬骨凌霄和凌霄之分。凌霄花适应性较强，不择土，枝丫间生有气生根，以此攀缘于山石、墙面或树干向上生长，多植于墙根、树旁、竹篱边。

凌霄花是一种中草药。传说古时有个叫凌霄的姑娘，她和家丁柳明全情投意合、私订终生。怎奈其父亲嫌贫爱富，劝说不成，竟活活将柳打死埋葬野外。柳死后化作河畔的垂柳，远望就像一串串泪珠在随风飘扬。凌霄得知也殉情而死，变为一株凌霄花攀缘在柳枝上，两人终于可以相偎相依，常相厮守了。

猪苓

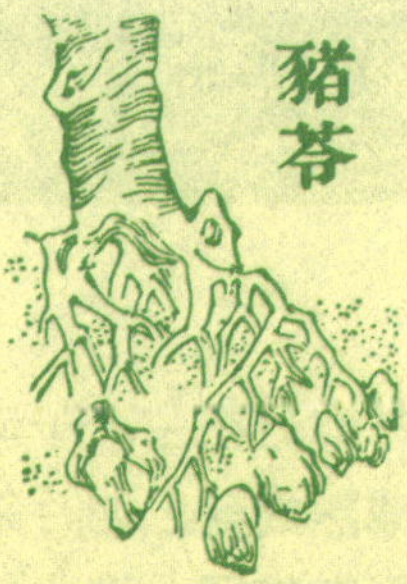

产地分布：陕西、云南、内蒙古、吉林、黑龙江、河北、山西等地。

成熟周期：南方全年皆采，北方以夏、秋两季为多。

形态特征：菌核体呈块状或不规则形状。整个菌核体由多数白色菌丝交织而成；菌丝中空，极细而短。子实体生于菌核上，伞形或伞状半圆形，常多数合生，表面深褐色，中部凹陷，呈放射状，孔口微细，近圆形；担孢子广卵圆形至卵圆形。

功　　效：利尿渗湿。

【原文】

猪苓，味甘，平。主痎疟，解毒，蛊疰不祥，利水道。久服轻身，耐老。一名猳猪屎。生山谷。

【译文】

猪苓，味甘，性平。主治痎疟，能解毒，可消除蛊毒、鬼疰等秽浊之气，可使水道通利。长期服用能使身体轻巧、延缓衰老。又叫作猳猪屎。生长于山中的深谷处。

【百草堂】

猪苓又名野猪苓、野猪粪、猪屎苓、鸡屎苓、地乌桃。为多孔菌科真菌猪苓的菌核。

猪苓具有利水渗湿的功效，用于小便不利、水肿胀满、泄泻、淋浊、带下。

白棘

产地分布：产于河流的谷地之处。

成熟周期：四月采实。

形态特征：灌木，高达6米。小枝褐色或深褐色，被短柔毛。叶互生，纸质，椭圆形或近圆形，叶柄长5~9毫米，被毛。核果杯状，被黄褐色或棕褐色绒毛，果梗被棕褐色绒毛，种子紫红色或红褐色，扁圆形。

功　　效：消肿，排脓，止痛。主治心腹部疼痛，痈肿破溃流脓。

【原文】

白棘，味辛，寒。主心腹痛，痈肿溃脓，止痛。一名棘针。生川谷。

【译文】

白棘，味辛，性寒。主治心腹部疼痛，痈肿破溃流脓，具有止痛的功效。又叫作棘针。生长于河流的谷地之处。

【百草堂】

白棘是酸枣树的针刺，《说文解字》中说："棘，小枣丛生者。"白棘对于痈肿溃脓有很好的疗效。据说小便尿血，可用白棘煮后服用，效果很好；小儿丹肿和痈疮痔漏，则用水煮白棘根汁来洗搽；痈肿有脓，用白棘烧灰服用，一夜之间，肿即可出头。

龙眼

产地分布：主要分布于广西、广东、福建和台湾等地。

成熟周期：花期 3–4 月，果期 7–8 月。

形态特征：树体高大。多为偶数羽状复叶，小叶对生或互生。圆锥花序顶生或腋生。果球形，

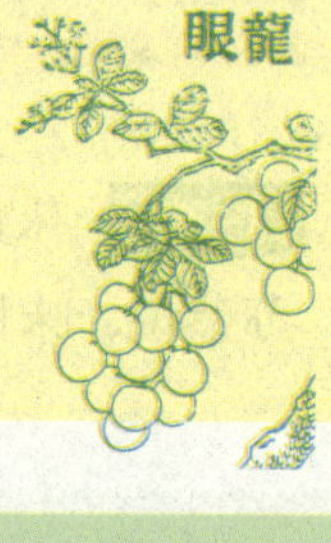

种子黑色，有光泽。

功　　效：壮阳益气，补益心脾，养血安神，润肤美容。

【原文】

龙眼，味甘，平。主五脏邪气，安志，厌食。久服强魂，聪明，轻身，不老，通神明。一名益智。生山谷。

【译文】

龙眼，味甘，性平。主治五脏之中的邪气，具有使精神安定，治疗厌食症的功效。长期服用能使人精神焕发，耳聪目明，身体轻巧，延缓衰老，神志清醒。又叫作益智。生长于山中的深谷处。

【集解】

苏颂说，今闽、广、蜀地出荔枝的地方都有龙眼。龙眼树高一二丈，像荔枝而枝叶微小，冬季不凋。春末夏初，开细白花。七月果实成熟，壳为青黄色，有鳞甲样的纹理，圆形，大如弹丸，核像木梡子但不坚，肉薄于荔枝，白而有浆，甘甜如蜜。龙眼树结果实非常多，每枝结二三十颗，成穗状像葡萄。

李时珍说，龙眼为正圆形。龙眼树性畏寒，白露后才可采摘，可晒焙成龙眼干。

果实

[性味] 味甘，性平，无毒。

苏恭说，味甘、酸，性温。

李鹏飞说，生龙眼用开水淘过食，不动脾。

[主治] 除蛊毒，去三虫。(《名医别录》)
能开胃健脾，补虚长智。(李时珍)

[发明] 李时珍说：食品以荔枝为贵，而补益则以龙眼为良。因为荔枝性热，而龙眼性平和。严用和《济生方》治思虑过度伤心脾有归脾汤。

实 [性味] 味甘，性平，无毒。
[主治] 主五脏邪气，能安志，治厌食。

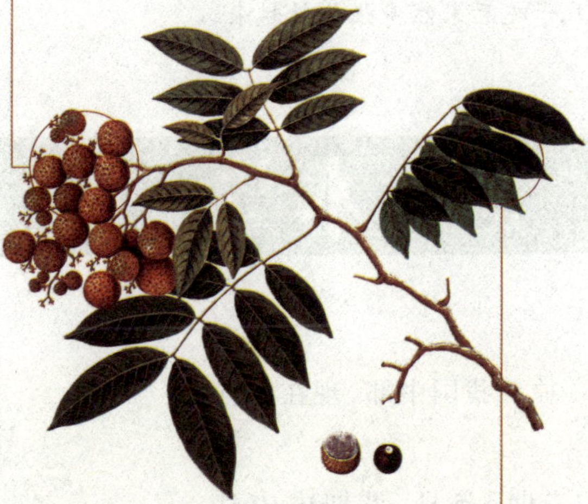

叶 [性味] 性平，味甘，无毒。
[主治] 能开胃健脾，补虚长智。

【百草堂】

传说古代江南某地有一位钱员外，连取三房妻室，年过半百才得一子。因晚年得子，全家都对这个宝贝儿子十分溺爱。

儿子因为娇生惯养又挑食偏食，长得又瘦又矮，十岁的时候看上去仍像四五岁。钱员外看在眼里急在心中，但又不想强迫儿子，因此十分无奈。这时来了位远房亲戚，告诉钱员外吃龙眼可使孩子健壮起来，而且讲了龙眼的来历：

传说哪吒打死了东海龙王的三太子，并将龙眼挖出。这时正好有个叫海子的穷孩子生病，哪吒便把龙眼让他吃了。海子吃了龙眼之后病好了，长成彪形大汉，活了一百多岁。海子死后，他的坟上长出一棵树，树上结满了像龙眼一样的果子。

此后东海边家家种植龙眼树，人人皆食龙眼肉。

钱员外立即派人去东海边采摘龙眼，并加工制作成龙眼肉，蒸给儿子吃。儿子吃后果然身强体壮起来。

木兰

产地分布：原产我国中部，现在各省区均有栽培。

成熟周期：花期4–5月，果期9–10月。

形态特征：落叶小乔木，木质有香气，小枝紫褐色，芽有细毛。单叶，互生，倒卵状椭圆形；有托叶痕。花两性，单生，顶生，外面紫红色，内面近白色；雌雄蕊多数，雌蕊群无柄。果实矩圆形。根肉质。

功　　效：软坚散结。

蔺木

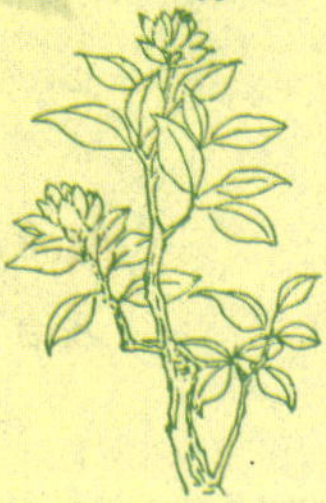

【原文】

木兰，味苦，寒。主身大热在皮肤中，去面热赤皰，酒皶，恶风，癫疾，阴下痒湿，明耳目。一名林兰。生川谷。

【译文】

木兰，味苦，性寒。主治皮肤严重发热，能去除面部积热引起的红疙瘩，治疗酒糟鼻，恶风，癫疾，阴部湿痒，能使人耳聪目明。又叫作林兰。生长于河流的谷地之处。

【百草堂】

木兰治酒疸，酒皶面疱，阴下湿痒，癞病，重舌，痈疽，水肿。内服，研末；外用，煎水洗或醋浸含漱。

对于治疗酒疸，心懊痛，小便黄，用黄芪二两，木兰一两，碾成末，用酒服下，每天三次有很好的效果。

卫矛

产地分布：长江下游各省至吉林都有分布。

成熟周期：花期 4–6 月，果熟期 9–10 月。

形态特征：灌木。小枝四棱形。叶对生，叶片倒卵形至椭圆形，两头尖，很少钝圆，边缘有细尖锯齿；早春初发时及初秋霜后变紫红色。花黄绿色，常 3 朵集成聚伞花序。蒴

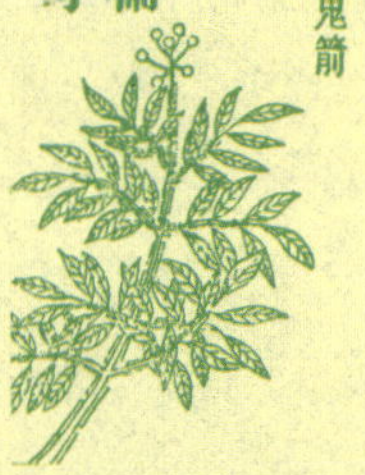

果棕紫色，种子褐色，有橘红色的假种皮。

功　　效：破血，止痛，通经，泻下，杀虫。

【原文】

卫矛，味苦，寒。主女子崩中下血，腹满，汗出，除邪，杀鬼毒、蛊疰。一名鬼箭。生山谷。

【译文】

卫矛，味苦，性寒。主治女子子宫崩漏出血，腹部胀满，出虚汗，具有除邪解毒，治疗蛊毒、鬼疰的功效。又叫作鬼箭。生长于山中的深谷处。

【百草堂】

卫矛枝翅奇特，秋叶红艳耀目，枝翅如箭羽，果实成熟裂开后也非常红，看上去十分美观，堪称观赏佳木。

作为中药，卫矛治疗产后败血有非常好的效果，选用当归、卫矛、红蓝花等量用酒煎至七成，饭前温服，疗效显著。

五加皮

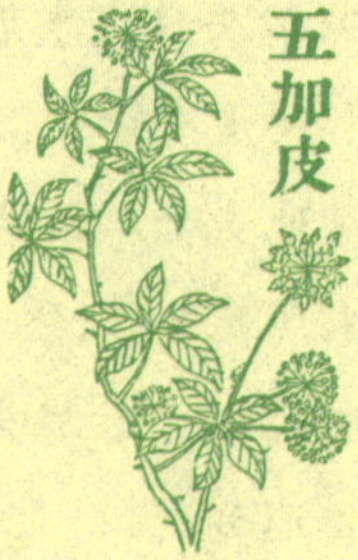

产地分布：华东、华中、华南及西南等地。

成熟周期：果10月成熟。

形态特征：灌木，枝无刺或在叶柄基部有刺。掌状复叶在长枝上互生，在短枝上簇生。伞形花序单生于叶腋或短枝的顶端，花瓣5，黄绿色；花柱2或3，分离至基部。果近于圆球形，熟时紫黑色。

功　　效：补虚劳，治脚气，散风湿。

【原文】

五加皮，味辛，温。主心腹疝气，腹痛，益气疗躄，小儿不能行，疽疮，阴蚀。一名豺漆。

【译文】

五加皮，味辛，性温。主治胸腹痛，能增益气血，治疗下肢痿弱，小儿不能行走，还可以治疗疽疮、阴蚀等症。又叫作豺漆。

【百草堂】

传说很久以前，海龙王的五公主下凡来到人间，与凡人相爱结为夫妻。因凡人家境贫寒，为生活所迫，五公主提出要酿造一种能健身治病的酒，凡人不知如何酿制，五公主便唱了一首歌：“一味当归补心血，去瘀化湿用妾黄。甘松醒脾能除恶，散滞和胃广木香。薄荷性凉清头目，木瓜舒络精神爽。独活山楂镇湿邪，风寒顽痹屈能张。五加树皮有奇香，滋补肝肾筋骨壮，调和诸药添甘草，佛手玉竹不能忘。凑足地支十二数，增增减减皆妙方。”歌中道出十二种中草药材的名称。凡人照此制作，终于酿成五加皮酒。此酒面世后，庶民百姓、达官显贵，闻香品饮，甘醇味美，身心舒畅、祛疾健体，声誉四海，千百年来，名传遐迩。

合欢

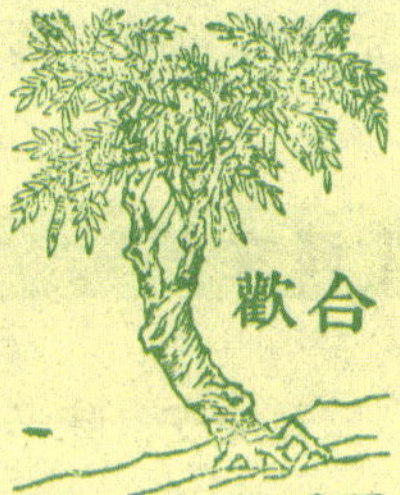

产地分布： 产于我国黄河流域及以南各地。

成熟周期： 花期6月，果期9–11月。

形态特征： 落叶乔木，高4~15m。羽片4~12对，小叶10~30对，长圆形至线形，两侧极偏斜。花序头状，多数，伞房状排列，腋生或顶生；花淡红色。荚果线形，扁平，幼时有毛。

功　　效： 安神，活血，止痛。

【原文】

合欢，味甘，平。主安五脏，利心志，令人欢乐无忧。久服轻身，明目，得所欲。生山谷。

【译文】

合欢，味甘，性平。主要功效是安和五脏，宁心养志，使人快乐而无忧愁。长期服用能使身体轻巧，增强视力，心想事成。生长于山中的深谷处。

【百草堂】

相传很久以前泰山脚下有个村子，村里有位何员外。何员外晚年生得一女，且女儿生得聪明貌美，夫妻俩视如掌上明珠。

一年清明，何姑娘去南山烧香，回来便得了一种精神恍惚的病，整日茶饭不思，吃了很多药，都不见效。何员外悬赏千金为女儿治病。一位精通医术的穷秀才正因进京赶考没有盘缠而苦恼，听说此事后就决定试一试。原来小姐得的是相思病，这位秀才正是她清明节在南山见到的让自己心动的白面书生，今日一见，不治也好了大半。

秀才不知小姐心事，诊脉后告知员外小姐是因心思不遂，忧思成疾，情志郁结所致。又说南山上有一棵树，人称“有情树”，昼开夜合，其花如丝，可以清心解郁，定志安神，煎水饮服，可治小姐疾病。何员外赶快派人找来给小姐服用了，小姐的病果然好了起来。一来二往，秀才也对小姐有了情意。不久，秀才进京应试，金榜高中，回来便和小姐结成了夫妻。后来，人们便把这种树叫作合欢树，这花也就叫合欢花了。

彼子

产地分布：甘肃等地。

成熟周期：种子成熟期为次年 10 月，可采摘。

形态特征：树似杉，子如槟榔。

功　　效：祛邪解毒。主治邪气郁结，被蛇咬伤，蛊毒，鬼疰，伏尸。

【原文】

彼子，味甘，温。主腹中邪气，去三虫、蛇螫、蛊毒、鬼疰、伏尸。生山谷。

【译文】

彼子，味甘，性温。主治腹中有邪气郁结，能杀灭蛔、赤、蛲三种寄生虫，治疗被蛇咬伤、蛊毒、鬼疰、伏尸等病。生长于山中的深谷处。

【百草堂】

彼子又叫熊子、榧实、罴子、玉山果、赤果、玉榧。医书中关于它的记载并不清楚，有的归之于虫部，有的归为木部。今人认为为红豆杉科植物榧的种子，树似杉子如槟榔。

梅实

产地分布：全国各地都有栽培。

成熟周期：花期 3 月，果期 5–6 月。

形态特征：小枝绿色，无毛。叶片宽卵形或卵形，顶端长渐尖，基部宽楔形或近圆形，边缘有细密锯齿，背面色较浅。花白色或淡红色，芳香。核果近球形，两边扁，有纵沟，绿色至黄色，有短柔毛。

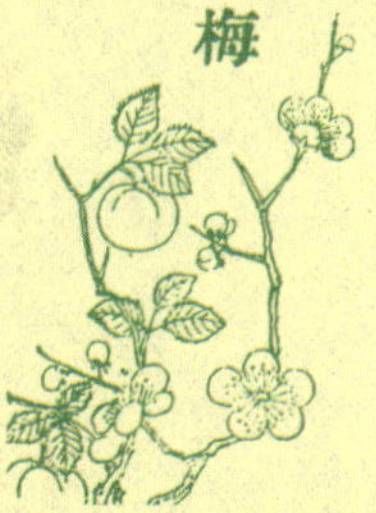
梅

功　　效：能止渴调中，祛痰，治疟瘴，止吐逆霍乱，除冷热下痢。

【原文】

梅实，味酸，平。主下气，除热烦满，安心，肢体痛，偏枯不仁，死肌，去青黑痣、恶疾。生川谷。

【译文】

梅实，味酸，性平。主要功效是下气，消除发热和胸中烦满，具有安心养神，消除肢体疼痛，治疗偏枯半身不遂，肌肉麻木的功效，并能去除面部青黑痣及治疗顽疾。生长于河流的谷地之处。

实［性味］味酸，性平，无毒。
［主治］半身不遂，肢体疼痛。

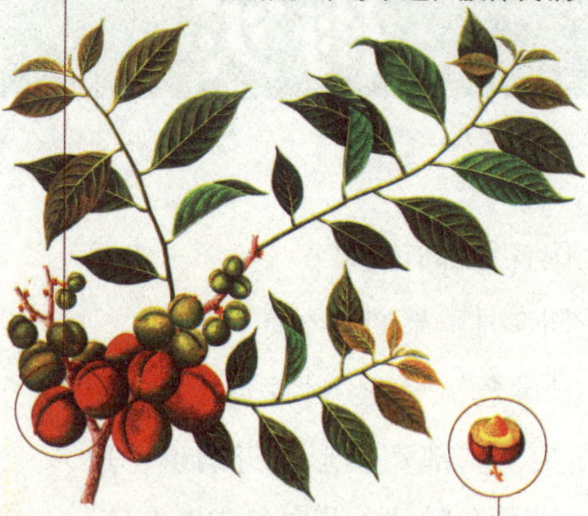

仁［性味］味酸，性平，无毒。
［主治］明目，益气，不饥。

【集解】

李时珍说，按陆玑《诗疏》所载，梅属于杏类，树、叶都有些像杏。梅叶有长尖，比其他树先开花。它的果实味酸，晒干成脯，可加到汤羹、肉羹中，也可含在嘴里吃，能香口。采半黄的梅子用烟熏制后为乌梅；青梅用盐腌后晒干，为白梅。也可用蜜煎，或用糖腌后制成果脯食用。取熟梅榨汁晒后成梅酱。只有乌梅、白梅可以入药。梅酱夏季可用来调水喝，能解暑渴。

《日华子诸家本草》载，多食损齿伤筋，蚀脾胃，使人发膈上痰热。服黄精的人忌食。吃梅后牙酸痛，嚼胡桃肉可解。

李时珍说，梅，花开于冬季而果实成熟于夏季，得木之全气，故其味最酸。

【百草堂】

梅花是一种蔷薇科李属植物，在我国已有三千多年的栽培历史，早在《诗经》中就有关于梅花的记载。人们把松、竹、梅称作“岁寒三友”，尊梅、兰、竹、菊为“四君子”。

梅花，冰中育蕾，雪中开花，凌霜傲雪，独步早春。赶在东风之前，向人们传递着春的消息，被誉为“东风第一枝”，历来被人们当作崇高品格和高洁气质的象征，因此，梅花深受人们的喜爱，文人墨客也喜欢赏梅。咏梅诗句更是不绝于耳，“遥知不是雪，为有暗香来”“零落成泥碾作尘，只有香如故”“百花敢向雪中出，一树独先天下春”“一朵忽先变，百花皆后香，欲传春消息，不怕雪埋藏”。

梅除观赏外，其花、果还可以入药。梅花具有舒肝除烦、和胃化痰之功效，主治肝胃气痛，郁闷心烦，瘰疬等症；梅实具有下气、除热、安心之功，治疗肢体疼痛麻木。

葱实

产地分布：全国各地普遍栽培。

成熟周期：全年可采。

形态特征：叶片管状，中空，绿色，先端尖，叶鞘圆筒状，抱合成为假茎，色白，通称葱白。茎短缩为盘状，茎盘周围密生弦线状根。伞形花序球状，位于总苞中，花白色。

功　　效：发汗解表，散寒通阳，解毒散凝。

葱胡

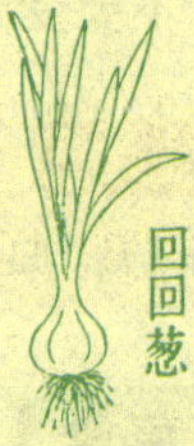

【原文】

葱实，味辛，温。主明目，补中不足。其茎可作汤，主伤寒寒热，出汗，中风，面目肿。生平泽。

【译文】

葱实，味辛，性温。主要作用是增强视力，补益脏腑中气和虚损不足。葱茎，可做热汤饮用，主治外感伤寒引起的恶寒发热，具有发汗的作用，治疗风邪侵袭，面目浮肿。生长于平地水草丛生之处。

【集解】

苏恭说，葱有好几种，其中人们食用的有两种：一种叫冻葱，经冬不死，分茎栽时不结子；一种叫汉葱，到冬天则叶枯萎。食用入药，都以冻葱最好，气味也香。

李时珍说，冬葱即慈葱，又叫太官葱。因它的茎柔软细弱且有香味，冬天也不枯萎，适宜太官拿去上供，所以有太官葱等名字。汉葱又叫木葱，因其茎粗硬，所以有木的名字。冬葱不结子。汉葱春末开花成丛，花为青白色，子味辛色黑，有皱纹，呈三瓣的形状。收取后阴干，不要受潮，可栽苗也可撒种。

[主治] 能温中益精。(《日华子诸家本草》)
养肺，归头。(孙思邈)

【百草堂】

葱是人们日常生活中必备的调味品，是餐桌上不可缺少的。同时，作为日常生活的一部分，葱的药用价值也是不容小觑的。

葱白汤具有发汗解表，解毒散结的功效，适用于外感风寒及阴寒内盛症，一般用葱白切碎煎汤食用即可。此方温肾、明目，还可治疗阳痿、目眩。

蓼实

产地分布：我国南北各地均有分布。

成熟周期：花、果期6–10月。

形态特征：一年生草本植物。茎直立或斜升，不分枝或基部分枝，无毛，基部节上有不定根。单叶互生；有短叶柄；托叶鞘筒形，褐色，膜质，疏生短伏毛，先端截形；叶片披针形。总状花序穗状，顶生或腋生，细长，上部弯曲，下垂。瘦果卵形，侧扁，暗褐色，具粗点。

功　　效：化湿利水，破瘀散结，解毒。

蓼赤蓼青

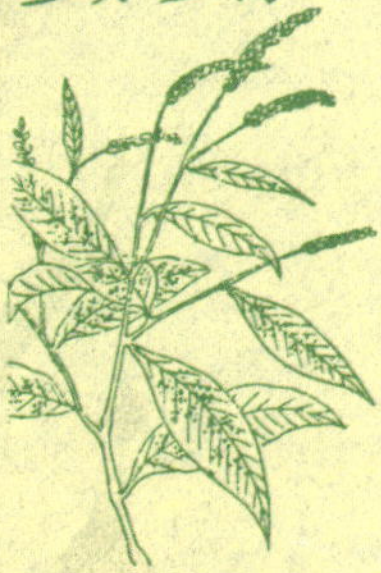

【原文】

蓼实，味辛，温。主明目，温中，耐风寒，下水气，面目浮肿，痈疡。马蓼，去肠中蛭虫，轻身。生川泽。

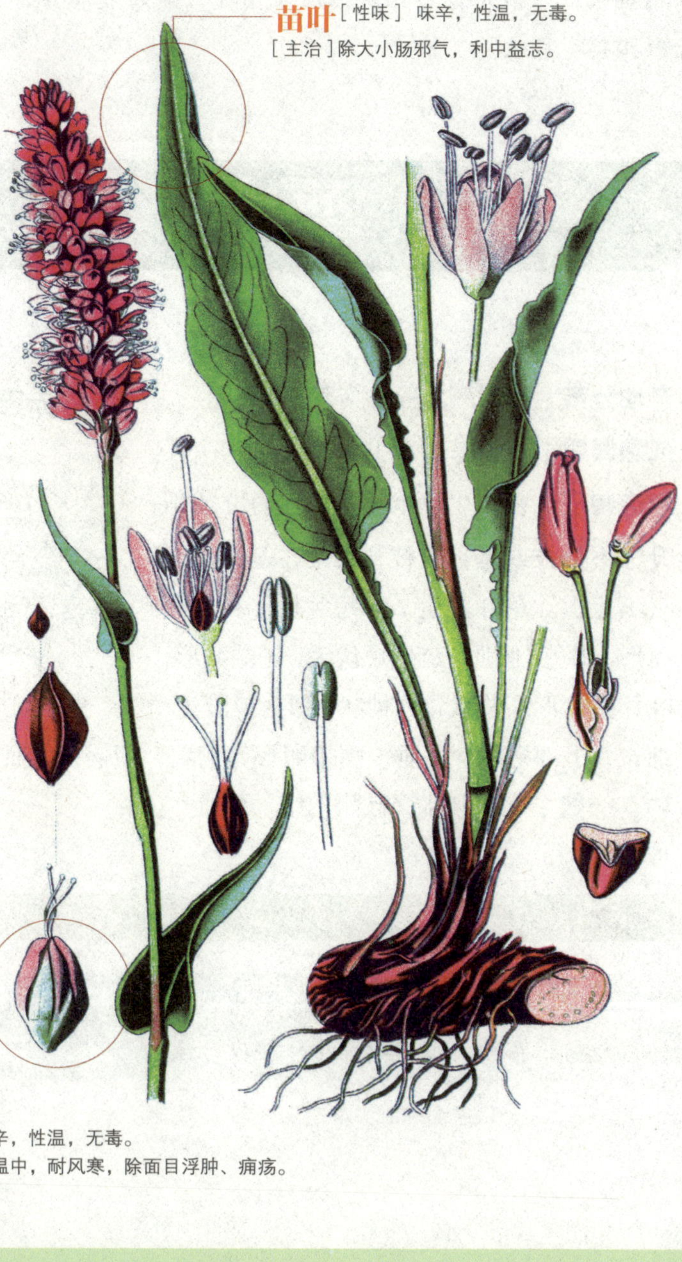
苗叶［性味］味辛，性温，无毒。
［主治］除大小肠邪气，利中益志。
实［性味］味辛，性温，无毒。
［主治］主明目温中，耐风寒，除面目浮肿、痈疡。

【译文】

蓼实，味辛，性温。主要功效是增强视力，温补内脏，具有使人耐受风寒，通利水气的作用，并能消除面目浮肿，痈肿疮疡。马蓼，能去除肠中蛭虫，具有使人身体轻巧的功效。生长于河边泽畔水草丛生处。

【集解】

陶弘景说，常用的蓼有三种。一是青蓼，人们常食用，叶子有圆有尖，以圆的为好，食用的就是这种。二是紫蓼，与青蓼相似，但为紫色。三是香蓼，与前两种相似，但有香气，微有辛味，人们爱吃。

韩保升说，蓼的种类很多，有青蓼、香蓼、水蓼、马蓼、紫蓼、赤蓼、木蓼七种。紫蓼、赤蓼，叶小、狭窄而厚；青蓼、香蓼，叶都相似而薄；马蓼、水蓼，叶都宽大，叶上有黑点；木蓼又名天蓼，蔓生，叶像柘叶。六种蓼的花都是红白色，种子都如胡麻大小，赤黑而尖扁，只有木蓼的花是黄白色，子皮青色而滑。各种蓼在冬天都枯死，唯有香蓼的宿根能重生，可以当鲜菜。

孟诜说，蓼实多食，会令人吐水，壅气损阳。

[主治] 蓼实归鼻，能除肾气，去疬疡，止霍乱，治小儿头疮。（甄权）

【百草堂】

据说古代人们是将蓼作为蔬菜来种植的，蓼的子用来入药，就是蓼实。陶弘景也说："蓼有三种：一是青蓼，人家常用，其叶有圆有尖，以圆者为胜，所用即此也；一是紫蓼，相似而紫色；一是香蓼，相似而香，并不甚辛，好食。”

《礼记》中记载，旧时在烹饪鸡、豚、鱼、鳖时，将蓼填满鸡鱼等的腹部，其他菜肴在烹制时也要切一些蓼加入，当作调味品。可见在古代蓼是被当作一种类似调味料的食材被使用的。在后世的饮食中便渐渐不用了，只有造酒曲者使用它的汁来酿酒。

假苏

产地分布： 主产河北、江苏、浙江、江西、湖北、湖南等地。

成熟周期： 花果期 6~9 月。

形态特征： 一年生草本植物，有香气。茎方形，被短柔毛，基部略带紫色，上部多分枝。叶对生，3~5 羽状深裂，裂片条形或披针形，两面被柔毛，下面具腺点。

功　　效： 散瘀，止血，安神。

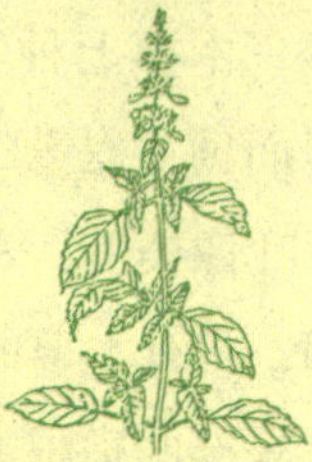

【原文】

假苏，味辛，温。主寒热，鼠瘘，瘰疬，生疮，破结聚气，下瘀血，除湿痹。一名鼠蓂。生川泽。

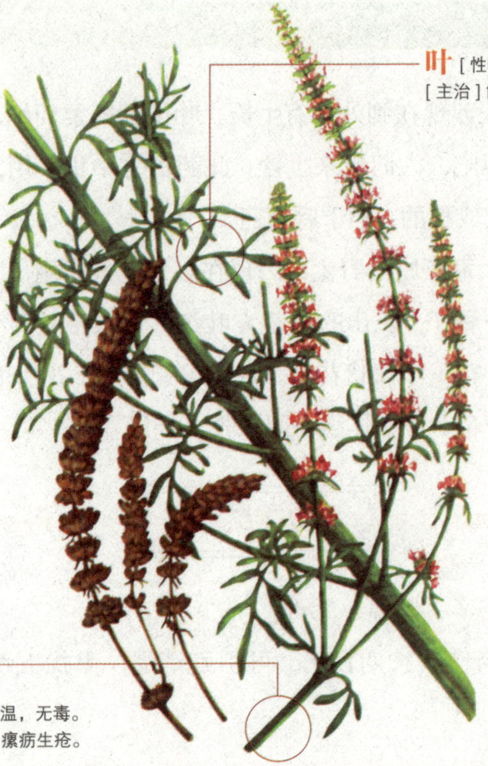
叶 [性味]味辛，性温，无毒。
[主治]能破气，下瘀血。
茎 [性味]味辛，性温，无毒。
[主治]主寒热鼠瘘，瘰疬生疮。

【译文】

假苏，味辛，性温。主治身体恶寒发热，鼠瘘、瘰疬、生疮；可破除郁结不散之气，具有活血化瘀，治疗湿痹的功效。又叫作鼠蓂。生长于河边泽畔水草丛生处。

【集解】

苏颂说，假苏现在到处都有生长。叶子像落藜而细，初长的假苏有辛香味，可以吃，人们取来生食。此药古方中很少用，近世的医家作为要药，取实成穗的，晒干后入药。

李时珍说，荆芥原是野生，因现在多为世人所用，所以栽种的较多。二月份播下种子，长出的苗茎方叶细，像扫帚叶而窄小，为淡黄绿色。八月开小花，作穗状花房，花房像紫苏房。花房里有细小的子，像葶苈子一样，色黄赤，连穗一同采收入药用。

假苏茎、穗

[性味] 味辛，性温，无毒。

孟诜说：当作菜长期食用，可引发消渴，熏扰五脏之神。反驴肉、无鳞鱼。

[主治] 祛邪，除劳渴出虚汗，将其煮汁服用。捣烂用醋调，外敷疔肿肿毒。（陈藏器）

单用治恶风贼风，口面歪斜，周身麻痹，心气虚健忘，能益力添精，辟邪毒气，通利血脉，补五脏不足之气助脾胃。（甄权）

主血劳，风气壅满，背脊烦疼，以及阴阳毒之伤寒头痛，头旋目眩，手足筋急。（陈士良）

利五脏，消食下气，醒酒。做菜食用，生、熟都可，也可以煎汤代茶饮。用豉汁煎服，治突然患伤寒，能发汗。（《日华子诸家本草》）

治妇人血风以及疥疮的要药。（苏颂）

产后中风身强直，将其研末用酒送服。（孟诜）

散风热，清头目，利咽喉，消疮肿，治项强，眼花以及疮肿，吐血衄血，下血血痢，崩中痔漏。（李时珍）

[发明] 张元素说，荆芥辛、苦，气味都薄，浮而升，为阳。

李时珍说，荆芥入足厥阴经气分，擅于祛风邪，散瘀血，破结气，消疮毒。因厥阴属风木，主血，相火寄于肝，所以荆芥为风病、血病、疮病的要药。又说：荆芥反鱼蟹河豚的说法，本草医方中并没有说到，然而在民间书中往往有记载。据李延飞《延寿书》中说，凡是吃一切没有鳞甲的鱼，忌吃荆芥。如果吃了黄鳝后再吃荆芥，会使人吐血，唯有地浆可以解。与蟹同吃，可以动风。李时珍评价：荆芥是日常使用的药物，由于作用如此相反，所以详细描述，以示警诫。大抵养生者，宁可信其有毒而引以为戒。

【百草堂】

假苏又名姜芥、荆芥、鼠蓂。荆芥的功用是祛风解表，清热散瘀，破结块，消痈毒。李时珍称它是风病、血病、疮病的要药。

对症下药

病症	配方	功效
头项风强痛	在八月后以荆芥穗做枕以及铺于床头下，立春后去掉	郁结不散之气
风热头痛	用荆芥穗、石膏，等分为末。每次用茶水调服两钱	祛风解表
产后下痢	取大荆芥四五穗，放盏内烧存性，不能接触油、火。烧好后加麝香少许，用开水调服适量	辟邪毒气，通利血脉
脚丫湿烂	取荆芥叶捣烂外敷	活血化瘀，清热散瘀，消疮肿

薤

产地分布：南方诸省都有种植。

成熟周期：夏秋可采。

形态特征：叶浓绿色，细长管状，三角形截面。叶鞘抱合成假茎，基部形成粗的鳞茎。鳞茎球形，似洋葱，白色。

功　　效：理气宽胸，通阳，祛痰。

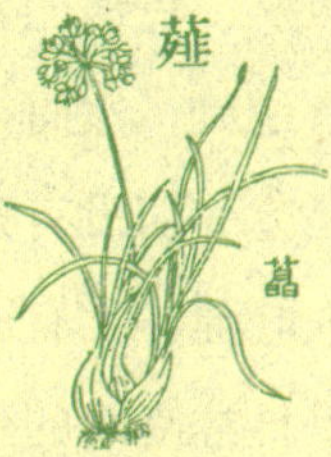

【原文】

薤，味辛，温。主金疮，疮败，轻身，不饥，耐老。生平泽。

【译文】

薤，味辛，性温。主治金属疮伤、败疮腐烂，具有使人身体轻巧，没有饥饿感，延缓衰老的功效。生长于平地水草丛生之处。

【集解】

李时珍说：薤八月栽根，正月分苗移植，适宜种在肥沃的土壤里。一根多茎，叶长得茂盛，根很大。它的叶长得像韭菜，但韭菜叶是实心而扁的，有剑脊；薤叶则是中空的，像小葱的叶子但又有棱，气味也像葱。薤在二月开紫白色的细花，根像小蒜，一根有几颗，相依而生。五月趁叶子还是青的时候就可以挖根了，否则根肉不饱满。

它的根煮食、腌制、醋泡都可。还有一种野薤实，俗名天薤，生长在麦地中，叶子像薤叶但比薤叶小，带有辛味，也可以吃，但不常见，也就是《尔雅》中记载的山薤。

薤白

[性味] 味辛、苦，性温，滑，无毒。

王好古说，薤白入手阳明经，

孟诜说，薤白能发热病，不宜多食，三四月间不要吃生的。

[主治] 归骨，能除寒热，去水气，温中散结气。各种疮中风寒，水气肿痛，取薤白捣碎外涂。(《名医别录》)

煮来食用，可耐寒，调中补不足，止久痢冷泻，令人健壮。(《日华子诸家本草》)

治泻痢下重，能泄下焦阳明气滞。(李杲)

治少阴病厥逆泻痢及胸痹刺痛，能下血散气，安胎。(李时珍)

做羹食用，治妇人带下赤白。骨刺卡喉，吃薤白后刺即吞下。(孟诜)

补虚解毒。(苏颂)

白色的薤补益，红色的薤能疗金疮，生肌肉。(苏恭)

与蜂蜜一起捣碎，涂治烫伤、烧伤，见效很快。(寇宗奭)

温补，助阳道。(李时珍)

[发明] 陶弘景说，薤性温补。

【百草堂】

薤又名薤头、荞头、火葱、三白、菜芝、莜子、鸿荟、野韭等。中国自古以来就有栽培。据记载，我国殷商时即有种植和食用习惯。汉代有挽歌《薤露》："薤上露，何易晞，露晞明朝还落复，人死一去何时归？”用薤叶上的露水来比喻生命的短促。

薤有非常好的药用保健价值。食薤有增进食欲，帮助消化，解除油腻，健脾开胃，温中通阴，舒筋益气，通神安魂，散瘀止痛等医疗效果。可治疗冠心病、心绞痛、有肠功紊乱、肠胃炎、干呕。慢性支气管炎、喘息咳嗽、胸痛引背、久痢冷泻等症。

同时薤白净透明、皮软肉糯、脆嫩无渣、香气浓郁，自古被视为席上佐餐佳品。由于薤的产量少，食用价值高，在国内一直列入高档蔬菜之列，素有“菜中灵芝”的美称。

水苏

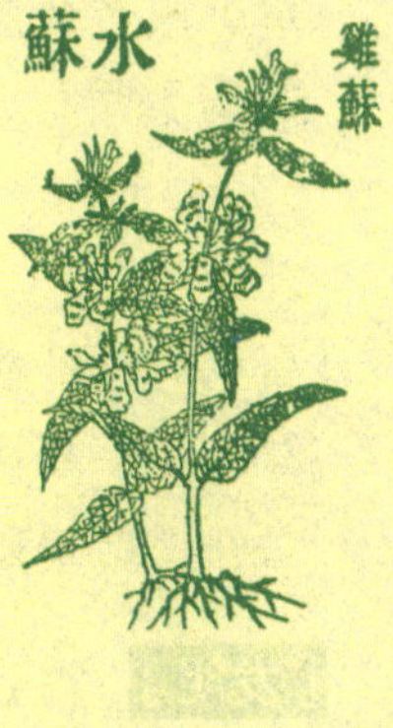

产地分布：河北、内蒙古、河南、山东、江苏、浙江、安徽、江西、福建等地。

成熟周期：花期 7–9 月。

形态特征：多年生草本植物。根状茎长，横走。茎直立，棱上疏生倒生刺毛或近无毛，节部毛较多。叶有柄，叶片卵状长圆形。轮伞花序多轮，每轮 6 花，于茎顶或分枝顶端集成穗状花序，花冠紫红色。小坚果卵形，无毛。

功　　效：清热解毒，止咳利咽，止血消肿。

【原文】

水苏，味辛，微温。主下气，辟口臭，去毒，辟恶。久服通神明，轻身，耐老。生池泽。

【译文】

水苏，味辛，性微温。主要功效是下气，治疗口臭，解毒辟秽。长期服用能使人神清气爽，身体轻巧，延缓衰老。生长于池塘沼泽水草丛生。

【集解】

《名医别录》载，水苏生九真池泽。七月采。

苏颂说，水苏处处有之，多生水岸旁。南人多以做菜。江北甚多，而人不取食。又江左人谓鸡苏、水苏是两种。陈藏器谓荠苧自是一物，非水苏。水苏叶有雁齿，气香而辛，荠苧叶上有毛，稍长，气臭也。又茵陈注云：江南所用茵陈，茎叶都似家茵陈而大，高三四尺，气极芬香，味甘辛，俗名龙脑薄荷。

李时珍说，水苏、荠苧一类二种尔。水苏气香，荠苧气臭为异。水苏三月生苗，方茎中虚，叶似苏叶而微长。密齿，面皱色青，对节生，气甚辛烈，六月、七月开花成穗，如苏穗，水红色。穗中有细子，状如荆芥子，可种易生，宿根亦自生。沃地者苗高四五尺。

茎叶

【性味】辛，微温，无毒。

【主治】主吐血、衄血、血崩。(《名医别录》)

治肺痿血痢，崩中带下。(《日华子诸家本草》)

主诸气疾及脚肿。(苏颂)

酿酒渍酒及酒煮汁常服，治头昏目眩，及产后中风。恶血不止，服之弥妙。(孟诜)

作生菜食，除胃间酸水。(藏器)

【发明】李时珍说，鸡苏之功，专于理血下气，清肺辟恶消谷，故《太平和剂局方》治吐血衄血、唾血咳血、下血血淋、口臭口苦、口甜喉腥、邪热诸病，有龙脑薄荷丸方，药多不录。用治血病，果有殊效也。

【百草堂】

水苏又名鸡苏、香苏、龙脑薄荷、芥苴，为多年生草本植物。

水苏的主要功用在于疏风理气，止血消炎。用于头风目眩、感冒、口臭、咽痛、痧症、肺痿、肺痈、痢疾、血崩、血淋、产后中风、吐血、衄血、跌打损伤。

松萝

产地分布：分布于山中的深谷处。

成熟周期：五月采，阴干。

形态特征：松萝科植物，生于深山的老树枝干或高山岩石上，成悬垂条丝状。主枝直径3~4毫米，次生分枝通常为多回二叉分枝，枝圆柱形，少数末端稍扁平或有棱角。

功　　效：清热解毒，止咳化痰。

【原文】

松萝，味苦，平。主瞋怒，邪气，止虚汗头风，女子阴寒肿痛。一名女萝。生山谷。

【译文】

松萝，味苦，性平。主治脾气暴躁，祛除邪气，能止虚汗、治疗头风，女子阴寒肿痛。又叫作女萝。生长于山中的深谷处。

【百草堂】

松萝又叫作女萝，为传说中的香草，屈原在《九歌·山鬼》中有“若有人兮山之阿，被薜荔兮戴女萝”。在李白著名的古诗《古意》中提到：“君为女萝草，妾作菟丝花”“女萝发馨香，菟丝断人肠”之句，将女萝与菟丝“缠绵成一家”，可见两者从形态上有相似之处，二者都是蔓生植物，攀木而生。

松萝具有清热解毒，止咳化痰的功效，对于外伤感染、化脓性感染、毒蛇咬伤、乳腺炎等都有很好的治疗功效。

大豆黄卷

产地分布：分布于平原的水草丛生处。

成熟周期：通常在 10 月间种子成熟后采收。

形态特征：干燥种子呈椭圆形，稍扁，种皮灰黄色、黑褐色或紫褐色，有横向皱纹或纵裂，多数破裂，露出黄白色的子叶。子叶两片，胚根细长，伸出于种皮之外，极弯，淡褐色。

功　　效：利下水湿，排痈肿脓血。

【原文】

大豆黄卷，味甘，平。主湿痹筋挛膝痛。生大豆，涂痈肿；煮汁饮，杀鬼毒，止痛。赤小豆，主下水，排痈肿脓血。生平泽。

【译文】

大豆黄卷，味甘，性平。主治湿痹，筋脉挛急，膝部疼痛。生大豆，捣烂外敷能治疗痈肿。煮汁服，能解除鬼毒、消除疼痛。赤小豆，主要功效是利下水湿，排出痈肿脓血。生长于平原的水草丛生处。

【百草堂】

大豆黄卷也叫大豆卷、大豆蘖，黄卷、卷蘖、黄卷皮、豆蘖、豆黄卷、菽蘖。

“大豆黄卷”顾名思义是由大豆制成的，为豆科植物大豆的种子发芽后晒干而成。

大豆对于中国人来讲是美食，更是良药。多食大豆不仅对身体有益，而且可以防病、治病，因此多吃豆制品对人体的健康是非常有益的。

孔公孽

【原文】

孔公孽，味辛，温。主伤食不化，邪结气，恶疮、疽、瘘、痔，利九窍，下乳汁。生山谷。

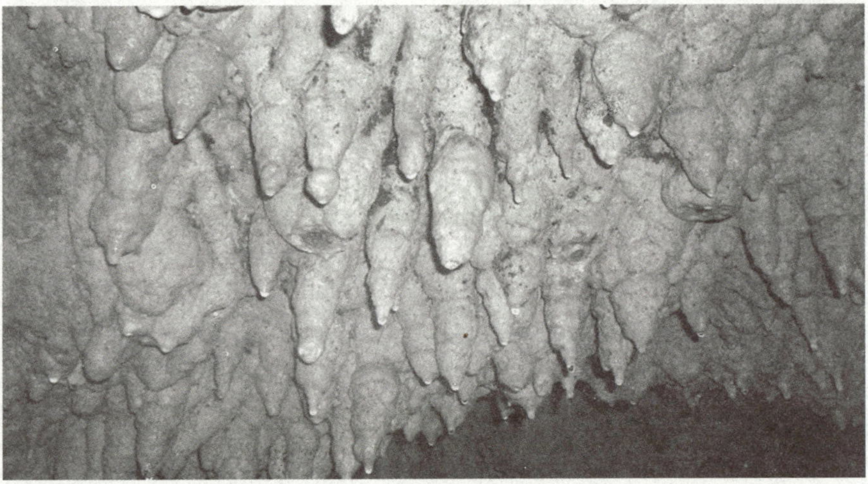

【译文】

孔公孽，味辛，性温。主治积食不消化，邪气郁结，治疗恶疮、疽、瘘、痔疮等症，具有通利九窍，使乳汁流出的功效。产于山中的深谷处。

【百草堂】

孔公孽又叫作通石。为钟乳石下部较细的部分或者为钟乳石中的中空者，其功用与钟乳石相同，如今当作同一种物质使用。

殷孽

【原文】

殷孽，味辛，温。主烂伤瘀血，泄利，寒热，鼠瘘，癥瘕结气。一名姜石。生山谷。

【译文】

殷孽，味辛，性温。主治伤口糜烂有瘀血，腹泻痢疾，身体恶寒发热，鼠瘘，癥瘕使气血郁结。又叫作姜石。产于山中的深谷处。

【百草堂】

殷孽又叫作姜石，为钟乳石的根部。主治烂伤瘀血，泻痢，脚冷疼弱。

中品

矿物篇

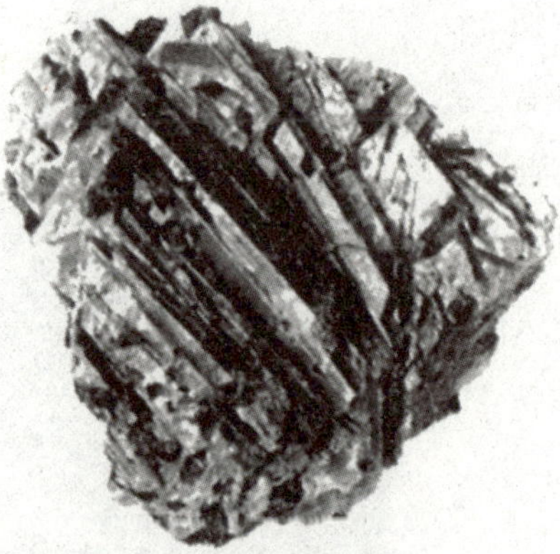

雄黄

【原文】

雄黄，味苦，平。主寒热，鼠瘘，恶疮，疽，痔，死肌；杀精物、恶鬼、邪气、百虫毒，胜五兵。炼食之，轻身，神仙。一名黄金石。生山谷。

【译文】

雄黄，味苦，性平。主治伤寒发热、鼠瘘，恶疮，疽、痔有肌肤麻木坏死，治疗精神失常症，祛除邪气，杀灭虫毒，功效胜于五种兵器。炼制后服用，可使人身体轻巧，精神爽快。又叫作黄金石。产于山中的深谷处。

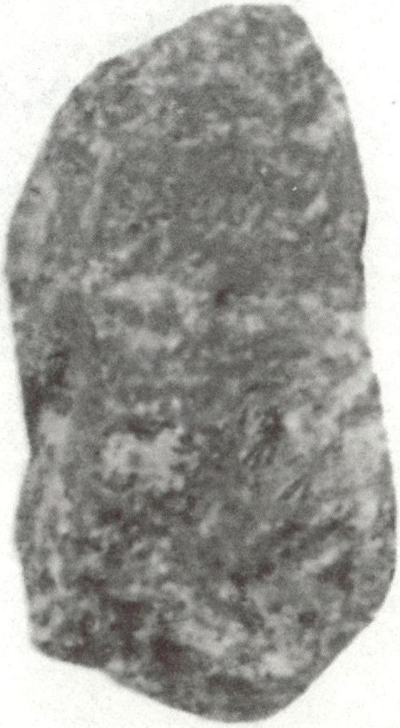

【集解】

《名医别录》载，雄黄生于武都山谷，敦煌山脉的向阳面。随时可采。

李时珍说，武都水窟所产的雄黄，北人拿来充丹砂，但研细末后色呈黄。据《丹房镜源》说：雄黄千年可化为黄金。武都所产的质量最佳，西北各地稍次。磁铁色的质量好，鸡冠色的质量稍次。

雷敩说，凡用雄黄，勿用臭黄，气臭。黑鸡黄，颜色如乌鸡头；夹腻黄，一重黄，一重石，并不能用。真雄黄，似鹧鸪鸟肝色的质量好。

[修治] 孙思邈说，凡服用武都雄黄，必须用油煎九日九夜，才可入药，否则有毒。一定要谨慎使用，不要生用。

李时珍说，另有一法，用米醋加入萝卜汁煮干，效果也好。

[性味] 味苦，性平、寒，有毒。

土宿真君说：南星、地黄、莴苣、五加皮、紫河车、地榆、五叶藤、黄芩、白芷、当归、地锦、鹅肠草、鸡肠草、苦参、鹅不食草、圆桑、猬脂，都可制雄黄。

[主治] 疗疥虫䘌疮、目痛、鼻中息肉以及绝筋破骨。治全身关节疼痛，积聚癖气，中恶、腹痛、鬼疰，解诸蛇、虺毒及藜芦毒，使人颜面润泽。(《名医别录》)

主疥癣风邪，祛山岚瘴气，治疗癫痫及一切虫兽伤。(《日华子诸家本草》)

能搜肝气，泻肝风，消涎积。(王好古)

治疗寒热疟疾、伏暑泻痢、酒饮成癖、惊痫、头风眩晕，化腹中瘀血，驱杀痨虫疳虫。(李时珍)

[发明]《抱朴子》中说，将雄黄带在身上进入山林，就不畏惧蛇。如被蛇咬伤，用少许雄黄敷伤口，很快就会好。吴楚之地，暑湿之气郁蒸，多毒虫及射工、砂虱之类毒物，只需要用雄黄、大蒜等分共捣烂做一丸佩戴，若已被毒物刺中，涂搽也有良效。

寇宗奭说，将雄黄焚烧，蛇嗅气都远远离去。

李时珍说，雄黄是治疮解毒的要药，入肝经气分，故肝风、肝气、惊痫痰涎、头痛眩晕、暑疟泻痢积聚等病症，用它有良效。还能化血为水。但是方士炼制雄黄服食，并夸大它的作用，因此中雄黄毒的人也很多。

【百草堂】

五月五日为端午节，又称端节、端五、端阳、重午、蒲节、天中节。

端午节的习俗是，家家门口要插艾。吃粽子和鸡蛋，有些地方还喜欢喝雄黄酒。

民间有这样一首歌谣：“今日端午节，蝎子你听着，只许墙上爬，不许把人蜇。”之所以喝雄黄酒就是因为雄黄能解百虫之毒，还具有“杀精物恶鬼邪气”的神奇功效。儿童不喝酒，便在耳朵和鼻孔里抹上一点儿。妇女也喜欢用雄黄涂抹耳鼻，意在祛邪防病。

雌黄

【原文】

雌黄，味辛，平。主恶疮，头秃，痂疥，杀毒，虫虱，身痒，邪气，诸毒。炼之久服轻身，增年，不老。生山谷。

【译文】

雌黄，味辛，性平。主治恶疮、头秃疮、痂疥疮，具有杀灭毒虫、虱子，治疗身体瘙痒，祛邪气，解除各种毒性的功效。炼制后长期服用，能够使人身体轻巧，延年益寿。产于山中的深谷处。

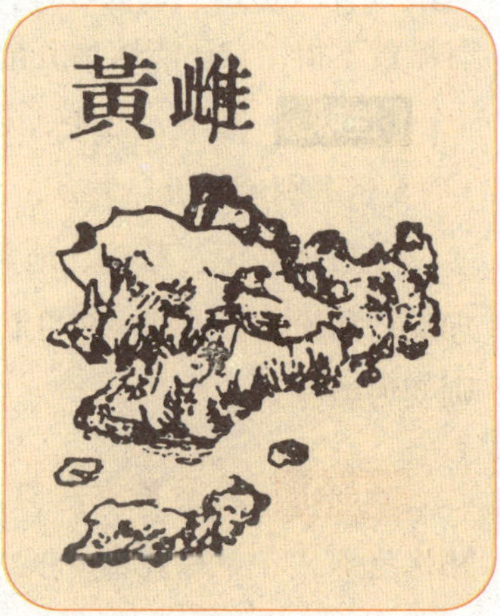

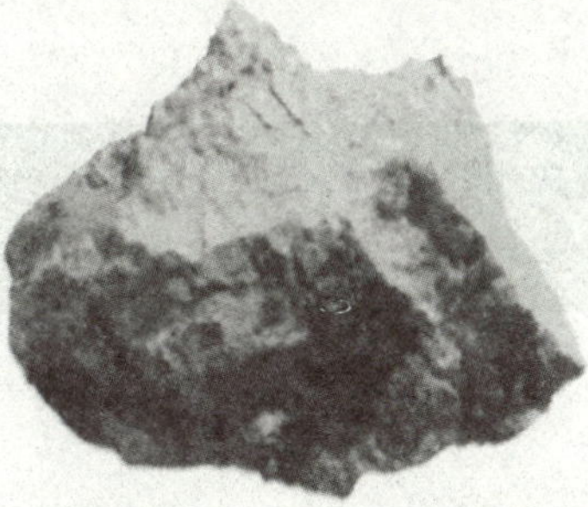

【集解】

李时珍说，按照独孤滔的《丹房镜源》所载，山的背阳面所产的是雌黄。黑色，质轻干，如烧焦的锡块。或者臭黄，质硬而无外衣。检验的方法：只放在指甲上摩擦，使指甲上色的为好。另法，以其划烧后的熨斗底面，有一道红黄线的好。外来品中，以血色的质量上等，湖南南部的稍次一些，青色的尤好。状如叶子的为上品。炼制黄金没有雌黄不得，它还能熔冶五金、干汞，转化硫黄，制炼粉霜。

[性味] 味辛，性平，有毒。

《名医别录》说，大寒，不入汤用。

土宿真君说，芎䓖、地黄、独帚、益母草、羊不食草、地榆、五加皮、瓦松、冬瓜汁，都可制伏雌黄的毒性。另外，雌黄遇铅及胡粉则变为黑色。

[主治] 腐蚀鼻中息肉，治阴部䘌疮、身面白驳，散皮肤死肌，祛恍惚邪气，解蜂蛇毒。长久服用使人脑胀满。《名医别录》

治冷痰劳嗽，血气虫积，心腹疼痛，癫痫，解毒。（李时珍）

[发明] 韩保升说，雌黄法于土，故色黄而主脾。

李时珍说，雌黄、雄黄同产于一山。只是以向阳背阳，所感受之气不同而区别。所以炼服的人重雄黄，取其得纯阳之精，雌黄则兼有阴气。如用来治病，雌黄、雄黄的功效相差无几。主要取它们能温中，疏肝杀虫，解毒祛邪。

【百草堂】

雌黄即鸡冠石，黄色矿物，雌黄除药用之外，还可用作颜料。

古人用黄纸写字，写错了，用雌黄涂抹后改写。所以便有了“信口雌黄”这句成语，比喻不顾事实，随口乱说。晋代孙盛《晋阳秋》：“王衍，字夷甫，能言，于意有不安者，辄更易之，时号口中雌黄。”

石硫黄

【原文】

石硫黄，味酸，温。主妇人阴蚀，疽，痔，恶血，坚筋骨，除头秃，能化金、银、铜、铁奇物。生山谷。

【译文】

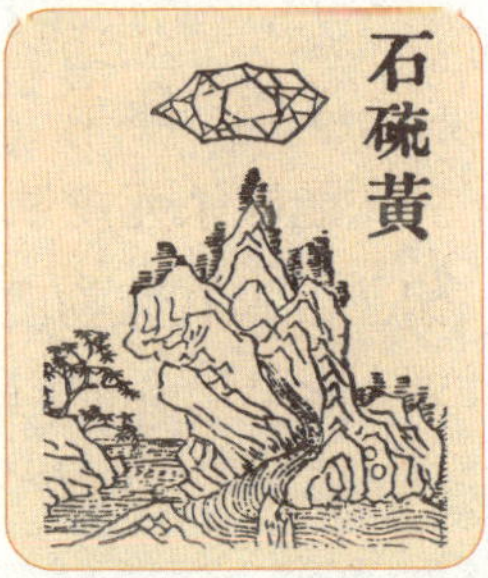

石硫黄，味酸，性温，有毒。主治妇女的内外阴瘙痒溃烂发炎的阴蚀症、阴性脓肿、痔疮、瘀血症；具有强筋壮骨，治疗头秃的功效。其能够化解金、银、铜、铁等奇硬之物。产于山中的深谷处。

【百草堂】

石硫黄又称石留黄、硫黄、昆仑黄、黄牙、黄硇砂。

硫黄有毒，临床多为外用，与皮肤接触后变为硫化氢与五硫黄酸，具有杀菌及杀灭皮肤寄生虫之效。若经过与豆腐煮至豆腐出现黑绿色，煮制后的硫黄再用水漂，取出阴干，毒性则大减而可供内服。豆腐含有极为丰富的蛋白质，为两性化合物，既可与碱性物质生成沉淀，又能溶解部分酸性有害物质，又因其表面积大，空隙多，具有良好的吸收作用，可使硫黄毒性减少。

水银

【原文】

水银，味辛，寒。主疥瘘痂疡，白秃，杀皮肤中虱，堕胎，除热，杀金、银、铜、锡毒。熔化还复为丹，久服神仙，不死。生平土。

【译文】

水银，味辛，性寒。主治疥疮及形成的瘘疮、痂结疮疡，白秃病，能够杀死皮肤中的虱虫，堕胎，去除热毒。还可以消除金、银、铜、锡等有毒物质，熔化后能还原为丹药。长期服用能使人长命百岁。产于平地的土壤中。

【集解】

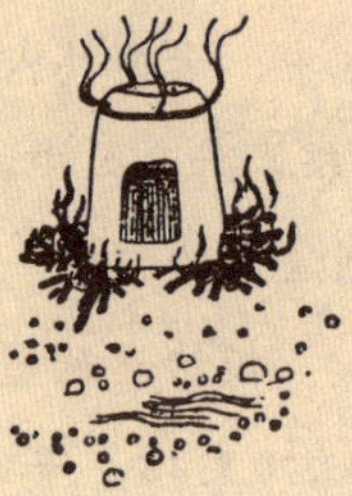

《名医别录》载，水银产于符陵的平原地带，是从丹砂中提炼出来的。

苏恭说，水银出于朱砂，皆因热气，没有听说过有朱砂腹中自出水银的。南人以蒸法取，得水银虽少，而朱砂不损，只是颜色轻微变黑。

李时珍说，从朱砂中提炼出来的是真汞。

[性味] 味辛，性寒，有毒。

甄权说：有大毒。

《日华子诸家本草》说：无毒。徐之才说：畏磁石、砒霜。

寇宗奭说：水银得铅则凝，遇硫则结，与枣肉共研则散，另外方法煅为腻粉、粉霜，铜遇见它则明，尸体灌了它则后腐，金银铜铁能浮于其上，得紫河车则伏，遇川椒则收。

土宿真君说：荷叶、松叶、松脂、谷精草、萱草、金星草、瓦松、夏枯草、忍冬、莨菪子、雁来红、马蹄香、独脚莲、水慈姑，皆能解汞毒。

[主治] 敷男子阴部，治疗各种阴部疾病。(《名医别录》)

利小便，去热毒。(陈藏器)

治天行热疾，除风，安神镇心，治恶疮瘑疥，杀虫，催生，下死胎。(《日华子诸家本草》)

治小儿惊热涎潮。(寇宗奭)

能镇坠痰逆，呕吐反胃。(李时珍)

【百草堂】

在公元前1500年的埃及墓中也找到了汞。古希腊人将它用在墨水中，古罗马人将它加入化妆品。中国人和印度人很早就知道汞了，《本草衍义》中就有“水银，得铅则凝，得硫黄则结，并枣肉研之则散。别法煅为腻粉、粉霜。唾研毙虱。”

相传秦始皇的骊山陵墓内所有的山川、湖泊都是用水银浇灌而成，《史记》中就有“以水银为百川、江河、大海”的记载。

水银并不像《神农本草经》中所说的那样“久服神仙不死”，相反的，水银为大毒之品，不宜内服，孕妇尤忌。《本经逢原》说：“水银，阴毒重着，不可入人腹。今有误食水银，腹中重坠，用猪脂二斤，切作小块焙熟，入生蜜拌食得下，亦一法也。”

石膏

【原文】

石膏，味辛，微寒。主中风寒热，心下逆气，惊，喘，口干舌焦，不能息，腹中坚痛，除邪鬼，产乳，金疮。生山谷。

【译文】

石膏，味辛，性微寒。主治中风引起的身体恶寒发热，心腹间内气逆行，心惊、气喘，口干舌燥而呼吸困难，腹部坚硬疼痛，可以祛除邪气恶鬼，具有催生的功效，治疗金属器械造成的创伤。产于山中的深谷处。

【集解】

《名医别录》载，石膏产于齐山山谷及齐卢山、鲁蒙山，随时可采。纹理细密色白润泽的质地优良，黄色的服后会让人得淋病。

李时珍说，石膏有软、硬二种。软石膏体积大，成很大的块生于石中，一层层像压扁的米糕，每层厚数寸，有红白两种颜色，红色的不可以服，白色的洁净，纹理短密像束针，正如凝固的白蜡，松软易碎，煅后白烂如粉。还有一种明洁，色略呈微青，纹理长细如白丝的，叫理石。与软石膏是一物二种。捣碎以后形状颜色和前一种一样，不好分辨。硬石膏成块状，纹理直、起棱，像马齿一样坚白，敲击后一段段横向分开，光亮如云母、白石英，烧后裂散但不能成粉状。其中似硬石膏成块状，敲击时一块块分解的，为方解石，烧之也散且不烂。它与硬石膏是同类二种，敲碎后形、色一样，不好辨别。自陶弘景、苏敬、大明、雷敩、苏颂、阎孝忠都以硬的为石膏，软的为寒水石，到朱震亨才开始断定软的为石膏，且后人使用后也得以验证，长时间的疑惑才弄明白，那就是：前人所称的寒水石，即软石膏，所称的硬石膏，为长石。石膏、理石、长石、方解石四种，性气都寒，都能去大热气结，不同的是石膏又能解肌发汗。理石即石膏之类，长石即方解石之类，都可代用。现在人们用石膏点制豆腐，这是前人所不知道的。

[修治] 李时珍说，古法修治只是将石膏打碎如豆大，用绢包好，放入汤中煮。近人考虑到石膏性寒，阻碍脾胃，因此火煅过后使用，或者用糖拌炒后用，则不碍脾胃。

[性味] 味辛，性微寒，无毒。

王好古说，人足阳明、手太阴、少阳经气分。

徐之才说，与鸡子相使。恶莽草、巴豆、马目毒公。畏铁。

[主治] 除时气头痛身热，三焦大热，皮肤热，肠胃中结气，解肌发汗，止消渴烦逆，腹胀暴气，喘息咽热，也可煎汤洗浴。（《名医别录》）

治伤寒头痛如裂，高热不退，皮肤如火烤。与葱同煎代茶饮，去头痛。（甄权）

治疗流行性热狂头，头风眩晕，下乳汁。用它揩齿，有益牙齿。（《日华子诸家本草》）

除胃热肺热，消散阴邪，缓脾益气。（李杲）

止阳明经头痛，发热恶寒、午后潮热、大渴引饮、中暑潮热、牙痛。（张元素）

[发明] 成无已说，风属阳邪，寒属阴邪。风喜伤阳，寒喜伤阴，营卫阴阳，为风寒所伤，则不是单单轻剂所能发散的，必须轻剂重剂合用而散邪，才使阴阳之邪俱祛，营卫之气调和。所以用大青龙汤，汤中以石膏为使药。石膏是重剂，而又专达肌表。又说：热淫所胜，佐以苦甘。知母、石膏之苦甘，可以散热。

【百草堂】

《本草纲目》中称，“（石膏）文理细密，故名细理石，其性大寒如水，故名寒水石，与凝水石同名异物”“石膏有软硬二种：软石膏大块，生于石中作层，如压扁米糕形，每层厚数寸，有红白二色，红者不可服，白者洁净，细文短密如束针，正如凝成白蜡状，松软易碎，烧之即白烂如粉，其中明洁，色微带青。而文长细如白丝者，名理石也。与软石膏乃一物二种，碎之则形色如一，不可辨矣。硬石膏作块而生直理，起棱如马齿，坚白，击之则段段横解，光亮如云母、白石英，有墙壁，烧之亦易散，仍硬不作粉”“今人以石膏收豆腐，乃昔人所不知”。

石膏与不同的药材配伍有不同的功效：配桑叶，清宣肺热；配桂枝，表里双解；配白芷，清热泻火、消肿止痛；配知母，清热除烦；配半夏，肺胃双清、降逆化痰；配甘草，清肺止咳；配竹叶，清热除烦。

对症下药

病症	配方	功效
伤寒发狂	鹊石散：取石膏二钱、黄连一钱，共研细。甘草煎汤，待药汁冷后送服	去恶寒，止烦逆
胃火牙痛	用好软石膏一两，火煅，淡酒淬过，加防风、荆芥、细辛、白芷各五分，共研细。天天搽牙，有效	散热止痛
流鼻血，头痛，心烦	用石膏、牡蛎各一两，研细。每服二钱，新汲水送下。同时用水调少量药滴鼻内	养心神，止血止痛
风热所致的筋骨疼痛	用石膏三钱、面粉七钱，研细，加水调匀，入锅里煅红。冷定后化在滚酒中，趁热服下，盖被发汗。连服药三日，病愈	去热止痛

磁石

【原文】

磁石，味辛，寒。主周痹风湿，肢节中痛，不可持物，洗洗酸消，除大热烦满及耳聋。一名元石。生山谷。

【译文】

磁石，味辛，性寒。主治全身麻痹、风湿阻滞所造成的四肢关节疼痛，无法拿起物品，肌肉寒冷酸痛，能够消除严重的发热、胸中烦闷胀满以及耳聋的症状。又叫作元石。产于山中的深谷处。

【集解】

苏颂说，今磁州、徐州以及南海傍的山中都有，磁州产的最好，能吸铁虚连十数针或一二斤刀器，回转不落的，特别好，随时可采。其石中有孔，孔中黄赤色，其上有细毛的，功用更强。

雷敩说，使用磁石，不要误用玄石以及中麻石。这两种石都像磁石，只是不能吸铁。如果误服了，会令人生恶疮，不能治。

[修治] 寇宗奭说，磁石入药须火烧醋淬过，研末水飞后用。或者用醋煮三天三夜。

[性味] 味辛，性寒，无毒。

甄权说，咸，有小毒。

徐之才说，与柴胡相使，可除铁毒，消金，恶牡丹、芥草，畏黄石脂。

独孤滔说，伏丹砂，养汞，可去铜晕。

[主治] 养肾脏，强骨气，益精除烦，通关节，消痈肿鼠瘘，颈核喉痛，小儿惊痫，煎水饮用。也可治疗不孕症。(《名医别录》)

补男子肾虚风虚、身体强直，腰中不利。(甄权)

治筋骨羸弱，补五劳七伤，治眼昏花，除烦躁。小儿误吞针铁等，立刻研细末，将筋肉不切断，与末同吞服，即可出。《日华子诸家本草》

明目聪耳，止金疮血。(李时珍)

[发明] 寇宗奭说，养肾气，填精髓，肾虚耳聋目昏的都可以用。

陈藏器说，质重可以去怯，如磁石、铁粉。

李时珍认为，磁石水性，色黑入肾，所以能治疗肾脏各种病症而使耳通、目明。

【百草堂】

磁石入药，需在开采后除去杂石。选择吸铁能力强者（称活磁石或灵磁石）入药，磁石采集后放置日久，发生氧化，其磁性便会减退，乃至失去吸铁能力（称死磁石或呆磁石），影响药效，故应经常用铁屑或泥土包埋之，以保持其磁性，如已失去磁性，则可与活磁石放在一起，磁性可逐渐恢复。

对症下药

病症	配方	功效
阳痿	用磁石五斤，研细，用清酒浸泡半月，每次服三合，白天服三次，临睡前服一次	补男子肾虚风虚
刀伤后出血不止	用磁石粉敷上	止痛止血
两眼昏障，眼前现空花，视物成两体	用磁朱丸：取磁石（火煅、醋淬七次）二两，丹砂一两、生神曲三两，共研为末。另用神曲末一两煮成糊，加蜜做成如梧子大的丸子。每服二十丸，空腹用米汤送下	明目聪耳
各种肿毒	用磁石三钱、金银藤四两，铅丹八两，香油一斤，熬成药膏，摊厚纸上贴患处	解毒消肿

凝水石

【原文】

凝水石，味辛，寒。主身热，腹中积聚，邪气，皮中如火烧，烦满，水饮之。久服不饥。一名白水石。生山谷。

【译文】

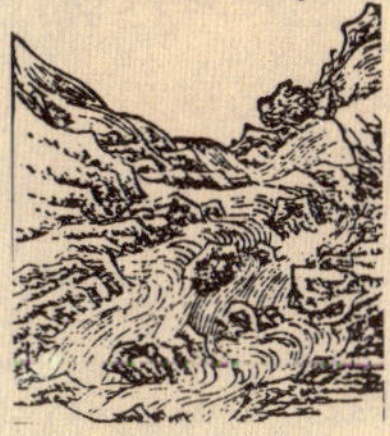

凝水石，味辛，性寒。主治身体发热，腹中有邪气聚积，皮肤中如火烧般炽热，胸中烦闷胀满。用水冲饮服用。长期服用没有饥饿感。又叫作白水石。产于山中的深谷处。

【集解】

李时珍说，凝水也就是盐精石，一名泥精，过去的人叫它盐枕，现在的人叫它盐根。生长在卤地积盐的下面，精华之液渗入土中，天长日久凝结成石，大块有齿棱，如同马牙消，清莹如水晶，也有带青黑色的，到了暑季就都会回潮，在水中浸久即溶化。陶氏注释戎盐，说盐池泥中自然有凝盐，如同石片，打破后都呈方形，且颜色青黑的，就是这种。苏颂注释玄精石，说解池有盐精石，味更咸苦，是玄精之类。又注解食盐，说盐枕制成的精块，有孔窍，像蜂巢，可以用绳封好作为礼品拜见尊长的，都是这种东西。唐宋时的各医家不识此石，而用石膏、方解石来注释是错误的，现在更正于下。

[正误] 李时珍说，寒水石有两种，一种是软石膏，一种是凝水石。只有陶弘景注释的是可以凝水的寒水石，与本文相符。苏恭、苏颂、寇宗奭、阎孝忠四人所说的，都是软石膏。王隐君所说的则是方解石。各家不了解本文的盐精，于是就以石膏、方解石为寒水石。唐宋以来相承其误，通以二石为用，可是盐精的寒水石，绝对不知道怎么用，这是千年来的错误。石膏的错误近千年，由朱震亨开始纠正，而凝水之误，如不是时珍深察，恐怕也不会得到纠正。

[修治] 雷敩说，凡是使用，须用生姜汁煮干研粉用。每十两凝水

石，用姜汁一两。

徐之才说，能解巴豆毒，畏地榆。

独孤滔说，制丹砂，伏玄精。

[主治] 除时气热盛，五脏伏热，胃中热，止渴，消水肿，小腹痹。（《名医别录》）

压丹石毒风，解伤寒劳复。（甄权）

治小便白、内痹，凉血降火，止牙疼，坚牙明目。（李时珍）

[发明] 李时珍说，凝水石秉承积阴之气而成，其气大寒，其味辛咸，入肾经，有活血除热的功效，与各种盐相同。古代方药中所用的寒水石就是此石。唐宋时各种方药中所用的寒水石是石膏，近代方药中用的寒水石，则是长石、方解石，都附在各条文之下，使用时要详细了解。

【百草堂】

凝水石又名卤盐、寒石、石碱。从碱地掘取，用作硝皮。

用凝水石二两，滑石一两，葵子一合，共研为末，加水一斗，煮成五升，每次服一升，此方主治男女转脬，小便困难。

用凝水石粉三两，丹砂二钱，甘草、脑子各少许，共研为末，干敷，治疗牙龈出血，有洞。

用凝水石烧过，研细，敷伤处。治疗汤火烫伤。

阳起石

【原文】

阳起石，味咸，微温。主崩中漏下，破子脏中血，癥瘕结气，寒热，腹痛，无子，阴痿不起，补不足。一名白石。生山谷。

【译文】

阳起石，味咸，性微温。主治妇女非经期阴道出血，消除子宫内的瘀血，消散癥瘕形成的郁结邪气，治疗身体的恶寒发热，腹中疼痛，不孕症，阳痿不举，补充身体不足。又叫作白石。产于山中的深谷处。

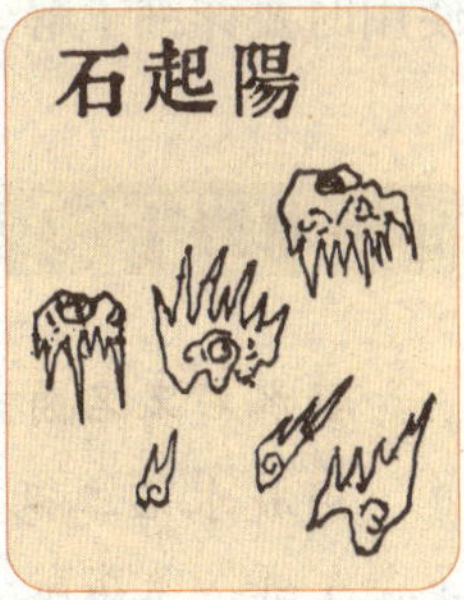

【集解】

《名医别录》载，阳起石产于齐山山谷及琅琊山、云山、阳起山，为云母的根。全年都可开采。

苏恭说，此石以白色肌理似殷孽、夹带云母滋润的为好，故又名白石；今用纯黑如炭者，是错误的。

李时珍说，现在以色白晶莹如狼牙者为好，挟有杂质者不佳。王建平《典术》上说，黄白而红质者为佳，为云母的根。《庚辛玉册》记载，阳起石为阳性石。齐州拣金山出的为佳，其尖似箭镞的药力强，如狗牙的药力差，如将其放在大雪中，积雪迅速消失的为正品。

[修治]《日华子诸家本草》记载：凡入药，将其煅烧后以水淬用，色凝白的最好。

李时珍说：凡用阳起石，将其置火中煅赤，酒淬七次，研细水飞，晒干用。也可用烧酒浸透，同樟脑入罐升炼，取粉用。

《吴普本草》载：神农、扁鹊说，味酸，无毒；桐君、雷敩、岐伯认为，味咸，无毒。李当之谓性小寒。

甄权说：味甘，性平。

徐之才说：与桑螵蛸相使。恶泽泻、肉桂、雷丸、石葵、蛇蜕皮，畏菟丝子，忌羊血，不入汤剂。

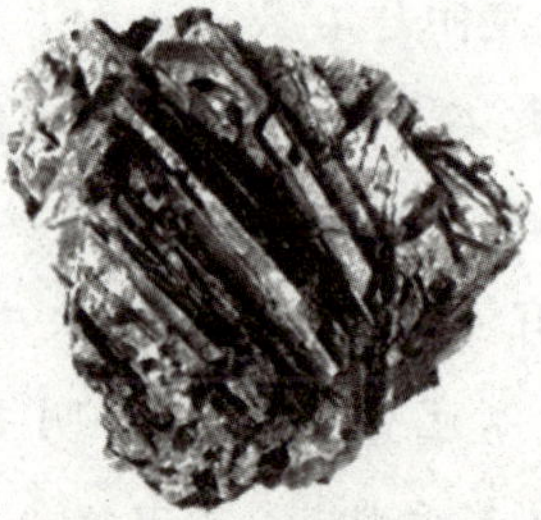

[主治] 疗男子茎头寒、阴下湿痒，去臭汗、消水肿。(《名医别录》)

补肾气精乏，治腰疼膝冷湿痹，子宫久冷，寒冷癥瘕，月经不调。(甄权)

治带下、温疫、冷气，补五劳七伤。(《日华子诸家本草》)

补命门不足。(王好古)

消散各种热肿。(李时珍)

[发明] 寇宗奭说：男女下部虚冷，肾气乏绝，子宫久寒者，将药物水飞后服用。凡是石类药物冷热都有毒，应斟酌使用。

李时珍说：阳起石是右肾命门气分的药，下焦虚寒者适宜使用，然而不能久服。

【百草堂】

关于阳起石古代医家在其著述中多有论述。

《名医别录》："阳起石，云母根也，生齐山山谷及琅邪，或云山、阳起山。采无时。"

陶弘景："阳起石，此所出即与云母同，而甚似云母，但厚实尔。今用乃出益州，与矾石同处，色小黄黑，即矾石云母根。"

《唐本草》："此石以白色肌理似殷孽，仍夹带云母，绿润者为良，故《本经》一名白石，今用纯黑如炭者误矣。云母条中既云黑者名云胆，又名地涿，服之损人，黑阳起石必为恶矣。"

《本草图经》："阳起石，今惟出齐州，他处不复有。或云邢州鹊山亦有之，然不甚好，今齐州城西唯一土山，石出其中，彼人谓之阳起山。其山常有温暖气，虽盛冬大雪遍境，独此山无积白，盖石气熏蒸使然也。以色白，肌理莹明若狼牙者为上，亦有夹他石作块者不堪。旧说是云母根，其中犹夹带云母，今不复见此色。古服食方不见用者，今补下药多使之。采无时。"

《本草衍义》："阳起石如狼牙者佳，其外色不白，如姜石，其大块者，亦内白。治男子、妇人下部虚冷，肾气乏绝，子脏久寒，须水飞研用。凡石药冷热皆有毒，正宜斟酌。"

《本草蒙筌》："阳起石，有云头雨脚及鹭鸶毛者尤佳。欲试紧慢，绝细研成，铺有釉盆中，照当午日下，盆面湿纸密掩，盆底文火微熏，升起粘纸者力洪，仍复在盆者力劣。"

《本草纲目》："以云头雨脚，轻松如狼牙者为佳，其铺茸茁角者不佳。《典术》乃云，黄白而赤重厚者佳，云母之根也。《庚辛玉册》

云，阳起石也，齐州拣金山出者胜，其尖似箭镞者力强，如狗牙者力微，置大雪中，倏然没者为真。”

对症下药

病症	配方	功效
丹毒肿痒	用阳起石煅后研细，清水调搽	解毒消肿止痒
精滑不禁 大便溏泄 手足常冷	用阳起石煅后研细，加钟乳粉等分，再加酒煮过的附子末，调一点儿面粉把药和成如梧子大的丸子。每服五十丸，空腹用米汤送下，直至病愈为止	固精补肾
阳痿阴汗	用阳起石煅后研细，每服二钱，盐酒送下	温阳补肾，涩精止汗

理石

【原文】

理石，味辛，寒。主身热，利胃解烦，益精明目，破积聚，去三虫。一名立制石。生山谷。

【译文】

理石，味辛，性寒。主治身体发热，使胃部和顺、消解烦闷，解除胸中烦闷，具有益精明目，破除积聚，杀灭蛔、赤、蛲三虫的功效。又叫作立制石。产于山中的深谷处。

石理

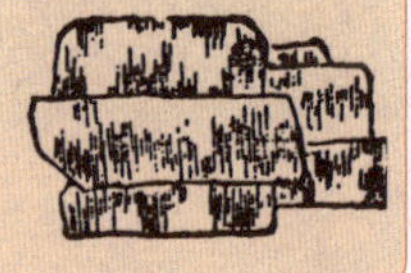

【集解】

又名，肌石、立制石。

李时珍说，理石也就是石膏中纹理长细直如丝且明洁微带青色者，因此称为理石、肌石。

[性味] 味辛，性寒，无毒。

徐之才说：滑石为之使，恶麻黄。

[主治] 除营卫中大热结热，解烦毒，止消渴，以及中风痿痹。（《名医别录》）

渍酒服用，能治疗两胁间的积块，使人肥健悦泽。（苏恭）

【百草堂】

《名医别录》中说："一名饥石，如石膏，顺理而细，生汉中，及卢山，采无时。"

关于理石功效，《名医别录》："除营卫中去来大热、结热，解烦毒，止消渴，及中风痿痹。"《唐本草》："酒渍服之，疗癖，令人肥悦。"

长石

【原文】

长石，味辛，寒。主身热，四肢寒厥，利小便，通血脉，明目，去翳，眇，下三虫，杀蛊毒。久服不饥，一名方石。生山谷。

【译文】

长石，味辛，性寒。主治身体发热，四肢发冷，能使小便通畅，疏通血脉，提高视物能力，去除眼中翳膜，杀灭蛔、赤、蛲三虫，杀死蛊毒。长期服用可使人没有饥饿感。又叫作方石。产于山中的深谷处。

【集解】

李时珍说，长石也就是平常所说的硬石膏，形状似石膏而层块不扁，质地坚硬洁白，有粗的纹理，起齿棱，敲击它就一片片横碎。光莹如云母、白石英，也有墙壁似方解石，但不作方块状。烧后也不粉烂而易散。方解石烧后也一样，但烧时发出声响。以前的人以为这是石膏，又以为是方解石，现在的人则误认它为寒水石，这都是不对的。不过长石与方解石乃是同一类的两种物质，所以也叫作方石，气味功效相同，因此两者通用无妨。唐宋时的方子所用的石膏，大多是长石，以前的医生使用也有效果，所以也可以与石膏通用，但是没有解肌发汗的功效。

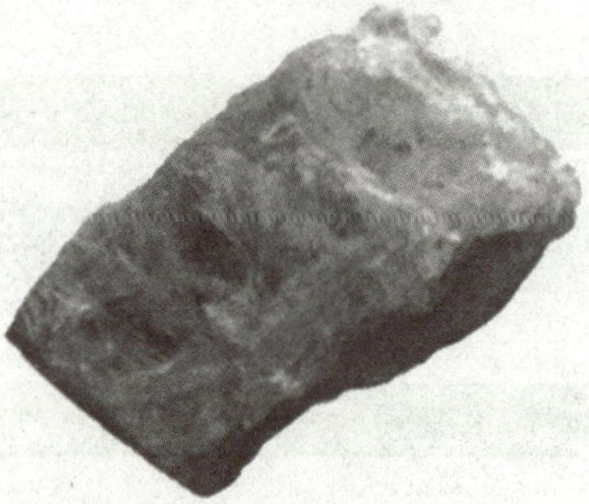

[性味] 味辛、苦，性寒，无毒。

[主治] 止消渴，下气，除胁肋肺间邪气。(《名医别录》)

【百草堂】

长石又名方石、直石、土石、硬石膏。

是一种含钙、钠和钾的铝硅酸盐类矿物。长石是几乎所有火成岩的主要矿物成分，为地壳中最常见的矿物，在火成岩、变质岩、沉积岩中都可出现。长石常见为乳白色，但常因含有杂质而被染成黄、褐、浅红、深灰等色，有的还可具有美丽的变彩或晕色，色泽美丽的长石可作为装饰石料和次等宝石。

如今的长石，通常被用作建筑装饰材料，很少被作为药品使用了。

肤青

【原文】

肤青，味辛，平。主蛊毒及蛇、菜、肉诸毒，恶疮。生川谷。

【译文】

肤青，味辛，性平。主要功效是解除虫毒以及蛇毒和菜肉当中的各种毒，还可治疗恶疮。产于山川河谷地带。

【百草堂】

肤青又叫作推青、推石，但是民间的药方以及其他典籍中并不多见，因此肤青究竟为何物如今并不是十分明了。

铁精

【原文】

铁精，平。主明目，化铜。

【译文】

铁精，性平。主要功效是增强视力，能化铜。

【百草堂】

铁精亦称铁花、铁精粉，为炼铁炉中的灰烬。细如尘，以色紫质轻者为佳。

铁精具有镇惊安神，消肿解毒的功效。主治惊痫心悸、阴肿、脱肛。

铁落

【原文】

铁落，味辛，平。主风热，恶疮，疡、疽、疮、痂，疥气在皮肤中。

【译文】

铁落，味辛，性平。主治风伤热邪之症，恶疮溃烂流脓，消除疽、疮、痂疥等症，可消除皮肤的瘙痒感。

【百草堂】

铁落又叫生铁洛、铁液、铁屎、铁屑、铁蛾、黑金。为生铁煅至红赤，外层氧化时被锤落的铁屑。取煅铁时打下之铁落，去其煤土杂质，洗净，晒干，或煅后醋淬用。铁落具有平肝镇惊的功效，主治癫狂、热病谵妄、心悸、易惊善怒、疮疡肿毒、肝虚及中气虚寒的人不宜服用。李时珍说：生铁打铸的时候，铁花飞散，如兰如蛾，故俗称之为铁蛾。现在制作烟火的人有用它。将铁末浸醋后用来写字于纸上，背后涂上墨，就像碑上的字。

铁

【原文】

铁，主坚肌耐痛。生平泽。

【译文】

铁，主要功效为使肌肉坚实，耐受疼痛。产于平湖沼泽水草丛生处。

【集解】

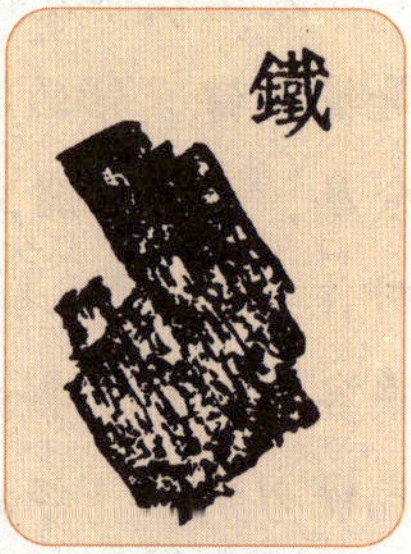

苏颂说，初炼去矿，用来铸造范金器物的，是生铁。再三锤拍，可以作鍱的，称为鑐铁，也叫作熟铁。生熟铁相混合，用来制作刀剑锋刃的，为钢铁。打铁匠把铁烧到赤沸，在砧上打下的细皮屑，为铁落。从锻灶中飞出，像灰尘，紫色且轻虚，可以莹磨铜器的，为铁精。制针的人磨出的细末，称为针砂。取各种铁放容器中用水浸泡，泡久了色青出沫、可以染皂的，为铁浆。把铁拍成片段，放在醋糟中，时间久了上生铁锈可刮取的叫作铁华粉。将铁放入火中炼时，飞溅出的铁末，为铁粉。

李时珍说，铁都是用矿石炼成的。秦、晋、淮、楚、湖南、闽、广各山中都产铁，其中以广铁为好。甘肃的土锭铁，色黑性坚，适宜用来制作刀剑。西番出产的宾铁尤其好。《宝藏论》中说，铁有五种：荆铁产自当阳，色紫而坚利；上饶铁次之；宾铁产自波斯，坚利可切金玉；太原、蜀山的铁顽滞；钢铁出自西南瘴海中的山石中，状如紫石英，水火不能损坏它，用它穿珠切玉如同削土一般。

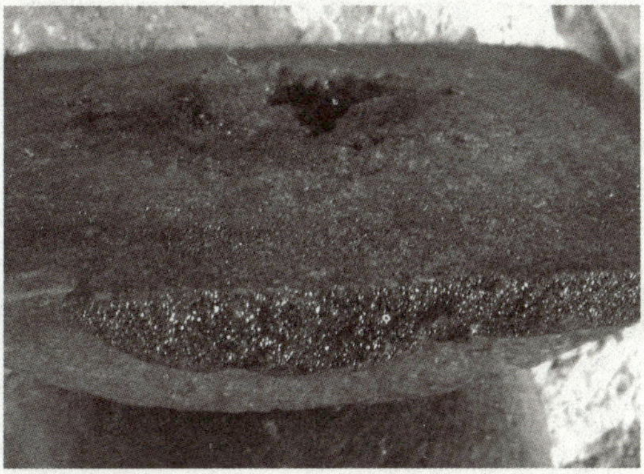

【百草堂】

人类最早发现铁是从天空落下的陨石，陨石含铁的百分比很高，是铁和镍、钴的混合物。铁在当时被认为是带有神秘性的最珍贵的金属，在古希腊文中，“星”和“铁”是同一个词，埃及人干脆把铁叫作“天石”。考古学家曾经在古墓中发现陨铁制成的小斧。在北京平谷刘河村发掘的一座商代墓葬，出土许多青铜器，其中有一件古代铁刃铜钺，经鉴定是由陨铁锻制的，这不仅表明人类最早发现的铁来自陨石，也说明我国劳动人民早在三千多年前就认识了铁并熟悉了铁的锻造性能，识别了铁和青铜在性质上的差别，并且把铁锻接到铜兵器上，从而加强了铜的坚利性。

中医学认为铁可以强筋健骨，使人的身体更加强壮，因此早在两千多年前就被拿来入药了。

中品

动物篇

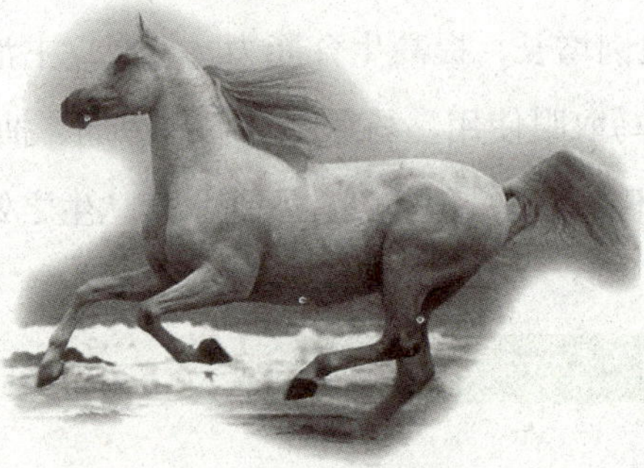

白马茎

【原文】

白马茎，味咸，平。主伤中脉绝，阴不足，强志益气，长肌肉，肥健，生子。眼，主惊痫，腹满，疟疾，当杀用之。悬蹄，主惊邪，瘛疭，乳难，辟恶气，鬼毒，蛊疰，不祥。生平泽。

【译文】

白马茎，味咸，性平。主治内脏损伤、脉搏间断，阳痿不起，能增强记忆力，补益元气，促进肌肉增长，提高生育能力。马眼，主治惊痫，腹部胀满、疟疾，应当杀马取眼使用。马悬蹄，主治惊痫、抽搐、难产，能祛除污秽邪气、蛊疰不祥。马一般生活在平地水草丛生之处。

【百草堂】

白马茎即白马阴茎。《雷公炮炙论》中说："白马茎要马无病，嫩身如银，春收者最妙。"《本草拾遗》："凡收白马茎，当以游牝时力势正强者，生取得力良。"

白马茎主治内脏损伤、脉搏间断，阳痿不起，在用时一般用铜刀劈破成七片，拌入生羊血蒸半日，然后取出晒干，再研成细末使用。

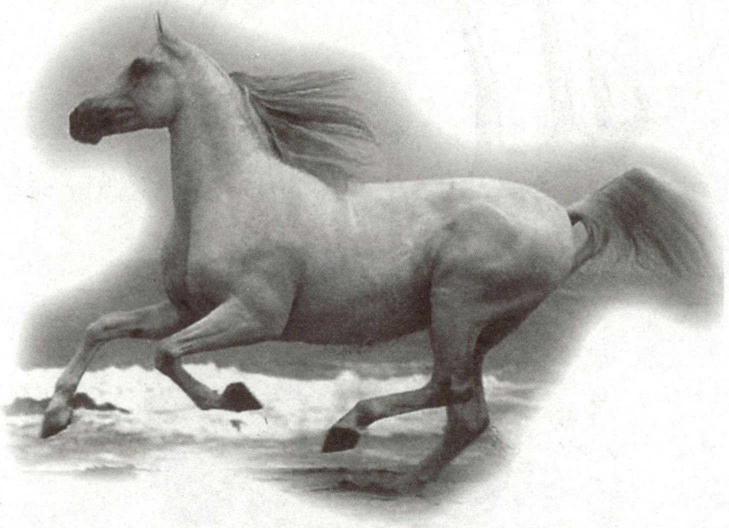

鹿茸

【原文】

鹿茸，味甘，温。主漏下恶血，寒热，惊痫，益气强志，生齿，不老。角，主恶疮，痈肿，逐邪恶气，留血在阴中。

【译文】

鹿茸，味甘，性温。主治女子漏下恶血，身体恶寒发热，惊痫，具有补益元气，增强记忆力，促进牙齿生长，延缓衰老的功效。鹿角，主治恶疮，痈肿，能祛除邪恶污秽之气，消散阴道中的瘀血。

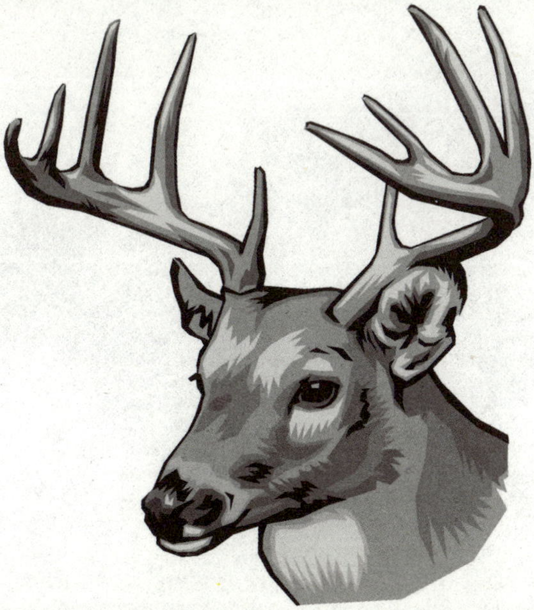

【集解】

李时珍说，鹿，处处山林中有之。马身羊尾，头侧而长，高脚而行速。牡者有角，夏至则解，大如小马，黄质白斑，俗称马鹿。牝者无角，小而无斑，毛杂黄白色，俗称麀鹿，孕六月而生子。

［性味］甘，温，无毒。

［主治］疗虚劳，洒洒如疟，羸瘦，四肢酸疼，腰脊痛，小便数利，泄精溺血，破瘀血在腹，散石淋痈肿，骨中热疽，养骨安胎下气，杀鬼精物，久服耐老。不可近丈夫阴，令痿。(《名医别录》)

补男子腰肾虚冷，脚膝无力，夜梦鬼交，精溢自出，女人崩中漏血，赤白带下，炙末，空心酒服方寸匕。(甄权)

生精补髓，养血益阳，强筋健骨，治一切虚损，耳聋目暗，眩晕虚痢。(李时珍)

[发明] 李时珍说，按《澹寮方》云：昔西蜀要市中，尝有一道人货斑龙丸，一名茸珠丹。每大醉高歌曰：尾闾不禁沧海竭，九转灵丹都漫说。唯有斑龙顶上珠，能补玉堂关下穴。朝野遍传之。其方盖用鹿茸、鹿角胶、鹿角霜也。又戴原礼《证治要诀》:治头眩晕，甚则屋转眼黑，或如物飞，或见一为二，用茸珠丹甚效。或用鹿茸半两，无灰酒三盏，煎一盏，入麝香少许，温服亦效。云茸生于头，类之相从也。

【百草堂】

从前有三兄弟，老大为人尖刻毒辣，老二为人吝啬狡诈，老三为人忠厚老实、勇敢勤劳，受到人们的称赞。父母死后，他们便分了家。

有一天，兄弟三人相约，一起去森林里打猎。老三勇敢地走在前面，老二胆小走在中间，老大怕死跟在后边。他们发现一只长着嫩角的鹿，老三一枪打中鹿头。鹿死了，兄弟三人分战利品。狡猾的老大和老二说老三打到的是鹿头应该得头，而他们两个分鹿身。忠厚的老三争不过他们只好提着一个没有肉的鹿头回家了。

老三将鹿头带回家后，借来一口大锅，将鹿头放进锅里。由于肉太少，鹿角也不像过去那样砍下来扔掉了，便都放进去，熬成了一锅骨头汤。老二把汤给寨子里的每个乡亲都端去一碗。喝了鹿头汤的人，个个全身发热，手脚好像有使不完的劲儿，人也强壮了。

有经验的老人想，原来吃鹿肉从没吃过鹿角在一起做的，所以没有这种现象，而这次老三把一对嫩角都放进去煮了，所以效果截然不同。以后，人们反复试了几次，证明嫩鹿角确实有滋补身子的功效！因为嫩鹿角上长有很多茸毛，大家就把这种大补药叫作鹿茸了。

对症下药

病症	配方	功效
腰痛阴痿	鹿茸同牛膝、杜仲、地黄、山茱萸、补骨脂、巴戟天、山药、肉苁蓉、菟丝子	补肾壮阳
腰痛不能转侧	鹿茸同菟丝子、小茴香、羊肾，丸	补精髓，助肾阳，强筋健骨
眩晕，眼常黑花，见物为二	鹿茸，每服半两，用无灰酒三盏，煎至一盏，去滓，入麝香少许服	补气血，益精髓，益气强志

牛角鰓

【原文】

牛角鰓，苦，温。下闭血；瘀血疼痛；女人带下血。髓，补中填骨髓。久服增年。胆，治惊；寒热。可丸药。

【译文】

牛角鰓，味苦，性温。主治闭经，消除瘀血疼痛，治疗女子带下血。牛髓，具有补益中气、强壮骨髓的功效。长期服用可使人延年益寿。牛胆，治疗惊风，可制作成丸药。

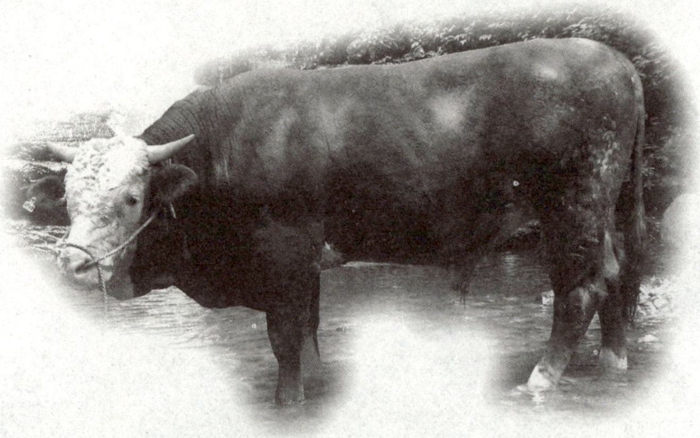

【百草堂】

牛角䚡又叫牛角胎、牛角笋，为牛科动物黄牛或水牛角中的骨质角髓，具有止血，止痢的功效，主治便血、衄血、妇女崩漏、带下、赤白痢、水泻等症。

羖羊角

【原文】

羖羊角，味咸，温。主青盲，明目，杀疥虫，止寒泄，辟恶鬼、虎狼，止惊悸。久服安心，益气，轻身。生川谷。

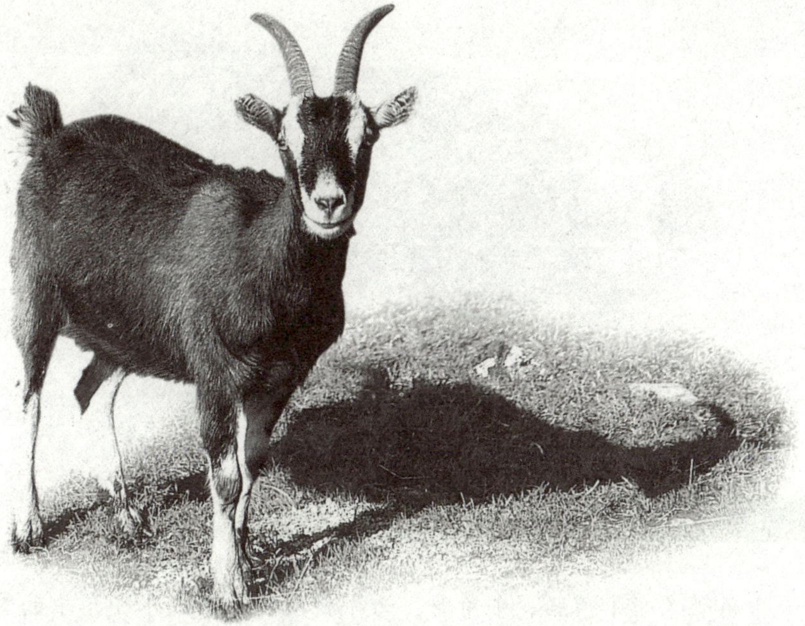

【译文】

羖羊角，味咸，性温。主治青盲眼，能增强视力，杀除疥虫、消止受寒引起的腹泻，辟除恶鬼、虎狼，消除惊悸。长期服用具有养心益气，使身体轻巧的功效。羊一般生活在河流山谷地带。

【百草堂】

羖羊角为牛科动物雄性山羊或雄性绵羊的角。具有清热、解毒、明目、镇惊的功效，用于小儿惊痫、风热头痛、青盲、肿毒、烦闷、吐血等症。

牡狗阴茎

【原文】

牡狗阴茎，味咸，平。主伤中，阴痿不起，令强热大，生子，除女子带下十二疾。一名狗精。胆，主明目。

【译文】

牡狗阴茎，味咸，性平。主治内脏受损，阳痿不举，能使阴茎勃起增大，增强生育能力，能治疗女子带下各种病症。又叫作狗精。牡狗胆，具有明目的功效。

【百草堂】

牡狗阴茎又叫狗精、狗阴、黄狗肾、狗鞭。为犬科动物狗的雄性的外生殖器，具有补命门、暖冲任的功效，用于男子阳痿、女子带下。牡狗阴茎为大补之药，因此内火旺的人不宜服用。

羚羊角

【原文】

羚羊角，味咸，寒。主明目，益气起阴，去恶血注下，辟蛊毒恶鬼不祥，安心气，常不魇寐。久服强筋骨轻身。生川谷。

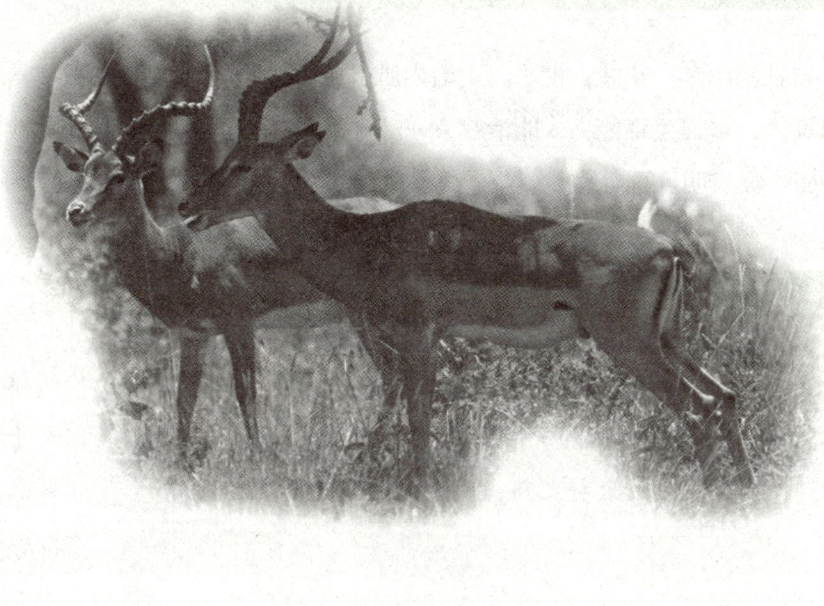

【译文】

羚羊角，味咸，性寒。主要功效是增强视力，补益元气，治疗阳痿，逐除瘀血使之排出，辟除蛊毒、恶鬼等秽恶之气，具有安心养气、改善睡眠的作用。长期服用能强筋壮骨，使身体轻巧。羚羊一般生活在河流山谷地带。

【百草堂】

羚羊角是牛科动物赛加羚羊雄性的角，羚羊角属平肝息风、清热镇惊、解毒之药，能治高热惊痫、神昏痉厥、子痫抽搐、癫痫发狂等症。

羚羊角除了药用价值外，还被赋予了一种诗意。宋代严羽《沧浪诗话·诗辨》中有“羚羊挂角，无迹可求”一语。传说中羚羊晚上睡觉的时候，跟普通的牲口野兽不同，它会寻找一棵树，看准了位置就奋力一跳，用它的角挂在树杈上，这样可以保证整个身体是悬空的，别的野兽够不着它，也看不到它的形迹。关于羚羊挂角的出处，最早见于《埤雅·释兽》：“羚羊夜眠以角悬树，足不着地，不留痕迹，以防敌患。”

严羽《沧浪诗话·诗辨》中说：“诗者，吟咏情性也。盛唐诸人，唯在兴趣，羚羊挂角，无迹可求。故其妙处，透彻玲珑，不可凑泊。”引申开来，我们以“羚羊挂角”来比喻意境超脱，不着形迹。

鮀鱼甲

【原文】

鮀鱼甲，味辛，微温。主心腹癥瘕，伏坚，积聚，寒热，女子崩中，下血五色，小腹阴中相引痛，疮疥、死肌。生池泽。

【译文】

鮀鱼甲，味辛，性微温。主治胃脘部癥瘕积聚形成肿块，引起身体的恶寒发热，治疗女子崩中下血，带下五种颜色混杂，腹部及阴中牵引作痛，疮疥，肌肉麻木坏死。鮀鱼一般生活在湖泊、水塘里。

【百草堂】

鮀鱼，又名扬子鳄、土龙、鼍龙、猪婆龙、鳄鱼，是传说中龙的一种，是远古留在今天的活化石。

传说，鳄鱼在远古时代是很善良很漂亮的动物，后来因为受到狡猾人类的欺骗，失去了美丽的外表和善良的心地，而变成今天的这副丑模样。因此，鳄鱼憎恨人类，见人便吞食。它脸长、嘴长，有所谓“世上之王，莫如鳄鱼”之说。

鳄鱼皮现在被人们制成各种漂亮耐用的皮具，而在传统医学中则是一味治疗妇科疾病的良药。